U0393515

凤凰医学
Phoenix MedPub

# 口腔正畸治疗
## 拔牙模式选择的临床策略

Clinical Strategy for Orthodontic Treatment
with Different Extraction Models

主　编　赵春洋
副主编　王　珊　秦燕军

江苏凤凰科学技术出版社·南京

**图书在版编目（CIP）数据**

口腔正畸治疗拔牙模式选择的临床策略 / 赵春洋主编. —南京：
江苏凤凰科学技术出版社，2021.12

ISBN 978-7-5537-9825-7

Ⅰ．①口… Ⅱ．①赵… Ⅲ．①口腔正畸学 Ⅳ．①R783.5

中国版本图书馆 CIP 数据核字（2021）第 200517 号

口腔正畸治疗拔牙模式选择的临床策略

| | | |
|---|---|---|
| 主　　　编 | 赵春洋 | |
| 责 任 编 辑 | 杨　淮　徐娅娴 | |
| 责 任 校 对 | 仲　敏 | |
| 责 任 监 制 | 刘文洋 | |

| | | |
|---|---|---|
| 出 版 发 行 | 江苏凤凰科学技术出版社 | |
| 出版社地址 | 南京市湖南路 1 号 A 楼，邮编：210009 | |
| 出版社网址 | http://www.pspress.cn | |
| 印　　　刷 | 徐州绪权印刷有限公司 | |

| | | |
|---|---|---|
| 开　　　本 | 889 mm × 1194 mm　1/16 | |
| 印　　　张 | 37.75 | |
| 插　　　页 | 4 | |
| 字　　　数 | 1 100 000 | |
| 版　　　次 | 2021 年 12 月第 1 版 | |
| 印　　　次 | 2021 年 12 月第 1 次印刷 | |

| | | |
|---|---|---|
| 标 准 书 号 | ISBN 978-7-5537-9825-7 | |
| 定　　　价 | 398.00 元（精） | |

图书如有印装质量问题，可随时向我社印务部调换。

# 内容提要

随着科技的进步，口腔正畸矫治器及矫治技术日新月异，矫治理念也发生着革命性变化。但不管矫治技术如何发展，正畸医生在临床诊断、设计时，仍面临着拔牙的选择——是否拔牙和拔除哪颗牙。目前国内外还没有一本关于拔牙矫治的专著，在王林教授的指导下，我们编写了《口腔正畸治疗拔牙模式选择的临床策略》一书，将作者临床治疗的病例介绍给大家，也将临床经验分享给广大读者。

本书详尽阐述了口腔正畸治疗拔牙模式选择策略的科学理论及技术，是一本紧密联系临床且涵盖正畸拔牙模式相关知识的专业性、系统性专著。全书共分三篇，第一篇介绍了拔牙矫治发展史、拔牙的目的、不同牙齿拔除给正畸治疗可提供的间隙量、影响拔牙矫治的因素、制订拔牙矫治方案的原则和拔牙矫治的步骤。第二篇详细介绍了拔牙矫治的拔牙模式——常用拔牙矫治的拔牙模式、非常规拔牙矫治的拔牙模式以及特殊牙位的拔牙矫治，并附有相应的病例介绍，重点分析支抗设计、治疗过程中的关键点以及作者治疗经验分享：拔牙理由、治疗难点、矫治过程中的技巧等。第三篇介绍了拔牙矫治可能出现的问题及注意事项，包括牙根吸收、牙槽骨开窗、骨开裂、咬合紊乱和目前很多成人患者关注的"牙套脸"等问题。本书用大量篇幅描述了拔牙矫治的方法和技巧，深入浅出，图文并茂，实用性强，对正畸临床规范拔牙和确保矫治质量有一定的参考价值。

本书不仅是一本临床实战型教材，还能够帮助正畸医生对正畸治疗拔牙模式的知识点进行系统性梳理，对临床工作有很大的参考价值。

# 编著者名单

主　编　赵春洋

副主编　王　珊　秦燕军

编　者　（以姓氏笔画为序）

王　珊　南京医科大学附属口腔医院

王　亮　南京医科大学附属口腔医院

王玉华　南京医科大学附属口腔医院

王笑辰　南京医科大学附属口腔医院

刘　敏　南京医科大学附属口腔医院

李　琥　南京医科大学附属口腔医院

谷　妍　南京医科大学附属口腔医院

陈慧霞　常州市口腔医院

周　威　南京医科大学附属口腔医院

周明智　常州市口腔医院

赵春洋　南京医科大学附属口腔医院

秦燕军　常州市口腔医院

顾云彤　南京医科大学附属口腔医院

曹云娟　张家港奥斯卡口腔门诊部

管兆兰　南京医科大学附属口腔医院

# 序

　　自从 100 多年前，Angel 医生创立口腔正畸学这个学科以来，随着科技的进步，口腔正畸矫治器及矫治技术也发生了革命性变化。回顾口腔正畸学的历史，拔牙与否一直备受争议，也曾经走过两个极端。Angel 医生从牙弓决定基骨的理论出发，强调矫治必须保持全副牙齿。然而 Tweed 医生经过多年实践发现不拔牙矫治的病例复发率很高，并首次提出了拔牙矫治，从此拔牙矫治盛行一时。后来，随着口腔正畸医生对于牙列发育的认识、功能矫治理念的发展，以及矫治技术的发展，不拔牙矫治又进入人们的视野，直至今日，拔牙与否仍是口腔正畸医生与患者所面临的问题。众所周知，我国汉族人口居多，多为黄种人，鼻、颏突度均不及白种人，相同的唇突度便会呈现出更凸的侧貌，所以相对于白种人，中国人的拔牙比例更多，而拔除哪颗牙、拔牙间隙如何利用等一系列的问题也都值得我们去思考。相同的病例，不同的拔牙模式会有不同的治疗手段、不同的支抗要求，甚至有不同的治疗结果，这也决定了治疗的难易程度。错误的拔牙模式甚至会导致不可挽回的后果。

　　我从事口腔正畸医疗、教学、科研工作近 40 年，即便有繁重的行政管理工作也从未丢下口腔正畸临床，几十年的工作经历告诉我，国内外缺少一本关于正畸拔牙矫治的专著，我科赵春洋医生带领本书的编委实现了我的这一愿望，编写了《口腔正畸治疗拔牙模式选择的临床策略》一书。该书系统地梳理了正畸治疗拔牙模式的知识点，详细阐述了正畸治疗拔牙模式治疗策略的科学理论及技术。

　　赵春洋医生从事口腔正畸临床、教学、科研工作 30 多年，本书编委大多数是口腔正畸专业高级职称的医生，还有我们的研究生，具有丰富的临床经验，他们收集了大量的临床病例，寻找拔牙模式的规律，同时将临床经验总结分享给广大读者。全书用大量篇幅，深入浅出地描述了拔牙矫治的方法和技巧，从拔牙矫治相关知识、常规拔牙模式所解决的问题及其适用病例、非常规拔牙及其治疗难点与技巧、拔牙矫治可能出现的问题及其注意事项等方面进行介绍，图文并茂，实用性强，对口腔正畸临床工作有很好的指导作用，适合从事口腔正畸专业的临床医生、广大正畸研究生以及口腔全科医生阅读、学习。

2021 年于宁

# 前　言

自从 1945 年 Tweed 医生提出拔牙矫治以来，拔牙矫治的理念已逐渐为口腔正畸医生和患者所接受，但口腔正畸界几十年来对拔牙与不拔牙的争议始终未曾停止。口腔正畸医生在矫治设计时首先就会考虑是否拔牙和拔除哪颗牙，所以拔牙矫治是正畸医生无法绕开的主题，甚至在初诊时就会成为医患双方关注的主要问题。

错𬌗畸形病因的多样性、畸形的复杂性、合并有其他口腔疾病，这些因素都会给口腔正畸医生的诊断、设计带来困惑。是否拔牙、拔哪颗牙这些问题，医生必须在方案制订时就需要和患者及家长交代清楚，以避免医疗纠纷。

在王林教授的指导下，笔者酝酿并编写了《口腔正畸治疗拔牙模式选择的临床策略》一书。参加编写的各位医生怀着一份正畸情怀，从读者的角度去编写，用工匠精神去"打磨"这本书，并反复修改，以求更利于读者阅读、理解，从而更好地应用于临床。

本书是一本紧贴临床且涵盖正畸拔牙模式相关知识的专业性、系统性专著。在第二篇中，笔者对所列拔牙模式的适应证、禁忌证、矫治时的特殊考量做了介绍，不仅附有相应的病例介绍，还将该病例治疗为何拔除该牙齿、治疗过程注意事项等经验分享给各位读者。由于电脑硬盘损坏，影响了部分病例的资料收集，给病例介绍带来影响，笔者深感无奈。

医学不是完美的科学，口腔正畸学也不是一门全新的技术，受患者牙颌条件的制约，口腔正畸医生不可能把所有错𬌗畸形都矫治得很完美，特别是被动性拔牙的病例，更会给口腔正畸医生带来难题，尤其是特殊牙位的拔除，如上颌中切牙、上颌侧切牙、第一磨牙、第二磨牙的拔除矫治。口腔正畸医生只能在功能、健康、美观及稳定等方面寻找相对的平衡点。希望本书能够带给各位同行一点启发。

口腔正畸治疗不是单独的专科性治疗，而是涉及牙周科、牙体牙髓科、口腔颌面外科等诸多学科的一个综合性治疗。故本书也会涉及与口腔正畸相关医学领域的一些疑点和难点，相信会给口腔正畸学的发展提供更好的对话和交流。口腔正畸治疗成功的关键因素是团队合作与多学科联合治疗。感谢那些在口腔正畸治疗过程中辅助完成口腔正畸治疗的所有口腔科医生。

在本书的编写过程中有幸得到南京医科大学王林教授的指导并作序。南京医科大学附属口腔医院正畸科严斌教授、张卫兵教授以及正畸科同仁对本书的编写和出版给予了很大的支持，在此谨代表全体编者一并表示衷心的感谢！

张家港奥斯卡口腔门诊部创始人曹云娟医生，怀着对口腔正畸的执着追求，在繁忙的诊所医疗、管理工作之余，挤出时间参加了本书的编写，笔者对她难能可贵的职业精神深表敬意！

由于编者水平有限，本书难免有许多不周之处，热切地希望广大读者批评指正，以期再版时予以修正和补充。

赵春洋

# 目　录

# 第一篇

# 拔牙矫治的相关知识

# 第 1 章

# 拔牙矫治发展史

## 第一节　国外拔牙矫治发展史

　　现代口腔正畸学已发展了 100 多年。1892 年，口腔正畸学之父 Edward Hartley Angle（图 1-1-1）将口腔正畸学发展为口腔医学的分支学科，创立了口腔正畸学科，并于 1899 年提出了 Angle 错𬌗畸形分类法。此分类方法沿用至今，是目前国际通用的分类法。他成立了口腔正畸专科学校，培养了包括 Tweed、Begg 等在内的一批正畸专科医生。他坚信"上帝给人的每一颗牙齿都是有用的"，提出了牙弓决定基骨的理论，强调矫治必须保存全副牙齿，因而用扩大牙弓使基骨适应。

　　他认为全部恒牙能够均衡、整齐地排列就可得到正常的咬合关系，这种咬合关系对颜面的生长发育和协调起重要作用，上颌中切牙的位置影响患者的外观。当时，他的学生和追随者也都将其不拔牙矫治理念用于指导临床工作。口腔正畸的初始概念里是没有拔牙的。

　　1911 年，Case 从矫治后患者的外观角度出发，发表论文提出 Angle 不拔牙矫治理念的片面性。他认为有些病例如果不拔牙矫治，就不能有效改善牙齿的位置和颜面美观，甚至侧貌会变得更糟糕，此类病例应该采取拔牙矫治。不过他很严谨地提出不能简单粗暴地拔除位置异常的牙齿来简化治疗。但由于 Angle 的学术影响，Case 的观点在当时并没有为人们所接受。

　　1925 年，Lundstrom 从矫治后患者的牙𬌗稳定性出发，提出了牙槽骨理论。他认为错𬌗畸形治疗后矫治效果能否稳定，在很大程度上取决于牙槽骨的大小和形态。他指出 Angle 认为的"牙齿排列整齐，其咬合功能将在很大程度上影响牙槽骨的大

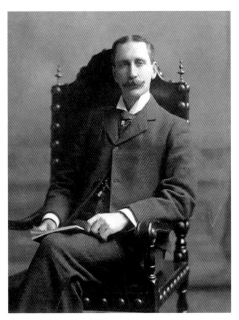

图 1-1-1　Edward Hartley Angle

小和形态，并可获得均衡的咬合"这一理论是不正确的。他看到 Angle 的很多患者通过扩大牙弓而不拔牙所进行的正畸治疗后发生了明显的复发。

　　20 世纪 30 年代，Tweed（图 1-1-2）在 Angle 的学校完成培训。他与 Angle 亦师亦友，在 Angle 的帮助下，Tweed 医生在美国亚利桑那州开设了历史上第一家口腔正畸专科诊所。他一直遵循 Angle 倡导的"身体是上帝赐予的"不拔牙矫治原则，并毫无修改地使用和推广 Angle 发明的方丝弓矫治器。后来 Tweed 在治疗了大量患者后发现，勉强把拥挤的牙齿排列整齐造成的后果一方面是嘴唇突出，外观很差；另一方面是稳定性差，大量患者出现了复发。Tweed 经过临床观察和思考，开始尝试拔牙矫治，对过去那些应该拔牙却没有拔牙的患

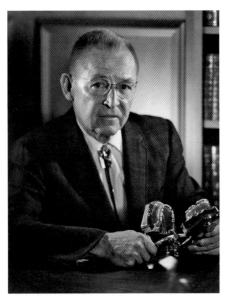

图 1-1-2　Tweed

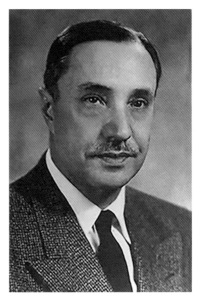

图 1-1-3　Begg

者开始进行第二次矫治，并把 X 线头影测量技术应用到口腔正畸领域，对错𬌗畸形进行诊断分析，提出了"Tweed 三角""直立下切牙""支抗预备"和正畸弓丝的 3 个"序列弯曲"等观点。Tweed 提出的减数拔牙矫治理念一开始受到同行的指责和反对，但随着时间的推移，部分正畸医生渐渐接受了Tweed 的拔牙矫治理念，拔牙矫治开始盛行。直到今天拔牙矫治依然是正畸治疗中解决牙齿拥挤和前突的主要方法。

20 世纪 50 年代，Angle 的另一个学生 Begg（图1-1-3）研究了澳大利亚土著居民头颅骨的牙𬌗，发现土著居民通过牙齿磨耗使得牙齿近远中宽度明显减少，从而使牙齿的大小与颌骨的大小协调，基于此 Begg 提出了"磨牙𬌗"理论，并将此概念引入正畸临床工作中。他认为现代人牙齿磨耗远远不足，因此牙齿的大小与颌骨不协调就不得不采用拔牙的方法来解决。临床实践中，Begg 医生的患者有 80%~85% 均为拔牙病例。Begg 因此发明了"Begg细丝弓矫治器"，提出了"差动力"概念。

20 世纪 50 年代至 70 年代，口腔正畸学发展迅速，Kloehn、Merrifield 等发明了头帽装置，使得磨牙远中移动成为可能。Hass 发明了快速扩弓器使牙弓基骨扩大成为可能，某种程度上增加了不拔牙矫治的可能。在美国，1953 年的拔牙率为 30%，1968 年达到高峰为 76%，后来逐渐下降，到 1993年为 28%。1989 年，美国 Weintraub 等研究发现口腔正畸拔牙率在 25%~85% 之间，变化范围较大，

他们同时对拔除切牙、前磨牙及第二磨牙的比例分别进行了统计，结果是拔除切牙的比例为 2.1%，拔除前磨牙的比例为 48.9%，拔除第二磨牙的比例为 3%，拔除前磨牙为首选的拔牙模式。

## 第二节　国内拔牙矫治的现状

我国口腔正畸学发展起步较晚，在北京医学院（现北京大学医学部）毛燮均教授的带领下（图1-2-1），我国的口腔正畸学开始发展。20 世纪 50年代至 70 年代，国内口腔正畸治疗主要应用可摘矫治技术，同时也部分使用口外支抗矫治装置。毛燮均教授提出了错𬌗畸形的"毛氏分类法"，并由他的学生陶宠美教授于 20 世纪 70 年代初发表在《中华口腔科学杂志》上，后来编入了国内医学院校的统编教材。因为可摘矫治器控制牙齿移动的能力差并且这一时期国内医生还未掌握牙齿整体移动方法，当时还对拔牙矫治持审慎态度，即便有拔牙也多是单侧拔牙的简化治疗。20 世纪 80 年代初，傅民魁教授从美国学习归国后（图 1-2-2），竭力投身于方丝弓矫治等固定矫治技术的推广和使用，在傅民魁教授等老一辈口腔正畸专家的推动下，中国的口腔正畸事业开始迅猛发展，呈现出长盛不衰的态势。傅民魁教授主编了国内第一部统编教材《口腔正畸学》，将口腔正畸学从《口腔矫形学》中剥离出来，成为口腔医学的一门独立的、重要的分支学科。20 世纪 90 年代中期，直丝弓矫治技术在我

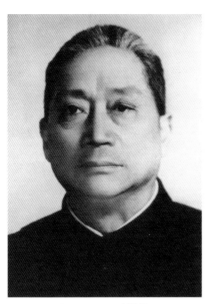

图 1-2-1　毛燮均

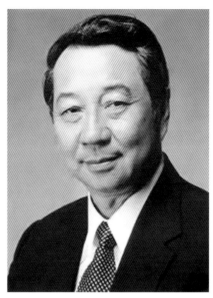

图 1-2-2　傅民魁

国开始应用于口腔正畸临床。目前口腔正畸临床普遍使用直丝弓矫治技术。随着固定矫治技术的发展，拔牙矫治带来的牙齿整体移动问题、支抗问题、拔牙间隙的关闭等问题都逐步得到解决，拔牙矫治逐渐在中国推广应用，随之而来的正畸治疗效果也有了很大的提升。目前，中国拔牙矫治比例居高不下，这与国人口腔健康意识不够有很大关系。毫无节制的饮食习惯、未形成定期口腔检查的习惯，使得儿童龋病高发，对继承恒牙正确位置的萌出产生了很大影响（图 1-2-3）。由于家长缺乏对替牙期口腔不良习惯危害的正确认知，以及预防性矫治和阻断性矫治的意识薄弱，使得部分患儿未能得到及时的干预治疗，导致患儿颌面部发育畸形，很多牙齿前突，这些患儿不得不在之后的恒牙列阶段采用拔牙矫治（图 1-2-4），因而增加了拔牙矫治的比例。此外，拔牙与不拔牙矫治还与人的种族有关（图 1-2-5）。中国人的牙弓相对白种人靠前，拥挤和前突显得更严重，对直面型侧貌的追求也使得国人常选用拔牙矫治。

　　在国内，拔牙矫治比例与国际大环境相一致，经历了从低到高再到低的一个过程。北京大学口腔医院拔牙矫治比例占 65%，空军军医大学口腔医院最近 5 年的平均拔牙矫治比例占 52.4%。

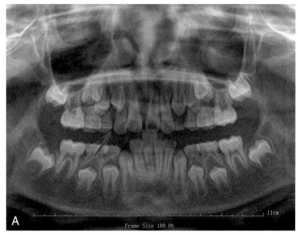

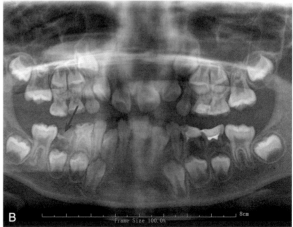

图 1-2-3　A. 乳尖牙早失，恒尖牙萌出空间不足；B. 第二乳磨牙严重龋坏，牙冠大面积缺损，远中第一磨牙向近中倾斜

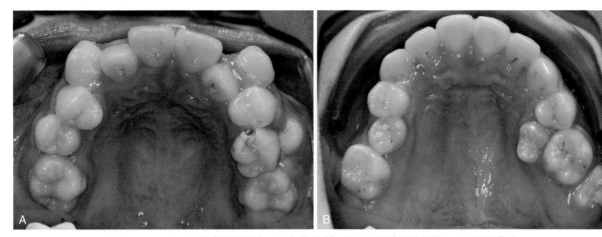

图 1-2-4　A.上牙列严重拥挤，上中线偏斜；B.上牙列严重拥挤，25 腭侧萌出

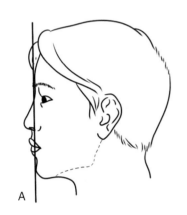 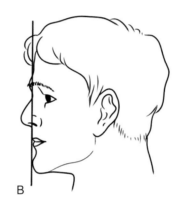 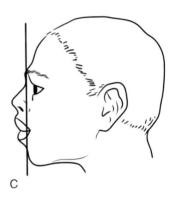

图 1-2-5　A.黄种人；B.白种人；C.黑种人

## 第三节　拔牙和非拔牙矫治的争论点

### 一、矫治效果和复发率

　　Lundstrom 认为错𬌗畸形治疗后矫治效果能否稳定是口腔正畸治疗的关键。拔牙与非拔牙矫治的长期稳定性是大家关注的焦点。Angle 的"牙弓决定基骨，保存全副牙齿"这个理论统治了口腔正畸界几十年，但 Angle 的患者 80% 都出现了复发。Tweed 对以前曾做过矫治的非拔牙的病例重新做了拔除 4 颗前磨牙的矫治后取得了良好的矫治效果，无论从美观还是稳定性来看都要胜于非拔牙矫治。Steiner 和 Ricketts 提出切牙与基骨的位置关系很重要，良好的切牙位置可以获得外形美观、牙齿稳定这样的治疗效果。人们提出进化论的观点，认为牙与颌骨大小之间不协调的原因之一是人类颌骨正逐渐减小，"用进废退"的理论解释了人类的食物越来越精细，咀嚼食物的要求越来越低，功能的丧失必然会导致肌肉、骨和牙齿的退缩，但是由于咀嚼器官的不平衡退化，牙齿退化的速度最慢，相对来说牙量大于骨量。要保证矫治效果的稳定，因势利导，顺势矫治，减少牙量，拔牙减数势在必行。

　　随着口腔医学的发展，口颌面系统已被视为一个整体，建立𬌗、颌、面协调稳定的关系，塑造良好的口颌面系统功能已是矫治的目标，同时这也是矫治术后稳定的重要因素。对于严重拥挤或骨性Ⅰ类但牙性Ⅱ类或Ⅲ类的病例，拔牙在某种程度上可有效协调牙量 - 骨量不调及轻度的颌骨关系不调，拔牙间隙为错位或未萌甚至阻萌的牙齿提供了空间。不论从美观、功能还是稳定性上，都有效提高了错𬌗畸形的矫治效果。

　　一些医生对拔牙矫治和非拔牙矫治的长期稳定性进行了研究，主要是对不同的矫治方式和矫治器进行了回顾性研究。研究建立在临床病例的基础之上，样本一般来自不同的病例资料。1981 年，Little 对 65 例拔除了 4 颗第一前磨牙，下颌尖牙间宽度无改变的病例保持 2 年后进行了 10 年的跟踪回访，发现 70% 的患者有拥挤的复发，其中 20% 的患者有再次正畸治疗的需要。他对其中 31 例患者进行了长达 20 年的跟踪回访，只有 10% 的患者对矫治结果满意，并且牙弓的长度和宽度都有减小。对拔除第二前磨牙的病例复发率的报道与拔除第一前磨牙类似。拔牙和不拔牙矫治后拥挤的复发概率无显著性差异的报道也大量出现。Simon 和 Joondeph 追踪观察了 70 例深覆𬌗患者，随访了摘除保持器后 10 年甚至更长时间，样本来自不同年龄的各类错𬌗畸形。发现拔牙矫治与非拔牙矫治对于深覆𬌗的复发无统计学上的差异，深覆𬌗矫治后的稳定性与矫治前后颌骨高度及颌骨垂直生长型有关。Berg 也报道了类似的研究结果。由此我们可以看到复发率的影响因素是多方面的，拔牙与非拔牙复发率在单因素分析上无统计学意义，需要使用逐步辨别分析统计方法研究多因素对拔牙与非拔牙矫治后结果的影响。

## 二、美观效果

寻求口腔正畸治疗的患者绝大多数都是为了美观，口腔正畸治疗通过移动牙齿从而使牙齿排列整齐，并使口周软组织获得硬组织支撑，进而改善颜面部的美观。正畸牙齿移动以矢状向为主，因此，众多口腔正畸学者都将牙齿的矢状向移动以及改善侧貌美作为关注焦点。软组织轮廓由基骨、牙槽骨及鼻子、颏部、唇软组织厚度共同决定。软组织随着年龄也会不断发生变化，其方向和大小上男女有着相似的改变，女性 10~15 岁变化最大，男性 15~20 岁变化最大，但软组织凸角变化较小，5~45 岁基本无明显改变。通常男性直面型而女性面型稍凸是可被接受的，如果鼻梁高，但同时嘴唇稍突或颏部稍大也是可被接受的（图 1-3-1）。美观的评价在很大程度上有主观因素在里面，随着年龄的变化，面部轮廓的美观标准也不一样。可以明确的是拔牙矫治对骨组织的影响是轻微的，但对软组织的变化有显著影响。特别是拔除第一前磨牙以内收双牙弓前突的患者，其鼻唇角及上下唇到审美平面的距离有显著改变（图 1-3-2）。在 Angle 时代，非拔牙矫治无法改善前突的侧貌，强行排齐拥挤的牙列会使得前突更严重或原本不突的侧貌变得更糟糕。而对于这部分患者，进行拔牙矫治则可以有效改善侧貌和唇闭合功能，美学效果更让患者感到满意。

非拔牙病例的牙弓宽度可能稍变大，拔牙病例的牙弓不会变狭窄，Akyalcin、Johnson 等认为拔牙不会导致颊廊变大，从而影响微笑时的美观。但争论依然存在。近年来正畸医生对拔牙临界病例大

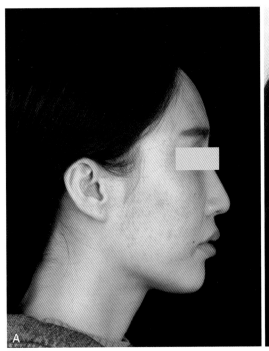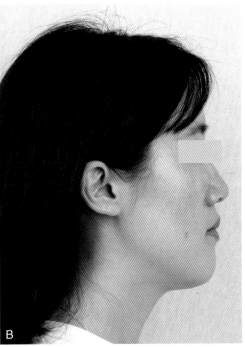

图 1-3-1　A. 鼻梁高、上唇稍突；B. 鼻梁高、颏部前突

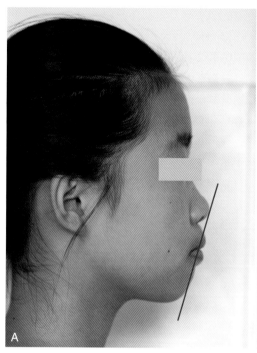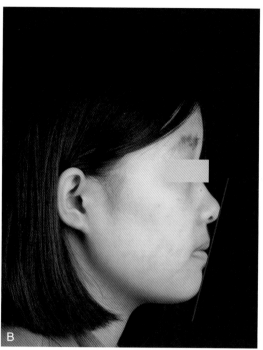

图 1-3-2    A.矫治前侧貌；B.拔牙矫治后侧貌

部分都提倡采用非拔牙矫治，他们认为拔牙会造成面部塌陷，特别是白种人。也有文献报道拔牙矫治对侧貌改变无显著差异。Boley、Bishara 等认为拔牙和非拔牙面部轮廓的感知没有显著差异。纵观拔牙矫治发展史，对于双牙弓前突、轻中度双颌前突的病例，拔牙矫治明显改善了侧貌，但对于临界病例，拔牙对于美观的改善还有待进一步研究探索。

### 三、关节和咬合关系

20 世纪 70 年代有人提出拔牙矫治对𬌗的连续性及颞下颌关节功能会产生不利影响。拔牙破坏了牙列的连续性，𬌗的完整性被打破，相对于拔牙病例，非拔牙矫治医疗风险更小，不易引起颞下颌关节紊乱病（temporomandibular joint disorder，TMD）等其他并发症。

正畸治疗中拔牙会导致 TMD 吗？ Bowbeer 认为拔牙会导致髁突后移，从而增加 TMD 的风险。但多数学者认为正畸拔牙不会导致 TMD，多项对照试验也表明拔牙和非拔牙与 TMD 无显著相关性。

正畸矫治能治疗 TMD 吗？ Proffit 认为正畸治疗会导致牙周膜暂时性疼痛，这减少了磨牙症，使得关节得到了休息，某种程度上可以缓解症状。Egermark 进行了 20 年的追踪回访后发现正畸治

疗没有增加 TMD 的风险。随着对 TMD 的认识和𬌗学的发展，有学者提出错𬌗畸形和咬合干扰不是 TMD 的重要致病因素。

### 四、材料学的发展、矫治技术的发展及矫治理念的革命对拔牙矫治的影响

#### （一）矫治技术

Angle 为近代口腔正畸学的发展和矫治技术奠定了基础，他先后于 1907 年、1912 年和 1915 年提出了 E 型弓、钉管弓、带状弓矫治技术。直至 1928 年，Angle 发明了方丝弓矫治器，确立了固定矫治器的矫治体系，方丝弓矫治技术至今成为世界各国广泛应用的高效能固定矫治技术。1941 年 Tweed 提出了 Tweed 矫治技术，并提出了矫治中使用减数拔牙的矫治理念。由于矫治技术的发展特点是矫形力的应用以及人们对面型美学观点的改变，拔牙矫治的比例有明显上升。1954 年 Begg 提出了 Begg 细丝弓矫治器和矫治技术，其主要特点是托槽上有一开口于龈方的固定槽沟，矫治弓丝由龈方入槽沟。这种垂直向的槽沟有利于对垂直向的错位进行纠正，有利于打开咬合和平整牙弓，但三维方向有效表达有欠缺，须配合使用正轴簧和控根辅弓来纠正轴倾度和转矩，且由于这类矫治器在唇

舌向的调节能力非常有限，唇舌向的调节只能通过增加矫治弓丝的弹性来进行。1956 年 Begg 提出了差动力概念，当单根的前牙和多根的后牙之间使用交互持续轻力时，前牙会相对快速地倾斜后移，而后牙几乎不动。当较大的力应用于同一情况，则后牙趋于近中移动，而前牙运动受阻，但他没有考虑牙齿的移动是矫治力 × 作用时间的值。即便如此，Begg 细丝弓技术的基本原理也一直在临床广泛应用。1970 年，Andrews 提出了直丝弓矫治器和矫治技术。直丝弓矫治器是在方丝弓矫治器基础上发展起来的。传统方丝弓矫治器各个牙齿的托槽都相同，因此必须在弓丝上弯制三种序列弯曲来代偿不同牙齿形态位置的差异，这使得临床操作相对复杂。Andrews 在对 120 名未经正畸治疗者的正常𬌗牙齿形态位置进行测量研究后，提出了正常𬌗的 6 项标准。直丝弓矫治器将决定牙齿位置的三种序列弯曲的数据预置入托槽之内，使得一根有基本弓形的平直弓丝纳入托槽即可完成牙齿的三维方位的移动。直丝弓矫治器的问世使传统方丝弓矫治器为代表的固定矫治器发展到一个崭新的阶段，这不仅有效缩短了临床操作时间，而且使牙齿定位更精确、更迅速，疗程得以缩短。1986 年，Merrffield 提出了 Tip-Edgewise 矫治器和矫治技术。不同的矫治技术，拔牙率也有所不同，其中 Begg 细丝弓矫治技术的拔牙率显著高于其他矫治技术。

### （二）粘接技术

20 世纪 70 年代以前，固定矫治器采用带环技术，在每个牙齿上都制作带环，将托槽正确地焊接在带环上，分牙后再将附有托槽的带环用磷酸锌水门汀粘接在牙齿上。这种方法不仅费用高，有碍美观，耗时耗力，而且不利于口腔卫生。1965 年，Newman 报告了环氧树脂粘接剂，在随后的研究中，他认为丙烯酸树脂是比较理想的粘接剂，并于 20 世纪 70 年代初试用于临床。日本在 20 世纪 60 年代末也对直接粘接剂进行了研究，他们用三正丁基甲硼烷的衍生物 TBB 作为丙烯酸树脂的催化剂代替过氧化苯甲酰胺，取得了更加牢固的粘接效果，其粘接强度超过 $50 \text{ kg/cm}^2$。1970 年森田公司生产出第一代树脂直接粘接剂 Orthomite，并于 1971 年在美国正畸学杂志上发表。直接粘接技术使正畸临床结束了带环时代（除磨牙带环外），可以将托槽用新型的树脂粘接剂直接粘接在牙面上，不仅方便、临床效率高，而且美观、舒适。值得一提的是另一种粘接材料——玻璃离子水门汀，在 20 世纪 70 年代初问世后用于粘接正畸带环，脱落率远比磷酸锌水门汀要低。以后对这种材料作了改良，研制出树脂改良型玻璃离子水门汀，增强了其粘接强度，临床脱落率与树脂粘接剂相当。这种新型粘接材料不用酸蚀牙面，材料内含有的氟化物能缓慢释放，有预防釉质脱矿的作用，很有可能在 21 世纪取代传统的树脂粘接剂，在正畸临床上广泛使用。直接粘接技术的问世，在正畸界无疑是一次革命，直接粘接托槽于牙面替代了近一个世纪的多带环装置，使牙弓消除了因多带环所占据的有效空间，也为不拔牙矫治创造了有利条件。

### （三）弓丝

在 Angle 发明方丝弓矫治器时采用的是贵金属制成的弓丝。在 20 世纪 70 年代以前，正畸临床使用的是不锈钢矫治弓丝，对于严重错位的牙齿，正畸医生为了减小矫治力，必须在弓丝上弯制曲，费时费力且患者不舒适。1963 年美国海军研究所研制出一种新型航天材料镍钛合金，很快由 Andreasen 应用于正畸临床。1975 年 Unitek 公司生产出成品镍钛合金矫治弓丝，由于镍钛丝刚度低，有良好的回弹性，能产生持久而柔和的矫治力，特别适合于矫治初期排齐错位的牙齿，其后利用冶金技术方法，不断改善弓丝的变形温度和弹性，推出多种式样的产品。其中超弹性镍钛矫治弓丝比镍钛丝的刚度更低，从最初加力变形到形变恢复的过程中产生的力保持恒定，理想矫治力的区间更大。而 β-钛丝（TMA 丝）则是在钛、镍之外加入了铝、钴、铬成分的合金，弥补了二元钛合金不易弯制成形与不易焊接的不足。钛合金矫治弓丝的应用使正畸临床发生了重大变化，它与同时问世的直丝弓矫治器一起，最大程度地减少了在弓丝上弯制曲的可能。1980 年，我国研制出既有超弹性又有形状记忆特性的镍钛合金矫治弓丝。这些弓丝的发明缩短了牙齿排齐的时间，有效缩短了疗程，与此同时部分弓丝联合自锁托槽的扩弓作用让部分临界病例可以通过非拔牙矫治达到矫治目标。

### （四）托槽

托槽是固定矫治的重要组成部分，用来将矫治力传递到牙齿上，从而移动牙齿。方丝弓托槽为四翼托槽，结扎丝将弓丝固定在槽沟内，Begg 托槽是单管托槽，有一开口于龈方的槽沟，矫治弓丝由龈方入槽沟。临床上一直以四翼托槽为主流产品。为了减少椅旁时间，缩短疗程，增加患者舒适度，现在自锁托槽开始越来越多地应用于临床。其实自锁托槽早在 1935 年就由美国医生 Stolzenberg 发明，并于 1946 年报道。自锁托槽一改托槽与弓丝的传统结扎方式，减小了矫治器系统的摩擦力，使牙齿能在较小的矫治力作用下迅速移动，并且在扩弓上有着显著的效果。自锁托槽增加了患者舒适度，缩短了疗程，但当时受工艺技术限制，无法得到广泛的推广应用。近年来工艺技术的不断进步使得自锁托槽受到越来越多的关注并得到广泛应用。各种自锁托槽有其特点，并具有自身的理论体系，Damon 经过 3 次改变，具备完整的体系，为临床医生所接受。现有的自锁托槽主要有被动自锁系统（passive self-ligating）和主动自锁系统（active self-ligating）两种。被动自锁托槽包括 Damon（图 1-3-3），特点是弓丝纳入槽沟后，托槽本身不会对其内的弓丝主动施力，槽沟与弓丝之间的摩擦力极低。主动自锁托槽包括 Speed、Time、In-Ovation、Quick 等（图 1-3-4），其特点是弓丝纳入槽沟后，在某些特定条件下（如弓丝大于一定尺寸或牙齿严重扭转倾斜）弓丝与槽沟唇方的弹性或非弹性滑盖接触时，弓丝会持续受到自滑盖向槽沟底部的轻柔推力，此推力可帮助牙齿实现转矩、正轴，弹性滑盖的弹性将弓丝的力量蓄积，并缓慢释放。自锁托槽的发明缩短了排齐时间，其扩弓效果在一定程度上也减少了临界病例的拔牙率。

1976 年，美国医生 Craven Kurz 申请了舌侧矫治器专利（图 1-3-5）。与此同时，日本的藤田医生也发明了舌侧矫治器，并于 1981 年在美国正畸杂志上发表论文。多年来舌侧托槽系统不断更迭，融入了数字化影像技术，辅助实现个性化托槽和弓丝的制作。这项技术对于正畸拔牙率的影响较小，但"舌侧托槽"被认为是最美观的矫治器。

1997 年，两名斯坦福大学的研究生将三维计算机图形影像技术应用到正畸领域，并发明了世界上首次大规模、个性化定制的隐形矫治器系统（图 1-3-6）。这项技术完成了正畸领域的又一次变革，并推动发展至今。这项技术的一个强大优势是推磨牙远中移动，这项技术的问世减少了Ⅱ类病例拔牙率。很多需要拔牙的Ⅱ类病例通过远中移动磨牙达到磨牙Ⅰ类关系。同时，有效的扩弓也在一定程度上减少了临界病例的拔牙率。

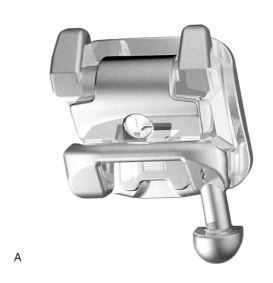

A

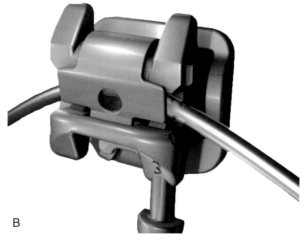

B

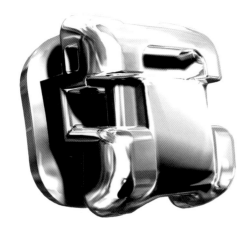

图 1-3-3  被动自锁托槽 Damon

图 1-3-4  主动自锁托槽。A. 托槽构造；B. 加力状态

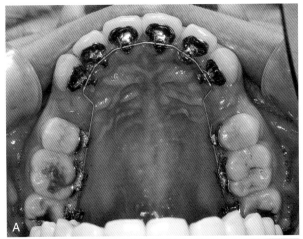

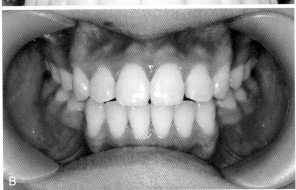

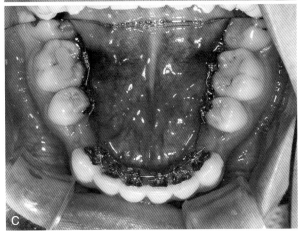

图 1-3-5　舌侧矫治。A. 上颌𬌗像；B. 正面咬合像；C. 下颌𬌗像

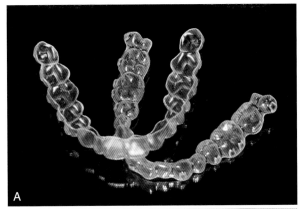

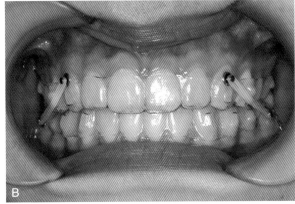

图 1-3-6　隐形矫治。A. 无托槽隐形矫治器；B. 佩戴无托槽隐形矫治器的正面咬合像

实现"骨结合"的概念，1969 年 Linkou 最早报道了钛合金叶状种植体做支抗的病例。20 世纪后期，正畸界开始广泛探索减少种植体的体积。现在临床上多用自攻型螺旋支抗种植钉，螺钉的直径一般为 1.5～2 mm、骨内长度为 7～11 mm 可即刻加载（图 1-3-7）。2005 年国内开发出正畸专用的自攻微螺钉支抗，目前国内广泛应用于临床。种植支抗的优点是不依赖患者合作、支抗强且稳定，可以获得传统支抗无法取得的支抗强度，如垂直向支抗可有效压低牙齿（关于有效压低前牙仍存在争议）。种植支抗的出现使得磨牙远中移动变得更易实现，一部分原来需要拔牙的病例可以通过远中移动磨牙来实现矫治目标。

## 五、功能矫治器的早期应用对拔牙的影响

功能矫治器是临床上矫治颌骨畸形应用非常广泛的矫治器之一，属于阻断性矫治的范畴。由于错𬌗畸形不仅是牙齿的问题，还有可能是颌骨的畸形问题，处于发育高峰前期的儿童可以通过双期矫治

### （五）支抗

正畸治疗离不开支抗的设计，支抗从需要配合的传统支抗到种植支抗大体经历了 3 个阶段。传统支抗有 Nance 弓、横腭杆和口外弓等，其缺点是异物感强、支抗强度不足且需要患者配合等。1945 年 Higley 和 Gainsforth 在狗的下颌骨植入钛合金螺旋钉种植体，证明种植体可以作为支抗实现牙齿的移动，之后 Brånemark 及其同事提出的钛合金可

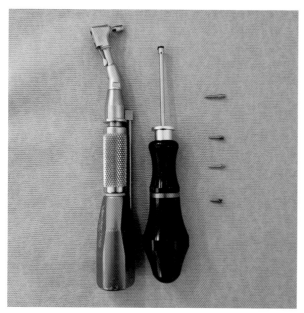

图 1-3-7 正畸支抗种植钉及手柄

纠正颌骨畸形，协调上下颌骨关系，来追求更好的结果。双期矫治的Ⅰ期是生长改良，纠正颌骨畸形；Ⅱ期是移动牙齿，调整咬合关系。功能矫治器是双期矫治常用的矫治器，用功能矫治器矫治Ⅱ类或Ⅲ类颌骨畸形在某种程度上可以达到面型改善、𬌗关系调整以及牙齿与颌骨关系改善的目的，降低了Ⅱ期矫治难度，极大提高了疗效，有益于患者的身心健康。近年来对于儿童的呼吸问题和面型发育畸形问题的关注度不断提高，功能矫治器方兴未艾，但也有学者提出双期矫治疗程过长，对于儿童和青少年会造成一定的心理伤害，并且认为双期矫治与Ⅰ期矫治对颌骨问题的改善无统计学差异，时至今日争论仍在持续中。

功能矫治器的发展起源于 20 世纪的欧洲，到中叶得到迅速发展，尽管最早提出面部矫形理念的是美国学者，但美国的口腔正畸医生受到 Angle 的影响，主要关注固定矫治器。在 20 世纪前半叶，由于欧洲的贵金属供应短缺，固定矫治器又严重依赖贵金属，使得固定矫治在欧洲开展困难，这种情况下功能矫治器得到了快速发展。

1908 年，挪威的 Andresen 发明了肌激动器，也被称为 Andresen 矫治器（图 1-3-8）。在长期的临床应用过程中经过不断的改良和完善，肌激动器主要用于矫治青春发育高峰期安氏Ⅱ类错𬌗畸形。矫治器在引导下颌向前的同时控制牙齿的萌出，从而调节上下颌骨的矢状关系，并通过矫治器其

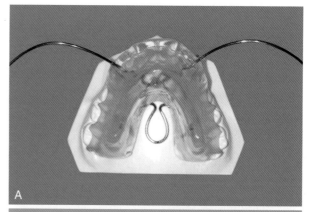

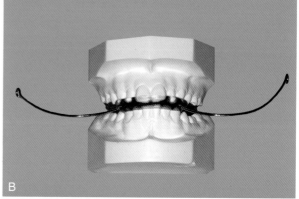

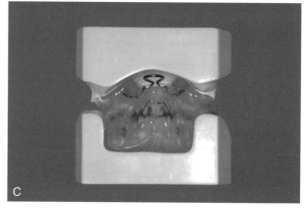

图 1-3-8 肌激动器

他附件产生垂直向及水平向的控制作用。Wilhelm Bilters 简化了肌激动器结构，缩小了体积，发明了 Bionator 矫治器。以后这种体积较小的肌激动器都称为生物调节器。

德国牙医 Frankel 发明了功能调节器，即 Frankel 矫治器（图 1-3-9）。这种矫治器的Ⅰ型（即 FR-Ⅰ）用于牙列不齐的Ⅱ类错𬌗畸形，FR-Ⅱ用于深覆𬌗或深覆盖的矫治，FR-Ⅲ用于纠正Ⅲ类错𬌗畸形，FR-Ⅳ用于纠正前牙开𬌗。虽然这类矫治器所基于的一些理论已不被认可，也大多被其他矫治器替代，但 FR 矫治器在部分地区仍然被继续使用。

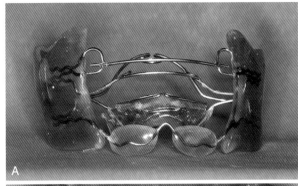

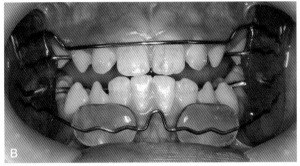

图 1-3-9　Frankel 矫治器

在功能调节器之后，英国学者 Clark 发明了 Twin Block 矫治器（图 1-3-10），其矫治原理与肌激动器和 FR 相似，它在英国得到了广泛的应用。Clark 之后改进了矫治器的设计，他增加了𬌗垫的高度，矫治器上下颌𬌗垫间斜面与𬌗平面成 70°角，能够有效地促进下颌的生长发育。对于双𬌗垫矫治器的研究显示其对颏部的位置前移作用有限，而对面部垂直向的增长（面高增长）有着稳定的效果。

Herbst 是一种固定的功能矫治器，1905 年由 Emil Herbst 提出。它最初用于生长改建、治疗颞下颌关节紊乱病和下颌骨骨折。20 世纪 70 年代，德国医生 Pancherz 将此功能矫治器在口腔正畸界再次推广使用。Pancherz 报道了 Herbst 矫治器在混合牙列及恒牙列早期中与固定矫治器的联合使用。大量临床案例表明，Herbst 矫治器与固定矫治器联合使用对颌骨改建的效果稳定。Pancherz 随后主张在成人中应用 Herbst 矫治器，作为打开咬合建立正常磨牙关系的一种装置。目前 Herbst 矫治器使用已经 100 多年，在美国和欧洲部分地区，Herbst 矫治器仍是流行的功能矫治器。

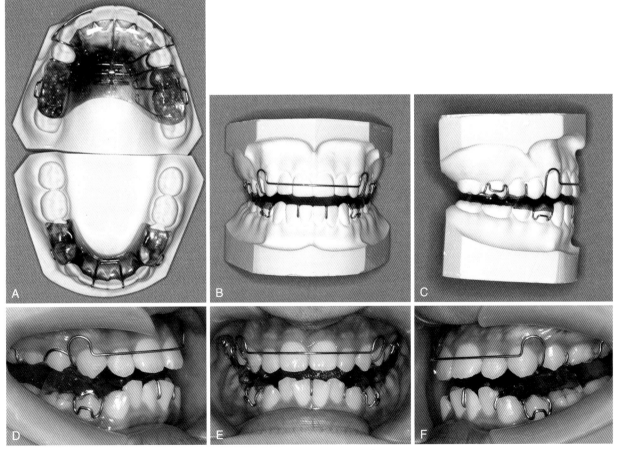

图 1-3-10　Twin Block 矫治器

功能矫治器的运用能否减少正畸拔牙呢？从功能矫治器在矢状向上的作用可以看到：在下牙弓能有效唇展下切牙，以解除下前牙拥挤；Ⅲ类病例中唇展上切牙，从而获得少量间隙；Herbst 矫治器在近中移动下颌的同时能使上颌磨牙远中移动。在横向上，Frankel 在有足够基骨支持的基础上可获得稳定的扩弓；Twin Block 矫治器通过上颌的螺旋扩大器，能够有效扩大上颌牙弓。在垂直方向上，Herbst 矫治器联合高位头帽可压低上颌后牙，并使上前牙区向远中方向移动。对许多正畸医生来说，拔牙比例大约为 45%，其中 30% 明确需要拔牙，15% 处于临界病例。功能矫治器不能创造额外的间隙，但是能在一定程度上减少临界病例的拔牙。生长发育期的患者早期功能矫治器的使用，在一定程度上使原来需要拔牙的患者通过非拔牙矫治也达到了矫治目标。

"Muscle Wins" 理念的提出，也使得越来越多的人关注肌肉问题。肌功能训练主要目的是纠正口腔不良习惯，平衡软组织力量，去除发育中的错𬌗畸形诱因，以期获得颌骨的协调发育，牙齿的整齐排列，降低后期进行正畸治疗的概率和难度。早期的肌功能训练也在某种程度上降低了拔牙矫治的概率。

（曹云娟　赵春洋）

# 第 2 章

# 拔牙的目的

人类进化过程中，咀嚼功能逐步减弱，肌肉、颌骨不断退化，遗传又使个体表现出特定的颅面生长型，这是很难改变的。某些环境因素造成的牙颌面异常如果未能得到及时的引导与控制，也将随着生长发育而逐渐加重。正畸拔牙的目的就是为上述病因所导致的错𬌗畸形（如牙量骨量不调、咬合异常、颌骨位置关系不调及颜面美观失衡等）提供正畸治疗的间隙。

拔牙可以一次性获得大量的牙齿移动和萌出的空间，为错𬌗畸形的矫治提供间隙，从而达到矫治目的。拔牙矫治分为主动拔牙矫治和被动拔牙矫治，主动拔牙矫治指通过拔除相应的牙齿来提供间隙排齐牙齿、调整咬合关系等；被动拔牙矫治指拔除无法保留的牙齿、废用牙，甚至对口颌系统健康有影响的牙，来提供间隙。

## 第一节　解除拥挤

拔牙最主要的目的是减少牙量、提供间隙，是解除拥挤的最直接方法，可以解决由于牙冠萌出间隙不足而导致的牙齿拥挤或埋伏阻生。间隙不足可以由原发性、继发性或增龄性拥挤引起，而拔牙可以提供间隙，使牙量与骨量协调，从而使牙齿在牙弓上排列整齐，并建立良好的咬合关系。拥挤是临床常见的错𬌗畸形，拥挤度越大，拔牙的可能性就越大。不是所有的牙列拥挤都必须要拔牙矫治，但拔牙可以解决各种程度的拥挤（图 2-1-1）。

牙齿拥挤可以局限在一处，也可以在牙列的多处出现。当拥挤限于一个局部时矫治就较为容易，一般来说拔除该区域处的牙齿可以很快地解决问题；如果多处拥挤，间隙的获取和分配使用则较为

困难，需要综合考虑。

## 第二节　解决前突

前突包括上下颌颌骨的前突、上下牙槽骨的前突、上下牙齿前突或前三者的混合型的牙颌面畸形。前突根据部位不同分为上颌前突、下颌前突和双颌前突；根据机制不同分为牙性前突、骨性前突、混合性前突。牙性前突患者的上下颌骨位置正常，而牙齿本身唇向倾斜或牙槽骨过长，主要表现为牙及牙槽骨突出；骨性前突是由于颌骨本身位置靠前或发育过度，而上下前牙可能唇倾，也可能较直立。上颌前突常为Ⅱ类骨性畸形凸面型，严重者为"鸟嘴"畸形。下颌前突常为Ⅲ类错𬌗，凹面型；双颌前突常为Ⅰ类错𬌗畸形，上下颌牙齿长轴倾斜度大，闭唇费力且不自然及闭合困难。前突不仅影响生理功能，而且影响美观，前突畸形严重者甚至还会影响牙周健康及牙位稳定。

错𬌗畸形的矫治大多数是通过改变牙齿位置及轴倾度来完成的，前突畸形正畸治疗的目标就是内收上下颌前牙及牙槽突，改善美观。牙性前突者，即使牙列轻度拥挤甚至不拥挤，为了使前突的切牙向后移动到正常位置也需要消耗牙弓间隙。对于骨性前突的患者，矫治难度较大，可以通过拔牙进行掩饰性治疗，Ⅱ类上颌前突、前牙深覆盖的患者能够有效地内收前牙，改善面型。但严重的Ⅲ类、骨性Ⅱ类和双颌前突患者则必须通过正畸 - 正颌联合治疗，纠正骨骼畸形，才能改善其面部侧貌，获得良好的咬合关系及功能。

拔牙部位主要取决于牙弓突度，前突越严重，拔牙部位通常越靠前。骨性及混合性前突患者在内

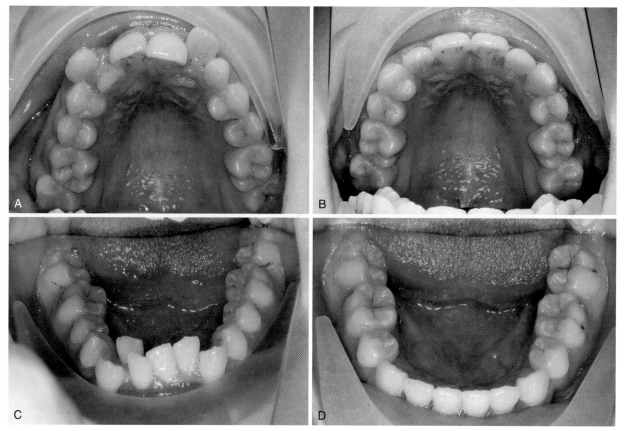

图2-1-1  青少年女性患者，上下牙列Ⅲ度拥挤，拔牙矫治后，排列整齐。A. 矫治前上颌𬌗像显示上牙列Ⅲ度拥挤；B. 拔牙矫治后上颌𬌗像显示上牙列排列整齐；C. 矫治前下颌𬌗像显示下牙列Ⅲ度拥挤；D. 拔牙矫治后下颌𬌗像显示下牙列排列整齐

收前突前牙的过程中，需特别注意转矩的控制，以实现整体内收。Ⅲ类患者由于下颌骨为马蹄形，唇舌侧骨板薄，下前牙内收受限，因此，Ⅲ类患者前牙的内收量受到很大限制，面型改善少，一般主张正畸 - 正颌联合治疗。轻中度Ⅱ类及双颌前突的患者一般通过拔牙掩饰性矫治能够改善侧貌。

解决轻中度上下颌骨性前突或牙弓前突时的减数常规应是对称性减数，临床一般以第一前磨牙为拔牙首选，因为拔除第一前磨牙就近为前牙的后移提供间隙（图 2-2-1）。

## 第三节　调整中线

中线不正可发生在上颌或下颌，可表现为中线偏移（图 2-3-1）、中线歪斜（图 2-3-2），甚至某些患者人中和鼻子歪斜，影响中线的调整。部分患者正面静止时上中线与面中线一致，微笑时不一致；或微笑时一致，正面静止时不一致。中线的检查应以端坐位为准，特别是当患者仰卧就诊位与端坐位中线不一致时，应以端坐位确定中线，因为人们在交流时是直立的。中线的矫治涉及颜面美学，成年女性患者尤为关注，有时中线偏离 1 mm，患者也不能接受。中线偏斜影响咬合关系的稳定，是正畸治疗中较普遍的问题。调整中线需要消耗移动方向侧的牙弓间隙。

中线调整只消耗单侧牙弓间隙，对单颌牙弓来说并不消耗间隙：如患者中线右偏，左侧拔牙可为中线左移调整提供间隙，以达到牙弓中线与面中线的协调一致，而右侧剩出间隙，中线左移多少，右侧就剩余出多少间隙。若牙弓的一侧存在缺失牙，中线向缺失牙侧偏斜，为纠正中线，常需要采用拔牙矫治（缺失牙的对侧拔牙），关闭间隙前必须纠正中线。非拔牙矫治（扩弓、邻面去釉等）只能解决 2 mm 左右的中线偏移，严重的中线不正只能通过拔牙得到理想的调整效果，拔牙为中线向该侧移动提供间隙，同时也利于对侧牙齿的排齐及咬合关系的调整。必要时配合种植支抗远移该侧后牙或直接加力于该侧前牙，以调整中线。当患者人中歪斜

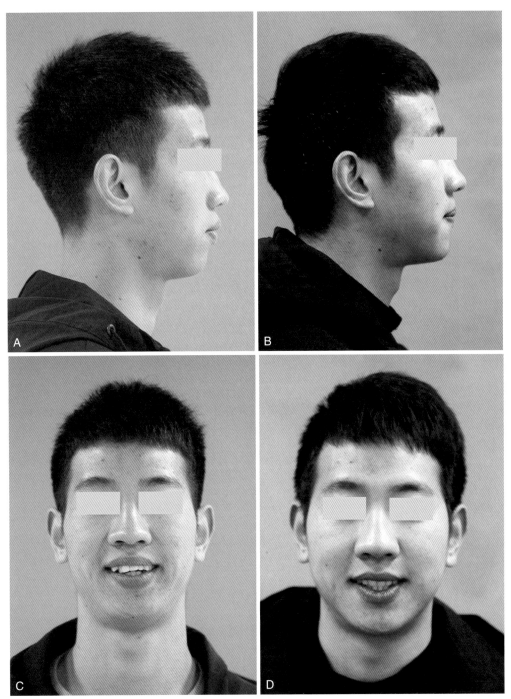

图 2-2-1　成年男性患者，凸面型，拔牙矫治后前牙内收。A. 矫治前侧面像显示凸面型，双颌前突；B. 矫治后侧面像显示直面型；C. 矫治前正面微笑像显示上前牙前突；D. 矫治后正面微笑像显示前牙内收，面型改善

时，一般以端坐位面部正面像通过眉间点的垂线为基准，调整中线；若患者正面像与微笑像中线不一致时，一般以微笑像作为参照，因为上中线对微笑时的面部美观影响更大。

## 第四节　牙弓宽度不调

牙弓宽度不调（如单颌牙弓过宽或对颌牙弓过窄）常引起正中咬合时牙齿无法广泛接触，从而导致下颌向一侧偏移，形成一侧后牙反𬌗或锁𬌗，严重者甚至形成双侧后牙反𬌗或锁𬌗。反𬌗或锁𬌗的

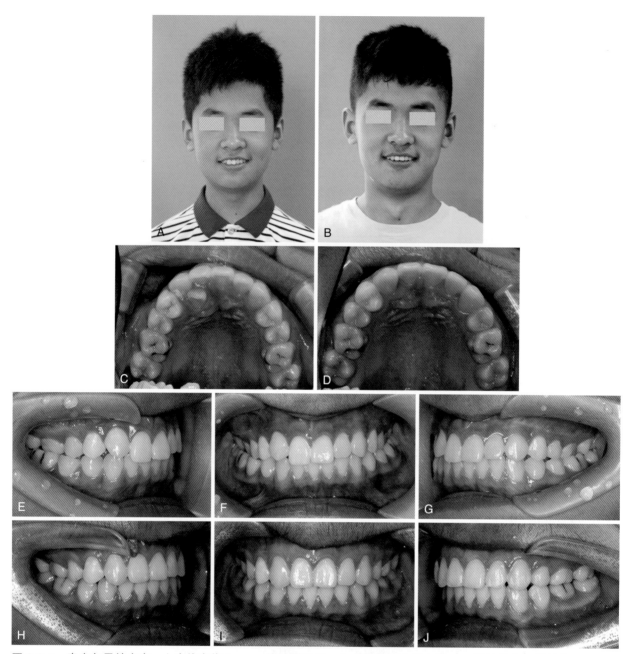

图 2-3-1　青少年男性患者，上中线右偏 3 mm，拔牙矫治后，上中线与面中线一致。A. 矫治前正面微笑像显示矫治前上中线右偏 3 mm；B. 矫治后正面微笑像显示矫治后上中线与面中线一致；C. 矫治前上颌𬌗面像显示 12 腭侧位，11、13 间无间隙；D. 矫治后上颌𬌗面像显示上牙列排列整齐；E. 矫治前右侧咬合像显示矫治前右侧尖牙、磨牙为远中关系；F. 矫治前正面咬合像显示 12 未见，上下中线不一致；G. 矫治前左侧咬合像显示矫治前左侧尖牙、磨牙为远中关系；H. 矫治后右侧咬合像显示矫治后磨牙为中性关系；I. 矫治后正面咬合像显示矫治后上下中线改善；J. 矫治后左侧咬合像显示矫治后左侧磨牙远中尖对尖关系

牙齿无足够调整空间，须配合减数治疗。解除反𬌗或锁𬌗可通过扩大较狭窄的牙弓或缩小较宽的牙弓来实现。通常情况下，扩弓调整牙弓宽度的效果是有限的，超限扩弓会导致牙龈萎缩、骨开窗、骨开裂等，矫治结果不稳定，易复发。牙弓过宽也缺乏横𬌗曲线，因此常通过缩窄过宽的对颌牙弓来纠正宽度不调。缩窄牙弓宽度需要消耗牙弓间隙，常选择拔除磨牙或临近的前磨牙。牙弓过宽时，拔牙是有效的方法。但双侧牙弓不对称，须调整牙弓对称性及缩窄过宽的部分牙弓时，也可通过非对称拔牙达到矫治目的（图 2-4-1）。

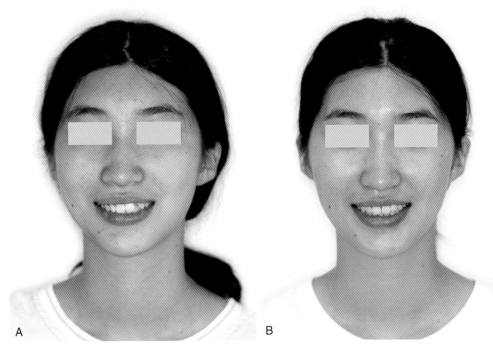

图 2-3-2　青少年女性患者，上中线歪斜，拔牙矫治后，上中线与面中线一致。A.矫治前正面微笑像显示上中线左侧偏斜，中切牙切端向左侧歪斜，B.矫治后正面微笑像显示上中线与面中线一致

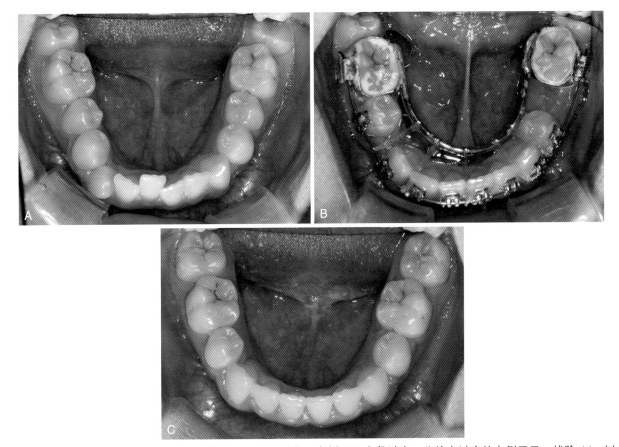

图 2-4-1　成年女性患者，下牙列Ⅱ度拥挤，牙弓不对称，右侧牙弓中段过宽，为缩窄过宽的右侧牙弓，拔除 44，以固定舌弓为支抗，缩窄右侧牙弓宽度。A.矫治前下颌𬌗像显示下牙列为Ⅱ度拥挤，右侧牙弓中段宽于左侧；B.矫治过程中下颌𬌗像显示以固定舌弓为支抗，缩窄右侧牙弓；C.矫治后下颌𬌗像显示牙列整齐，牙弓对称

颊旁间隙是微笑审美的评估指标之一，其大小和形态与上颌牙弓宽度有关，二者应保持协调，太宽或太窄都会影响美观。颊旁间隙正常或过小的患者，如果为了排齐牙列导致牙弓进一步变宽，则可能造成颊旁间隙过小，影响微笑审美，此时可以考虑采取拔牙矫治；对于过宽的牙弓，拔牙后通过缩窄牙弓宽度，也可以获得更加美观的微笑像（图2-4-2）。须提醒的是，必须明确告知企图通过拔牙矫治来达到瘦脸目的的爱美女士此方法无法达到她的目的，特别是想缩窄下颌骨宽度，甚至下颌角，是更不可能实现的。

## 第五节　牙弓高度不调

正畸治疗过程中，要考虑牙齿在三维方向上的移动和控制，而控制牙弓高度即所谓的垂直向控制最为困难，且会对患者面部高度产生影响，近来越来越引起正畸医生的关注。Ⅱ类患者的矢状不调可通过拔牙矫治内收前牙，前突会有所改善，但高角病例却常把正畸医生带入尴尬的境地。

牙弓高度不调的矫正，例如前牙开𬌗的矫正、Spee曲线的整平常需要拔牙矫治。前牙开𬌗时，拔牙后通过磨牙的近中移动，降低后部牙槽高度，下

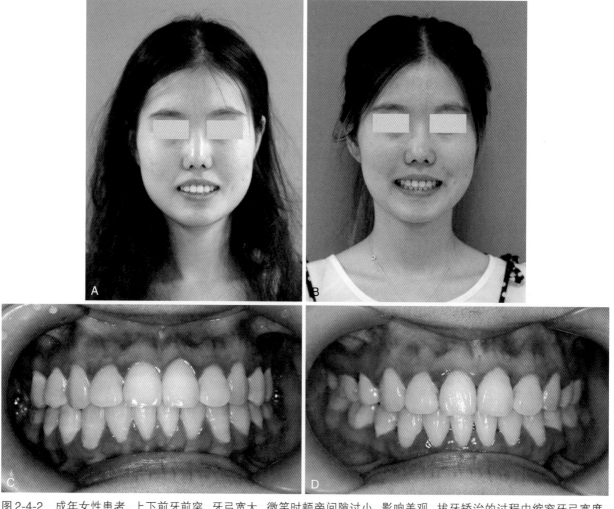

图2-4-2　成年女性患者，上下前牙前突，牙弓宽大，微笑时颊旁间隙过小，影响美观，拔牙矫治的过程中缩窄牙弓宽度，前牙内收，唇部肌张力减小，颊旁间隙增大，微笑美观得到很好改善。A.矫治前正面微笑像显示微笑时牙齿前突，颊旁间隙过小；B.矫治后正面微笑像显示微笑美观，颊旁间隙适当；C.矫治前正面咬合像显示上下前牙前突，牙弓宽大；D.矫治后正面咬合像显示前牙突度改善，牙弓宽度缩窄，直立于基骨上

颌平面发生前上的逆时针方向旋转，面下部垂直高度随之降低，从而可以减小开𬌗，改善面部美观。上下颌前牙过度唇倾的开𬌗患者，常拔除第一前磨牙，内收并伸长上下前牙，建立正常的前牙覆𬌗、覆盖（图 2-5-1）；中重度开𬌗患者的𬌗平面较倾斜，常伴有骨骼异常，口腔内可能仅有磨牙有咬合接触，此时拔除靠后的牙齿更容易实现开𬌗的矫正，可拔除磨牙，如第三磨牙、第二磨牙，甚至第一磨牙。随着难度的增加，患者不仅需要拔牙矫治，还须配合种植支抗，甚至可能需要正畸 - 正颌联合治疗。

但高角病例在拔牙后，支抗丧失得更快。临床上常在上颌配合固定横腭杆，增强支抗，引导舌肌训练，同时靠舌肌的力量压低后牙。

前牙深覆𬌗患者在 Spee 曲线整平过程中常须压入前牙，每整平 1 mm 的牙弓高度需要 2 mm 的牙弓间隙，拔牙可以提供前牙压入所需间隙，特别是深覆𬌗伴有拥挤的患者就更需要进行拔牙矫治；重度深覆𬌗患者可以在拔牙的基础上配合种植支抗或正畸 - 正颌联合治疗（图 2-5-2）。

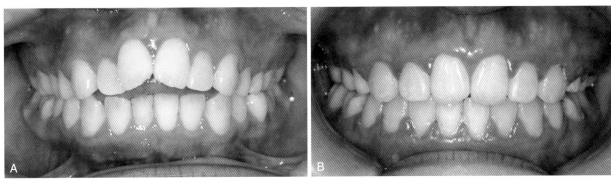

图 2-5-1　成年女性患者，前牙区开𬌗，拔牙矫治后，配合种植支抗及肌功能训练，在内收前牙的基础上降低后牙高度，纠正前牙开𬌗。A. 矫治前正面像显示前牙区Ⅰ度开𬌗；B. 矫治后正面像显示前牙覆𬌗、覆盖基本正常

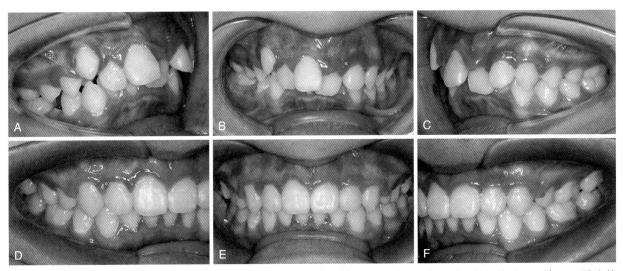

图 2-5-2　青少年男性患者，前牙Ⅲ度深覆𬌗，上下牙列Ⅲ度拥挤，拔牙后，排齐牙列，纠正前牙深覆𬌗。A. 矫治前右侧咬合像显示右侧磨牙为中性关系，尖牙为远中关系；B. 矫治前正面咬合像显示前牙Ⅲ度深覆𬌗；C. 矫治前左侧咬合像显示左侧尖牙、磨牙为远中关系；D. 矫治后右侧咬合像显示右侧尖牙、磨牙为中性关系；E. 矫治后正面咬合像显示前牙覆𬌗改善；F. 矫治后左侧咬合像显示左侧尖牙、磨牙为中性关系

## 第六节    掩饰颌骨不调

掩饰性治疗是指通过改变牙齿在牙槽骨中的位置或倾斜度，建立正常咬合关系，并掩饰牙齿与牙槽骨、颌骨及面部软组织之间的不调。其通常指对轻中度骨性错殆畸形通过单纯的牙齿移动来掩饰骨骼畸形，重度以上的骨性错殆畸形很难仅靠正畸手段完成，往往需要进行正颌治疗。骨性畸形常需要利用拔牙间隙移动牙齿以代偿，为了让牙齿进入最佳位置，可以选择各种拔牙方式，以获得更好的咬合关系，从而改善面型，掩饰骨性问题。

### 一、拔牙掩饰骨性Ⅲ类错殆畸形

拔牙代偿可以有效掩饰前后向骨骼不调，特别是安氏Ⅲ类错殆畸形，无论是上颌后缩还是下颌前突，拔牙可以在一定程度上代偿上下颌骨不调，可以提供下前牙舌向移动所需间隙，也可以解决一定程度的拥挤。一些轻度骨性反殆的病例，常拔除下颌第二磨牙或第三磨牙远移下牙列；下前牙唇倾严重伴拥挤的病例可以拔除下颌前磨牙内收下前牙，纠正前牙反覆殆、反覆盖，也可以拔除1颗下切牙以获得较满意的疗效。拔牙后，利用牙齿的内收达到掩饰畸形的效果，虽达不到正颌手术那样的矫治

疗效，但对于恐惧并拒绝手术的患者而言则是一个不错的选择（图2-6-1）。

### 二、拔牙掩饰骨性Ⅱ类错殆畸形

骨性Ⅱ类错殆畸形的掩饰性治疗效果最佳，针对骨性Ⅱ类的掩饰性治疗，以上颌前突为主者，常选择拔除上颌前磨牙，配合种植支抗内收上前牙，尽管没有改变颌骨类型，但患者的美观可以得到很大的改善（图2-6-2）；若前突不严重，可以拔除上颌第三磨牙或第二磨牙，种植支抗远移上牙列以掩饰骨性不调。

### 三、拔牙矫治掩饰双颌前突

双颌前突是正畸临床上较常见的矢状向错殆畸形，治疗的主要目标是减小上下颌突度，改善侧面型和唇闭合功能。拔牙是矫治双颌前突首选的方法，不通过拔牙矫治往往难以改善侧貌。对于轻中度双颌前突，一般情况下选择拔除4颗第一前磨牙，必要时配合种植支抗，内收上下前牙。严重双颌前突的成年患者，常须采用正畸-正颌联合治疗，可同时行颏部成形术以取得良好的侧面型；伴口呼吸习惯者，应尽早治疗，并行肌功能训练以纠正口呼吸。

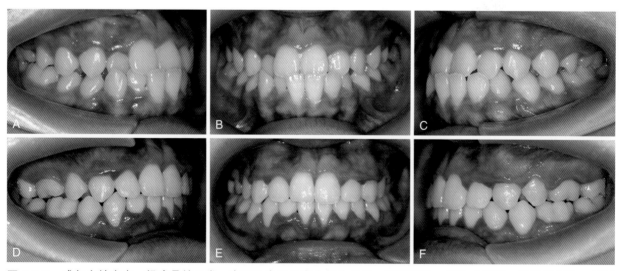

图2-6-1    成年女性患者，轻度骨性Ⅲ类，磨牙及尖牙为完全近中关系，前牙反殆，拔除4颗第二前磨牙矫治，纠正前牙反殆，掩饰骨性Ⅲ类关系。A.矫治前右侧咬合像显示右侧尖牙、磨牙为近中关系；B.矫治前正面像显示前牙反殆；C.矫治前左侧咬合像显示左侧磨牙为近中关系；D.矫治后右侧咬合像显示右侧尖牙为中性关系，磨牙开始为近中关系；E.矫治后正面像显示前牙覆殆、覆盖正常；F.矫治后左侧咬合像显示左侧尖牙为中性关系，磨牙开始为近中关系

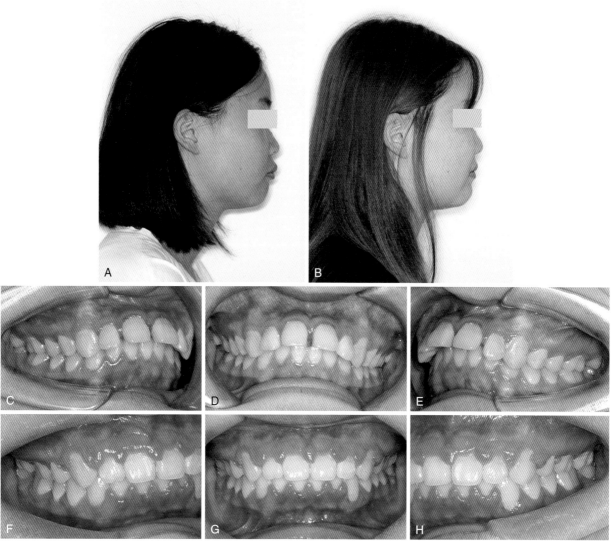

图2-6-2 成年女性患者，上颌前突，前牙Ⅱ度覆𬌗、Ⅱ度深覆盖，磨牙为远中关系，拔除上颌第一前磨牙，内收上前牙，矫治后前牙覆𬌗、覆盖正常，面型改善。A.矫治前侧面像显示凸面型，上颌前突；B.矫治后侧面像显示面型明显改善；C.矫治前右侧咬合像显示右侧尖牙、磨牙为远中关系；D.矫治前正面咬合像显示上前牙唇倾，前牙Ⅱ度深覆盖，Ⅱ度深覆𬌗；E.矫治前左侧咬合像显示左侧尖牙、磨牙为远中关系；F.矫治后右侧咬合像显示右侧磨牙为远中关系，尖牙为中性关系；G.矫治后正面像显示前牙覆𬌗、覆盖正常；H.矫治后左侧咬合像显示左侧尖牙为中性关系，磨牙为远中关系

## 第七节 调整磨牙关系

　　磨牙关系包括中性关系、近中关系和远中关系，正畸矫治过程中常需要将近中或远中关系调整为中性关系。近中关系调整为中性关系时，可以将上颌磨牙近中移动或下颌磨牙远中移动；远中关系则相反。由于第二、第三磨牙的阻挡，第一磨牙的远中移动往往难以实现，所以有时会选择拔除第二磨牙或第三磨牙，但这种技术难度较大。因此，磨牙关系的纠正常通过将远中位的磨牙差异性近中移动来实现，而磨牙的近中移动往往需要拔牙来实现，通过关闭间隙使上下颌前段和后段牙齿的差异化移动来调整磨牙关系，从而使磨牙关系得以矫正。正如对于Ⅱ类病例，可以增大上颌前牙后移量、减少上颌后牙前移量和增大下颌前牙前移量、减少下颌前牙后移量。对Ⅲ类病例则采取相反的措施。也可以通过颌间牵引来辅助矫正磨牙关系，Ⅱ类牵引能远中移动上前牙，近中移动下后牙，从而将磨牙调整为远中关系；Ⅲ类牵引能远中移动下前牙，近中移动上后牙，从而将磨牙调整为近中关系。必要时采取一些支抗控制措施，调整前后牙移动比例，合理

利用间隙，以达到调整磨牙关系的目的（图 2-7-1）。临床实践中并不需要一味追求中性关系，近中或远中的尖窝关系也可以形成良好稳定的咬合。

除此以外，拔牙矫治还可将病变牙及错位严重的牙齿拔除，保留健康的牙齿，为埋伏牙的牵引提供间隙（图 2-7-2），也就是被动拔牙。

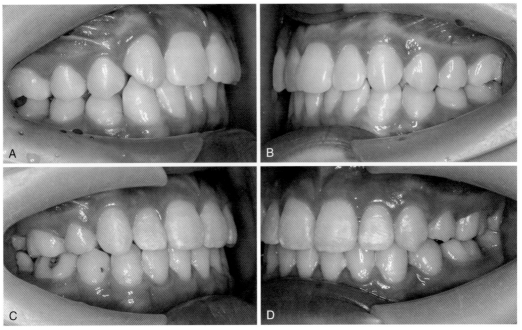

图 2-7-1　青少年女性患者，双侧磨牙为远中关系，拔牙矫治，通过上下颌前后牙齿的差别移动调整磨牙关系至中性。A. 矫治前右侧咬合像显示磨牙为远中关系；B. 矫治前左侧咬合像显示磨牙为远中关系；C. 拔牙矫治后，右侧咬合像显示磨牙为中性关系；D. 拔牙矫治后，左侧咬合像显示磨牙中性关系

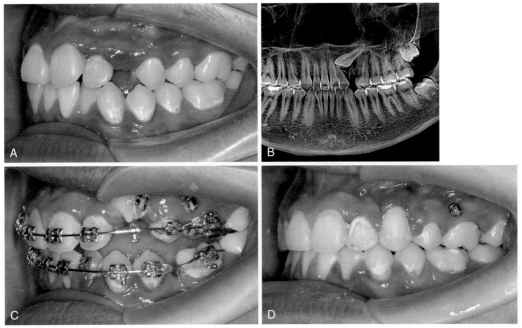

图 2-7-2　青少年男性患者，上下牙列拥挤，23 阻生，拔除 24 牵引 23 入牙列。A. 矫治前左侧咬合像显示 23 未见，22 与 24 间间隙 5mm；B. 全景片显示 23 近中埋伏阻生；C. 矫治过程中左侧咬合像显示拔除 24，微种植支抗牵引 23 入牙列；D. 矫治后左侧咬合像显示 23 牵引到位，咬合关系良好

（陈慧霞　王　珊）

# 第3章

# 不同牙齿拔除给正畸治疗可提供的间隙量

正畸减数治疗通常是拔除前磨牙，第一前磨牙是拔牙矫治的首选对象。但由于患者错𬌗畸形的多样性和口内情况的复杂性，拔除4颗第一前磨牙的模式不可能适合每个个体，严格意义上讲，任何牙齿都有可能成为减数对象。在临床设计时，根据错𬌗畸形、牙齿错位、牙齿病变等情况常会有不同的考虑和选择。一般而言，拔牙给医生提供的间隙量极为所拔除牙齿的近远中宽度，但由于牙齿本身的病变、邻牙的移位或牙齿异位，拔牙后能给正畸提供的间隙量常不是牙齿的近远中宽度，而是拔除该牙后邻牙间可利用的剩余间隙量。不同牙齿拔除后可提供的间隙各不相同——各牙齿近远中宽度不同，实际所提供的间隙也不同，供切牙后移和后牙前移的量也不同。这里所讲的拔牙可给正畸治疗提供间隙量是自然牙的近远中宽度，不考虑牙齿错位、自身病变情况等。表3-1列举了不同牙齿拔除后可提供的间隙量，包括可供前牙解除拥挤量、切牙后移

和后牙前移使用的间隙量，供临床医生矫治设计时根据错𬌗畸形具体参考。总体而言，拔牙位置越靠前，供前牙使用的间隙量越大，而留给后牙使用的间隙量越少；反之，拔牙位置越靠后，供后牙使用的间隙量越大，留给前牙使用的间隙量越少，甚至没有间隙给前牙使用。

**1. 上颌中切牙**　正常牙冠宽度为8.6 mm，极少拔除，拔牙间隙常用于解除前牙拥挤或减少前突，将侧切牙向近中移动，预留间隙置于近远中，矫治结束后修复成中切牙外观，同侧尖牙的牙尖磨改，以代替侧切牙。拔除上颌中切牙可以解除前牙区5 mm的拥挤，可使前牙后移3 mm，后牙最大前移1 mm，甚至维持现有的位置。

**2. 上颌侧切牙**　正常牙冠宽度为6.9 mm，变异较多，很少拔除，拔除上颌侧切牙可以解除前牙区5 mm的拥挤，可使前牙最大后移3 mm，最小2 mm，后牙最大前移1 mm。上颌中切牙、侧切牙

表3-1　不同牙齿拔除可提供的间隙（mm）

| 拔除牙齿 | 可解除前牙拥挤 | 切牙后移 | | 后牙前移 | |
|---|---|---|---|---|---|
| | | 最大 | 最小 | 最大 | 最小 |
| 中切牙 | 5 | 3 | 3 | 1 | 0 |
| 侧切牙 | 5 | 3 | 2 | 1 | 0 |
| 尖牙 | 6 | 5 | 3 | 2 | 0 |
| 第一前磨牙 | 5 | 5 | 3 | 5 | 2 |
| 第二前磨牙 | 3 | 3 | 0 | 6 | 4 |
| 第一磨牙 | 3 | 2 | 0 | 8 | 6 |
| 第二磨牙 | 2 | 1 | 0 | — | — |

引自《口腔临床医师丛书——现代口腔正畸学诊疗手册》，特此向曾祥龙教授致谢

拔牙间隙多为前牙所利用，磨牙关系的调整因为需要更多的磨牙移动，往往无法利用前牙间隙。

**3. 尖牙**　正常牙冠宽度上颌为7.9mm，下颌为7.0mm，一般很少拔除尖牙，原因是：①牙根粗壮，保留时间长；②对维持口角唇部及鼻唇沟丰满度有一定的作用；③修复时可作为良好的基牙；④拔除后侧切牙与第一前磨牙不易建立良好的邻接关系；⑤患龋率低等。对于青少年而言，应尽可能保留尖牙，而不轻易拔除；对于成人而言，尖牙的引导作用已经逐渐淡化，为简化治疗有时可以选择拔除尖牙。拔除尖牙可以解除前牙区6mm的拥挤，可使前牙最大后移5mm，最小后移3mm，后牙最大前移2mm。

**4. 下颌切牙**　下颌中切牙的正常牙冠宽度为5.4mm，侧切牙为6.1mm。下颌切牙为临床简化治疗时首选拔除的牙位，下颌中切牙、侧切牙拔除的间隙均用于下前牙的矫治，以排齐、内收下前牙。

**5. 第一前磨牙**　正常牙冠宽度上颌为7.2mm，下颌为7.1mm，是正畸治疗首选的拔牙对象。第一前磨牙位于牙弓象限的中央，往往靠近前牙段或后牙段的拥挤部位，拔除可同时解除前牙段或后牙段的拥挤，利于前后牙弓的调整。第一前磨牙咀嚼功能小，不影响美观；第二前磨牙外形类似第一前磨牙，可与尖牙形成良好的邻接关系，第一前磨牙拔除后能较好地由第二前磨牙所替代，对牙弓外形及邻接关系的影响均很小。拔除第一前磨牙可以解除前牙区5mm的拥挤，可使前牙最大后移5mm，最小后移3mm；后牙最大前移5mm，最小前移2mm。因为拔除第一前磨牙可为前牙及后牙提供的间隙量均较大，所以成为临床常规选择拔除的牙位。

**6. 第二前磨牙**　正常牙冠宽度上颌为6.7mm，下颌为7.1mm，也是常拔除的牙位。拔除第二前磨牙可以解除前牙区3mm的拥挤，可使前牙最大后移3mm，后牙最大前移6mm，最小前移4mm。第二前磨牙拔除的间隙量会更多地分配给后牙，因此，为解决后牙段问题常选择拔除第二前磨牙。临床常根据磨牙关系等，与第一前磨牙进行上下左右的拔除组合，如拔除上颌2颗第二前磨牙及下颌2颗第一前磨牙、拔除上颌2颗第一前磨牙及下颌2颗第二前磨牙、拔除上颌2颗第一前磨牙及下颌1颗第一前磨牙与下颌另一侧1颗第二前磨牙等诸多拔牙模式的选择。

**7. 第一磨牙**　正常牙冠宽度上颌为10.1mm，下颌为11.2mm。第一磨牙是建𬌗的关键，临床上一般不会主动拔除。因龋坏等原因在替牙期或恒牙早期拔除后，牙弓也可以自行调整。与上颌相比，下颌第二磨牙向前自行调位要困难些，所以下颌第一磨牙的拔除应早于上颌第一磨牙。拔除第一磨牙可以解除前牙区3mm的拥挤，可使前牙最大后移2mm，后牙最大前移8mm，最小前移6mm。

**8. 第二磨牙**　正常牙冠宽度上颌为9.6mm，下颌为10.7mm，极少因为前牙拥挤而拔除。拔除第二磨牙可以解除前牙区2mm的拥挤，可使前牙最大后移1mm。

**9. 第三磨牙**　变异很大，在口腔科临床常作为废用牙而拔除，有学者建议早期拔除或剜出第三磨牙，以预防前牙拥挤矫治后的复发，但对此目前仍有争议。一般第三磨牙的拔除不能主动给前部牙齿提供间隙。

（陈慧霞　赵春洋）

# 第 4 章

# 影响拔牙矫治的因素

临床上，患者是否需要拔牙是正畸医生要做出的比较关键但也困难的重要决定。它需要医生在错𬌗畸形的矫治设计中，对临床资料进行综合分析，使患者利益最大化，因为这会直接影响整个矫治过程、治疗结果及患者的满意度。

由于拔牙比非拔牙矫治需要更复杂的矫治器与矫治技术，且治疗时间相对较长，故临床上对于可拔可不拔的"边缘病例"的诊断尤为重要。迄今已有很多学者提出各自的诊断分析法，为拔牙与否提供判断依据。比如基于牙弓测量以及侧重 X 线头影测量的分析方法；考虑到支抗磨牙的前移、牙弓前中后份的间隙、骨骼与软组织面型等诸多因素的 Tweed-Merrifield 分析法等。需要指出的是，各种分析方法有其不同的侧重和使用对象，目前很难有一种具体的分析方法可以涵盖确定正畸拔牙的全部因素。当代正畸临床实践中，确定患者到底是否需要拔牙的客观因素大致可归纳为以下 9 个方面：拥挤度、Spee 曲线曲度、牙弓突度、骨面型、支抗磨牙前移的估计、上下磨牙及尖牙关系的调整、软组织侧貌、生长发育的影响以及正畸 - 正颌联合治疗的拔牙问题等，本章将对这些因素予以介绍。

## 第一节　拥挤度

牙列拥挤在错𬌗畸形中最为常见，有些患者还存在上下颌间牙弓关系的异常。进行牙弓拥挤度的分析是决定是否拔牙和正确制订矫治方案的关键。恒牙期患者的牙弓拥挤度分析为：牙弓应有长度与牙弓现有长度之差或必需间隙与可用间隙之差，即为牙弓的拥挤度；同时还要考虑上下切牙的倾斜程度。每 1mm 的拥挤需要 1mm 的牙弓间隙来解除。

## 一、牙弓应有长度的测量

在牙弓拥挤度的分析中，牙弓应有长度为两侧第一磨牙近中接触点之前所有牙齿的牙冠宽度之和，即两侧前磨牙、尖牙及切牙牙冠的最大近远中径之和。测量时应用游标卡尺逐一测量牙冠宽度，其总和即为牙弓应有长度（图 4-1-1）。

## 二、牙弓现有长度的测量

牙弓现有长度即牙弓整体弧形的长度，测量方法有两种。

**1. 铜丝测量法**　把黄铜丝弯成牙弓形态，从一侧的第一磨牙近中边缘嵴经前磨牙中央窝、尖牙牙尖、切牙切缘至另一侧，弓形应弯成理想形态，不

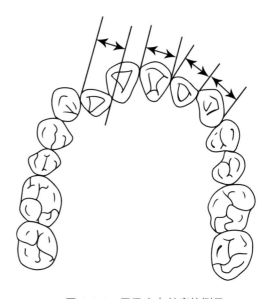

图 4-1-1　牙弓应有长度的测量

应按照现有的拥挤错位的牙齿来定。然后测量黄铜丝的长度，即为牙弓现有长度（图4-1-2）。

**2.分段测量牙弓周长**　用游标卡尺在模型上对两侧第一磨牙近中边缘嵴之前的现有牙弓进行分段测量，其总和即为牙弓现有长度（图4-1-3）。

传统的拥挤度分析方法仅考虑第一磨牙之前的牙弓应有长度与牙弓现有长度的协调性，第一磨牙之后的区域则被忽视，这显然是不全面的。现代人的第三磨牙因间隙不足造成阻生的情况非常常见，第二磨牙因间隙不足而颊（舌）向错位萌出、迟萌甚至埋伏的情况也并非罕见，因此牙弓后段的拥挤度分析也应该引起重视。

后牙段的可利用间隙和必需间隙的测量均在头颅侧位片上进行：沿𬌗平面测量下颌第一磨牙远中至下颌升支前缘的距离，即为可利用间隙；必需间隙为第二磨牙和第三磨牙近远中宽度之和（图4-1-4）。后者与前者的差值，即为牙弓后段的拥挤度。

牙弓后段的拥挤常需要拔除靠后的牙齿。应当注意的是生长发育期的患者后段牙弓可利用间隙随年龄增加而增大，从第一磨牙完全萌出后，女孩至14岁，男孩至16岁，每年每侧增加量为1.5mm。

目前临床上除了用传统的石膏模型测量外，还有用激光扫描法建立三维数字化牙颌模型的计算机测量（图4-1-5）。较石膏模型易磨损且耗费存储空间等缺点，其具有便利性、精确性及可重复性。数字化模型的存储简便，牙齿、牙龈颜色得以体现，可兼顾软硬组织的颜色美学，获取的颌位关系更为准确，还可实现远程交流，有利于临床、科研和教学工作，一般通过扫描口腔内牙齿或者石膏模型获得。对于较难判断是否需要拔牙的边缘病例，还可直接将数字化牙颌模型信息传输至矫治设计公司，通过虚拟排牙来进行治疗结果的预测，使患者更直观地了解矫治流程。

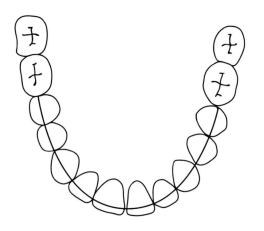

图4-1-2　牙弓现有长度的测量（铜丝法）

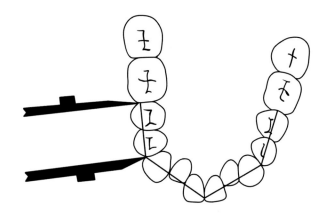

图4-1-3　牙弓现有长度的测量（分段法）

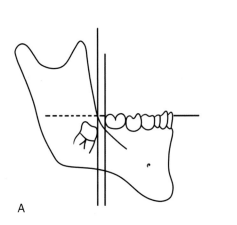

A

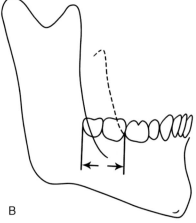

B

图4-1-4　牙弓后段现有长度预测。A.目前可用间隙；B.估计增量值

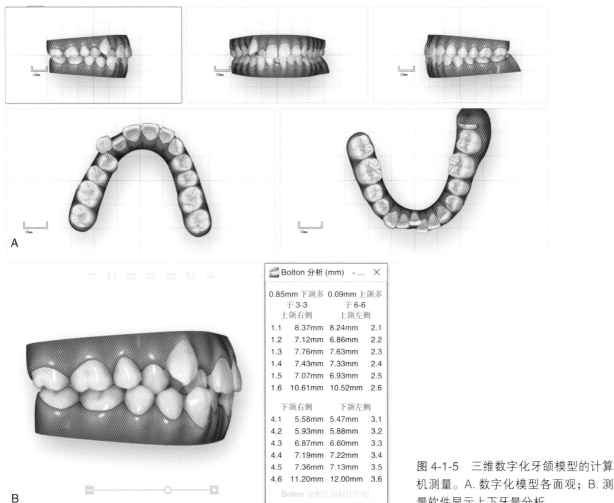

图 4-1-5　三维数字化牙颌模型的计算机测量。A. 数字化模型各面观；B. 测量软件显示上下牙量分析

### 三、Moyers 预测法

替牙期患者采用的 Moyers 预测法是 1958 年被提出来的。儿童在替牙期时，由于部分恒牙尚未萌出，对于估计恒牙𬌗时患者的牙弓间隙情况要采用一些特殊方法。Moyers 发现在自然牙列中部分牙齿牙冠的大小存在明显的相关性，并提出以 4 颗下颌恒切牙牙冠宽度之和预测上下颌第一磨牙之前所有牙齿的牙量大小，从而估计 2~3 年之后恒牙列中间隙或拥挤情况的方法。

Moyers 预测法应用概率表进行预测，在临床中较为简单实用。由于牙量大小存在性别差异，查表应按性别，分为以下几步。

**1. 测量下切牙牙冠宽度**　用游标卡尺分别测量下颌 4 颗切牙的牙冠最大近远中径，以 4 颗切牙牙冠宽度之和查表，临床上常选用 75% 的可信限度。

**2. 预测尖牙、前磨牙的总宽度**　查表得出的尖牙、前磨牙牙冠宽度值的 2 倍，即为双侧尖牙、前磨牙排齐所需间隙。

**3. 磨牙前移量的估计**　替牙期进行间隙分析时，应考虑在自然牙列的替换中磨牙位置的前移。在下磨牙前移的预测中，应使模型处于咬合状态，测量分析现有关系与调整至磨牙中性关系所需的距离大小。

**4. 拥挤度的估计**　当利用黄铜丝测得的牙弓现有长度减去磨牙前移量等于牙弓应有长度时，拥挤度为 0，否则会出现拥挤或间隙等问题。

需要注意的是，在应用 Moyers 预测法时，需要拍摄 X 线片确保没有牙胚的缺失；否则预测没有意义。

一般来说，拥挤度越大，拔牙的可能性越大：①轻度拥挤（拥挤量 2~4mm）一般采用非拔牙矫治；②重度拥挤（拥挤量 8mm 以上）一般采用拔牙矫治；

③中度拥挤（拥挤量4~8mm）则根据情况选择拔牙或非拔牙矫治。

## 第二节 Spee曲线

将直尺放置在下切牙切端与最后一颗下颌磨牙的牙尖上，测量牙齿颊尖连线的最低点至直尺的距离（图4-2-1），分别测量左侧和右侧，所得数值相加除以2再加0.5mm，即可以得出双侧下颌牙弓Spee曲线曲度。

正常殆的Spee曲线一般较为平直，但一些由于下切牙过度伸长或者磨牙萌出高度不足的深覆殆患者，其Spee曲线的曲度较大。在进行拥挤度估计与间隙分析时，应把Spee曲线的曲度考虑进去。因为压低下切牙来减少Spee曲线的曲度，也需要额外的牙弓间隙。每整平1mm的Spee曲线，需要约1mm的牙弓间隙。

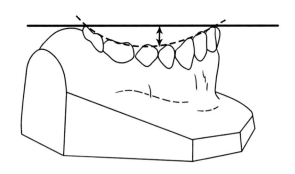

图4-2-1 Spee曲线曲度的测量

## 第三节 牙弓突度

使前突的切牙向后直立、恢复到正常的位置需要牙弓间隙。临床上，一般以下切牙的位置代表牙弓突度。下中切牙的倾斜度是决定正畸矫治设计的一个关键因素，其变化影响着牙弓间隙的分析。在牙弓拥挤度的分析中，应把矫治后下切牙倾斜度的变化纳入考虑之中。

通过头影测量的分析，可以求得内收切牙所需的间隙量：将患者下中切牙后移的距离乘以2（双侧），即为所需的牙弓间隙。若4颗中切牙只有1~2颗前倾，后移时需要一半的间隙，则不必乘以2。下切牙后移的距离有如下几种不同的具体计算方法：

1. Tweed分析法（图4-3-1） Tweed分析法主要是通过对眶耳平面、下颌平面以及下中切牙长轴所构成的代表颌面形态结构的三角形进行分析。根据Tweed三角分析，来设定治疗完成时下中切牙长轴与眶耳平面所成的角度，治疗后下切牙的轴线应通过矫治前下切牙的实际根尖位置，再测得患者实际的下中切牙切端至治疗目标的切端间的距离，即为下中切牙后移的距离。以此数值乘以2，即为下切牙变化额外所需或提供的间隙量。当下切牙需要内收时，应在牙弓间隙中减去此量；反之，则应相加。

2. Steiner分析法（图4-3-2） 该分析法采用的参照线为鼻根-下牙槽座点（NB）线，首先通过臂章分析得出治疗结束时下中切牙与NB线之间的距离，然后将患者下中切牙与NB线之间的实测值减去治疗目标值，即为下中切牙后移距离，将此数值乘以2，即为患者后移切牙所需的间隙。

上述两种分析中，关键问题均是如何设定治疗结束时下中切牙的位置。对于面部骨骼矢状向发育和垂直向发育都正常的患者，一般可采用正常殆的标准，否则应当进行相应调整，比如一些已无生长力的骨性Ⅱ类下颌后缩患者及面下高较小的患者，直立下切牙会加重已存在的畸形。故在牙弓间隙的分析中，还应根据患者的面型和发育情况，对下切牙的倾斜度加以适当的调整。

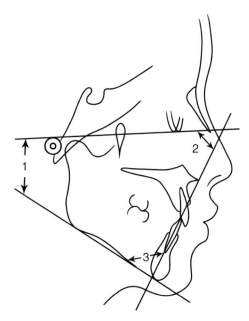

图4-3-1 Tweed分析法。1.眶耳平面-下颌平面角（FMA）；2.下中切牙-眶耳平面角（FMIA）；3.下中切牙-下颌平面角（IMPA）

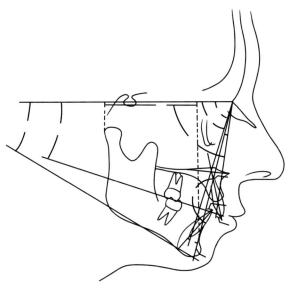

图 4-3-2　Steiner 分析法

内收唇倾的切牙将需要额外的牙弓间隙。切牙切端每向舌侧移动 1mm，则需要约 2mm 的牙弓间隙。切牙越唇倾，内收时需要额外的牙弓间隙越多，拔牙的可能性也越大。需要说明的是，调整前牙唇舌向转矩度和近远中向轴倾度也可以对牙弓间隙产生影响。一般来说，下前牙转矩度改变 2.5°，可增减 1mm 的间隙；适当增加前牙的近远中倾斜度，也可占去 1~2mm 的牙弓长度。然而这两种方法在临床上调整的间隙有限且有不足之处，使用时须谨慎，因此并不作为牙弓间隙分析时的常规因素。

## 第四节　骨面型

### 一、垂直骨面型

垂直骨面型根据 FMA 角的大小可分为均角、高角及低角（图 4-4-1）。在牙齿拥挤度和牙弓突度等因素相同的情况下，高角病例拔牙标准可以放宽一些，低角病例的拔牙标准则要从严掌握。

1. **下颌平面与下切牙间的补偿关系**　高角病例由于面部生长方向靠后，颏部大多后缩，切牙的治疗目标位置应稍直立一些，以维持较协调的鼻 - 唇 - 颏关系；对于高角病例，较为直立的切牙也有利于建立正常的上下切角关系。低角病例的情况则正好相反，多数患者的颏部明显，切牙宜代偿性地唇倾些，不仅有利于面型，也有利于行使切牙功能。Tweed 分析法就是考虑到下颌平面角很难通过正畸改变，为保持下中切牙与眶耳平面角恒定为 65°，下中切牙 - 下颌平面角需要随患者下颌平面角的大小进行调整。

2. **拔牙间隙关闭的难易**　高角病例的咀嚼肌力相对较弱，颌骨骨密度较低，支抗磨牙易于前移、升高，拔牙间隙的关闭比较容易，且磨牙的前移有利于高角病例常伴发的前牙开𬌗倾向的矫正。低角病例则刚好相反，咀嚼肌力较强，颌骨骨密度较高，支抗磨牙不易前移、升高，拔牙间隙的关闭主要依靠前牙，而前牙的过度内收又不利于低角病例常伴发的前牙深覆𬌗的矫正。

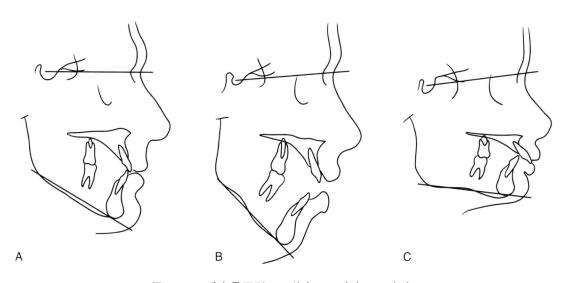

A　　　　　　　　　B　　　　　　　　　C

图 4-4-1　垂直骨面型。A. 均角；B. 高角；C. 低角

**3.磨牙位置改变对垂直骨面型的影响** 高角病例若采用推磨牙向后或扩大牙弓宽度的方法排齐牙列，均可造成下颌平面角进一步扩大，这将对面型产生不利的影响，也不利于前牙覆𬌗的维持。低角病例正好相反，更适合非拔牙治疗中使用的推磨牙向后及扩大牙弓宽度的方法。在拔牙牙位的选择上，高角与低角病例也有不同的考虑：高角病例因多伴前牙开𬌗或开𬌗倾向，拔除牙弓中靠后的牙齿较为有利；而低角病例需要拔牙时，拔牙位置宜靠牙弓的前部，不仅易于关闭间隙而且有利于咬合的打开。

## 二、矢状骨面型

矢状骨面型根据 ANB 角的大小可分为：骨性 I 类、骨性 II 类及骨性 III 类（图 4-4-2）。上下颌骨矢状向的位置关系也会影响拔牙矫治方案的制订。一般临床上通过测量 SNA 角、SNB 角、ANB 角等来确定上下颌骨的突度及其矢状向关系。I 类骨性关系时，拔牙与否更多地取决于牙列拥挤度和上下牙的唇倾度，通常采用上下对称性拔牙。一般来说，骨性 I 类患者的下切牙治疗目标位可用正常标准作为参照。骨性 II 类患者的 ANB 角较大，为代偿骨骼的矢状不调，下切牙允许稍唇倾，治疗的目标位置可比正常标准值偏大；骨性 III 类患者则相反，下切牙的治疗目标位置可比正常标准值稍小。确定下切牙的治疗目标位时，需要考虑患者的 ANB 角大小，但 ANB 角并非恒定，它会因生长或治疗而发生改变，在确定拔牙与否时需要预先加以考虑。对 ANB 角的预测有以下几点供参考：

正常生长过程中，ANB 角随年龄递减，对于面部生长方向较为水平者，9~15 岁间 ANB 角平均每年减小 0.2°，垂直生长型者比此数值小。口外力可改变生长期患者的 ANB 角，成人则无法改变。

对于骨性 II 类生长型病例，用口外弓抑制上颌生长，可使 SNA 角减小，与此同时下颌继续向前发育，SNB 角增大，从而使 ANB 角减小。口外弓每天戴 10~14 小时，可使 ANB 角每 6 个月减小 1°；对于依从性较高的患者，整个治疗中可使 ANB 角减小至原来的 1/2。

对于骨性 III 类生长型病例，前方牵引有增大 ANB 角的作用，但因生长型不可预知，所以 ANB 角度的预测并不可靠，远期效果也不确定。

Steiner 分析法正是考虑到下切牙位置与 ANB 角有协调关系，并考虑到治疗期间 ANB 角可能发生改变，从而设计出定量确定切牙（特别是下切牙）治疗目标位的一种诊断方法。该分析法适用于骨性 I 类及 II 类患者，但不适用于骨性 III 类患者。切牙的位置以及上下颌骨的矢状向、垂直向位置，对确定拔牙与否有重要价值，诊断时应参考头影测量的正常值范围。

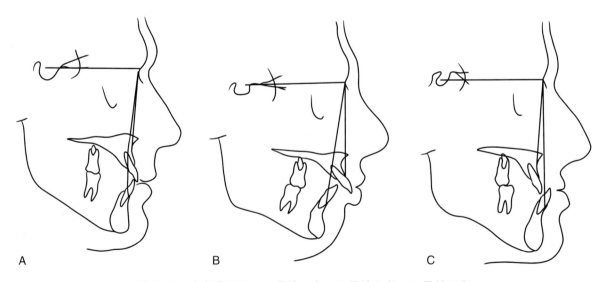

A                                    B                                    C

图 4-4-2 矢状骨面型。A.骨性 I 类；B.骨性 II 类；C.骨性 III 类

## 第五节　支抗磨牙前移的估计

采用拔牙矫治，关闭拔牙间隙时支抗磨牙的前移是不可避免的，因为矫治力反作用于支抗磨牙，会出现不同程度的磨牙前移。下颌第二乳磨牙脱落所提供的替牙间隙有助于第一磨牙前移，以调整磨牙关系，即Ⅱ类磨牙关系达到Ⅰ类磨牙关系。同理，Ⅱ类或Ⅲ类磨牙关系要达到Ⅰ类磨牙关系，下颌或上颌磨牙近中移动也需要间隙。

支抗控制只能在一定程度上改变磨牙前移的程度与数量。使用强支抗时，磨牙前移将占1/4以内的拔牙间隙，大约为4mm（双侧）；使用中度支抗时，磨牙前移将占1/4~1/2的拔牙间隙，即4~8mm（双侧）；使用弱支抗时，则将占1/2以上的拔牙间隙，即8mm以上（双侧）。在确定拔牙、计算牙弓间隙时，应预先考虑到并使用这些数据。

同样，不同垂直骨面型患者的支抗磨牙前移量是不同的。高角患者的磨牙易于升高、前移，在其他条件相同时，支抗易于丢失；低角患者则相反，磨牙不易伸长和前移，支抗相对作用较强。基于此考虑，Root提出，当下颌平面角大于正常值8°时，会消耗1mm的额外支抗；小于正常值8°时，可获得1mm的额外支抗。

## 第六节　上下磨牙及尖牙关系的调整

在大多数情况下，矫正磨牙关系是指将完全或部分的Ⅱ类或Ⅲ类磨牙关系调整为Ⅰ类磨牙关系；矫正尖牙关系指将近中或远中的尖牙关系调整为中性关系（图4-6-1）。正畸拔牙后的间隙可提供上下牙列前后牙齿间矢状向的差别移动，从而达到调整磨牙关系和尖牙关系，甚至纠正中线的目的。治疗过程中，需要考虑上下牙弓间隙的不同调整。

治疗计划中很重要的一部分，就是确定拔牙牙位和如何关闭拔牙间隙，例如通过内收前牙还是前移后牙来关闭间隙，或两者兼而有之。以Ⅱ类磨牙关系和尖牙关系的调整为例，有以下几种拔牙模式的考虑：

1. 拔除上颌第一前磨牙掩饰性治疗　磨牙的Ⅱ类关系分为完全远中和轻度远中，拔牙后支抗要求也有所不同。采用这种拔牙模式，正畸治疗的目标就是维持磨牙的Ⅱ类关系，拔牙间隙全部用于内收前突的切牙。因此须加强上颌支抗，可以使用横腭杆、Nance托或者种植支抗来加强上后牙支抗；也可应用头帽口外弓等口外装置，但对患者的合作程度要求较高。需要注意的是，拔除上颌第一前磨牙对Ⅱ类患者进行掩饰性治疗，必须严格掌握适应证。只要病例选择正确，这种方法非常有效（图4-6-2，图4-6-3）。

2. 拔除上下颌第一前磨牙治疗　拔除4颗第一前磨牙来矫正Ⅱ类磨牙关系，意味着下颌的拔牙间隙几乎全部要用于下颌后牙的近中移动；同时，在上颌要尽可能地内收前突的上前牙，尽量避免上后牙的近中移动。这也意味着通常要利用多种增强上颌支抗的方法来协助拔牙间隙的关闭（图4-6-4，图4-6-5）。

Begg矫正技术是应用Ⅱ类牵引促使上下颌前后牙的差动移动来矫正磨牙关系。在Begg矫正技术的第二阶段，除了继续使用Ⅱ类颌间牵引以外，用轻力进行颌内牵引也被用于关闭间隙。在上颌弓

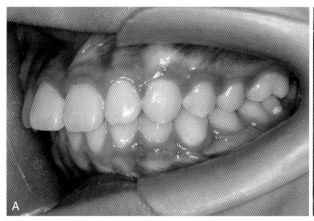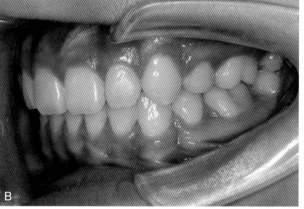

图4-6-1　磨牙、尖牙关系的调整。A.治疗前磨牙、尖牙为远中关系；B.治疗后中性关系

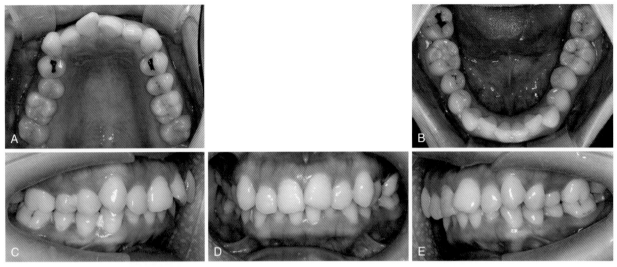

图 4-6-2　初始𬌗像。A. 上颌𬌗像；B. 下颌𬌗像；C. 右侧咬合像；D. 正面咬合像；E. 左侧咬合像

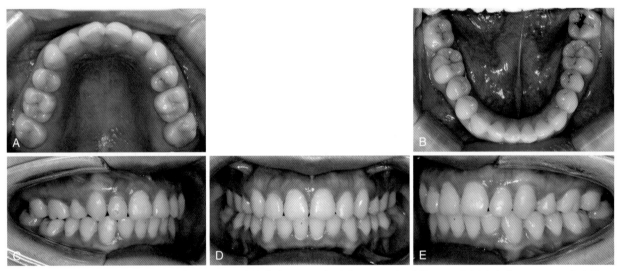

图 4-6-3　拔除上颌第一前磨牙掩饰性治疗的结束𬌗像。A. 上颌𬌗像；B. 下颌𬌗像；C. 右侧咬合像；D. 正面咬合像；E. 左侧咬合像

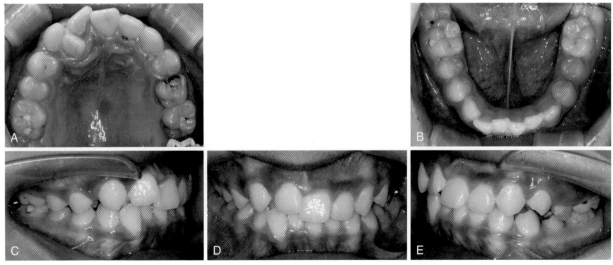

图 4-6-4　初始𬌗像。A. 上颌𬌗像；B. 下颌𬌗像；C. 右侧咬合像；D. 正面咬合像；E. 左侧咬合像

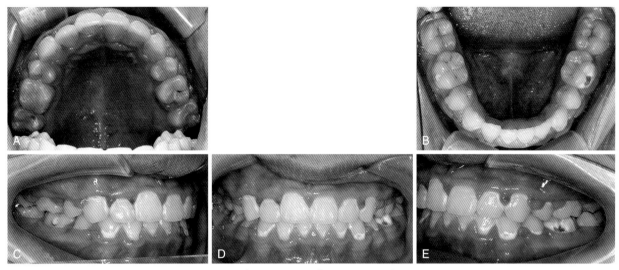

图 4-6-5　拔除上下颌第一前磨牙治疗的结束𬌗像。A. 上颌𬌗像；B. 下颌𬌗像；C. 右侧咬合像；D. 正面咬合像；E. 左侧咬合像

丝上弯制后倾曲，这样上前牙在弓丝产生的力系作用下向后倾斜移动。在下牙弓，后倾曲用于控制磨牙的近中倾斜。Ⅱ类颌间牵引加强了上下牙列沿弓丝的差动移动（图 4-6-6）。

　　传统方丝弓矫治中，可以提前弯曲来很好地预备控制上下颌的支抗，通过上前牙的内收和下后牙的前移使间隙关闭。直丝弓矫治可以配合片段弓技术，应用特别设计的间隙关闭曲，以关闭临床上不同形式的间隙。

　　**3. 拔除上颌第一前磨牙和下颌第二前磨牙**　如果不用Ⅱ类牵引来完成间隙的差动关闭，还有一种

办法就是拔除上颌第一前磨牙和下颌第二前磨牙，这就很自然地改变了下牙弓前后两段牙齿的支抗值。当用横腭杆或口外弓加强上颌后牙支抗时，即使用常规的间隙关闭方法，下颌磨牙也会较上颌磨牙近中移动得更多。这种"上 4 下 5"的拔牙模式极大地简化了应用传统方丝弓或直丝弓技术来完成差动闭隙的矫正力系设计。

## 第七节　软组织侧貌

　　在确定是否拔牙矫治时，不能忽视对软组织侧貌特别是鼻 - 唇 - 颏关系的分析与评价。因为不少患者到正畸科求医的主要目的是改善自己的面型，这说明对面型美观的追求越来越受到重视。研究表明，软组织形态与其下方覆盖的硬组织形态之间并不完全相同；正畸治疗能产生明显的牙 - 牙槽骨的改变，但软组织侧貌却并不伴随硬组织的改善而发生完全一致的改观。在确定治疗拔牙与否时，对软组织侧貌特别是对反映鼻 - 唇 - 颏关系的唇突度的分析不容忽视。

　　常用的 X 线头影测量项目为：

　　**1. 审美平面**　由鼻尖与软组织颏前点连线构成（图 4-7-1）。测量上下唇至审美平面的距离，能反映唇部相对于鼻和软组织颏的突度。下唇与审美平面相切或距离 1mm 左右，上唇位于审美平面稍后方，一般为 2mm 左右。

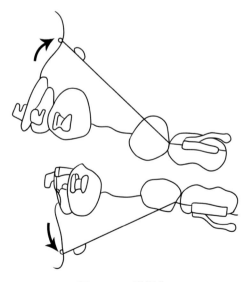

图 4-6-6　后倾曲

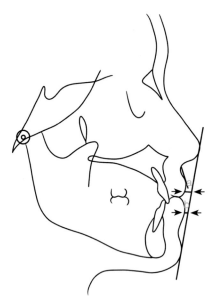

图 4-7-1　上下唇至审美平面的距离。a. 2mm；b. 1mm

**2. H 线**　为软组织颏前点与上唇相切的线（图 4-7-2）。测量下唇、颏唇沟以及鼻底与该线的距离，反映它们之间的相互位置关系。侧貌理想时，下唇在 H 线上或 H 线前方 0.5mm 左右，颏唇沟距 H 线 5mm 左右。

**3. Burston 线**　为连接鼻下点与软组织颏前点的连线（图 4-7-3），反映唇部的相对突度，上下唇相对 Burston 线的距离相差 1mm 左右。

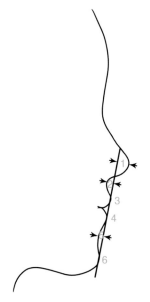

图 4-7-2　H 线与软组织的关系。1. H 线与鼻的关系；2. H 线与鼻唇沟的关系；3. H 线与上唇的关系；4. H 线与下唇的关系；5. H 线与颏唇沟的关系；6. H 线与颏的关系

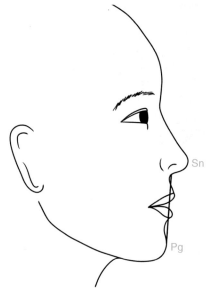

图 4-7-3　Burston 线。Sn. 鼻下点；Pg. 软组织颏前点

以上测量可供制订治疗计划时确定拔牙与否做参考，但应当注意：从恒牙早期到恒牙期，由于鼻、颏位置的前移，唇的位置相对后退。也就是说，在正常生长发育过程中，唇的突度会逐渐减小。因此，需要预先估计矫治过程中生长所带来的变化。而且，唇的移动与切牙的移动是密切相关的。有关研究证明，上切牙移动对上唇位置的变化影响最大。当上切牙后移时，上唇后移量为切牙后移量的 2/3，余下的 1/3 空间由唇的增厚来弥补。方丝弓矫治器内收切牙时，上唇突点与上切牙切缘后移的比例约为 0.6。

## 第八节　生长发育的影响

生长发育是确定拔牙与否时必须考虑的重要因素。与其他几个因素相比，这是一个可变因素。

### 一、确定患者当前所处的生长发育阶段，选择适宜的治疗手段

临床确定生长发育阶段的影像学方法有手腕片与颈椎片两种。通过手腕各骨的钙化情况，可以了解患儿生长发育的情况，评估其生长发育的潜力以及是否处于快速生长期等（图 4-8-1）。利用侧位片可以观察第 2～4 颈椎的形态，进而评价生长发育的状态、各个时期特征及潜力，通常把颈椎骨龄分为 6 期（图 4-8-2）。

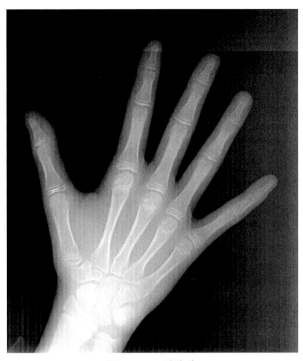

图 4-8-1　手腕片

对于存在颌间关系不调的骨性Ⅱ类及Ⅲ类患者来说，生长发育快速期之前的 1~2 年是进行生长调控的最佳时机，此阶段多采用矫形矫治器、功能矫治器，较少考虑拔牙或不拔牙的问题。

恒牙列期，生长发育大多已开始或接近完成，此时颌间关系不调的患者多数需要通过拔牙后牙齿的移动来达到掩饰骨骼不调的目的。然而，有的恒牙早期病例，特别是男孩，其生长快速期可能出现

较晚；或者虽已进入快速期，但仍能保持有较长的生长时间及较强的生长潜力。对于这样的患者，在制订治疗计划时，应考虑到控制颌骨生长完成或协助完成治疗的可能性，因此拔牙要慎重且推迟。

## 二、预估正畸治疗过程中患者可能发生的生长改变

临床上，恒牙期患儿或多或少仍保留一些生长潜力，正畸治疗过程中自然生长带来的变化是必须考虑的。迄今临床上很难做到个别患者的生长预测，国内外对正常颅颌面生长发育有过系统的纵向研究，这些研究结果在制订治疗计划时可供参考。

根据 Brodie 的研究，上下颌相对于前颅底向前向下生长（图 4-8-3）。7~9 岁时，上颌每年生长 1mm，下颌每年生长 3mm；生长快速期前（10~12 岁）生长速度减慢，上颌每年生长 0.25mm，下颌每年 1.5mm；至生长快速期（12~14 岁），颅面生长达到高峰，上颌每年生长 1.5mm，下颌达 4.5mm。与此同时，下面高（ANS-Me）每年增高 1mm，颏点（Pg）每年向前生长 1mm。

在 8.5~14.5 岁时，上颌生长方向与 SN 成 45°~51°，14.5 岁时生长方向几乎水平；15 岁时上颌垂直生长接近停止，而水平生长却持续到 16 岁（女性）或 18 岁（男性）。由于鼻根点（N）同时向前生长，上颌突度（SNA 角）在生长中基本保持恒定。

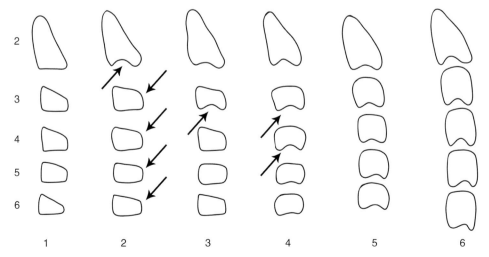

图 4-8-2　颈椎生长发育阶段。1.起始期；2.快速期；3.过渡期；4.减速期；5.成熟期；6.完成期

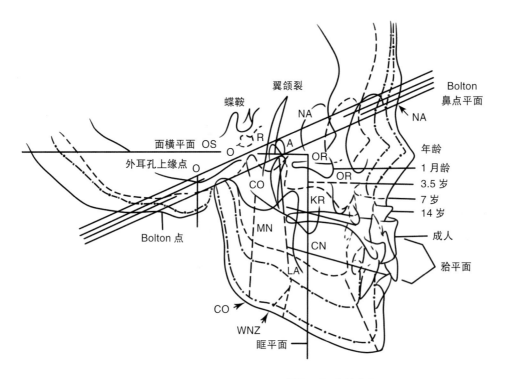

图 4-8-3  颅颌面部生长方向

下颌的生长持续时间较长，并有不同的类型。如果髁突生长方向向前，那么下颌后部比前部有更多的向下生长，下颌表现为向前旋转生长。此时下颌平面角随生长变小，下颌突度（SNB 角）增大比较明显，ANB 角随生长每年减小 0.2°；若旋转中心位于前磨牙区，则有造成骨性深覆𬌗的可能。如果下颌后部与前部向下生长相等，则下颌没有生长旋转，仅仅表现出向前方的纯移动。如果髁突生长方向向后，或生长量较小，那么下颌后部向下生长比前部少，下颌将向后生长旋转，旋转中心多位于磨牙区。此种情况下，下颌平面角将随生长增大，SNB 角增大不明显，ANB 角减小也不明显（每年小于 0.2°），并有骨性开𬌗的倾向。

下颌的不同生长类型决定了面部的不同生长类型（图 4-8-4）：①正常生长型。面部生长均衡，后面高与前面高的比值（SGo/N-Me）在 60% 左右。②水平生长型。面部生长方向较为水平，后面高与前面高的比值一般大于 68%。③垂直生长型。面部生长方向较垂直，后面高与前面高的比值一般小于 62%。

下颌和面部的生长类型比较恒定，一般正畸治疗很难改变患者的生长型。

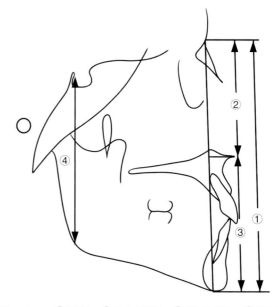

图 4-8-4  ①面高；②前上面高；③前下面高；④后面高

成年之后面部仍有生长变化，全面高在成年期增加约 3mm。要预先判断下颌倾向于逆时针旋转还是顺时针旋转，因为这将影响治疗结果的长期稳定性，部分病例矫治后复发的可能性更大。此外，成年期上切牙继续直立，鼻、颏部继续向前生长，唇相对后移，面高继续增加，这使得成人的面部随年龄增长而变直，在诊断双颌前突时，应预先考虑这些变化。

## 三、预估治疗可能产生的生长影响与变化

如前所述，对生长期病例，每天戴用口外弓10~14 小时，每 6 个月可减小 ANB 角 1°；而颏兜和前方牵引增大 ANB 角的效果预测却并不可靠。

腭中缝在 20 岁左右关闭，在替牙期或恒牙早期可用腭开展的方法，使磨牙间宽度增加 8~10mm，牙弓周径增加 4mm；而牙性扩弓每侧仅可得1~2mm 间隙。第二磨牙萌出之前，推磨牙向远中可为上颌每侧提供 2~4mm 间隙，下颌每侧提供1mm 间隙。

下颌尖牙一旦萌出，其宽度将保持不变，扩展尖牙间宽度来排齐下前牙会导致拥挤复发。

内收切牙时上唇突点与上切牙切缘后移的比例为 0.6：1。

一般正畸治疗，无论拔牙或非拔牙矫治，在采用固定矫治技术时，磨牙或多或少都会升高，除非治疗过程中患者下颌有明显的向前旋转生长，否则下颌平面角或多或少都会增大。

## 第九节　正畸 - 正颌联合治疗的拔牙问题

### 一、根据患者骨性畸形程度及主诉选择适宜的治疗手段

临床上，对于轻至中度的骨性畸形患者，可以尝试单纯正畸治疗；对于严重的骨性畸形患者，由于牙齿移动有其范围极限，掩饰性正畸治疗已经无法达到理想的治疗效果和满足患者的诉求，通常会采用正畸 - 正颌联合治疗。比如重度骨性Ⅲ类患者的下颌发育过度或上颌发育不足或两者兼有时，重度骨性Ⅱ类患者的上颌发育过度或下颌发育不足或两者兼有时，需要正畸 - 正颌联合治疗。

### 二、牙齿的去代偿是术前正畸的拔牙考虑因素之一

很多骨性畸形患者治疗前牙齿本身就有一定的代偿，正畸治疗过程中可能会加大这种代偿，使得牙齿过度倾斜而不利于牙齿健康。比如骨性Ⅲ类患者的上前牙位置往往代偿性唇倾，下前牙位置往往

代偿性舌倾（图 4-9-1），如果按照常规正畸掩饰治疗的拔牙模式会加大前牙代偿，影响牙周健康，还会造成𬌗创伤、牙槽骨吸收、骨开窗、骨开裂等。

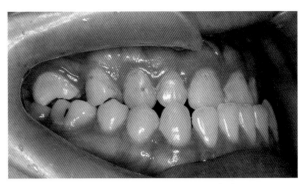

4-9-1　骨性Ⅲ类患者的下前牙代偿性舌倾

正畸 - 正颌联合治疗的术前治疗目标包括：上下牙列排齐整平，去代偿、纠正𬌗干扰和匹配牙弓宽度等。其中，去代偿就是要去除患者长期形成的功能性牙 - 牙槽骨代偿机制，拔牙的目的除了排齐牙列之外，主要还在于通过切牙在一定限度内的唇舌向移动，来去除由于上下颌骨间的不协调造成的牙齿代偿，这样才能达到更好的手术效果。因此，骨性Ⅲ类错𬌗患者测量分析的重点应当是上牙弓，拔牙与否的确定也应当以上牙弓为主。同理，需要正畸 - 正颌联合治疗的骨性Ⅱ类患者测量分析的重点应当是下牙弓，拔牙与否的确定也应当以下牙弓为主。

### 三、骨性Ⅲ类患者正畸 - 正颌联合治疗的拔牙模式

**1. 拔除上颌双侧第一或第二前磨牙**　适用于上颌牙齿拥挤度较大，上切牙代偿性唇倾度过大，鼻唇角较小，𬌗曲线较深，而下颌轻度拥挤、𬌗曲线不深者（图 4-9-2，图 4-9-3）。关闭拔牙间隙的同时，内收上前牙至牙槽骨合适的位置，这样才能使手术中上颌骨充分前移，保证术后侧貌。下颌在排齐整平过程中，常利用轻度拥挤、较深的 Spee 曲线自然地去代偿。

**2. 拔除上颌双侧第一前磨牙及下颌双侧第二前磨牙**　如果上颌满足上述第一点中的条件，下颌拥挤且𬌗曲线深，关闭拔牙间隙可解除拥挤，同时整平𬌗曲线，防止下切牙的过度唇倾。

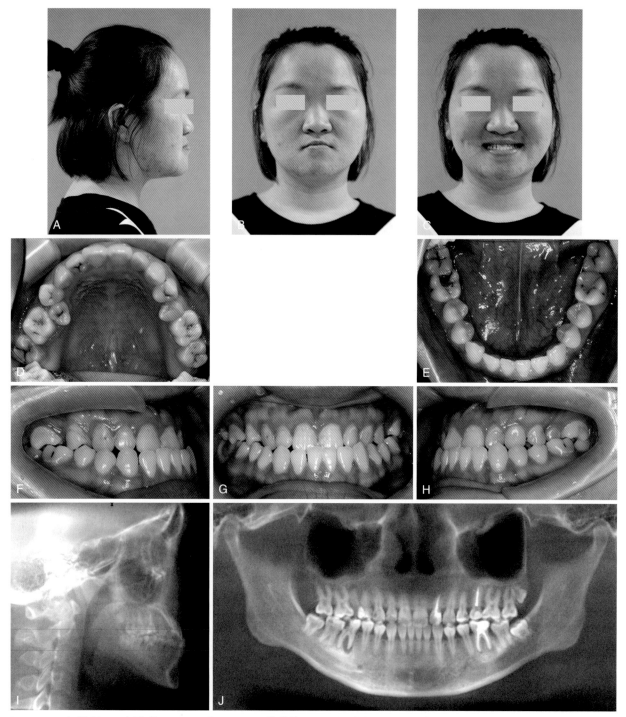

**图 4-9-2**　初始照。A. 侧位像；B. 正面像；C. 正面微笑像；D. 上颌𬌗像；E. 下颌𬌗像；F. 右侧咬合像；G. 正面咬合像；H. 左侧咬合像；I. 侧位片；J. 全景片

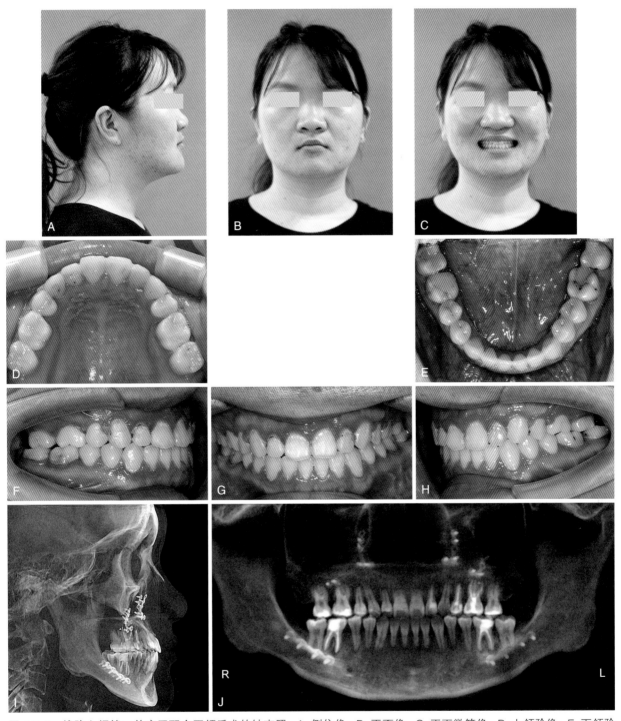

图 4-9-3 拔除上颌第二前磨牙配合正颌手术的结束照。A. 侧位像；B. 正面像；C. 正面微笑像；D. 上颌𬌗像；E. 下颌𬌗像；F. 右侧咬合像；G. 正面咬合像；H. 左侧咬合像；I. 侧位片；J. 全景片

**3. 仅拔除第三磨牙**　适用于上下颌牙齿较直立，或者下颌牙槽骨皮质较薄，或者存在散在间隙者，经测量分析，这些间隙足够用来去代偿并直立牙齿（图4-9-4，图4-9-5）。

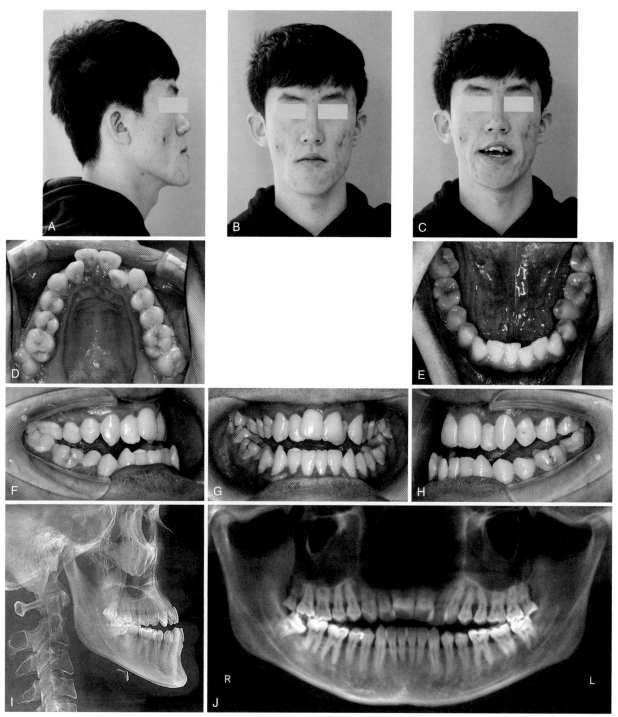

图 4-9-4　初始照。A. 侧位像；B. 正面像；C. 正面微笑像；D. 上颌𬌗像；E. 下颌𬌗像；F. 右侧咬合像；G. 正面咬合像；H. 左侧咬合像；I. 侧位片；J. 全景片

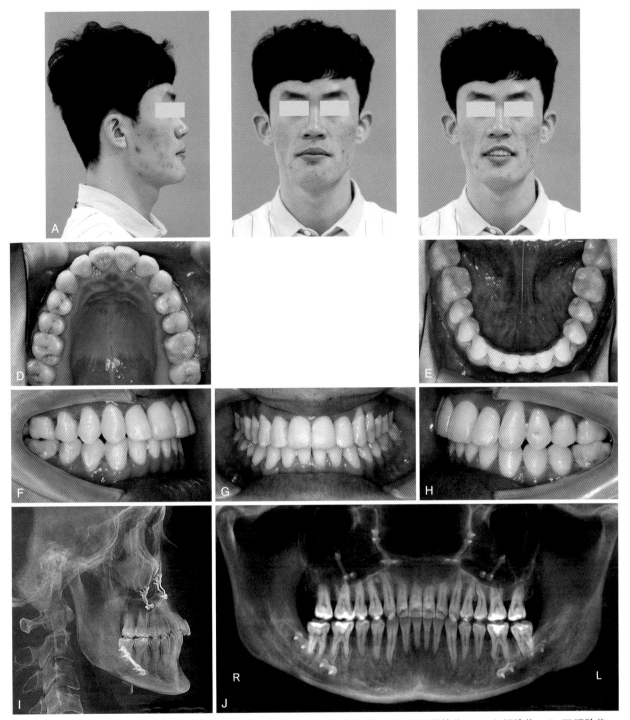

图 4-9-5　拔除第三磨牙配合正颌手术的结束照。A. 侧位像；B. 正面像；C. 正面微笑像；D. 上颌𬌗像；E. 下颌𬌗像；F. 右侧咬合像；G. 正面咬合像；H. 左侧咬合像；I. 侧位片；J. 全景片

### 四、骨性 II 类患者正畸 - 正颌联合治疗的拔牙模式

**1. 拔除下颌双侧第一或第二前磨牙**　适用于下颌牙齿拥挤度较大、下切牙代偿性唇倾度过大、𬌗曲线较深，而上颌轻度拥挤、𬌗曲线不深者。骨性 II 类错𬌗畸形术前正畸去代偿的关键是恢复上切牙长轴与牙槽长轴的正常关系，牙根直立于牙槽骨中。同时需要根据下切牙与下颌平面的角度来内收下前牙，加大前牙覆盖。唇倾的上前牙去代偿治疗时产生间隙，而下颌直立、内收前牙及解除拥挤时需要的间隙则由拔牙间隙提供。

**2. 拔除下颌双侧第一前磨牙及上颌双侧第二前磨牙**　如果下颌满足上述第一点中的条件，上颌拥挤且𬌗曲线深，关闭拔牙间隙可解除拥挤，同时整平𬌗曲线，防止下切牙的过度唇倾。

**3. 仅拔除第三磨牙**　适用于上下颌牙齿较直立，或者上颌牙槽骨皮质较薄，或者存在散在间隙者，经测量分析，这些间隙足够用来去代偿并直立牙齿（图 4-9-6，图 4-9-7）。

### 五、双颌前突患者正畸 - 正颌联合治疗的拔牙模式

**1. 仅拔除第三磨牙**　适用于上下颌牙齿较直立或上下颌牙槽骨皮质都较薄，或者存在散在间隙者，经测量分析，这些间隙足够用来去代偿并直立牙齿。

**2. 拔除上下颌双侧第一或第二前磨牙**　适用于存在拥挤、𬌗曲线深或者牙齿本身有健康问题的患者。

在对上述决定拔牙与否的客观因素进行综合分析及定量评估后，可以看出：正畸治疗的拔牙间隙，除了要解除拥挤提供间隙并整平 Spee 曲线，使前牙排齐时不至于过度唇倾，致使牙弓突度过大外，还要掩盖无法通过生长改良矫正的轻中度颌骨骨面型的矢状向不调。对于存在牙列拥挤的骨性畸形患者，治疗则非常棘手，因为有限的拔牙间隙需要用来同时解决多方面的问题。在矢状向骨面型中，骨性 III 类病例的上颌拔牙应谨慎，骨性 II 类病例的下颌拔牙应谨慎；垂直向骨面型中，高角病例的拔牙可放宽，低角病例宜从严。如果排齐牙齿需要消耗较多的拔牙间隙，那么用于掩饰性治疗及侧貌变化的拔牙间隙就很少了，对支抗的要求也就高了。在改善软组织侧貌方面，软组织唇突度过大时支持拔牙，过小则不支持拔牙；唇突度适中但又需要拔牙时可以拔除靠后的牙齿。当然，临床医生还要考虑生长发育和正畸治疗对不同患者可能产生的不同变化，以及正畸 - 正颌联合治疗时所需考虑的特殊情况。

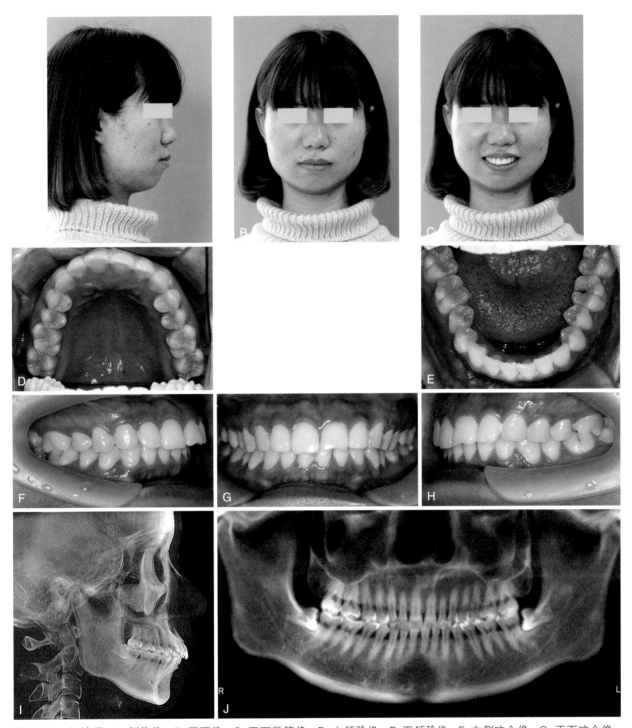

图 4-9-6　初始照。A. 侧位像；B. 正面像；C. 正面微笑像；D. 上颌𬌗像；E. 下颌𬌗像；F. 右侧咬合像；G. 正面咬合像；H. 左侧咬合像；I. 侧位片；J. 全景片

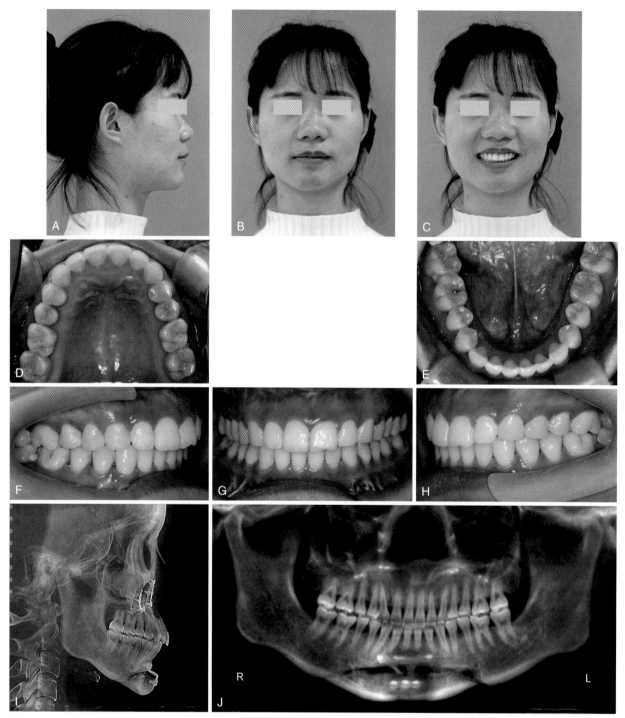

图 4-9-7　拔除第三磨牙配合正颌手术的结束照。A. 侧位像；B. 正面像；C. 正面微笑像；D. 上颌𬌗像；E. 下颌𬌗像；F. 右侧咬合像；G. 正面咬合像；H. 左侧咬合像；I. 侧位片；J. 全景片

（谷　妍）

# 第 5 章

# 制订拔牙矫治方案的原则

口腔正畸医生在进行错𬌗畸形的矫治设计时，是否拔牙是最困难也是最重要的一个决定，而一旦确定了拔牙治疗，紧接着就是选择具体拔除的牙齿。如何设计拔牙方案，其实并没有一个所谓标准答案，不仅需要根据第 4 章所述的因素来进行综合评估，同时还要结合患者自身的诉求及情况。但尽管如此，在制订拔牙方案时仍有几个基本原则需要遵守。

## 第一节　保守原则

尽管拔牙有其生理学及人类进化论基础，但牙齿拔除后对邻近牙周组织的影响、牙齿重新排列对原有的牙齿邻接关系的重建以及上下颌咬合关系的调整，都可能会带来不利的后果。因此对正畸拔牙应取慎重态度，决定是否拔牙需通过全面的模型分析、头影测量、软组织面型及患者主诉的考虑。对于青少年患者，需要确定就诊时所处的生长发育阶段。生长快速期之前的 1~2 年，多采用功能或矫形矫治器治疗；对于恒牙早期尤其是男性患者，因其有较强的生长潜力或者较长的生长时间，拔牙需要更加慎重。临界病例可暂不进行拔牙治疗，观察患者对试验性矫治的最初反应效果，再决定是否减数。对于长面型的成年女性，尤其是 25 岁后的矫治，拔牙可能产生颊部（正面像）的不良影响，加重颧骨突出、颊部凹陷、颞部凹陷等，出现所谓"牙套脸"（图 5-1-1），因此应谨慎拔牙。

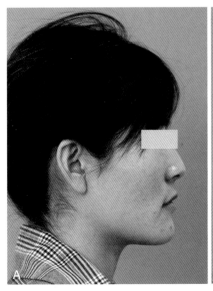
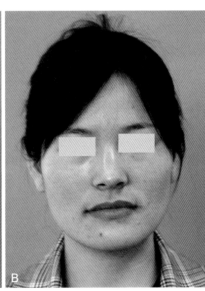
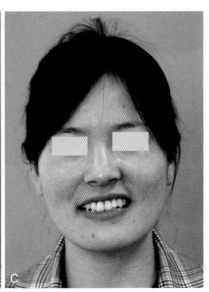

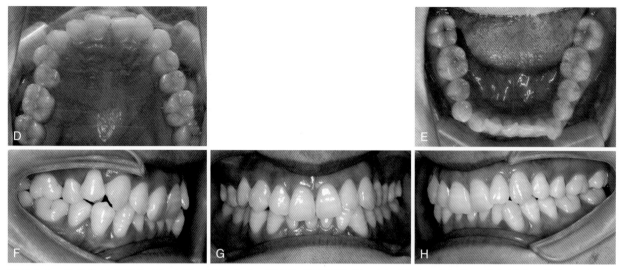

图 5-1-1　患者为长面型的成年女性，颧骨突出，颞部和颊部凹陷等，上下牙列 Ⅱ 度拥挤。拔牙矫治可能会出现两凹一凸的加重，出现所谓的"牙套脸"，因此应谨慎拔牙

## 第二节　病患牙优先原则

制订拔牙方案前应进行常规的口腔检查，并在 X 线片上对牙体、牙周膜、牙槽骨等进行全面评估，确定是否存在先天缺失、埋伏牙、短根及弯根牙、严重龋坏、外伤牙折断至龈下等，应尽可能拔除病患牙（图 5-2-1～图 5-2-3）。

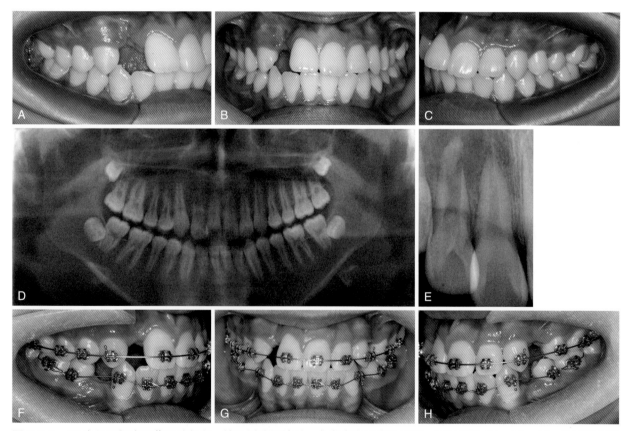

图 5-2-1　12 由于牙根内吸收无法保留，拔牙矫治设计时，考虑病患牙优先原则，同时拔除 24、34、44，尽可能保留健康牙。A~C. 分别为治疗前右侧、正中、左侧咬合像；D、E. 分别为治疗前全景片和 12 的根尖 X 线片，显示 12 牙根内吸收；F~H. 分别为治疗中右侧、正中、左侧咬合像

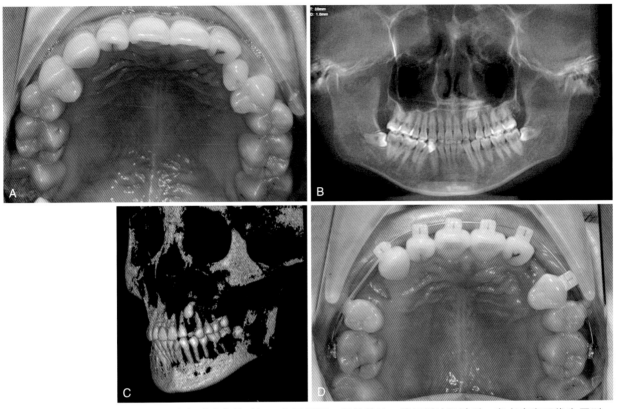

图 5-2-2 23 埋伏阻生错过了最佳牵引助萌的时机，位置很深，根骨粘连。拔牙矫治设计时，考虑病患牙优先原则，拔除 23、14，尽可能保留健康牙。A. 治疗前上颌𬌗像；B. 全景片；C. 3D 截图；D. 矫治中的上颌𬌗像

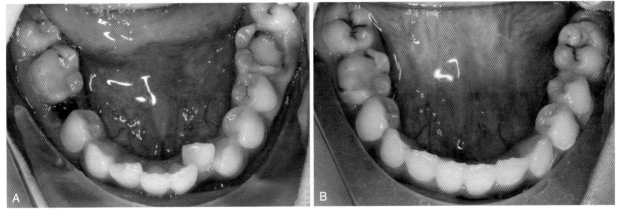

图 5-2-3 45 是残根，36 是残冠。矫治设计时，考虑病患牙优先原则，拔除 45 和 36，尽可能保留健康牙。A. 治疗前的下颌𬌗像；B. 治疗后的下颌𬌗像

## 第三节 左右对称原则

单侧拔牙往往使上颌中线偏向一侧，引起中线偏斜，牙弓歪斜、不对称等（除非特殊病例），对颜面美观会有较明显的影响；单侧拔牙还可能导致拔牙侧牙弓塌陷，两侧牙弓不对称，上下颌咬合关系欠缺（图 5-3-1），因此设计单侧拔牙应格外慎重。但对称拔牙不强调两侧拔除同名牙，比如可以一侧第一前磨牙，一侧第二前磨牙，可以根据实际情况综合考虑。

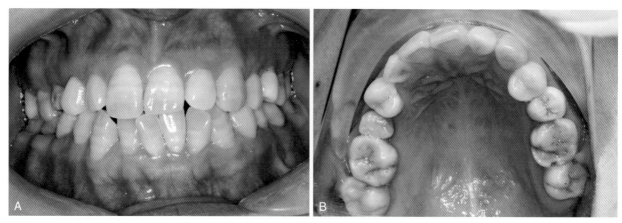

图 5-3-1　早期矫治单侧拔牙（13），致使拔牙侧牙弓塌陷，两侧牙弓不对称

## 第四节　上下协调原则

　　只有在上下牙量协调时，才能在牙齿排列后获得理想的上下牙齿咬合关系。多数情况下，一个牙弓拔除 2 颗前磨牙后，对颌牙弓也需要拔除 2 颗前磨牙，以适应对颌牙的牙量减少，即补偿性拔牙，使上下牙弓的牙量保持一致，得到良好的咬合关系（图 5-4-1）。但对于 Bolton 指数严重不调的病例，有时会只拔除 1 颗下颌中切牙（图 5-4-2，图 5-4-3）；明显近远中关系不调的安氏Ⅱ类和Ⅲ类错𬌗等也可考虑单颌拔牙。

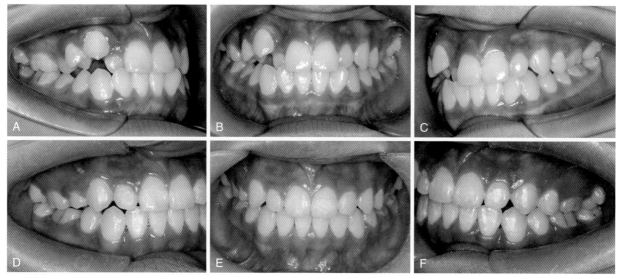

图 5-4-1　安氏Ⅱ类错𬌗畸形，上牙列Ⅱ度拥挤，下牙列Ⅰ度拥挤（A~C）。按照上下协调原则，拔除 14、24、35、45，使上下牙弓牙量保持一致，矫治后磨牙和尖牙达到Ⅰ类关系（D~F）

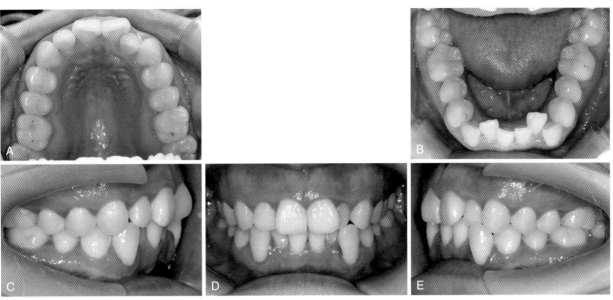

图 5-4-2　上牙列 I 度拥挤，12 和 22 为过小牙；下牙列中度拥挤。上下前牙 Bolton 指数严重不调

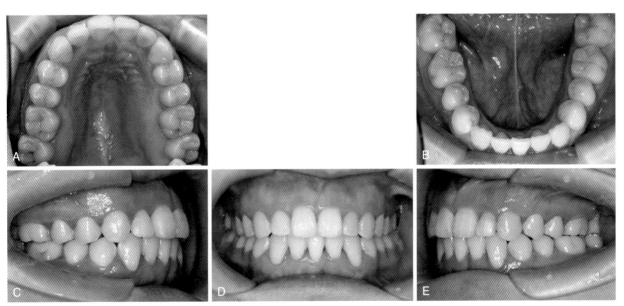

图 5-4-3　综合分析制订方案——拔除 31。上牙列通过扩弓排齐整平，下牙列拔牙后有效解除了拥挤，上下颌尖牙和磨牙都维持了中性关系，覆𬌗、覆盖关系良好

（秦燕军　王　珊）

# 第6章

# 拔牙矫治的步骤

Raymond Begg 将综合性正畸治疗分为 3 个主要阶段：①排齐和整平阶段；②关闭间隙和调整磨牙关系阶段；③完成阶段。这是继承了经典的方丝弓矫治理念和矫治步骤。固定矫治器发展到今天，仍然离不开这几个阶段，拔牙矫治更是遵循此步骤。本章将就这 3 个阶段进行详细解释。

## 第一节　排齐整平阶段

排齐和整平是两个概念，但是在具体治疗过程中基本是同步进行的，整平常会滞后一些。

排齐是指将存在近／远中向、唇（颊）向／舌（腭）向、高位／低位以及扭转、斜轴的牙齿排列整齐，形成良好的牙弓形态，它是起始的第一步。

整平是指通过调整上颌补偿曲线或者下颌 Spee曲线，改变𬌗平面，以纠正垂直向的不调，包括深覆𬌗以及开𬌗。纠正深覆𬌗习惯上称为打开咬合，是整平牙弓最常见的一种，由于内收前牙的"钟摆效应"和不可避免的假性打开咬合，虽然讲整平牙弓是第一步，但其实整平牙弓贯穿整个矫治过程。

本阶段需要达到的目标：排齐上下颌牙齿，整平上下牙弓，形成基本正常的前、后牙覆𬌗。调整牙弓的对称性（图 6-1-1）。在这个阶段，需要关注以下问题以及采取相应的防范措施。

### 一、弓丝顺序及选择

理想的初始排齐弓丝要有良好的强度、弹性以及较大的工作范围。以往，不锈钢圆丝用于标准方丝弓矫治器的排齐整平阶段，弓丝型号有 0.014 英

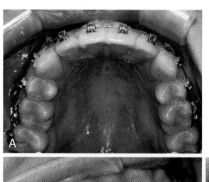
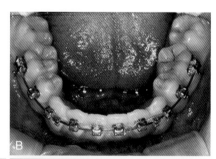
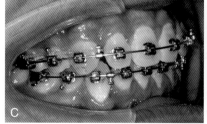
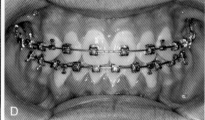
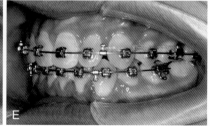

图 6-1-1　经过排齐整平阶段，患者上下牙齿排齐，覆𬌗基本正常

寸、0.016 英寸、0.018 英寸和 0.020 英寸等，以及将多股很细的不锈钢丝拧在一起，制造出高柔韧性的弓丝——多股麻花丝。镍钛丝出现后，由于其更优越的弹性，基本上取代了多股麻花丝和不锈钢圆丝。铜镍钛弓丝、热激活丝的出现，使弓丝的柔韧性进一步提高，极大地提高了排齐的效率，提升了患者的舒适度。目前临床上，对于严重排列不齐的牙齿，可以直接使用 0.012 英寸或 0.014 英寸的热激活弓丝作为初始弓丝，取代了之前需要分步骤粘接托槽和弯制各种曲的临床操作，使得椅旁时间大为缩短（图 6-1-2）。热激活弓丝在温度较低时处于被动状态，相对于普通有弹性的弓丝更容易纳入托槽；而进入口腔达到一定温度后，就能传递理想的矫治力，和普通弹性弓丝没什么区别。不过，热激活弓丝有"游走"的可能性，对于喜欢偏侧咀嚼的患者，可能从一侧磨牙颊面管滑脱，从另一侧滑出刺伤黏膜。为了防止弓丝串动，可在相邻两个托槽之间夹一个停止卡，有些预成的弓丝上也预置有停止曲（图 6-1-3）；或者使用专用钳子将弓丝末端回弯。末端回弯可以阻止前牙的唇倾、维持牙弓的长度，在临床使用最为广泛，因此，即便使用了停止曲，也需将末端回弯。随着牙齿的排齐，弓丝末端会刺激颊黏膜，这是因为曲线比直线长的缘故，拥挤的牙列相对于整齐的牙弓曲度要大，随着牙齿的排齐逐渐直线化。

目前，临床上在排齐整平阶段镍钛丝的使用顺序基本原则是，由细到粗、由软到硬，从圆丝到方丝。更换弓丝的临床指征是弓丝能够在托槽的槽沟里没有阻力地自由抽动，但热激活弓丝变形严重的例外。目前正畸临床固定矫治器种类较多，有的固定矫治器具有自己的一套矫治理念及弓丝更换的要求等，

如 Damon 托槽提供了特定尺寸的弓丝及换丝顺序，正畸医生可以根据其产品说明按部就班、循序渐进地进行。

一般来说以 0.013 英寸或 0.014 英寸镍钛圆丝开始，严重排列不齐的可以使用 0.012 英寸镍钛圆丝或热激活弓丝；逐步换用 0.016 英寸、0.018 英寸的镍钛弓丝直至 0.018 英寸 × 0.025 英寸镍钛方丝或不锈钢方丝，可以完全排齐整平牙齿。

但是，在某些特定情况下，盲目的顺序换丝也会带来不良的后果。

牙齿严重错位的病例，尤其是尖牙远中倾斜的病例，初始弓丝如果选用镍钛丝强行入槽，可能引起前牙覆𬌗加深等不良反应，此时使用多股麻花丝或者热激活超弹弓丝对患者更有利。主要原因包括：①麻花丝产生的永久性形变减少了总体的力值水平，患者在矫正的初始不适感小，对矫正的感受较佳；②严重错位的牙齿，麻花丝可以非常容易地弯曲进行排齐，而热激活弓丝优越的柔韧性可以更长时间地抵抗受力后的永久性变形，同时减少患者的不适感。

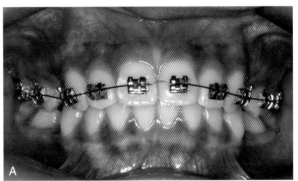

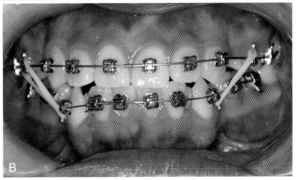

图 6-1-3　初始排齐弓丝，11 和 21 之间的弓丝上均有装置防止弓丝串动的停止卡。A. 预成弓丝自带 V 形停止曲。B. Damon 弓丝上的停止管，用钳子把它夹紧固位，防止串动；另外排齐时采用轻力的颌间短牵引（Ⅱ类、Ⅲ类短牵），可以防止反作用力作用导致的局部开𬌗，同时诱导上下颌形成较好的矢状向关系

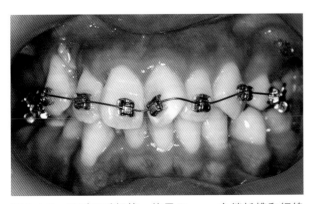

图 6-1-2　牙列严重拥挤，使用 Damon 自锁托槽和铜镍钛弓丝完全入槽。铜镍钛弓丝能稳定激活，力量柔和持久

热激活镍钛丝柔韧性好，对于个别牙齿的排齐非常有效，但是刚性不足。在拥挤拔牙的病例中，尖牙向后结扎可以为前牙排齐提供间隙，但此时如果长期使用较软的热激活镍钛丝会出现尖牙的远中倾斜，导致前牙覆𬌗的加深，因此临床必须及时更换弓丝。同时，其对于牙弓的完全整平和打开咬合的效果也并不理想。但有时热激活镍钛方丝并不能直接更换为不锈钢方丝，在换用不锈钢方丝之前常需要使用 0.020 英寸不锈钢圆丝或普通镍钛方丝进行过渡。

## 二、支抗的判断

正畸患者错𬌗畸形各不相同，支抗控制的需要取决于治疗前切牙与治疗后计划切牙位置（planned incisor position，PIP）的关系，而不是安氏分类中的磨牙关系。在牙齿排齐整平阶段，支抗控制的目的主要在于确保上下切牙位置不变，或向有利于治疗计划中的切牙位置方向移动。这里只阐述矢状向上的支抗。

**1. Ⅱ类 1 分类病例**　在治疗开始阶段，上颌切牙常位于计划切牙位置前方，因此需要完全的近远中向支抗控制以限制切牙的唇向移动和覆盖增大。下切牙通常与计划切牙位置相同，或位于计划切牙位置之后。排齐过程中的支抗控制，应该主要防止切牙发生过分前倾。对于多数患者，还要注意避免弓丝施力过大，在此阶段避免使用弹力牵引，以消除"过山车效应"和覆𬌗加深的可能。同时，转矩控制和垂直向的问题也需适时处理。

**2. Ⅲ类病例**　许多Ⅲ类病例上牙弓禁止使用尖牙向后结扎和末端回弯，以使切牙前倾并产生有利于切牙位置的转矩变化和上牙弓的发育。只有当上切牙存在超过计划切牙位置的过度前倾时，才需要后牙支抗控制。下牙弓常规需要使用尖牙向后结扎和末端回弯进行后牙支抗控制，也可以使用舌弓或在方丝阶段配合Ⅲ类牵引加强下后牙支抗。

**3. 双颌前突病例**　双颌前突病例治疗前上下切牙均位于计划切牙位置之前，常规需要进行双牙弓的完全支抗控制，以保证前牙段理想的内收。

**4. Ⅱ类 2 分类病例**　这类患者通常需要上下切牙对初始弓丝的反应是能够唇向移动，无须使用尖牙向后结扎和末端回弯，前牙托槽所含的轴倾角可以得到充分表达。

## 三、支抗控制技巧

传统的支抗有颌外支抗——口外弓、颈带，颌内支抗——Nance 托、舌弓、腭杆等，还有牙支抗。但传统的支抗形式在有些时候会存在支抗不足的问题，具体表现在矢状向上的支抗不足、水平向的支抗薄弱、垂直向的支抗缺乏。

### （一）近远中向

**1. 尖牙近远中向的控制——尖牙向后结扎**　使用 0.010 英寸（市面上出售的 0.25mm）或 0.009 英寸（市面上出售的 0.20mm）的结扎丝，从最后的磨牙带环（颊面管）至尖牙托槽之间进行"∞"字形连续结扎，然后再安放排齐弓丝。每次复诊时，常规将变松的结扎丝扎紧，或者重新更换结扎丝，直至第一阶段排齐整平结束（图 6-1-4）。尖牙向后结扎最大限度地减小了尖牙牙冠的前倾，并且在需要时能够有效地使之后移。它主要用于第一前磨牙拔除的病例；也可用于一些局部因素有损于支抗的非拔牙病例——前牙或者尖牙位置不正、牙冠远中倾斜时，初始排齐弓丝入槽后，可能导致前牙唇倾与覆𬌗加深。尖牙向后结扎先使尖牙远中牙周韧带受压，从而轻度向远中倾斜。随着弓丝的整平效应，尖牙有充分的时间直立。尖牙向后结扎已被证明是控制尖牙位置、移动及覆𬌗的最稳妥和有效的方法之一。

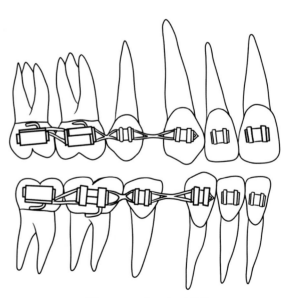

图 6-1-4　尖牙向后结扎

在排齐整平阶段，如果使用弹力链圈牵引尖牙向后，当弹力大于弓丝整平力时，可造成尖牙向远中倾斜并扭转、前磨牙区开𬌗、覆𬌗加深等，在第一前磨牙拔除的病例中，这种情况特别明显，称为"过山车效应"（图 6-1-5）。为预防这种效应，也可以早期在上颌使用 Nance 托（图 6-1-6）加强后牙支抗；或者磨牙区植入微种植支抗，利用种植支抗远移尖牙（图 6-1-7）。Nance 托是上颌牙支抗和骨支抗的结合，微种植体则是纯粹的骨支抗。Damon 矫治系统的前牙解咬合及配合短的颌间牵引，也是防止"过山车效应"的有效方法。

**2. 末端回弯对于切牙近远中向的控制**　在排齐整平阶段，可在弓丝上制作摇椅弓配合整平，因为摇椅曲对前牙有唇向的摆动作用。弓丝末端回弯限制了牙弓长度，能够在排齐整平阶段减少切牙的前倾，尖牙向后结扎和弓丝末端回弯常结合使用，是整平排齐阶段维护前牙支抗的主要方法。

**3. 下颌磨牙近远中向的支抗控制——舌弓（图 6-1-8）**　拔除前磨牙的最大支抗病例也可以考虑使用舌弓，这包括许多双颌前突和下前牙重度拥挤的病例，对于这两种错𬌗畸形，可以在整平排齐阶段早期持续使用舌弓。舌弓能够限制下颌磨牙的近中移动，这也就意味着，对于双颌前突的患者，舌弓可以确保在排齐整平阶段结束时绝大部分的拔牙间隙能够用于下一阶段的内收下前牙段。对于重度拥挤，舌弓可以确保绝大部分拔除前磨牙的间隙用于解除前牙拥挤。

**4. 上颌磨牙近远中向支抗的维护及控制**　正畸临床大多数情况下对上颌的支抗保护更为重视，当然也不是就忽略对下颌的支抗。

上颌后牙所需的支抗控制比下颌强是由以下几个原因所致：①上颌磨牙比下颌磨牙更容易发生近中移动。②上颌前牙段较下颌前牙段的牙齿大。③上颌前牙托槽包含的轴倾度较下颌大。④上颌切牙较下颌切牙需要更多的转矩控制和整体移动，而

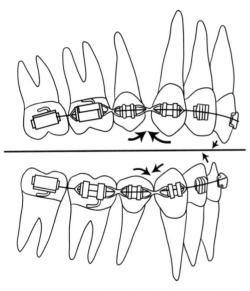

图 6-1-5　"过山车效应"示意图

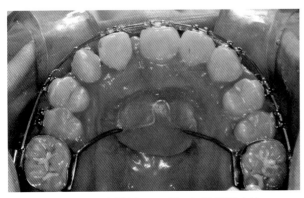

图 6-1-6　上颌 Nance 托，加强磨牙支抗

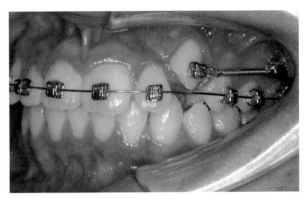

图 6-1-7　23 近中低位，排齐阶段利用微种植支抗远移 23

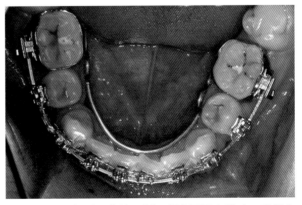

图 6-1-8　下颌舌弓能够限制下颌磨牙近中移动，确保在整平排齐阶段结束时绝大部分的拔牙间隙能够用于下一阶段的内收下前牙段

下切牙一般只需要远中倾斜和直立。

只要患者合作，口外力常是最有效的控制上牙弓后牙支抗的方法。对于多数患者，临床上常使用联合牵引（枕牵引和颈牵引）。联合牵引所用的力值为：枕牵引150~250g，颈牵引100~150g。头帽的枕向分力值略强，使力的方向略高于殆平面，减少上颌后牙垂直伸长的倾向，同时能够有效地远中移动磨牙。

上颌后牙段支抗维护的第二种方法是横腭杆（图6-1-9），尤其适用于高角病例。横腭杆是牙支抗与舌支抗的结合，采用0.045英寸或0.051英寸（1.1mm或1.3mm）不锈钢圆丝制作，从一侧磨牙延伸到另一侧磨牙。在腭部中央弯制一曲，钢丝应该与盖顶距离2mm。需要舌肌训练和压低后牙的病例约离开腭黏膜6mm，甚至8mm，两端与磨牙带环焊接。如果上颌磨牙扭转，需要先矫正，才能弯制腭杆。或者在腭部直接植入微种植支抗，将上颌磨牙与其绑定在一起，也可起到加强支抗的作用。

**5. 牙弓末端的支抗问题**　对于游离端的第二磨牙，如果只是单颗牙的近中倾斜，可以利用辅弓丝进行初步的排齐，后期再纳入牙弓。如果出现上下颌磨牙的颊舌向倾斜，比如正锁殆等，既往常用的方法是佩戴上颌或下颌殆垫，患侧上下颌磨牙上粘接带环、舌侧扣等装置，用橡皮圈进行交互牵引。该方法的疗效取决于患者的依从性，由于垂直向分力可能导致锁殆牙伸长，尤其对于高角病例容易出现开殆、下颌平面角增加、颞下颌关节病加重等需谨慎使用。采用种植支抗钉纠正后牙正锁殆（图6-1-10）是直接针对锁殆发生的机制进行矫治，移动错位的牙齿、纠正锁殆，同时矫治锁殆后牙的高度及宽度异常。如果下颌磨牙舌倾严重，可在下颌

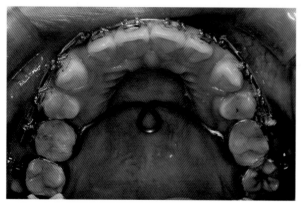

**图6-1-9　上颌横腭杆**

外斜线处植入种植支抗，竖直并压低磨牙。

如果是第二磨牙反殆，下颌磨牙颊向倾斜，此时对远中游离端牙齿舌向移动的支抗是个问题，传统支抗是无法解决这个支抗的，可用赵春洋等研发的铸造支架舌向牵引第二磨牙舌向，纠正第二磨牙的反殆（图6-1-11）。

### （二）垂直向

**1. 切牙垂直控制**　深覆殆——压低切牙、打开咬合，切牙的压低分为切牙的相对压低和绝对压低。

（1）切牙的相对压低：是指升高后牙达到牙弓平整，适用于绝大多数青春期后期的、垂直生长还未结束的患者。使用0.018英寸沟窄托槽，在牙齿完成排齐后，采用0.016英寸的不锈钢圆丝，上颌加大殆曲线、下颌加大反Spee曲线，大多数患者基本能完成整平。而使用0.022英寸槽沟宽托槽时，使用0.016英寸的超弹镍钛丝排齐，能基本达到足够整平牙弓的需要，上颌加大殆曲线、下颌加大反Spee曲线，然后更换0.018英寸的不锈钢圆丝，也基本足够整平牙弓。

相对压低切牙还可以辅助平面导板使后牙升高。平面导板适用于下颌平面角为低角或均角的患者，高角患者需谨慎使用。对于均角或低角深覆殆的病例，将第二磨牙纳入矫治可以为前磨牙及第一磨牙的萌出或伸长提供很好的整平力臂，同样也有助于切牙的压低。因此，尽早在第二磨牙上粘接带环，将第二磨牙特别是下颌的第二磨牙纳入矫治系统，有利于咬合的打开。对于低角、下颌纵殆曲线较陡的病例，可在戴用上颌平面导板的同时后牙挂垂直牵引，伸长下颌后牙，加快整平牙弓，打开咬合。

（2）切牙的绝对压低：是指通过压低切牙达到牙弓平整，多用于年龄偏大且相对压入无法获得成功的患者。

压低切牙成功的关键在于持续的轻力直接作用于根尖，并且避免邻牙的伸长。压低需要一些特殊的装置，而不是连续弓丝，以往最常用的是压低型多用途弓和片段弓。近年来种植支抗的应用使得切牙压低更为高效而简便，特别是对于那些需大量前牙压入或同时需要后牙压入的病例。微种植支抗（图6-1-12）具有体积小、植入部位灵活、简单、微创等优点，以其独有的优势在国内外口腔正畸领域得到了广泛应用。但种植钉压低前牙会导致前牙牙根吸收的风险增大，应谨慎使用。

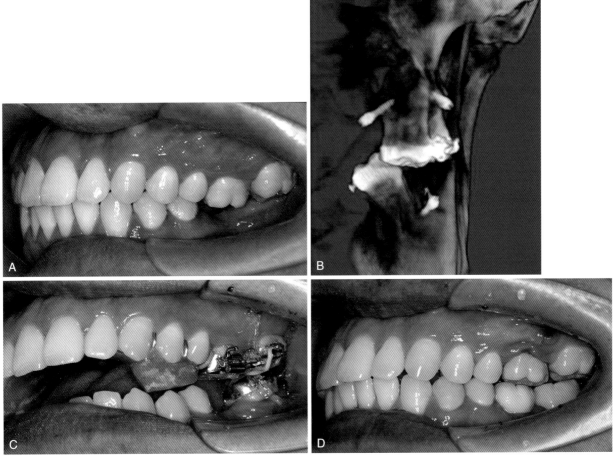

图 6-1-10　患者 27、37 完全正锁𬌗。A. 矫治前左侧咬合像，26、27 伸长，27 颊倾，36 缺失，37 近中倾斜、舌向倾斜，27、37 正锁𬌗；B. 26 和 27 的颊舌侧各植入一枚种植钉、下颌外斜线处植入一枚种植钉；C. 上颌通过颊舌侧微种植钉支抗压低并纠正 27 颊倾，下颌通过微种植钉支抗压低并纠正舌倾的 37，纠正 27 正锁𬌗；D. 27 和 37 正锁𬌗已纠正，36 种植牙修复，恢复了咬合关系。因为考虑到 36 是种植牙，26 是伸长牙压低的，所以压低时进行了过矫治，允许一定程度的间隙

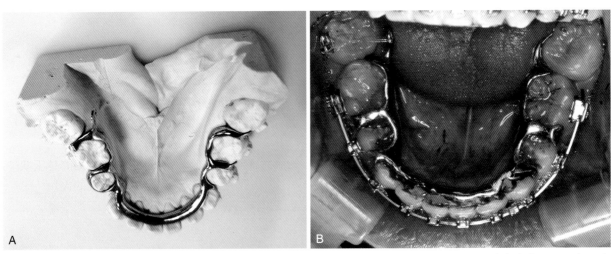

图 6-1-11　铸造支架支抗舌向牵引下颌第二磨牙舌向，纠正第二磨牙反𬌗。A. 工作模型的铸造支架实物；B. 下颌口内𬌗像。通过个性化的铸造支架作为支抗，牵引颊向倾斜的下颌第二磨牙，纠正第二磨牙反𬌗

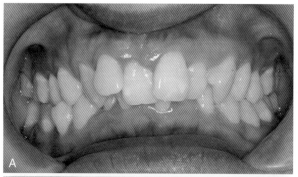

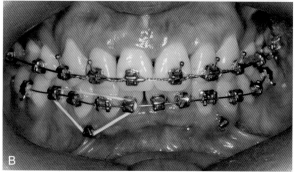

图 6-1-12　微种植支抗压低切牙。A. 成年女性骨性安氏Ⅱ型 2 分类，Ⅲ度深覆𬌗；B. 利用骨支抗 - 微种植体绝对压入切牙，整平牙弓

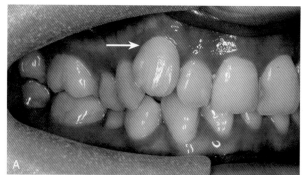

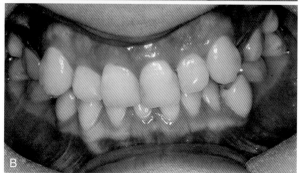

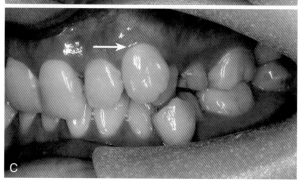

图 6-1-13　上颌尖牙远中倾斜（两侧箭头处分别是 13、23）

在临床上咬合的打开是切牙的压低还是后牙的升高是无法具体量化的，往往是既有切牙的相对压低，也有切牙的绝对压低，除非做特殊的处理，如高角病例。但是在临床实际工作中发现，由于肌力作用、骨骼畸形及骨密度高等原因，对于低角病例的后牙伸长是非常困难的，即便少量的伸长后牙，在后续治疗中后牙也有被压回的趋势，成年患者尤其如此，而试图通过正畸治疗改变低角面型却恰恰是成年患者所迫切追求和期望的。

（3）托槽就位技巧：如前所述，为限制覆𬌗暂时加深的趋势，需要控制前牙垂直向支抗，这对于深覆𬌗的病例更为重要。由于上颌牙弓托槽的轴倾作用显著，治疗开始时应该特别注意尖牙远中倾斜的情况（图 6-1-13）。这种病例此时弓丝通过尖牙托槽槽沟后在切牙区位于切牙托槽切端，此时如果将弓丝在切牙托槽完全入槽，势必导致切牙伸长，而绝大多数患者的切牙不应该伸长。因此，治疗开始时切牙不粘托槽或不将弓丝完全扎入槽沟，可以避免此类病例中切牙伸长的负效应，这时弓丝仍然位于托槽切端，在尖牙向后结扎的控制下尖牙得以直立且牙根远中移动后，再将切牙结扎入槽，则不会引起切牙伸长。

**2. 尖牙垂直控制**　治疗早期避免将低位尖牙直接结扎入槽，这点非常重要，这样可以防止侧切牙和前磨牙在反作用力作用下产生垂直压低的负效应，出现局部小开𬌗。临床一般采用悬吊的方法。

**3. 高角病例的磨牙垂直控制**　高角病例支抗丧失很快（图 6-1-14），后牙微种植支抗是理想的垂直向控制手段。舌肌训练也是很好的垂直向控制措施，配合上颌固定横腭杆效果更好，常比单纯的后牙微种植支抗效果要好。

治疗高角病例时，可以考虑以下几种磨牙垂直向控制的方法。上颌第二磨牙在治疗初期，一般不粘带环或颊面管，也就是说上颌第二磨牙在治疗初期不纳入矫治系统，以最大限度地减少牙齿伸长。如果上颌第二磨牙需要粘接带环，可以在第一磨牙远中的弓丝上弯制台阶以防牙齿伸长。如果上颌第

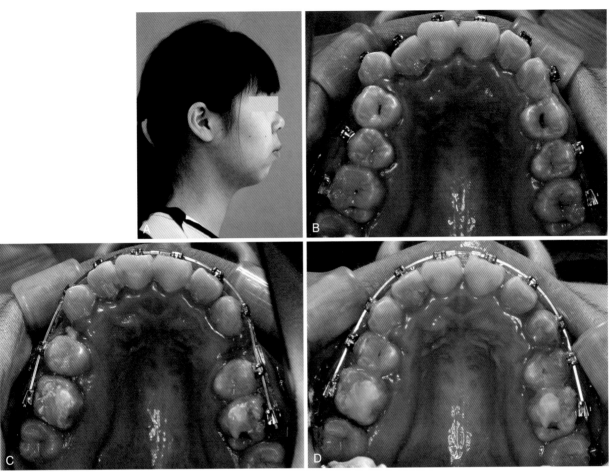

图 6-1-14　高角病例正畸 4 个月后拔牙间隙关闭；A. 侧面像，B~D. 分别是治疗开始、拔牙 2 个月、拔牙 4 个月的上颌𬌗像

一磨牙需要颊向移动，应该使牙齿进行整体移动而不是倾斜移动，以避免舌尖伸长。需进行后牙段扩弓时，最好采用固定扩弓器，可以配合使用头帽进行联合牵引或高位牵引；或者采用腭杆，离开腭部大约 6mm，通过舌肌训练，用舌肌的力量垂直压低后牙。有时使用上颌或下颌后牙𬌗垫也有利于减少磨牙伸长。

**4. 埋伏牙矫治的垂直向控制**　对于一些垂直向低位埋伏阻生牙，除了开窗助萌，弓丝悬吊牵引也是必需的，但其反作用力常会导致邻牙倾斜。埋伏牙矫治提倡早期矫治，一般在替牙期进行，但此阶段乳牙相继替换脱落，恒牙根短不能作为支抗牙，况且埋伏牙的位置、方向"千姿百态"，需要的支抗也就因牙而异，因此支抗成为埋伏牙牵引治疗的头等大事。除了种植支抗配合支架外，赵春洋等研发的铸造支架也能够很好地满足各个方向的支抗，尤其是垂直向的支抗（图 6-1-15）。种植支抗配合

不锈钢方丝弯制的支架，也能够较好地提供垂直向支抗。

**（三）横向**

排齐整平阶段要解决牙弓的对称性和上下牙弓的匹配，并同时防止产生牙弓不对称和𬌗平面不平等负效应产生。

**1. 尖牙间宽度**　拔牙治疗中，上颌和下颌尖牙间宽度应该尽可能维持治疗开始时的距离（但是尖牙唇侧位的病例除外），防止排齐整平过程中发生缩窄。尖牙宽度对治疗结果的稳定性及美观都很重要。

临床上牙弓不对称性畸形较为常见，排齐整平阶段需要解决牙弓的对称性。在固定矫治器排齐整平阶段，由于个别牙齿的错位，具有较好弹性的排齐弓丝在反作用力的作用下，常会导致牙弓形态不对称等负效应的产生，甚至发生局部对刃、反𬌗等。

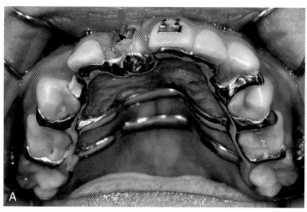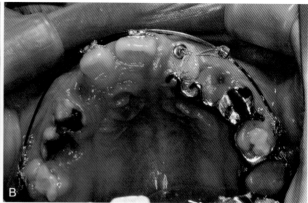

图 6-1-15　A.11 低位埋伏阻生，外科开窗助萌，利用上颌腭侧的铸造支架牵引 11 入上牙弓；B. 铸造支架牵引埋伏阻生的 22 竖直

程磊等利用下颌固定舌弓作为舌侧支抗来调整下颌牙弓前中部的对称性，很好地协调了上下牙弓关系。也可以用上颌腭侧种植钉来控制和调整牙弓的对称性。对塌陷尖牙的处理可用可摘矫治器双曲舌簧推侧切牙及尖牙唇向移动，然后再用弓丝调整牙弓的对称性。

**2. 磨牙间宽度**　王亮等研究发现，Ⅲ类患者上颌第一磨牙相对颊向倾斜，Ⅱ类患者相对舌向倾斜，Ⅰ类患者相对直立，Ⅱ类患者下颌第一磨牙相对颊向倾斜，Ⅲ类患者上颌基骨弓相对狭窄，下颌牙弓相对宽大，颊舌向倾斜在横向差异方面起着重要作用。

在排齐整平阶段，由于一开始弓丝较细较软，磨牙更容易发生舌向倾斜，尤其在下颌磨牙更为明显，因此拔牙矫治在一开始就需要注意对磨牙的控制，弓丝需要适当扩宽，必要时上颌可以采用横腭杆进行控制，下颌可以采用舌弓维持磨牙宽度。

对于牙弓不对称，上颌主要是用可摘式横腭杆加种植钉调整；下颌用舌弓控制水平向支抗，同时配合种植钉进行牙弓调整。如图 6-1-16A 所示，矫治上颌牙弓的不对称的原理为横腭杆的扩弓力量是左右相同的，故左侧用腭侧种植钉固定住磨牙，最终带来的是右侧扩弓的效果，但此时必须注意用𬌗垫等方法解除右侧后牙的锁结关系，以便于上颌磨牙颊向移动。如果没有种植钉和解除咬合锁结关系，则可能会出现右侧磨牙不移动，而左侧磨牙在扩弓作用下覆盖增大。图 6-1-16B 矫治下颌牙弓不对称的原理与图 6-1-16A 上颌牙弓不对称的矫治原理基本相似，所不同的是下颌只能不对称缩弓，因为下颌缺乏有效的舌侧支抗，而上颌既可以扩弓，又可以缩弓，只是支抗钉的位置选择问题。

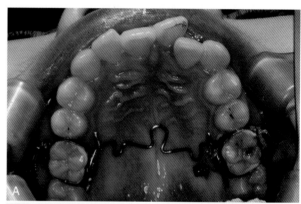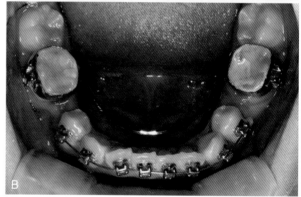

图 6-1-16　牙弓不对称的调整。A. 左右牙弓不对称，右侧牙弓宽度不够，用可摘横腭杆加左侧的种植钉不对称扩弓纠正。B. 36、46 反𬌗，用舌弓缩弓，对不对称缩弓的病例，可以在不需要缩窄的一侧植入种植钉，与磨牙带环结扎，实现下颌的不对称缩弓，纠正牙弓不对称。该方法也可用于下颌前牙段的牙弓对称性调整，程磊医生等已经积累了经验

## 四、第一阶段治疗需达到的要求

第一阶段治疗结束时，牙齿应已完全排齐，牙弓整平已完成，前牙覆𬌗正常或浅覆𬌗。中线纠正，牙弓对称。一根具有适宜弓丝形状的 0.019 英寸 ×0.025 英寸不锈钢方丝能够顺利地在正确粘接的托槽系统中被动地入槽。

## 第二节　关闭间隙和调整磨牙关系

在牙齿排齐、牙弓整平后，治疗就进入了第二阶段——关闭间隙和调整磨牙关系。与非拔牙矫治相比，第二阶段治疗更加值得重视。正畸拔牙的主要目的是提供间隙解除拥挤。对于轻中度颌骨矢状不调且无法通过生长改良来矫正的病例，利用拔牙矫治来掩饰性治疗骨性 II 类或者 III 类错𬌗畸形。

本阶段治疗的预期目标：内收前牙、关闭拔牙间隙，调整中线及磨牙关系。

## 一、支抗设计

在关闭拔牙间隙阶段，牙齿需要进行较大距离的移动，同时完成前牙覆盖、覆𬌗的矫正和磨牙关系的调整。因此，正确选择和控制支抗是治疗过程的关键，这样才能确保前牙在合适的位置。

根据错𬌗畸形的类型，主要考虑矢状不调，包括牙弓突度、磨牙关系，患者的生长发育也是支抗选择的不容忽视的因素。根据临床常见的错𬌗畸形类型，支抗选择常采用以下几种类型。

**1. 上下颌强支抗**　用于双牙弓前突明显的安氏 I 类病例，使拔牙间隙尽可能地为前牙利用，以减小牙弓突度。上下颌均应选择强支抗。

**2. 上颌强支抗、下颌中度支抗**　用于上颌（牙弓）前突明显的安氏 II 类病例，使上颌拔牙间隙尽可能地为上颌前牙利用，下颌拔牙间隙由前后牙共同利用。

**3. 上下颌中度支抗**　用于前牙内收不多的安氏 I 类病例，上下颌拔牙间隙的关闭由前后牙的相对移动共同完成，上下磨牙前移的量大致相同，磨牙关系保持中性。

**4. 上颌中度支抗、下颌弱支抗**　用于恒牙列早期的安氏 II 类病例，采用拔除 4 颗第一前磨牙矫治

时大多使用这种支抗类型。上牙弓的拔牙间隙主要由前牙利用，以减小覆盖、改善前牙突度；下牙弓拔牙间隙一半以上由后牙前移占据，以使远中磨牙关系矫正为中性。这种病例也可以考虑采用拔除上颌第一前磨牙和下颌第二前磨牙的拔牙方式。

**5. 上颌弱支抗、下颌中度支抗**　需要拔除 4 颗前磨牙矫治的安氏 III 类错𬌗中不少采用这种支抗，在建立正常的前牙覆𬌗、覆盖关系的同时，尽可能地使磨牙关系矫正为中性。为了配合这种支抗设计，可拔除上颌第二前磨牙和下颌第一前磨牙。

## 二、关闭间隙的方法

### （一）关闭曲法

标准方丝弓矫治技术关闭拔牙间隙分为两步：①尖牙远移到位；②用方丝以关闭曲内收前牙。

**1. 尖牙远移**　将尖牙拉向远中的常用方法包括镍钛螺旋弹簧、弹力橡皮圈和链状橡皮圈等，每种方法各有特点。镍钛螺旋弹簧力量持久；弹力橡皮圈需由患者更换并间歇加力；链状橡皮圈力量衰减较快，但是不需要患者的合作。

将尖牙拉向远中理想的力值一般为 100~150g。尖牙沿弓丝滑动，患者即使没能按时复诊也基本不会有支抗丧失的危险。对于 II 类错𬌗畸形的患者，下颌不需先把尖牙拉向远中，拔牙间隙关闭可一次进行，这有利于后牙前移，调整磨牙关系。尖牙定位对正畸医生是严峻的考验，千万牢记不是拔除的前磨牙间隙有多大，尖牙就能远移多少，一直远移到与远中的前磨牙贴合。尖牙的远移是正畸治疗拔牙间隙的合理分配，前段用来解决前牙的拥挤和内收，以及中线的纠正等，后段用来进行磨牙关系的调整，才能确保最终的矫治效果。

**2. 内收切牙关闭间隙**　尖牙到位后，换用不锈钢方丝内收切牙。在侧切牙远中弯制闭合曲，闭合曲的位置要尽量靠近侧切牙托槽，以便重复加力。闭合曲的种类繁多，不同形状的闭合曲产生的力值不同，临床常用的泪滴形闭合曲的优点是易于弯制、力量适当。弓丝切牙段加一定的根舌向／冠唇向转矩，尖牙处不加转矩，后牙段加适当的根颊向／冠舌向转矩。为防止切牙内收时覆𬌗加深，在闭合曲处要加"人"字曲，使切牙在后移时受到轻微的压入力，"人"字曲一般弯制到 15°~20°（图 6-2-1）。

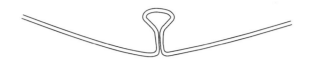

图 6-2-1 "人"字曲

控根移动需要方丝弓与托槽槽沟的紧密配合，弓丝与槽沟之间每 0.001 英寸的间隙将损失大约 4°的转矩。因此要达到控根移动的目的，方丝和托槽槽沟间的间隙要控制在 0.002 英寸以内，或者加大弓丝的转矩。对目前临床常用的 0.022 英寸 ×0.028 英寸槽沟的托槽，使用 0.018 英寸 ×0.025 英寸的方丝关闭间隙时，考虑到大约有 16°的转矩丧失，切牙的根舌向／冠唇向转矩一般要加大到 25°左右。对于 Ⅱ 类错𬌗畸形的患者，下颌闭合曲放在尖牙的远中尽量靠近尖牙托槽的位置，以便于内收下颌 6 颗前牙时重复加力。

### （二）滑动法

滑动法关闭拔牙间隙由 Bennett 和 Mclaughlin 于 1993 年提出，是直丝弓矫治技术的核心。该方法吸收了 Begg 矫治技术组牙移动方式，不单独远移尖牙，使用较柔和的力在方丝上一次完成 6 颗前牙的后移和控根，使拔牙间隙关闭。滑动法是直丝弓矫治技术特有的关闭拔牙间隙的方法（图 6-2-2）。

**使用要点**

（1）弓丝：对 0.022 英寸 ×0.028 英寸系统的托槽槽沟，可使用 0.019 英寸 ×0.025 英寸的不锈钢方丝，这种钢丝不仅硬度够大，而且有足够的余隙使弓丝通过后牙槽沟滑动。更粗的弓丝虽然硬度好，但限制了自由滑动；较细的方丝或圆丝滑动虽好，但不易控制前牙的转矩和覆𬌗。

（2）托槽完全直线化：是滑动法关闭间隙的前提条件。为此，在放入 0.019 英寸 ×0.025 英寸的不锈钢方丝之前，先使用 0.018 英寸 ×0.025 英寸的镍钛方丝 1 个月，再放入不锈钢方丝 1~2 个月，每次需要将尖牙或牵引钩向后被动结扎，至不锈钢方丝能在托槽和颊面管内自由滑动时再使用牵引力关闭间隙。

（3）牵引力与牵引方式：牵引钩位于尖牙托槽近中弓丝上。牵引力力值在 50~200g 之间，牵引方式也很重要，镍钛螺旋弹簧能产生持续的轻力，

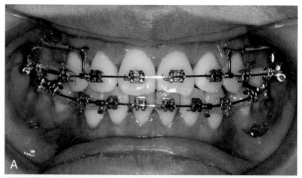
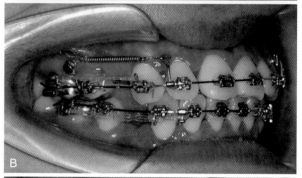
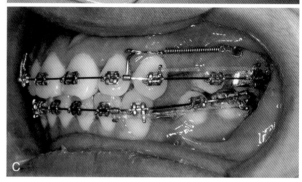

图 6-2-2 滑动法内收前牙，关闭拔牙间隙。上颌用微种植支抗挂镍钛弹簧，下颌用链状橡皮圈

提供最有效最稳定的关闭拔牙隙的牵引力与施力方式。在滑动法中，夜间戴用的轻力（100g）Ⅱ 类牵引，有助于下颌磨牙的近中移动。在关闭间隙阶段，力过大可导致覆𬌗加深，主要是由于以下 3 个方面因素：①尖牙向拔牙间隙倾斜使弓丝弯曲，滑动法无效；②上下切牙内收，"钟摆效应"自然会加深覆𬌗；③切牙舌向倾斜、无法维持正常唇舌向转矩，特别在上牙弓（图 6-2-3）。为防止覆𬌗加深，可将弓丝加适量摇椅形。

### 三、合理应用颌间弹性牵引调整磨牙关系

调整磨牙关系与关闭拔牙间隙是一个有机的整体，在关闭拔牙间隙的同时，要注意磨牙关系的调整，必要时可使用颌间牵引。此阶段可能出现覆𬌗

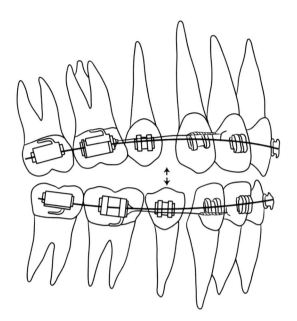

图 6-2-3　关闭间隙过程中牵引力过大，导致覆𬌗加深

加深、间隙关闭障碍和支抗丧失等问题。

**1. 覆𬌗加深**　在关闭间隙阶段，使用轻力十分重要，力量过大可从两方面导致覆𬌗加深：①尖牙向拔牙隙倾斜使弓丝弯曲，滑动法无效，并且覆𬌗加深。②力过大使方丝对切牙转矩控制失效，特别是在上牙弓，导致切牙舌侧倾斜，覆𬌗加深。

为避免出现此类问题，需要在关闭间隙阶段使用粗丝和硬丝，同时可以在上颌弓丝切牙区适当增加冠唇向转矩，结合轻力，可有效地减少上述两种病理因素造成的覆𬌗加深。研究发现 150～200g 的力值最为有效，它可以最大限度地减少导致覆𬌗加深的各种不利趋势，从而确保有效地滑动和间隙关闭。临床上滑动法内收前牙、关闭拔牙间隙的力量一般因人而异，没有固定的数值，从 100g 开始试验性移动，逐渐加大，有效的最小力值就是合适的力量，这是正畸矫治力判断的永恒定律。

**2. 间隙关闭障碍**　绝大多数病例间隙的关闭是顺利的，仅在少数情况下才遇到问题。如果发现间隙未能如期关闭（每月 1mm），在以后的每次复诊中都应仔细地测量间隙。如果间隙没有减小，或者弓丝没有从磨牙颊面管的远中逐渐露出来，那么在准备更换其他方法之前应检查可能存在的障碍。

（1）牙弓没有完全整平：托槽槽沟完全直线化是使用滑动法关闭拔牙间隙的必要条件，否则残余的转矩、旋转或倾斜将加大滑动时的摩擦阻力甚至阻碍间隙完全关闭。为了有效地整平和缓解后牙转

矩力，工作方丝应被动结扎至少 1 个月。另一个主要的问题是下颌在关闭间隙的同时不能用反 Spee 曲线矫正覆𬌗，覆𬌗的纠正应在关闭间隙之前完成。

（2）矫治器部件损坏：矫治中托槽与颊面管损坏、弓丝弯折以及结扎丝、牵引钩形变等造成的阻挡均可影响间隙关闭，需要更换损坏的部件。下颌磨牙的颊面管可能由于过度的咬合力而使受损部分变形，从而阻碍弓丝的滑动。作为一个短期的措施，可以将颊面管内部分弓丝磨细，但最好还是及时更换磨牙颊面管。

（3）力值不当：超过推荐值的牵引力会使牙齿产生预期以外的倾斜从而增加摩擦力，阻碍间隙的关闭。力的大小应与弓丝的尺寸和刚度平衡。如果不平衡，就会产生弓丝的形变和不期望的摩擦。研究表明，弓丝形变会产生摩擦，0.016 英寸 ×0.022 英寸的弓丝比 0.019 英寸 ×0.025 英寸的弓丝形变平均多 47%。

（4）对颌牙齿的干扰：这种情况在下牙弓比较常见，会妨碍下颌间隙的关闭，有必要仔细检查咬合关系。此时需要重新粘接托槽，或者调磨相应牙齿的托槽结扎翼，有时甚至要暂时去除托槽，待干扰消除之后再重新粘接。另外应当注意新萌出的磨牙有可能影响弓丝向后滑动，颊面管后的弓丝应适时剪短，保持在 1mm 左右，必要时适时将新萌出的磨牙纳入矫治。

（5）软组织的阻碍：拔牙区牙龈的增生、牙石堆积会妨碍间隙的关闭，并可引起矫治器去除后间隙的重新出现，上中切牙间中缝关闭中常遇到这样的问题。需要保持口腔卫生，避免间隙过快关闭，因为这些均会造成局部牙龈增生。必要时可以手术切除局部牙龈组织。

（6）Bolton 指数不调：Bolton 指数过大时，提示下颌牙量相对较大，上颌拔牙间隙可能无法完全关闭，或尖牙关系偏远中，或浅覆𬌗浅覆盖，此时需要结合邻面去釉或者调整前牙轴倾度来协调 Bolton 指数，关闭剩余间隙。Bolton 指数偏小时，上颌牙量相对偏大，前牙覆盖偏大。这种情况在临床拔牙病例较为多见，因为上下颌拔牙后很难再取得理想的 Bolton 比值，A/B＝K，(A－C)/(B－D) 不可能等于常量 K，笔者常用的方法是在上颌尖牙远中剩余少许间隙（0.5mm 左右），这样既可获得尖牙的中性关系及前牙的正常覆𬌗、覆盖，又可获得良好的磨牙尖窝关系。

### 3. 支抗丧失

（1）上下磨牙近中倾斜，近中颊尖舌向扭转：主要由于关闭间隙过程中，颌内牵引力过大，弓丝末端未加磨牙后倾曲和适当的外展／内收曲，或弓丝过细导致牵引时变形。处理时要针对病因进行相应的调整，关闭拔牙间隙最好使用方丝，避免使用过细的圆丝。弓丝的形状要正确，特别是第一磨牙的后倾曲，以及适当的外展／内收曲。

（2）支抗磨牙间宽度减小：常见于颌间牵引、Ⅱ类牵引，常引起下颌支抗磨牙宽度减小，而Ⅲ类牵引则常引起上颌磨牙宽度减小。处理方法是颌间牵引一定要使用稳定弓丝，Ⅱ类牵引时下颌弓丝要宽一些，而Ⅲ类牵引时上颌弓丝要宽一些，以对抗使磨牙变窄的分力。或者利用微种植支抗进行颌间牵引，避免直接作用于磨牙。

（3）支抗磨牙伸长：Ⅲ类牵引易引起上颌磨牙伸长，严重时可引起前牙开𬌗。使用Ⅲ类牵引时上颌一定要用稳定弓丝，最好选用较粗的不锈钢方丝。或者利用微种植支抗进行颌间牵引，避免直接作用于磨牙。

## 四、第二阶段治疗需要达到的要求

第二阶段治疗结束时，所有牙齿应已排齐，中线纠正，拔牙间隙基本关闭，磨牙关系应该矫正为Ⅰ类（除方案设计时设计为Ⅱ类或Ⅲ类磨牙关系的病例外）。

# 第三节　完成阶段

完成阶段的目的是按正常𬌗的六项标准和功能𬌗的目标对牙位与𬌗关系进行精细调整。

临床上此阶段常遇到的问题多为因托槽位置误差、转矩控制不当、支抗控制失误所引起，其次为过矫治的考虑。完成阶段虽有许多问题需要考虑，但不是每一个病例都需要进行每一项工作。

## 一、个别牙齿位置的调整

### （一）个别牙齿在三维方向位置需要微调

明确托槽定位，必要时结合临床检查，拍全景片，确定托槽定位；对定位不准确的，必须通过重新粘接托槽，并且更换弹性弓丝来调整牙齿的位置

（俗称"退丝"）（图 6-3-1）。

托槽位置正确，但牙齿本身形态不佳，可通过在弓丝上弯制一些小的阶梯曲，改变牙齿颊（唇）、舌（腭）向或垂直向的位置，阶梯曲应在全尺寸弓丝上弯制。

### （二）中线差异

对于拔牙矫正的患者，一般在第二阶段关闭间隙时，原来存在的中线差异问题就应该已经得到矫正。但完成阶段，仍有可能出现上下牙弓中线不一致，原因可能是早期治疗未得到解决，也可能是间隙关闭不对称，或可能是上下颌牙齿的横向位置不良造成偏斜等。有时会出现上下颌中线向相反的方向偏斜，如出现上颌中线右偏，而下颌中线左偏。

尽管功能𬌗的一个重要组成部分是中线一致（在同样情况下中线偏移能够反映上下后牙的咬合关系），但因为上颌中线对面部美观影响比较大，所以通常不采取改变上颌中线以适应下颌的方法。如果中线偏移是骨性的，只能通过正畸做掩饰性治疗或者采用外科手术治疗。

在完成阶段矫治轻微的中线差异相对比较容易，严格匹配上下颌牙弓弓形，解除上下颌牙弓横向关系不调：在完成弓丝的基础上加中线牵引或不对称颌间牵引，直至中线矫正为止。但是，在间隙完全关闭且咬合关系已基本确定后，要想纠正严重的中线偏移则非常困难，必须避免出现。

### （三）牙齿大小差异

由于个别牙齿过大或过小，导致上下牙齿 Bolton 指数不调，在完成阶段需要解决，前面已有叙述。牙齿过大时，可以通过直接观察牙齿的咬合情况决定是否需要邻面去釉，邻面去釉后需要立即氟化治疗。对于过小的上颌侧切牙，可在近远中留出间隙进行修复，可以直接复合树脂修复，或者治疗结束后采用烤瓷冠修复。根据个体差异，还可以利用相邻牙齿轻微倾斜，或者略微加大覆盖或覆𬌗的方法补偿牙齿大小不调。

### （四）牙根平行

关闭间隙阶段以后，可以拍摄全景片，检查牙根平行度以及是否发生牙根吸收等，为精细调整提供参考。关闭间隙阶段原则上要求达到牙齿的整体移动，如果力矩准确，拔牙间隙处一般不会出现牙

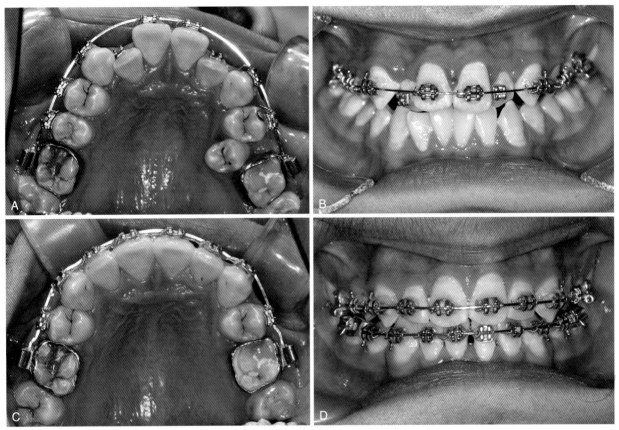

图 6-3-1 由于 12、22 舌侧位、反𬌗，初始托槽粘接位置不够准确（A~B），后期调整、重新粘接（C~D），C 弯制了第一序列

齿倾斜，但有些患者的确会因各种原因产生这种现象（图 6-3-2）。

矫正方法是将闭合曲的弓丝换成平直弓丝（滑动法的弓丝无须更换）。对于 0.018 英寸槽沟的方丝弓系统，使用 0.017 英寸 × 0.025 英寸的不锈钢丝；而对于 0.022 英寸槽沟系统，由于 0.021 英寸 × 0.025 英寸的不锈钢丝过硬，可以使用 0.021 英寸 × 0.025 英寸的 TMA 丝作为结束弓丝，使拔牙间隙两侧牙根平行。需要多个牙根平行移动者，可以先采用 0.021 英寸 × 0.025 英寸马氏体 - 镍钛丝（M-NiTi）。如果托槽粘接位置不正导致牙根不平行，需要重新调整托槽位置并粘接，退丝，先用奥氏体 - 镍钛丝（A-NiTi）排齐，再用马氏体 - 镍钛丝，其余同上。在直立拔牙间隙旁的牙齿时，牙冠是向两侧分开的，这时应该将牙齿进行连续结扎，以避免出现间隙。除了拔牙间隙处，上颌 4 颗切牙也需要结扎在一起，防止产生间隙。

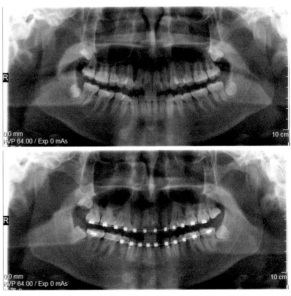

图 6-3-2 拔牙病例关闭间隙阶段，13、15 和 23、25 向拔牙间隙处倾斜，牙根不平行

### （五）转矩控制

关闭间隙、内收切牙过程中可能发生上前牙舌倾，需要对上前牙施加根舌向转矩，除用方丝转矩外，可以弯制转矩辅弓（图6-3-3），放置在主弓丝上发生形变而发挥作用。现代预置转矩托槽的出现，直接用全尺寸的镍钛丝或TMA丝就能很好地控制切牙转矩。上中切牙严重舌倾，须做长距离的控根移动时，可以采用Burstone转矩弓。

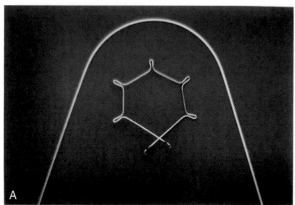

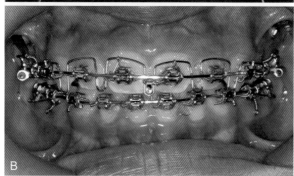

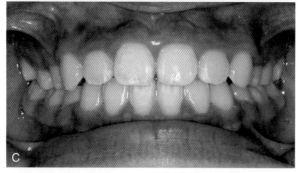

图6-3-3　前牙转矩辅弓。A. 弯制好的转矩辅弓；B. 拔牙矫治后切牙过于直立，用控根辅弓进行根舌向转矩控制；C.矫治结束时上前牙转矩基本正常

## 二、切牙垂直向关系的调整

二期治疗结束时，由于前牙内收可能导致覆𬌗加深。此时，需要重视以下问题：①上切牙与上唇之间垂直向的关系。②前面高。具体调整措施与牙弓整平方法是一致的。

## 三、牙齿的最终建𬌗

完成阶段必须使所有牙齿有咬合接触，并且具有良好的咬合接触，也就是最终建𬌗。

牙齿建𬌗的方法通常有两种：

第一种，治疗末期以细圆丝替代方丝，使牙齿能做一定程度的自由移动，并辅助轻的垂直向弹力牵引。但可能丧失对前牙的精确控制，需要注意。

第二种，治疗接近结束前，可将方弓丝从尖牙远中剪断，在后牙区局部进行轻力的垂直牵引，牵引时间不宜过长，此法不适于严重扭转或后牙反𬌗的病例。

## 四、过矫治

正畸治疗后，牙齿多少会向原来的位置轻微地反弹，适当地过矫治正好可以抵消这一部分复发。因此，完成阶段可做适当过矫治。以下是3种需要进行过矫治的特殊情况：

**1. Ⅱ类、Ⅲ类的矫治**　对于Ⅱ类、Ⅲ类患者，适当过矫治1~2mm以适应预期的反弹。只要矫治器还没拆除，即使严重反弹（或者发现下颌位置改变），弹性牵引都能够重新矫治。

**2. 反𬌗的矫治**　不管采取哪种机制矫治，反𬌗在加力停止前都应过矫治1~2mm。一般来说，前期的过矫治在随后的治疗中会逐渐消失，头帽颏兜是Ⅲ类病例的标准配置，即便是保持阶段也需要佩戴，必要时辅助舌肌训练，并在哈雷保持器上附舌刺纠正吐舌习惯。但是，在完成阶段横向关系精确定位后，矫治后的稳定性会得到提高。

**3. 错位牙和扭转牙**　排齐整平阶段就可以对错位牙和扭转牙进行过矫治，例如，可将舌侧错位的牙齿轻度过矫治至唇侧，反之亦然。完成阶段，扭转牙过矫治的同时施行纤维切断术，可以增加矫治后的稳定性。

## 五、保持

将所有牙进行"∞"字结扎，维持 3 个月，稳定牙齿的位置。笔者根据多年的临床经验认为，采用 0.20mm 的结扎丝进行连续结扎，可稳定𬌗关系，效果较"∞"字结扎更佳（图 6-3-4）。然后去除带环和托槽，换上保持器进行保持。如果有生长不利趋势，比如Ⅱ类开𬌗生长趋势等，可以辅助舌肌训练，使用哈雷保持器上附带舌刺，同时配合晚上戴用高位头帽抑制开𬌗趋势。有吐舌习惯的Ⅲ类病例矫治结束后可以配合使用头帽颏兜保持。

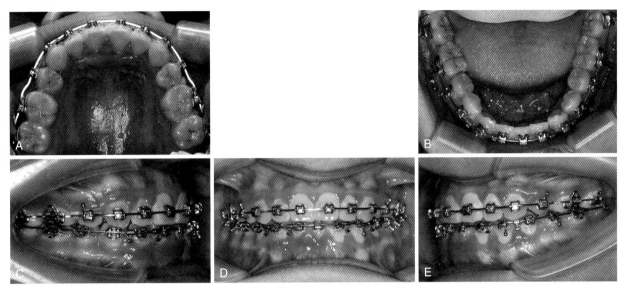

图 6-3-4　上下牙列排齐整平，拔牙间隙已关闭，前后牙的覆𬌗、覆盖关系良好。上下牙列分别进行"∞"字结扎维持，有利于更好地稳定牙齿的位置

（秦燕军）

# 第二篇

# 拔牙矫治的拔牙模式

# 第7章

# 常用拔牙矫治的拔牙模式

## 第一节　拔除 4 颗第一前磨牙的矫治

### 一、概述

正畸治疗中减数是减少牙量、提供间隙最直接的手段，一次性可获得大量的牙弓间隙。正畸拔牙矫治牙位的选择应基于正确的诊断与治疗目标。这在很大程度上有赖于正畸医生的科学理论基础和丰富的临床经验。对于初学者来说，要全方位考量，不可盲目拔牙。根据不同的病例需要，正畸治疗拔牙牙位选择也不同，但最常规的模式是拔除 4 颗第一前磨牙，原因如下：

首先，第一前磨牙位于牙弓每个象限前段和后段的交界处，拔除 4 颗第一前磨牙有利于解除前牙区的拥挤，纠正前突和反𬌗，同时有利于解除后牙段的拥挤及排列不齐。

第二，拔除第一前磨牙不会导致上下颌总体有大的变动，并容易获得尖窝稳定的咬合关系。

第三，第一前磨牙不担负主要的咀嚼功能，由外形与其相似的第二前磨牙接替它的功能，拔除第一前磨牙不会对咀嚼造成很大的影响。

第四，第一前磨牙拔除后，由外形与其相似的第二前磨牙与尖牙建立良好的邻接关系。

此外，保持矫治期间不易从口外看到拔牙后的空隙。

### 二、适应证

**1.双牙弓前突**　常表现为牙列整齐，无拥挤或轻度拥挤，前牙覆𬌗、覆盖基本正常，安氏分类中通常是Ⅰ类、骨性Ⅰ类。此类病例治疗目标是减小上下前牙的唇倾度和上下唇突度，改善侧貌面型和唇闭合功能，同时维持磨牙的中性关系。此类病例常选择拔除 4 颗第一前磨牙，尽量保证前牙的外观，最大限度地内收前牙、改善侧貌。此时需要强支抗，可使用口外弓，也可以在上颌两侧第一磨牙和第二前磨牙间植入种植钉，使用种植支抗内收前牙，改善侧貌突度。下颌也可采用种植支抗，或利用上颌种植支抗进行Ⅲ类牵引。高角病例可利用种植支抗压低上颌第一磨牙维持或减小下颌平面角，下颌逆旋进一步改善侧貌（图 7-1-1）。

**2.双颌前突**　双颌前突是颌骨位置的前突，多数患者表现为骨性Ⅰ类畸形，前牙唇倾度稍大或者正常，有些伴发垂直发育过度，高角病例可表现为骨性Ⅱ类。对于前突较严重的成年患者，需要进行正畸-正颌联合治疗。骨性畸形较轻的青少年患者可选择正畸减数进行掩饰性治疗。此类病例也常采用拔除 4 颗第一前磨牙，使用强支抗内收上下前牙。对于上下切牙轴倾度正常甚至直立的患者，内收前牙时需要整体移动，控制切牙转矩是此类患者的难点。此类病例与安氏Ⅱ类一样，往往需要配合骨皮质切开术，增加唇侧牙槽骨附着（图 7-1-2）。

**3.骨性Ⅰ类畸形，前牙段中重度拥挤**　此类病例常侧貌较好或轻度前突，拔除 4 颗第一前磨牙可以缓解前牙段拥挤，适度内收前牙，改善侧貌。对于高角骨面型病例可配合种植支抗防止支抗磨牙前移（图 7-1-3）。

**4.第一前磨牙本身有病变**　龋病、外伤或其他原因造成第一前磨牙龋损、残冠、残根等，且患者牙列拥挤、侧貌较突，需要减数治疗时，首选拔除病变的 4 颗第一前磨牙进行矫治（图 7-1-4）。

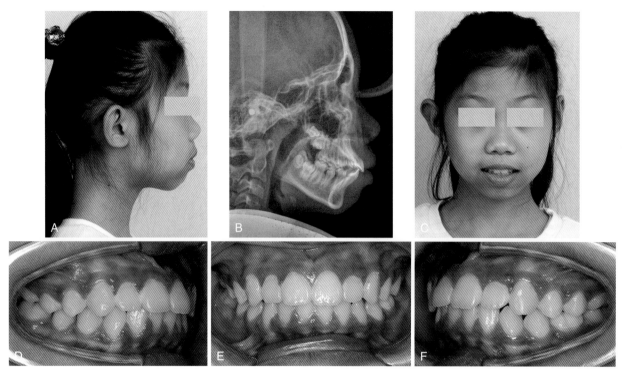

图 7-1-1 12 岁女性患者，双牙弓前突，上下牙列整齐无拥挤，磨牙为中性关系

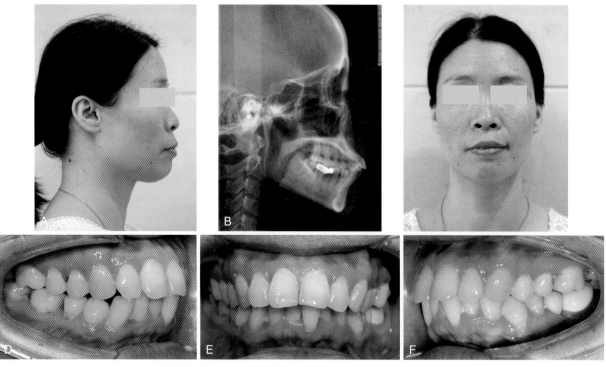

图 7-1-2 成年女性患者，双颌前突，下牙列 I 度拥挤

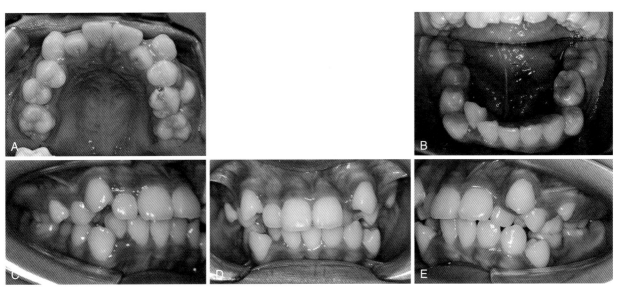

图 7-1-3　12 岁患者，前牙段Ⅲ度拥挤，磨牙为远中关系

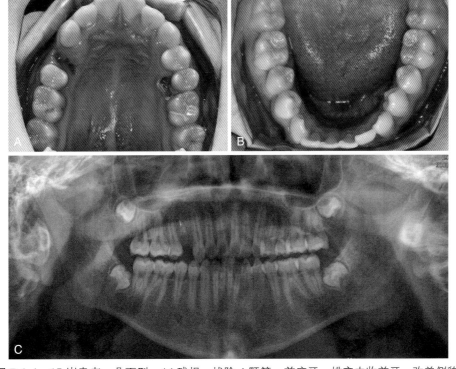

图 7-1-4　15 岁患者，凸面型，14 残根，拔除 4 颗第一前磨牙，排齐内收前牙，改善侧貌

**5. 低角骨面型，前牙段重度拥挤**　低角骨面型患者的咀嚼力强，骨密度高，支抗磨牙不易前移升高，拔牙间隙主要用来缓解前牙段的拥挤。此类病例通常采用拔除 4 颗第一前磨牙的模式。打开咬合是此类病例的难点，临床上打开咬合的措施有 J 钩、

上前牙区种植支抗、摇椅形弓丝配合Ⅱ类颌间牵引、前牙区平面导板、多用途弓等（图 7-1-5）。

**6. 前牙深覆盖，磨牙为中性关系**　前牙深覆𬌗、覆盖，下前牙中度以上拥挤（图 7-1-6）。

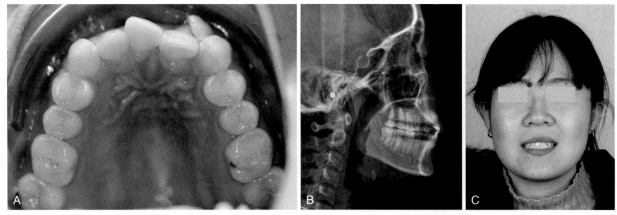

图 7-1-5　成年女性，低角骨面型，前牙区重度拥挤，中线左偏

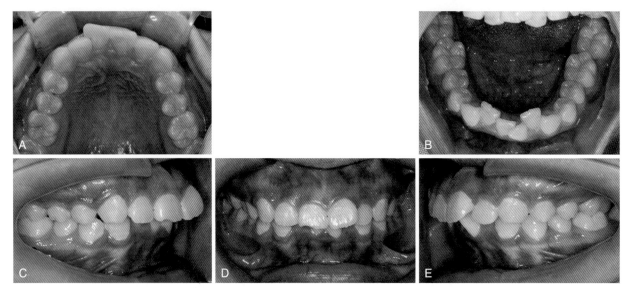

图 7-1-6　患者磨牙为中性关系，下前牙重度拥挤，前牙深覆𬌗、深覆盖，拔除 4 颗第一前磨牙以快速解除下颌拥挤，上颌强支抗内收上前牙，改善覆𬌗、覆盖

## 三、禁忌证

**1. 后牙区中重度拥挤病例**　此病例多伴有前牙浅覆𬌗、浅覆盖或开𬌗，前牙需要的间隙量小，支抗控制要求低。

**2. 磨牙为远中关系，前牙深覆盖**　当此病例在伴有下前牙轻度拥挤或不拥挤时，下颌一般不拔牙或拔除第二前磨牙。

**3. 第二前磨牙畸形中央尖或牙弓内有其他患牙**　对于需要减数解决中重度拥挤的病例，应对牙体、牙周等进行全面评估，对牙弓内的埋伏牙、多生牙、短根及弯根牙、严重龋坏的牙齿应优先考虑拔除。畸形中央尖多见于下颌第二前磨牙，对于此类情况优先考虑拔除。

**4. 中重度牙周炎病例**　中重度牙周炎患者牙槽骨薄弱，牙移动后牙周改建缓慢，易出现牙齿松动，甚至脱落。如果拔除 4 颗第一前磨牙，牙齿移动量大，牙周改建困难，临床风险高。

## 四、矫治过程中的特殊考量

第一，在关闭间隙阶段，弓丝以粗、硬为原则，确保牙齿平行移动。在拥挤的早期，尽量避免"过山车效应"。

第二，对于拔牙矫治的病例，支抗保护概念存在于矫治过程的每一步。支抗设计时，需要考虑患者的牙列拥挤度、牙弓突度、骨面形态以及矫治病例是否正值第二或第三磨牙萌出阶段等多个因素。前牙大量内收时需要加强磨牙支抗，防止后牙前移，临床矫治设计时需保护支抗，包括种植钉、头帽口外弓、横腭杆、固定舌弓、Nance 托等装置、颌间牵引以及尽早将第二磨牙纳入矫治系统等。高角病例可做固定横腭杆，这样既能够保护支抗，又有助于纠正吐舌习惯，并利用舌肌的力量压低后牙，促进下颌逆时针旋转。微种植支抗是很好的选择。拔除第一前磨牙后，可在第一磨牙和第二前磨牙之间植入种植钉，成功率高。下颌需要后牙强支抗的病例也可借助上颌种植支抗拉Ⅲ类牵引内收前牙。因第一前磨牙病变需要拔除 4 颗第一前磨牙矫治的病例常常支抗要求低，一般为中支抗或弱支抗。

第三，在上下切牙直立的双颌前突病例中，前牙整体内收尤为重要。这类病例在头影测量中切牙突矩（U1-NA 距、LI-NB 距）偏大，但切牙的倾斜度通常正常。临床上要额外设计前牙转矩，防止前牙转矩丢失造成前牙内倾。前牙整体移动的措施有：在不锈钢方丝上前牙打转矩及摇椅弓、前牙加转矩弹簧、滑动法关间隙时利用长牵引钩，内收的力尽量靠近或通过前牙的转矩中心，实现整体移动。

第四，拔除 4 颗第一前磨牙的病例中通常需要前牙长距离的移动，矫治时间较长，切牙牙根吸收的可能性较大，程度也可能较重。在临床中要避免前牙的往复运动，并使用轻力。

第五，低角骨面型病例拔牙要慎重。低角骨面型咀嚼力较强，骨密度高，支抗磨牙不易前移及升高，拔牙间隙主要由前牙内收或缓解前牙段拥挤来关闭，而前牙的内收因"钟摆效应"常使咬合加深，不利于低角骨面型病例前牙深覆𬌗的矫治。临床上可以配合前牙区种植支抗压低前牙打开咬合，但要注意的是轻力压低前牙，过大的力会造成牙根吸收。

第六，调整中线和牙弓的对称性。这两点调整到位后再内收前牙。

## 病例介绍　病例一

患者查 ×，女，19 岁。

**主诉**　牙齿前突。

**现病史**　否认。

**既往史**　无全身系统性疾病，无过敏史。

**不良习惯**　无。

**家族史**　否认。

**口内检查**　口腔卫生尚可，恒牙列，上下牙弓牙槽突丰满，前牙覆𬌗正常、Ⅰ度深覆盖，上下前牙唇倾，上下牙列Ⅱ度拥挤。尖牙、磨牙为中性关系。下中线左偏 1mm。

**面部检查**　侧貌突，颏唇沟明显，轻度开唇露齿，开口型呈"↓"，开口度正常，颞下颌关节无弹响，无疼痛。

**模型测量**　磨牙为中性关系，前牙覆𬌗正常、Ⅰ度深覆盖，上下牙列Ⅱ度拥挤，Spee 曲线深 4mm，Bolton 指数正常。

**X 线及照相检查**　骨性Ⅰ类，均角；18、38、48 在位。

**诊断**　安氏Ⅰ类。

**矫治计划**　①拔除 14、24、34、44；②直丝弓矫治技术；③排齐整平上下牙列；④调整中线，内收前牙，关闭间隙；⑤精细调整咬合关系；⑥保持。

**矫治过程**　①序列镍钛丝排齐牙列，整平上下牙弓；②调整中线，植入种植支抗，内收上前牙，关闭间隙；③精细调整牙位及尖窝关系；④保持。

**矫治效果**　①牙列排齐，咬合良好；②前牙内收；③侧貌改善。

矫治过程见图 7-1-7～图 7-1-11。

治疗前后头影测量结果对比见表 7-1-1。

**病例一（续）**

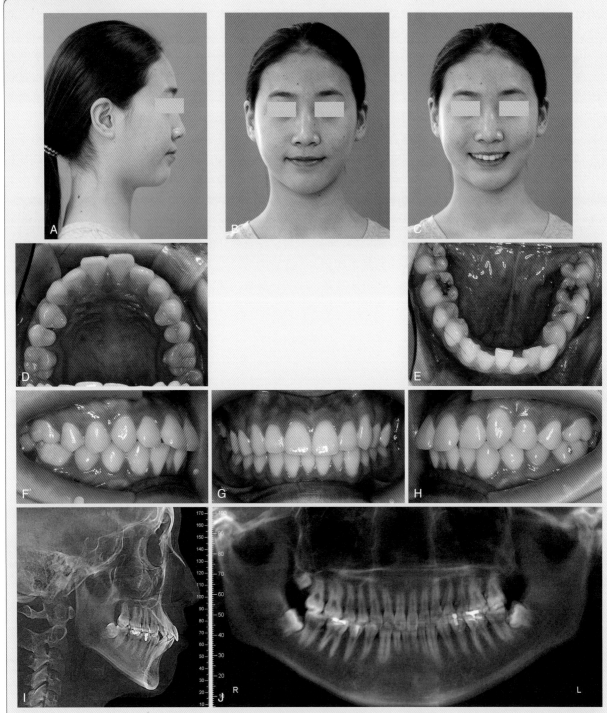

图 7-1-7　初始照和 X 线片。成年女性患者，双牙弓前突。A. 侧位像；B. 正面像；C. 正面微笑像；D. 上颌𬌗像；E. 下颌𬌗像；F. 右侧咬合像；G. 正面咬合像；H. 左侧咬合像；I. 侧位片；J. 全景片

**病例一（续）**

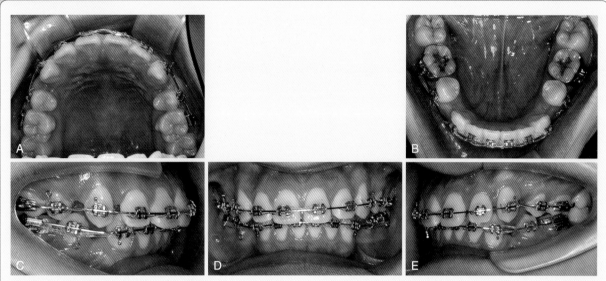

图 7-1-8  阶段照。上下牙列排齐整平中。A. 上颌𬌗像；B. 下颌𬌗像；C. 右侧咬合像；D. 正面咬合像；E. 左侧咬合像

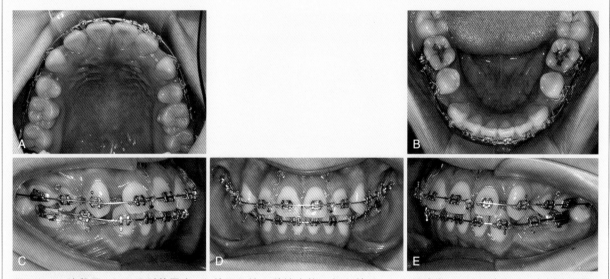

图 7-1-9  阶段照。上下牙列整平中，上前牙区植入种植支抗压低上前牙。A. 上颌𬌗像；B. 下颌𬌗像；C. 右侧咬合像；D. 正面咬合像；E. 左侧咬合像

病例一（续）

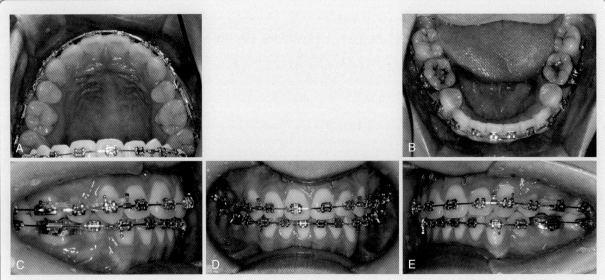

图 7-1-10　阶段照。上下牙列整平中，中线对齐，滑动关闭间隙中。A. 上颌𬌗像；B. 下颌𬌗像；C. 右侧咬合像；D. 正面咬合像；E. 左侧咬合像

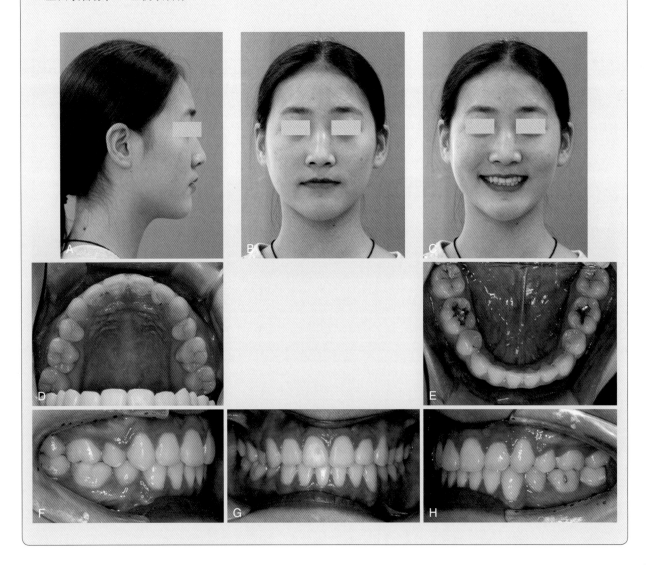

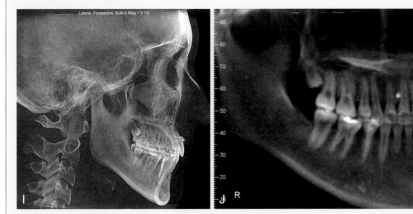

图 7-1-11　结束照和 X 线片。覆𬌗、覆盖正常，磨牙为中性关系，中线对齐，侧貌改善。A. 侧位像；B. 正面像；C. 正面微笑像；D. 上颌𬌗像；E. 下颌𬌗像；F. 右侧咬合像；G. 正面咬合像；H. 左侧咬合像；I. 侧位片；J. 全景片

表 7-1-1　头影测量结果对比

| 测量项目 | 正常值 | 治疗前 | 治疗后 |
|---|---|---|---|
| SNA（°） | 82.8±4.0 | 81.9 | 81.3 |
| SNB（°） | 80.1±3.9 | 78.5 | 78.4 |
| ANB（°） | 2.7±2.0 | 3.4 | 2.9 |
| NP-FH（°） | 85.4±3.7 | 83.3 | 83.1 |
| NA-PA（°） | 6.0±4.4 | 5.8 | 5.7 |
| U1-NA（mm） | 5.1±2.4 | 10.3 | 5.2 |
| U1-NA（°） | 22.8±5.7 | 29.7 | 22.1 |
| L1-NB（mm） | 6.7±2.1 | 9.3 | 5.8 |
| L1-NB（°） | 30.3±5.8 | 39.0 | 29.9 |
| U1-L1（°） | 125.4±7.9 | 112.8 | 127.2 |
| FMA（°） | 31.5±5.0 | 33.5 | 32.6 |
| FMIA（°） | 54.8±6.1 | 47.0 | 54.5 |
| IMPA（°） | 93.9±6.2 | 99.5 | 92.9 |

**经验分享**

患者牙齿前突，要求改善。

▶ 制订矫治方案时，设计考量如下：

• 患者双牙弓前突，上下前牙唇倾合并 Ⅱ 度拥挤，且拥挤集中在前牙区，拔除 4 颗第一前磨牙矫治可解除前牙拥挤，并为前牙直立内收提供足够间隙。

• 患者牙周条件良好，磨牙为中性关系，对称拔除 4 颗第一前磨牙，在改善面型的同时有助于维持良好的后牙咬合。

## 病例一（续）

▶ 治疗注意事项：

- 支抗保护。对于骨性Ⅰ类患者，上下前牙前突合并中度以上拥挤，临床矫治设计时须保护支抗，可制作 Nance 托或横腭杆，但患者舒适感较差；微种植支抗是很好的选择，可在第一磨牙和第二前磨牙之间植入微种植钉。同时早期将第二磨牙纳入矫治系统，尖牙先行远移，分步法内收前牙。

- 前牙转矩控制。在内收前牙的过程中，要注意维持前牙的浅覆𬌗，可采取的措施有摇椅形弓丝，长牵引钩配合滑动法关闭间隙，使内收的力尽量靠近或通过前牙的转矩中心。此病例中在前牙区植入微种植钉，压低前牙，并在前牙内收时增加前牙正转矩，改善开唇露齿。

（此病例由赵春洋医生提供）

## 病例介绍　病例二

患者梁×，女，20岁。

**主诉**　牙齿不齐，上颌前突。

**现病史**　否认。

**既往史**　无全身系统性疾病，无过敏史。

**不良习惯**　口呼吸。

**家族史**　父亲有类似畸形。

**口内检查**　口腔卫生一般，恒牙列，上下牙槽突丰满，前牙覆𬌗、覆盖正常，上下牙列Ⅰ度拥挤，36、46 𬌗面见大面积充填物。

**面部检查**　侧貌突。轻度开唇露齿，颏部肌肉紧张，开口型呈"↓"，开口度正常，颞下颌关节有弹响，无疼痛。

**模型测量**　磨牙为中性关系，前牙覆𬌗、覆盖正常，上下牙列Ⅰ度拥挤，Spee 曲线深 4mm，Bolton 指数偏大。

**X线及照相检查**　骨性Ⅰ类，均角骨面型，36、46 已行根管治疗，根尖未见明显异常。

**诊断**　安氏Ⅰ类。

**矫治计划**　①拔除 14、24、34、44；②直丝弓矫治技术排齐上下牙列，配合种植支抗内收前牙调整中线，关闭间隙；③精细调整咬合关系；④保持。

**矫治过程**　①序列镍钛丝排齐牙列，整平上下牙弓；②第二磨牙纳入矫治，内收前牙，关闭间隙；③精细调整牙位及尖窝关系；④肌功能训练；⑤保持。

**矫治效果**　①牙列排齐，咬合良好；②前牙内收；③侧貌改善，颏部肌肉放松。

矫治过程见图 7-1-12～图 7-1-15。

治疗前后头影测量结果对比见表 7-1-2。

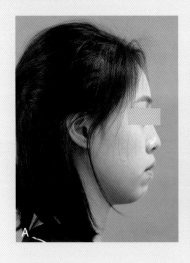 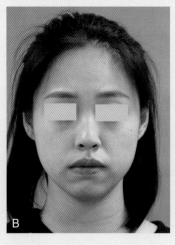 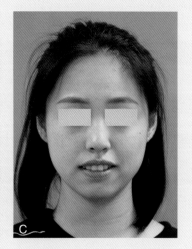

病例二（续）

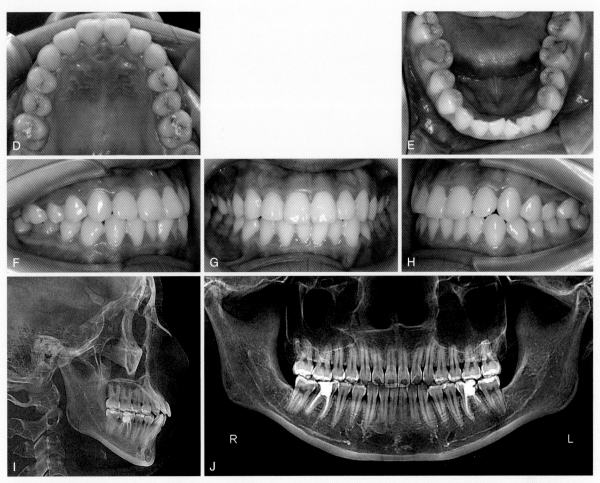

图 7-1-12　初始照和 X 线片。成年女性，双牙弓前突。A. 侧位像；B. 正面像；C. 正面微笑像；D. 上颌𬌗像；E. 下颌𬌗像；F. 右侧咬合像；G. 正面咬合像；H. 左侧咬合像；I. 侧位片；J. 全景片

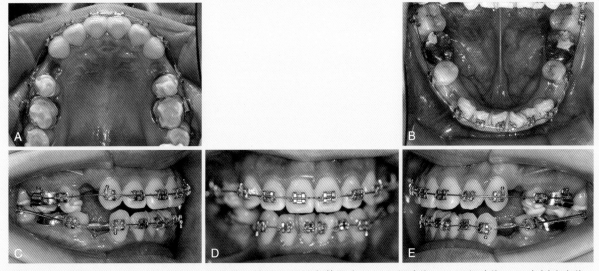

图 7-1-13　阶段照。14、24、34、44 已拔除，镍钛圆丝排齐整平中。A. 上颌𬌗像；B. 下颌𬌗像；C. 右侧咬合像；D. 正面咬合像；E. 左侧咬合像

**病例二（续）**

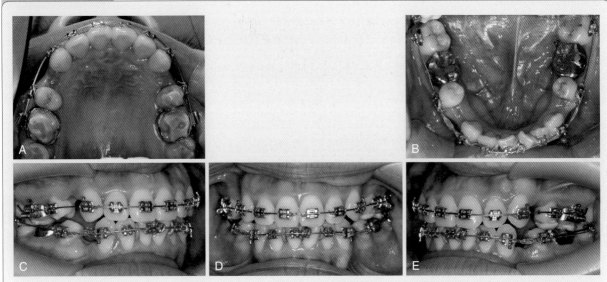

图 7-1-14 阶段照。镍钛方丝排齐整平中。A. 上颌殆像；B. 下颌殆像；C. 右侧咬合像；D. 正面咬合像；E. 左侧咬合像

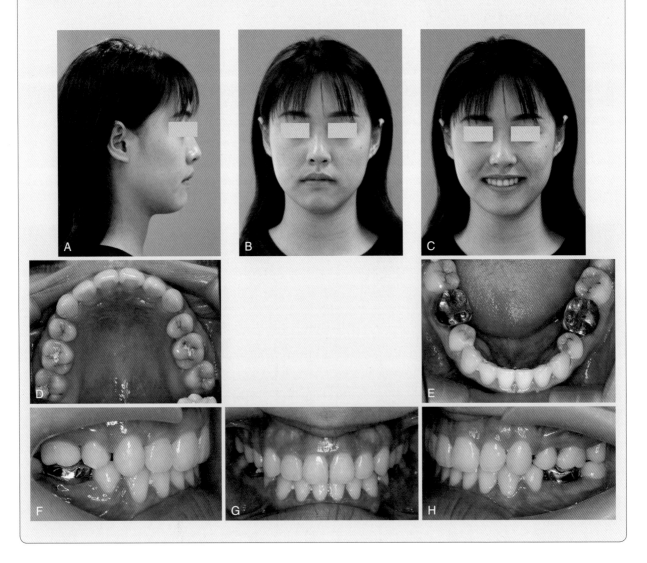

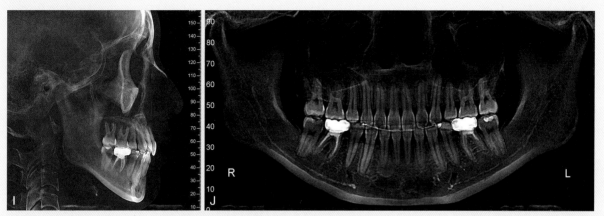

图 7-1-15　结束照和 X 线片。覆𬌗覆盖正常，中线对齐，磨牙为中性关系，上颌尖牙远中剩余少量间隙，侧貌改善，颏部肌肉放松。A. 侧位像；B. 正面像；C. 正面微笑像；D. 上颌𬌗像；E. 下颌𬌗像；F. 右侧咬合像；G. 正面咬合像；H. 左侧咬合像；I. 侧位片；J. 全景片

表 7-1-2　头影测量结果对比

| 测量项目 | 正常值 | 治疗前 | 治疗后 |
|---|---|---|---|
| SNA（°） | 82.8±4.0 | 78.9 | 78.8 |
| SNB（°） | 80.1±3.9 | 76.0 | 76.3 |
| ANB（°） | 2.7±2.0 | 2.9 | 2.5 |
| NP-FH（°） | 85.4±3.7 | 84.9 | 81.7 |
| NA-PA（°） | 6.0±4.4 | 6.3 | 4.1 |
| U1-NA（mm） | 5.1±2.4 | 11.2 | 7.0 |
| U1-NA（°） | 22.8±5.7 | 38.2 | 26.6 |
| L1-NB（mm） | 6.7±2.1 | 8.4 | 6.8 |
| L1-NB（°） | 30.3±5.8 | 33.4 | 27.1 |
| U1-L1（°） | 125.4±7.9 | 108.4 | 126.2 |
| FMA（°） | 31.5±5.0 | 34.9 | 34.6 |
| FMIA（°） | 54.8±6.1 | 54.3 | 54.4 |
| IMPA（°） | 93.9±6.2 | 90.8 | 91.0 |

**经验分享**

患者牙齿前突，要求改善。

▶ 制订矫治方案时，设计考量如下：

- 患者为骨性Ⅰ类畸形，双牙弓前突，颏肌紧张。拔除 4 颗第一前磨牙后，内收前牙，放松唇肌、颏肌，改善侧貌。拔除 4 颗第一前磨牙是双牙弓前突患者矫治常用的拔牙模式。

- 患者牙周条件良好，磨牙为中性关系，对称拔除 4 颗第一前磨牙，在改善面型的同时有助于维持良好的后牙咬合。

▶ 治疗注意事项：

- 支抗保护。临床矫治设计时须注意保护支抗，拔牙间隙最大限度地用于排齐和内收前牙，改善外观。

## 病例二（续）

- 牙齿移动界限。前牙内收，上前牙唇腭侧骨壁和下前牙唇舌侧骨壁是前牙可内收的前后界，超过界限的牙齿移动易造成前牙唇舌侧的骨开窗、骨开裂、牙根吸收甚至牙髓坏死。本病例结束时上前牙直立，牙根紧贴骨壁。由于上下牙量比例不调，在确保前牙覆𬌗、覆盖关系和后牙的尖窝关系的前提下，在上颌尖牙远中剩余少许间隙这在临床多见。

（此病例由赵春洋医生提供）

## 病例介绍　病例三

患者王×，女，27岁。

**主诉**　牙齿不齐，前突。

**现病史**　否认。

**既往史**　无全身系统性疾病，无过敏史。

**不良习惯**　口呼吸。

**家族史**　父亲有类似畸形。

**口内检查**　恒牙列，上下牙弓牙槽突丰满，前牙Ⅰ度深覆𬌗，Ⅱ度深覆盖，磨牙为远中关系，上下前牙唇倾，上下牙列Ⅰ度拥挤。

**面部检查**　凸面型，鼻唇角偏小，开口型呈"↓"，开口度正常，颞下颌关节无弹响，无疼痛。

**模型测量**　磨牙为中性关系，Ⅰ度深覆𬌗、Ⅱ度深覆盖，上下前牙唇倾，上下牙列Ⅰ度拥挤，Spee曲线深5mm，Bolton指数正常。

**X线及照相检查**　骨性Ⅰ类，高角骨面型，前牙唇侧骨板薄，局部骨开裂、骨开窗；18、28、38、48牙胚在位。

**诊断**　安氏Ⅰ类。

**矫治计划**　①拔除14、24、34、44；②直丝弓矫治技术排齐整平牙弓，配合种植钉压低、内收前牙；③前牙区骨皮质切开辅助正畸治疗（periodontally accelerated osteogenic orthodontics，PAOO）增加唇侧骨附着、加速前牙内收、关闭间隙；④精细调整咬合关系，去除早接触、𬌗干扰；⑤保持。

**矫治过程**　①序列镍钛丝排齐牙列，整平上下牙弓；②植入种植支抗，上颌第二磨牙纳入牙列，配合PAOO内收前牙，关闭间隙；③精细调整牙位及尖窝关系；④肌功能训练；⑤保持。

**矫治效果**　①牙列排齐，咬合良好；②前牙内收；③侧貌改善，颏部肌肉放松。

矫治过程见图7-1-16～图7-1-20。

治疗前后头影测量结果对比见表7-1-3。

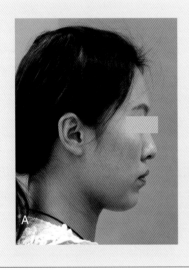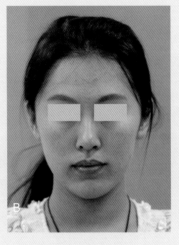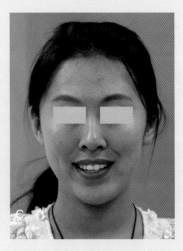

病例三（续）

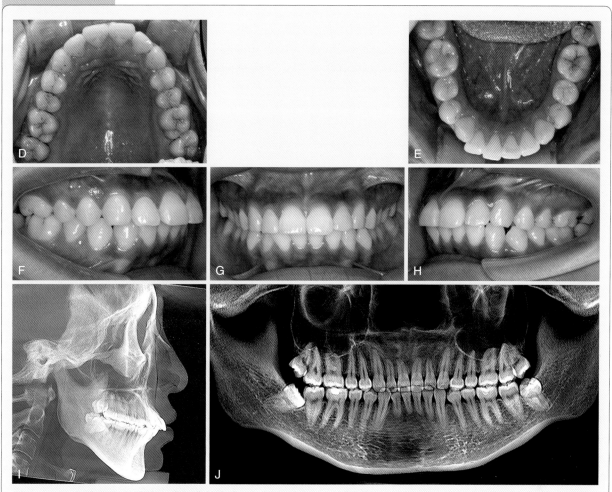

图 7-1-16  初始照和 X 线片。成年女性患者，双牙弓前突。A. 侧位像；B. 正面像；C. 正面微笑像；D. 上颌𬌗像；E. 下颌𬌗像；F. 右侧咬合像；G. 正面咬合像；H. 左侧咬合像；I. 侧位片；J. 全景片

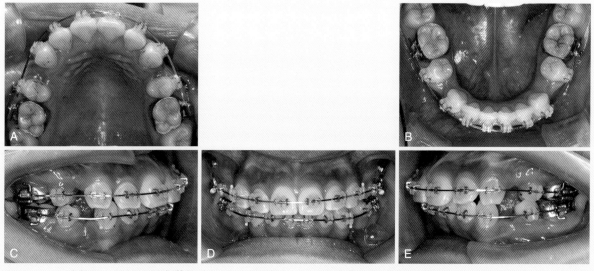

图 7-1-17  阶段照。镍钛丝排齐整平中。A. 上颌𬌗像；B. 下颌𬌗像；C. 右侧咬合像；D. 正面咬合像；E. 左侧咬合像

**病例三（续）**

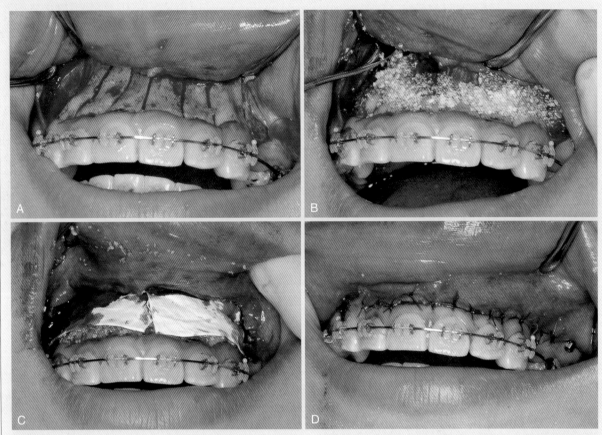

图 7-1-18　阶段照。PAOO 手术照

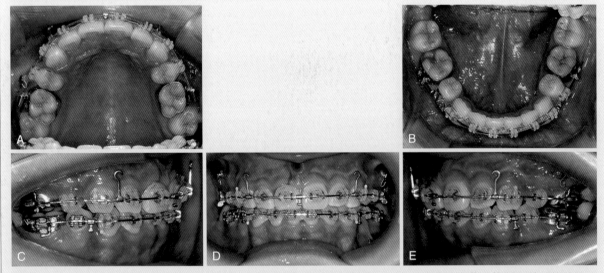

图 7-1-19　阶段照。0.018 英寸 ×0.022 英寸不锈钢方丝滑动关闭间隙，长牵引钩滑动内收，控制上前牙的转矩。
A. 上颌𬌗像；B. 下颌𬌗像；C. 右侧咬合像；D. 正面咬合像；E. 左侧咬合像

病例三（续）

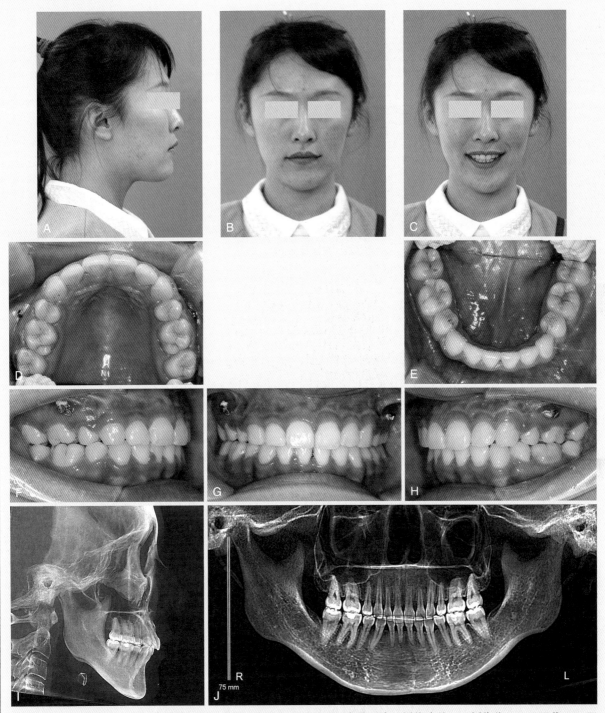

图 7-1-20　结束照和 X 线片。覆𬌗、覆盖正常，磨牙为中性关系，中线对齐，侧貌改善。A. 侧位像；B. 正面像；C. 正面微笑像；D. 上颌𬌗像；E. 下颌𬌗像；F. 右侧咬合像；G. 正面咬合像；H. 左侧咬合像；I. 侧位片；J. 全景片

**病例三（续）**

表 7-1-3　头影测量结果对比

| 测量项目 | 正常值 | 治疗前 | 治疗后 |
|---|---|---|---|
| SNA（°） | 82.8±4.0 | 83.5 | 83.1 |
| SNB（°） | 80.1±3.9 | 80.9 | 80.8 |
| ANB（°） | 2.7±2.0 | 2.6 | 2.3 |
| NP-FH（°） | 85.4±3.7 | 84.9 | 84.9 |
| NA-PA（°） | 6.0±4.4 | 7.3 | 6.5 |
| U1-NA（mm） | 5.1±2.4 | 9.5 | 5.3 |
| U1-NA（°） | 22.8±5.7 | 33.5 | 22.9 |
| L1-NB（mm） | 6.7±2.1 | 9.2 | 6.5 |
| L1-NB（°） | 30.3±5.8 | 35.2 | 28.8 |
| U1-L1（°） | 125.4±7.9 | 110.8 | 127.8 |
| FMA（°） | 31.5±5.0 | 30.6 | 31.1 |
| FMIA（°） | 54.8±6.1 | 51.4 | 56.7 |
| IMPA（°） | 93.9±6.2 | 98.0 | 92.2 |

**经验分享**

患者主诉牙齿前突，要求改善。

▶ 制订矫治方案时，设计考量如下：

• 成年患者，面部及口内检查显示双牙弓前突，前牙区唇侧牙槽骨薄弱，局部出现骨开窗、骨开裂，前牙内收时会加重骨开窗、骨开裂，矫治过程中配合前牙区 PAOO，加速牙齿移动，同时增加唇侧骨附着，促进前牙的稳定。

▶ 治疗注意事项：

• PAOO 指利用手术方法在正畸治疗前或治疗中进行骨皮质切开，利用随之而来的骨愈合过程加速正畸牙齿移动，以达到缩短正畸治疗时间的目的。在加速牙齿移动，增加牙周组织，降低牙周损伤的风险等方面效果显著。但应注意 PAOO 术后 2 周正畸加力即开始，随后每 2 周加力直至牙齿移动完成。另一方面，对于上颌前突伴露龈笑的患者，由于 PAOO 有术后残留瘢痕的风险，因此对微笑线高的患者慎用。

（此病例由赵春洋医生提供）

### 病例介绍　病例四

患者黄 ×，女，16 岁。

**主诉**　牙齿前突。

**现病史**　否认。

**既往史**　无全身系统性疾病，无过敏史。

**不良习惯**　无。

**家族史**　否认。

**口内检查**　口腔卫生尚可，恒牙列，上下牙弓牙槽突丰满，磨牙为远中关系，前牙Ⅰ度深覆𬌗，Ⅱ度深覆盖，下中线右偏，上下牙列Ⅰ度拥挤，上下前牙唇倾。

**面部检查**　凸面型，上颌前突，颏部发育不足，轻度开唇露齿，开口型呈"↓"，开口度正常，颞下颌关节无弹响，无疼痛。

**模型测量**　磨牙为远中关系，前牙Ⅰ度深覆𬌗、Ⅱ度深覆盖，上下牙列Ⅰ度拥挤，Spee 曲线深 3.5mm，Bolton 指数正常。

**X 线及照相检查**　骨性Ⅰ类，均角骨面型；18、28、38、48 牙胚在位。

**诊断**　安氏Ⅱ类。

**矫治计划**　①拔除 14、24、34、44；②直丝弓矫治技术排齐整平上下牙弓；③上颌后牙设计强支抗，内收前牙；④精细调整咬合关系；⑤保持。

**矫治过程**　①序列镍钛丝排齐牙列，整平上下牙弓；②双侧后牙区植入种植钉加强上颌后牙支抗；③关闭间隙，精细调整磨牙关系及尖窝关系；④肌功能训练；⑤保持。

**矫治效果**　①牙列排齐，咬合良好；②前牙建立正常覆𬌗、覆盖；③侧貌改善。

矫治过程见图 7-1-21～图 7-1-24。

治疗前后头影测量结果对比见表 7-1-4。

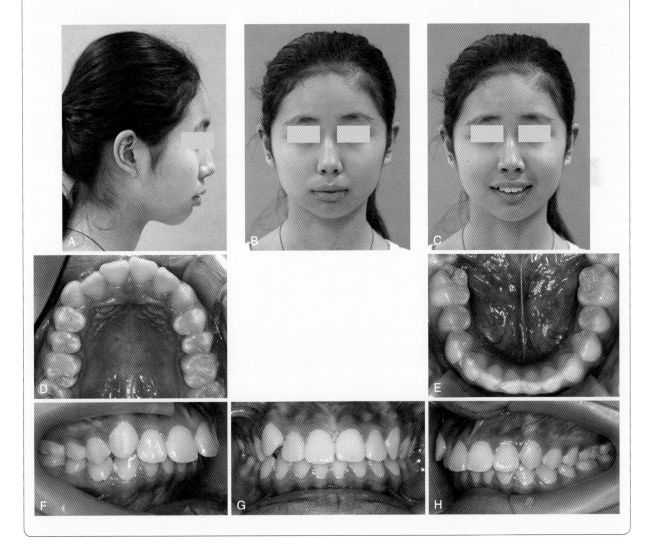

**病例四（续）**

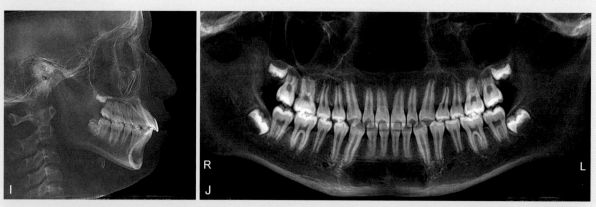

图 7-1-21 初始照和 X 线片。该青少年患者的上颌前突，颏部发育不足。A. 侧位像；B. 正面像；C. 正面微笑像；D. 上颌殆像；E. 下颌殆像；F. 右侧咬合像；G. 正面咬合像；H. 左侧咬合像；I. 侧位片；J. 全景片

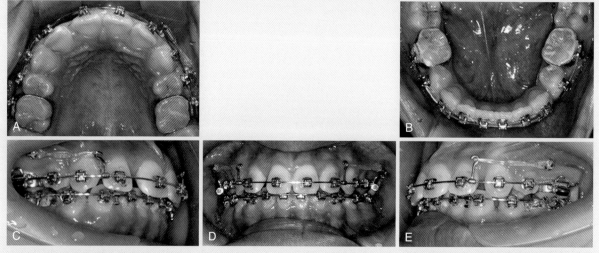

图 7-1-22 阶段照。排齐整平后不锈钢方丝关闭间隙中。A. 上颌殆像；B. 下颌殆像；C. 右侧咬合像；D. 正面咬合像；E. 左侧咬合像

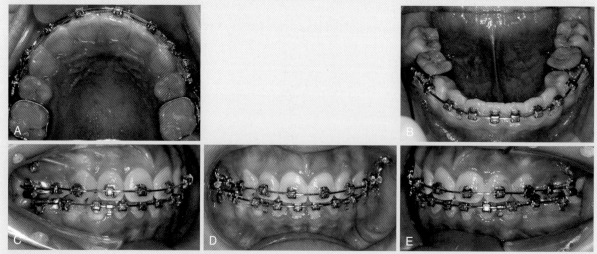

图 7-1-23 阶段照。间隙关闭后调整尖窝关系。A. 上颌殆像；B. 下颌殆像；C. 右侧咬合像；D. 正面咬合像；E. 左侧咬合像

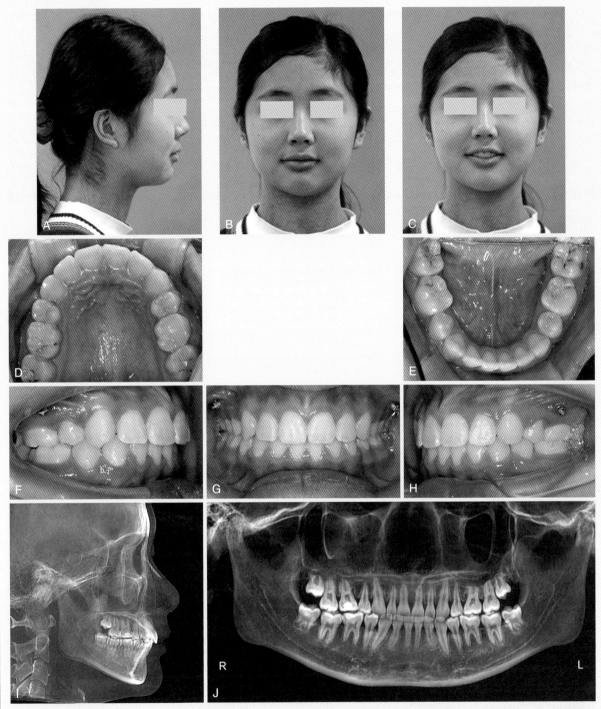

图 7-1-24　结束照和 X 线片。覆𬌗、覆盖正常，磨牙为中性关系，中线对齐，侧貌改善。A. 侧位像；B. 正面像；C. 正面微笑像；D. 上颌𬌗像；E. 下颌𬌗像；F. 右侧咬合像；G. 正面咬合像；H. 左侧咬合像；I. 侧位片；J. 全景片

**病例四（续）**

表 7-1-4　头影测量结果对比

| 测量项目 | 正常值 | 治疗前 | 治疗后 |
|---|---|---|---|
| SNA（°） | 82.8±4.0 | 84.8 | 84.3 |
| SNB（°） | 80.1±3.9 | 79.8 | 80.8 |
| ANB（°） | 2.7±2.0 | 5.0 | 3.5 |
| NP-FH（°） | 85.4±3.7 | 88.1 | 86.1 |
| NA-PA（°） | 6.0±4.4 | 7.5 | 6.2 |
| U1-NA（mm） | 5.1±2.4 | 7.8 | 5.3 |
| U1-NA（°） | 22.8±5.7 | 29.1 | 22.9 |
| L1-NB（mm） | 6.7±2.1 | 8.4 | 6.5 |
| L1-NB（°） | 30.3±5.8 | 36.0 | 28.8 |
| U1-L1（°） | 125.4±7.9 | 115.8 | 127.8 |
| FMA（°） | 31.5±5.0 | 27.9 | 28.0 |
| FMIA（°） | 54.8±6.1 | 55.6 | 59.1 |
| IMPA（°） | 93.9±6.2 | 96.5 | 92.9 |

**经验分享**

患者主诉是牙齿不齐，要求改善。

▶ 制订矫治方案时，设计考量如下：

- 患者为青少年，上颌前突，上下前牙唇倾，颏部发育不足，因患者具有较大的生长潜力，牙周改建良好，拔除 4 颗第一前磨牙。

- 患者前牙深覆盖，磨牙为远中关系，设计上颌强支抗，下颌弱支抗，内收前牙的同时调整磨牙关系，建立磨牙中性咬合关系。

▶ 治疗注意事项：

- 支抗保护。青少年患者在矫治过程中，有些患者的上颌第二磨牙牙根未发育完全，拔牙矫治磨牙支抗易丧失，临床矫治过程中应注意支抗的保护，包括牙列排齐阶段。可设计 Nance 托、横腭杆或使用种植支抗以防止支抗磨牙近中倾斜、移动。

（此病例由赵春洋医生提供）

患者张 ×，女，12 岁。

**主诉**  牙齿不齐求治。

**现病史**  否认。

**既往史**  无全身系统性疾病，无过敏史。

**不良习惯**  无。

**家族史**  否认。

**口内检查**  牙列拥挤，恒牙列，上牙弓牙槽突丰满，Ⅱ度深覆𬌗，Ⅰ度深覆盖，上下牙列Ⅲ度拥挤。24、34 反𬌗，34、43 近中倾斜。下中线右偏 1mm。

**面部检查**  口腔卫生一般，面部不对称，右侧丰满，凸面型，下颌后缩，轻度开唇露齿，鼻唇角大，颏部肌肉紧张，开口型呈"↓"，开口度正常，颞下颌关节无弹响，无疼痛。

**模型测量**  磨牙为远中关系，Ⅱ度深覆𬌗，Ⅰ度深覆盖，上下牙列Ⅲ度拥挤，Spee 曲线深 3mm，Bolton 指数偏大。

**X 线及照相检查**  骨性Ⅱ类，高角。

**诊断**  安氏Ⅱ类。

**矫治计划**  ①拔除 14、24、34、44；②直丝弓矫治技术排齐上下牙列，调整中线，关闭间隙；③精细调整咬合关系，去除早接触、𬌗干扰；④保持。

**矫治过程**  ①序列镍钛丝排齐牙列，整平上下牙弓；②第二磨牙纳入矫治，内收前牙，关闭间隙；③前牙平面导板打开咬合，精细调整牙位及尖窝关系；④肌功能训练；⑤保持。

**矫治效果**  ①牙列排齐，咬合良好；②前牙内收；③侧貌改善，颏部肌肉放松。

矫治过程见图 7-1-25～图 7-1-28。

治疗前后头影测量结果对比见表 7-1-5。

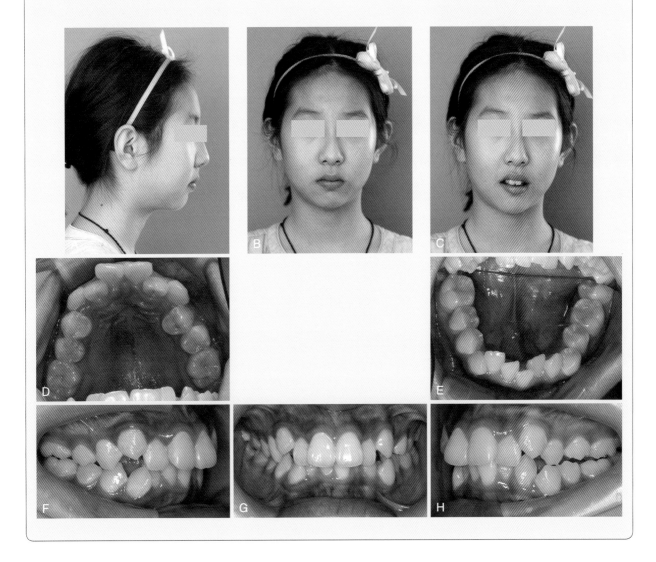

**病例五（续）**

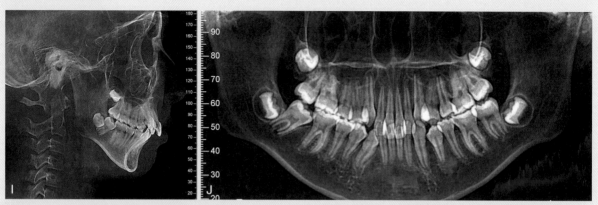

图 7-1-25　初始照和 X 线片。患者为青少年女性，高角，上下牙列重度拥挤，下颌后缩。A. 侧位像；B. 正面像；C. 正面微笑像；D. 上颌𬌗像；E. 下颌𬌗像；F. 右侧咬合像；G. 正面咬合像；H. 左侧咬合像；I. 侧位片；J. 全景片

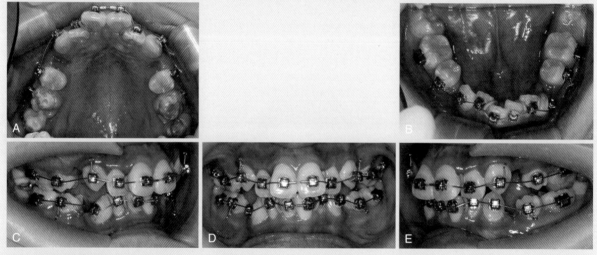

图 7-1-26　阶段照。14、24、34、44 已拔除，镍钛圆丝排齐整平中。A. 上颌𬌗像；B. 下颌𬌗像；C. 右侧咬合像；D. 正面咬合像；E. 左侧咬合像

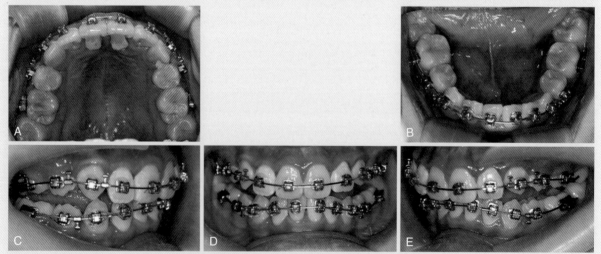

图 7-1-27　阶段照。11、21 粘接固定平面导板打开前牙咬合，调整尖窝关系。A. 上颌𬌗像；B. 下颌𬌗像；C. 右侧咬合像；D. 正面咬合像；E. 左侧咬合像

病例五（续）

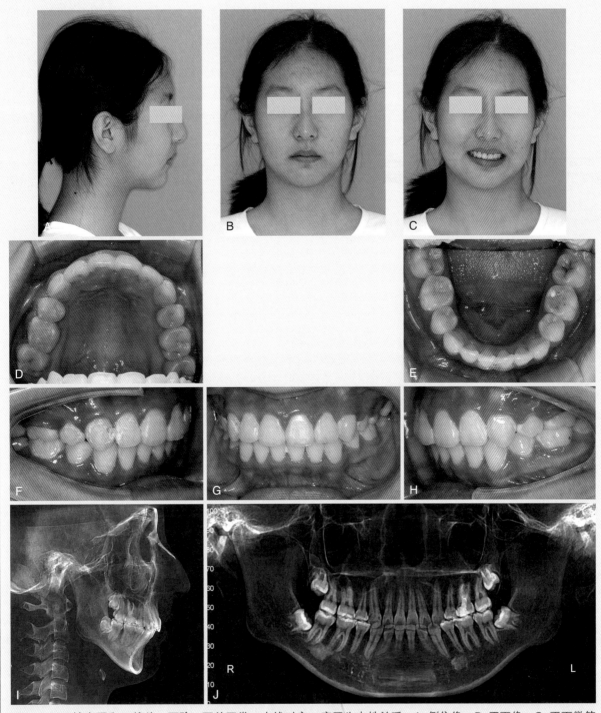

图7-1-28 结束照和X线片。覆𬌗、覆盖正常，中线对齐，磨牙为中性关系。A.侧位像；B.正面像；C.正面微笑像；D.上颌𬌗像；E.下颌𬌗像；F.右侧咬合像；G.正面咬合像；H.左侧咬合像；I.侧位片；J.全景片

**病例五（续）**

表 7-1-5　头影测量结果对比

| 测量项目 | 正常值 | 治疗前 | 治疗后 |
|---|---|---|---|
| SNA（°） | 82.8±4.0 | 82.5 | 82.4 |
| SNB（°） | 80.1±3.9 | 77.7 | 79.8 |
| ANB（°） | 2.7±2.0 | 6.8 | 6.6 |
| NP-FH（°） | 85.4±3.7 | 82.8 | 84.9 |
| NA-PA（°） | 6.0±4.4 | 15.3 | 7.1 |
| U1-NA（mm） | 5.1±2.4 | 5.5 | 5.0 |
| U1-NA（°） | 22.8±5.7 | 23.2 | 21.8 |
| L1-NB（mm） | 6.7±2.1 | 8.4 | 6.6 |
| L1-NB（°） | 30.3±5.8 | 34.8 | 30.5 |
| U1-L1（°） | 125.4±7.9 | 121.4 | 126.1 |
| FMA（°） | 31.5±5.0 | 33.1 | 32.5 |
| FMIA（°） | 54.8±6.1 | 53.4 | 54.8 |
| IMPA（°） | 93.9±6.2 | 93.5 | 92.7 |

**经验分享**

患者主诉是牙列不齐，要求改善。

▶ 制订矫治方案时，设计考量如下：

• 对于这类上下牙列重度拥挤的高角骨面型患者，通过拔除 4 颗第一前磨牙可排齐牙列解除拥挤，但应考虑到该病例为强支抗病例，注意保护磨牙支抗。

• 患者下颌后缩，通过 Ⅱ 类牵引促进下颌的生长发育，改善侧貌。

▶ 治疗注意事项：

• 支抗保护。对于这类重度拥挤、高角骨面型的青少年患者，牙槽骨密度低，牙齿移动阻力小，拔除 4 颗第一前磨牙后牙齿排齐速度快，但磨牙支抗易丧失，排齐阶段就应注意支抗保护，可以考虑磨牙后倾弯备抗或使用种植钉、头帽口外弓、横腭杆、固定舌弓、Nance 托等装置。

• 患者鼻唇角大，拔牙矫治后上前牙不能内收过多，否则影响外观。

（此病例由赵春洋医生提供）

（曹云娟）

## 第二节　拔除上颌第一前磨牙及下颌第二前磨牙的矫治

### 一、概述

众所周知，正畸治疗过程中，需要有足够的间隙，因此矫治错𬌗畸形通常需要拔牙。上一节介绍了拔除 4 颗第一前磨牙的矫治，第一前磨牙是最常拔除的牙齿。与上颌切牙的内收一样，下颌切牙的前后向位置对面部侧貌的影响也很大，拔除不同的下颌牙齿直接影响前牙段的内收量及磨牙关系的调整，对于拔牙方案的选择很重要。Shearn 及 Woods 报道了拔除下颌第一前磨牙可使下颌切牙产生 2.4mm 的内收效果，拔除第二前磨牙仅为 1mm，拔除第二前磨牙后更常见的影响是下颌磨牙的前移。上下牙弓若存在矢状关系不调，拔牙时就应考虑上下牙弓间的差异，使上下牙齿差异化移动。当矫治需要拔牙且只需少量下颌切牙位置改变时，拔除第二前磨牙比第一前磨牙为更佳的选择，此时拔除上颌第一前磨牙和下颌第二前磨牙就成了常用

的拔牙模式，可以使正畸治疗更容易进行，支抗得到了更好的控制，获得了较好的面部侧貌及磨牙关系，近中移动下颌磨牙还可以调整 Ⅱ 类磨牙关系，促进下颌和颏部的生长发育。本节就拔除上颌第一前磨牙和下颌第二前磨牙的正畸治疗予以介绍。

### 二、适应证

1. **安氏 Ⅱ 类 1 分类错𬌗畸形**　对于上颌前牙前突明显、生长潜力较小或垂直生长型、下牙列排列整齐或轻度拥挤、下牙弓突度较小、切牙唇倾不严重的磨牙远中关系者，常拔除上颌第一前磨牙及下颌第二前磨牙，最大限度地使上下颌前段和后段牙齿的矢状向差异化移动，最大限度地内收上前牙，减少上牙弓突度的同时完成前牙深覆盖和远中磨牙关系的矫正。磨牙关系的纠正依靠上下颌牙齿不同程度的前移来实现；上颌摇椅弓产生的正转矩与拉前牙向后的牵引力产生的上前牙舌倾的负转矩相抵消，从而使上前牙整体后移，Ⅱ 类牵引与下颌的颌内牵引力使下颌磨牙有较多的近中移动（图 7-2-1）。

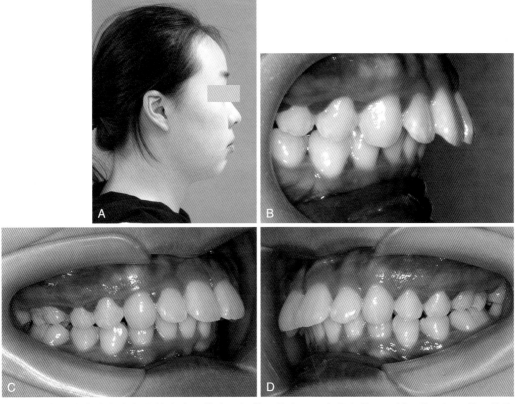

图 7-2-1　安氏 Ⅱ 类 1 分类的青少年女性患者，拔除上颌第一前磨牙，内收上前牙，纠正前牙深覆盖；拔除下颌第二前磨牙，磨牙调整为远中关系。A. 侧面像显示凸面型，闭唇紧张；B. 前牙覆盖像显示前牙 Ⅲ 度深覆盖；C、D. 侧面咬合像显示双侧尖牙、磨牙为远中关系

2.**安氏Ⅱ类2分类错𬌗畸形** 上切牙内倾、上牙列严重拥挤时，常拔除上颌第一前磨牙，上前牙排齐后控根，以利于改善面型；下颌拔除第二前磨牙后，磨牙调整为远中关系（图7-2-2）。

3.**上颌第一前磨牙或下颌第二前磨牙自身发育异常或病变** 保留预后不好，如严重龋坏、大面积充填、全冠修复、残冠、残根、畸形中央尖、根尖病变严重、牙根发育不足、断根、弯根等，可拔除病变牙齿，保留健康牙齿。此类拔牙为被动拔牙，常需要配合额外支抗（图7-2-3，图7-2-4）。

4.**上颌第一前磨牙或下颌第二前磨牙萌出异常** 如先天缺失、阻生甚至埋伏阻生、严重错位、严重的锁𬌗或反𬌗、牙弓内剩余间隙小甚至无间隙等，此时拔除该牙可以简化治疗。正畸治疗中经常会遇到埋伏阻生牙，是选择拔除还是通过正畸方法进行导萌，须综合考虑（图7-2-5，图7-2-6）。

5.**前牙开𬌗、上颌前突的安氏Ⅱ类错𬌗畸形** 前突伴前牙开𬌗者，可拔除上颌第一前磨牙，以利于解除拥挤、内收前牙，同时利用"钟摆效应"纠正前牙开𬌗；拔除下颌第二前磨牙，以利于后牙前移，利用楔形效应纠正开𬌗及磨牙的远中关系（图7-2-7）。

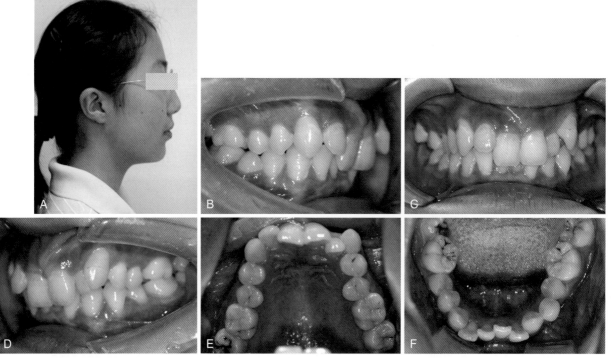

图7-2-2    这位安氏Ⅱ类2分类的成年女性患者，需要拔除上颌第一前磨牙，以解除拥挤，改善面型，再拔除下颌第二前磨牙，将磨牙调整为远中关系。A.侧面像显示Ⅱ类骨面型；B、D.双侧咬合像显示双侧尖牙、磨牙为远中关系；C.口内正面咬合像显示上前牙内倾，前牙Ⅲ度深覆𬌗；E.上颌𬌗面像显示上牙弓呈方圆形，上牙列重度拥挤；F.下颌𬌗面像显示下牙列中度拥挤

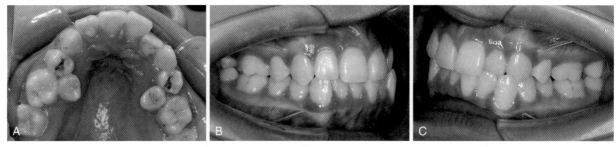

图7-2-3    这位青少年患者的上颌双侧第二前磨牙完全腭侧异位萌出，无间隙，第一前磨牙严重龋坏，预后不佳，综合考虑拔除第一前磨牙；下颌拔除第二前磨牙，磨牙调整为远中关系。A.上颌𬌗面像显示上颌双侧第一前磨牙龋坏，第二前磨牙完全腭侧异位萌出，无间隙；B、C.双侧咬合像显示双侧尖牙为中性关系，磨牙为远中关系

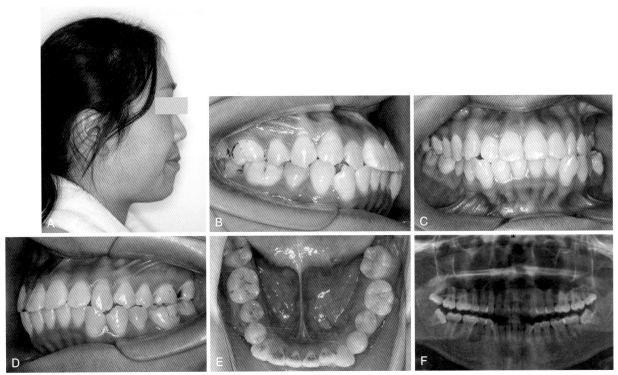

图 7-2-4　成年女性患者，双牙弓前突。下颌双侧第二前磨牙因畸形中央尖折断，出现根尖周炎，可见根尖低密度影，拔除上颌第一前磨牙及下颌第二前磨牙，增强支抗内收下前牙。A. 侧面像显示凸面型，需拔牙矫治，拔除 4 颗第一前磨牙更利于改善面型；B. 右侧咬合像显示右侧磨牙为近中关系；C. 正面咬合像显示上下中线不一致，左侧后牙反𬌗；D. 左侧咬合像显示左侧磨牙为远中关系，第一磨牙反𬌗；E. 下颌𬌗面像显示第二前磨牙𬌗面畸形中央尖断痕；F. 全景片显示下颌双侧第二前磨牙根尖有低密度影

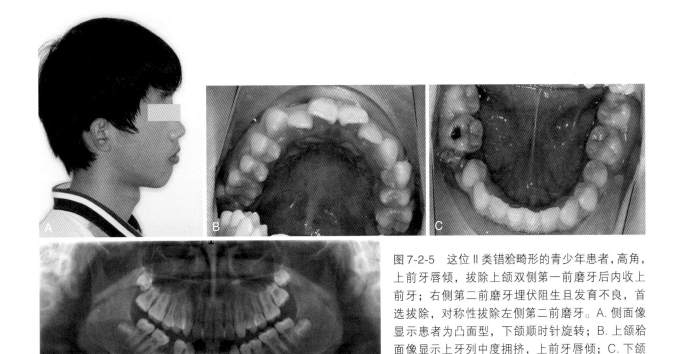

图 7-2-5　这位 II 类错𬌗畸形的青少年患者，高角，上前牙唇倾，拔除上颌双侧第一前磨牙后内收上前牙；右侧第二前磨牙埋伏阻生且发育不良，首选拔除，对称性拔除左侧第二前磨牙。A. 侧面像显示患者为凸面型，下颌顺时针旋转；B. 上颌𬌗面像显示上牙列中度拥挤，上前牙唇倾；C. 下颌𬌗面像显示下牙列中度拥挤，右侧第二前磨牙未见，乳牙残根滞留；D. 全景片显示右侧第二前磨牙埋伏阻生且发育异常

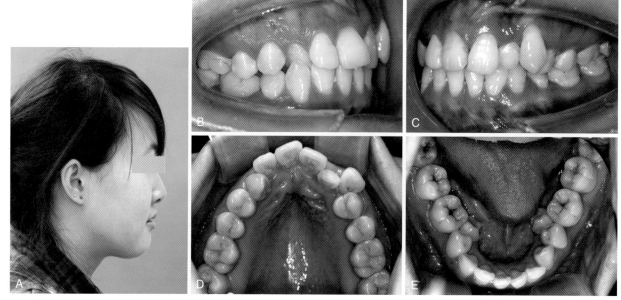

图 7-2-6 成年女性患者，上牙列拥挤主要集中于前牙区，拔除上颌双侧第一前磨牙以利于排齐牙齿、维持面型；下牙列拥挤主要集中于前磨牙区，双侧第二前磨牙完全舌侧错位，无间隙，故首选拔除。A. 侧面像显示患者为直面型；B、C. 双侧咬合像显示双侧磨牙为近中关系；D. 上颌𬌗面像显示上牙弓呈尖圆形，中度拥挤；E. 下颌𬌗面像显示下牙列重度拥挤，拥挤集中于后牙区，第二前磨牙完全舌侧错位萌出，无间隙

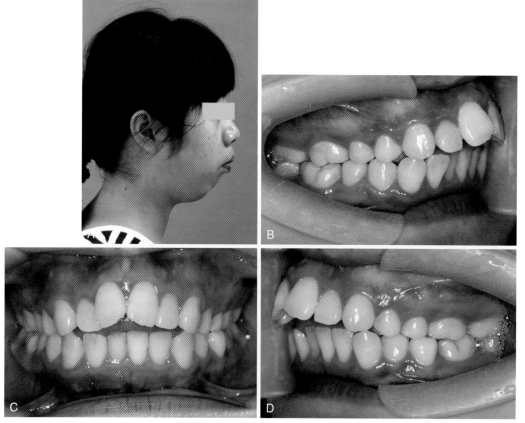

图 7-2-7 成年女性患者，骨性Ⅱ类，高角，拔除上颌第一前磨牙、下颌第二前磨牙后，增强支抗内收上前牙、压低上后牙，纠正前牙开𬌗及磨牙的远中关系。A. 侧面像显示患者为凸面型，上颌前突，下颌后缩，颏部发育不足，闭唇时颏肌紧张；B、D.左右侧咬合像显示尖牙、磨牙为远中关系；C. 正面咬合像显示上前牙唇倾，前牙开𬌗

**6. 青少年骨性Ⅲ类错𬌗畸形的Ⅱ期矫治** 通过Ⅰ期前方牵引纠正骨性畸形、协调骨骼关系后，Ⅱ期治疗时拔除上颌第一前磨牙及下颌第二前磨牙，特别是上牙列严重拥挤、下牙列轻度拥挤的患者。此类患者上前牙多严重后缩，前方牵引生长改良治疗后，Ⅲ类骨面型得到改善，但因为矫治器是戴在上牙弓上，所以上牙弓会产生一定的向前移动，同时加重上前牙的代偿性唇倾，磨牙常形成远中关系。此时，拔除上颌第一前磨牙有利于解除前牙区拥挤，排齐上牙列，内收上前牙；拔除下颌第二前磨牙，排齐下牙列的同时调整磨牙关系，建立正常的前牙覆𬌗、覆盖（图 7-2-8，图 7-2-9）。

**7. 成人骨性Ⅱ类错𬌗畸形的掩饰性治疗** 对于上颌发育过度、下颌发育不足的轻中度骨性Ⅱ类错𬌗畸形，而磨牙为远中尖对尖或完全远中关系，且下前牙拥挤度或唇倾度不大时，可以选择拔除上颌第一前磨牙、下颌第二前磨牙，利用拔牙间隙排齐上下牙列，内收前牙，改善突度，调整磨牙至远中关系（图 7-2-10）。

**8. 骨性Ⅲ类错𬌗畸形的正畸-正颌联合治疗** 对于上牙列重度拥挤，上前牙代偿性唇倾，下前牙代偿性舌倾，通过拔除上颌第一前磨牙和下颌第二前磨牙可排齐牙列，去除前牙代偿。关闭上颌第一前磨牙拔牙间隙的同时，内收上前牙至合适的位置，使术中上颌骨充分前移，保证术后侧貌；下颌拥挤且𬌗曲线深，下颌第二前磨牙拔牙间隙用来解除拥挤的同时整平𬌗曲线，以保证手术效果（图 7-2-11）。

安氏Ⅱ类亚类病例临床也多见。常选择拔除上颌 2 颗第一前磨牙，磨牙为中性关系一侧的下颌拔除第一前磨牙、磨牙为远中关系的一侧拔除下颌第二前磨牙，利用下颌拔除第一前磨牙与第二前磨牙的磨牙前移量差异，获得最终的磨牙中性关系。本书对这种拔牙模式在第 8 章中介绍。

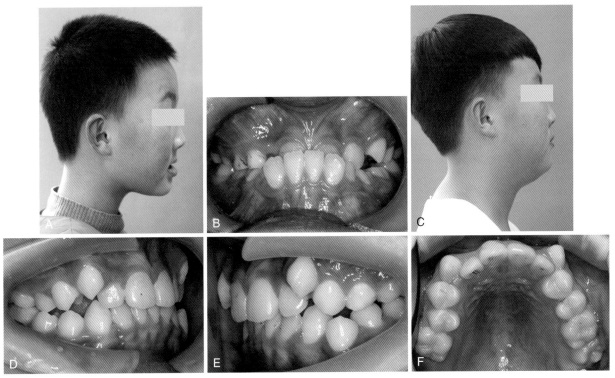

图 7-2-8 青少年男性患者，前方牵引纠正前牙反𬌗后，上牙列Ⅲ度拥挤，磨牙为远中关系。Ⅱ期矫治时拔除上颌第一前磨牙、下颌第二前磨牙，排齐牙列，调整磨牙关系。A. 侧面像显示患者为凹面型，上颌骨发育不足；B. 正面咬合像显示前牙反覆𬌗、反覆盖；C. 前方牵引后侧面像显示患者为直面型，上颌骨发育改善；D、E. 前方牵引后双侧咬合像显示双侧尖牙、磨牙为远中关系；F. 前方牵引后上颌𬌗面像显示上牙列Ⅲ度拥挤，拥挤集中于前牙区，13、23 唇侧低位

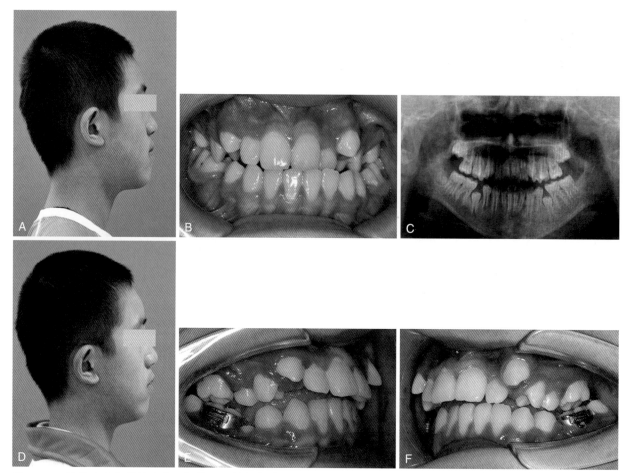

图 7-2-9　这位青少年男性患者，经扩弓、前方牵引纠正全牙弓反殆后，前牙开殆，上下牙列Ⅱ度拥挤。Ⅱ期矫治时拔除上颌第一前磨牙及阻生的下颌第二前磨牙，排齐牙列，纠正前牙开殆。A. 侧面像显示凹面型，面中部发育不足；B. 正面咬合像显示前牙反殆，上下中线不一致；C. 全景片显示下颌双侧第二前磨牙萌出间隙不足，牙齿阻生；D. 前方牵引后侧面像显示面型已有改善；E. 前方牵引后右侧咬合像显示右侧磨牙为近中关系，第二前磨牙低位阻生；F. 前方牵引后左侧咬合像显示左侧磨牙为中性关系，第二前磨牙未见

## 三、禁忌证

临床决定拔除任何牙齿时必须要慎重，因为有些病例类型不适合拔除上颌第一前磨牙及下颌第二前磨牙。

**1. 上前牙轻度拥挤前突、下前牙重度拥挤且磨牙为近中关系的患者**　拔除上颌第一前磨牙可能导致前牙过度内收，拔除下颌第二前磨牙无法解除下前牙拥挤及调整磨牙关系（图 7-2-12）。

**2. 下前牙重度拥挤的骨性Ⅲ类的患者**　拔除下颌第二前磨牙不利于解除下前牙拥挤和改善前牙覆殆覆盖，因此即使下颌第二前磨牙位置异常，甚至埋伏阻生，也尽量不要选择拔除。

**3. 低角骨面型**　低角患者骨密度较高，牙齿移动速度慢，且拔牙后加重低角，面型变差，影响外观（图 7-2-13）。这种病例为解决上前牙的拥挤和前突，可拔除上颌第一前磨牙，下颌不拔牙或拔除 1 颗下颌切牙。

**4. 骨岛、骨瘤等**　骨岛、骨瘤的存在影响牙齿移动，最终影响拔牙间隙的关闭，且去除手术后出现局部骨空洞，也会影响牙髓活力，风险更大（图 7-2-14）。

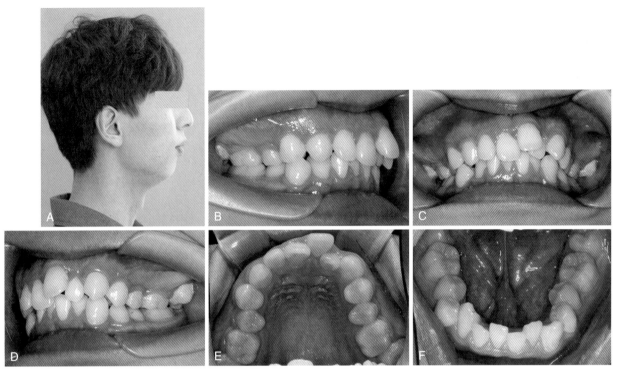

图 7-2-10　成年男性患者，骨性 Ⅱ 类错𬌗，下颌发育不足，磨牙为远中关系，拔除上颌第一前磨牙、下颌第二前磨牙后，增强支抗以内收上前牙，掩饰性治疗。A. 侧面像显示患者为凸面型，下颌骨发育不足；B、D. 双侧咬合像显示双侧尖牙、磨牙为远中关系；C. 正面咬合像显示上下中线不一致，左侧第二磨牙颊侧位；E、F. 上下颌𬌗面像显示上下牙列中度拥挤

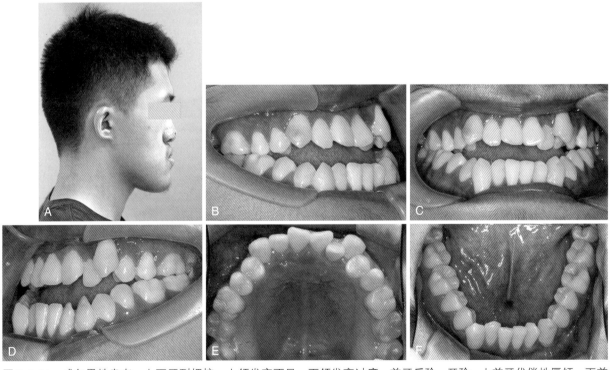

图 7-2-11　成年男性患者，上下牙列拥挤，上颌发育不足，下颌发育过度，前牙反𬌗、开𬌗，上前牙代偿性唇倾，下前牙代偿性舌倾，拔除上颌第一前磨牙和下颌第二前磨牙，排齐上下牙齿，去除前牙代偿，正畸 - 正颌联合治疗。A. 侧面像显示患者为凹面型，上颌发育不足，下颌发育过度；B、D. 双侧咬合像显示双侧尖牙、磨牙为近中关系；C. 正面咬合像显示上前牙唇倾，下前牙舌倾，前牙反𬌗、开𬌗；E. 上颌𬌗面像显示上牙列重度拥挤；F. 下颌𬌗面像显示下牙列中度拥挤

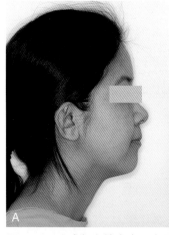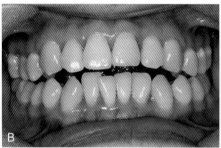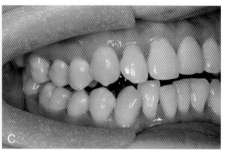

图 7-2-12　成年女性患者，直面型，上牙列Ⅰ度拥挤，下牙列Ⅱ度拥挤，双侧尖牙、磨牙为近中关系，不能选择拔除上颌第一前磨牙和下颌第二前磨牙。A. 侧面像显示患者为直面型；B. 正面咬合像显示前牙区开𬌗，下前牙拥挤；C. 右侧咬合像显示右侧尖牙、磨牙为近中关系

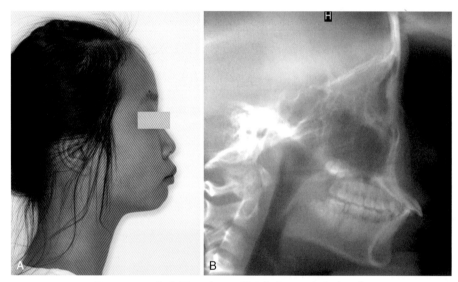

图 7-2-13　低角骨面型，咀嚼肌力强，牙齿移动困难

## 四、矫治过程中的特殊考量

第一，拔除下颌第二前磨牙会加深下颌的纵𬌗曲线，前牙覆𬌗加深，下颌逆时针旋转。弓丝以粗、硬为原则，通常使用 0.018 英寸 ×0.025 英寸或 0.019 英寸 ×0.025 英寸的不锈钢丝，以免关闭间隙过程中上前牙和下颌磨牙倾斜，确保牙齿整体移动。下颌磨牙前移过程中容易近中倾斜，可以加用后倾弯或配合轻力短Ⅱ类牵引，在下颌磨牙近中移动的过程中提供垂直方向的分力。

第二，支抗设计时，需要综合考虑各方面的因素。上颌支抗设计应强于下颌，由于上颌后牙支抗力强，更有利于纠正前牙唇倾，可同时采用高位 J 钩内收压入上前牙。当上颌强支抗也不足以调整磨牙关系时，可配合种植支抗整体后移上牙列，或先远中移动上颌第一磨牙达到中性关系后，再内收上前牙。下颌后牙采用弱支抗，便于Ⅱ类远中磨牙关系的调整，也可以采用颌间牵引近中移动下颌磨牙。因为牙体自身原因被动拔除下颌第二前磨牙的病例，内收前牙的过程需要加强下后牙支抗，可以将第二磨牙早期纳入矫治、选用固定舌弓、微种植支抗等。

第三，拔牙前需对间隙的分配进行合理的预测。矫治过程中实时监控拔牙间隙的关闭，以免因间隙分配不合理造成后期中线调整、精细调整困难。

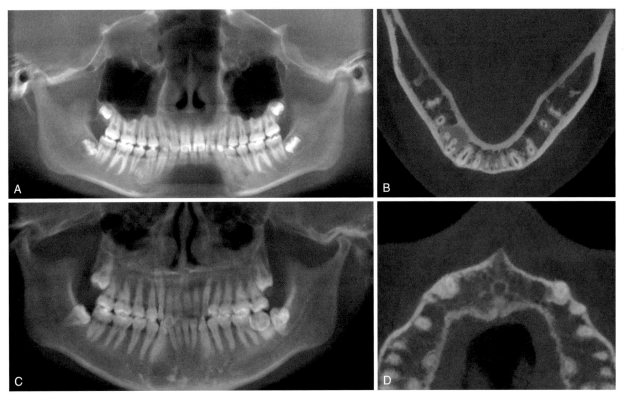

图 7-2-14　A、B. 同一患者，44 根尖高密度影，为骨岛，造成 43、44 远中移动，45 近中移动受阻；C、D. 同一患者，13、23 牙根周围高密度影，造成 13、23 移动受阻，特别是 13。

## 病例介绍　病例一

患者陈 ×，女，19 岁。

**主诉**　前牙前突、上下牙无法咬合。

**现病史**　患者自觉前牙无法咬合，影响咀嚼和美观，遂来就诊。

**既往史**　否认全身系统性疾病、过敏史及颌面部碰撞史，有腺样体肥大史。

**不良习惯**　口呼吸习惯、吐舌习惯。

**家族史**　父母均未有相似症状。

**口内检查**　恒牙列，双侧尖牙、磨牙为完全远中关系，前牙开𬌗、Ⅲ度深覆盖，11、21 近中唇侧扭转，上下前牙唇倾，上牙弓狭窄，腭盖高拱，上颌中线右偏 0.5mm，下颌中线右偏 1.5mm，前牙牙龈炎。

**面部检查**　凸面型，上颌前突，高角，鼻唇角小。颜面部不对称，右侧较丰满，口角左高右低，下颌相对后缩，颏部发育不足。上唇短缩，开唇露齿，闭唇困难，无颏唇沟。颞下颌关节绞索，开口度 3 指，颞下颌关节弹响，否认疼痛。

**模型测量**　上牙弓为尖圆形，下牙弓为方圆形，上颌拥挤量为 3.0mm，下颌拥挤量为 3.5mm。Bolton 指数：前牙比为 83.70%，全牙比为 90.41%。Spee 曲线深 2.0mm。

**X 线及照相检查**　骨性Ⅱ类，高角，下颌相对后缩，颏部发育不足。

**诊断**　安氏Ⅱ类 1 分类。

**矫治计划**　掩饰性正畸治疗：①拔除 14、24、35、45；②种植支抗压低上颌磨牙，内收上颌前牙，纠正开𬌗；③唇、舌肌训练，舌刺纠正吐舌习惯，口罩纠正口呼吸；④保持。

**矫治效果**　①牙列排齐，咬合良好；②前牙内收，开𬌗纠正；③侧貌改善。

矫治过程见图 7-2-15～图 7-2-17。

治疗前后头影测量结果对比见表 7-2-1。

病例一（续）

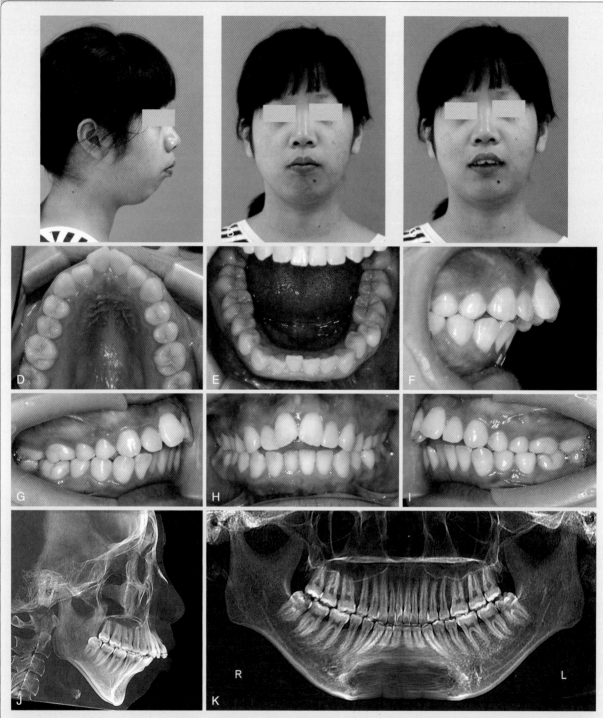

图 7-2-15　初始照及 X 线片。凸面型，下颌后缩，颏部发育不足，高角，前牙区开𬌗，双侧尖牙、磨牙为远中关系。A. 侧位像；B. 正面像；C. 正面微笑像；D. 上颌𬌗像；E. 下颌𬌗像；F. 前牙覆盖像；G. 右侧咬合像；H. 正面咬合像；I. 左侧咬合像；J. 侧位片；K. 全景片

**病例一（续）**

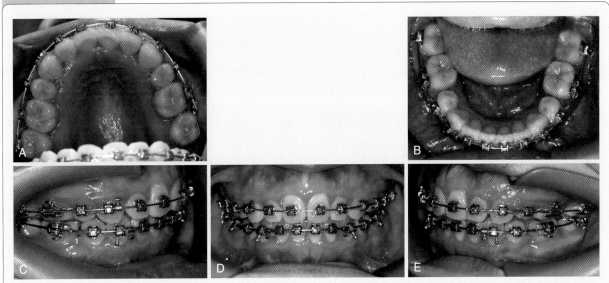

图 7-2-16　阶段照。种植支抗内收上前牙，压低上颌磨牙，上下牙齿排列整齐，开𬌗纠正。A. 上颌𬌗像；B. 下颌𬌗像；C. 右侧咬合像；D. 正面咬合像；E. 左侧咬合像

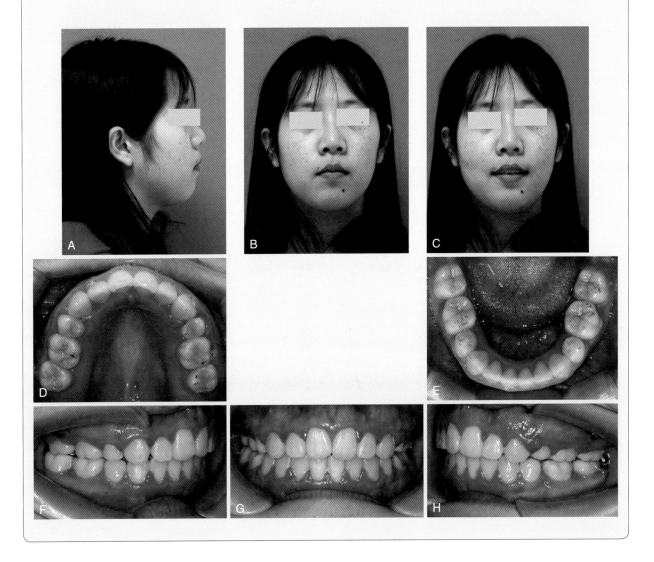

**病例一（续）**

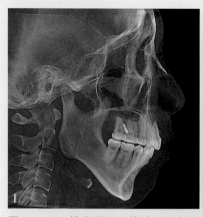 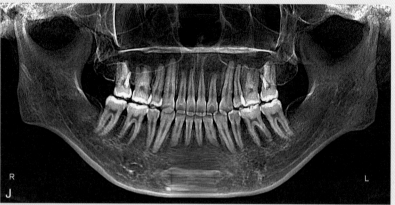

图 7-2-17 结束照及 X 线片。牙齿排列整齐，前牙覆盖正常，开𬌗纠正，面型改善，牙根平行度良好。A. 侧位像；B. 正面像；C. 正面微笑像；D. 上颌𬌗像；E. 下颌𬌗像；F. 右侧咬合像；G. 正面咬合像；H. 左侧咬合像；I. 侧位片；J. 全景片

表 7-2-1 头影测量结果对比

| 测量项目 | 正常值 | 治疗前 | 治疗后 |
|---|---|---|---|
| SNA（°） | 82.8±4.0 | 78.6 | 78.6 |
| SNB（°） | 80.1±3.9 | 72.2 | 76.2 |
| ANB（°） | 2.7±2.0 | 6.4 | 2.4 |
| NP-FH（°） | 85.4±3.7 | 79.1 | 82.0 |
| NA-PA（°） | 6.0±4.4 | 15.0 | 9.3 |
| U1-NA（mm） | 5.1±2.4 | 7.4 | 3.3 |
| U1-NA（°） | 22.8±5.7 | 29.8 | 21.2 |
| L1-NB（mm） | 6.7±2.1 | 9.2 | 7.6 |
| L1-NB（°） | 30.3±5.8 | 40.8 | 31.3 |
| U1-L1（°） | 125.4±7.9 | 100.7 | 123.8 |
| FMA（°） | 31.5±5.0 | 36.2 | 33.2 |
| FMIA（°） | 54.8±6.1 | 44.0 | 56.5 |
| IMPA（°） | 93.9±6.2 | 99.8 | 90.3 |

**经验分享**

患者为成年女性，骨性Ⅱ类错𬌗畸形，高角伴凸面型，鼻唇角小。下颌后缩，颏部发育不足。口内见双侧尖牙、磨牙为远中关系，上下前牙唇倾，前牙开𬌗、Ⅲ度深覆盖，上下牙列Ⅰ度拥挤。正畸-正颌联合治疗更利于患者面型改善及牙齿健康，但考虑到正颌手术的痛苦和风险，患者选择掩饰性正畸治疗。

▶ 制订设计方案时，设计考量如下：
• 考虑到患者为凸面型，上颌前突，下颌后缩，拔除 14、24，提供间隙排齐上牙列、内收上颌前牙，以利于上前牙内收的"钟摆效应"辅助纠正开𬌗，改善凸面型。

## 病例一（续）

- 考虑到患者为高角骨面型，磨牙为远中关系，前牙区开𬌗，近中移动下颌磨牙，以便于降低后牙区高度，逆时针旋转下颌纠正开𬌗，下颌拔除 35、45。下颌前牙 I 度拥挤、轻度唇倾，需要的间隙量不大，拔除第二前磨牙也利于调整磨牙关系。

▶ 治疗过程：

- 该患者为高角伴长面型，为压低上颌后牙，纠正前牙开𬌗，引导下颌逆时针旋转，采用种植支抗。
- 患者开唇露齿，闭唇时颏肌紧张，且长期口呼吸，冷空气刺激导致牙龈炎，因此在矫治过程中配合口罩纠正口呼吸，舌肌功能训练。

▶ 治疗注意事项：

- 骨性 II 类掩饰性治疗内收上前牙，但必须避免上颌前牙过度直立，甚至腭侧倾斜，影响美观，造成骨开窗、骨开裂、牙根吸收等，上颌前牙采用高转矩托槽，加大上颌前牙正转矩，尽量实现整体内收。
- 排齐整平过程中下颌第二磨牙延迟粘接矫治器，下颌后牙设计弱支抗，以利于下颌磨牙前

移；完全整平后，使用 0.019 英寸 ×0.025 英寸不锈钢丝关闭下颌拔牙间隙，以使下后牙整体移动，避免近中倾斜，增加后牙高度。

- 矫治过程中，患者开唇露齿随着前牙的内收会得到改善。而吐舌习惯的纠正是一大难点，吐舌习惯的持续存在影响开𬌗畸形的纠正，导致开𬌗复发，因此舌刺的佩戴及长期坚持舌肌训练至关重要，每次复诊须提醒。

▶ 治疗后：

- 前牙开𬌗纠正，需坚持舌肌训练，在哈雷保持器上附舌刺以免开𬌗复发。
- SNB 增加，ANB 减小，FMA 减小，均得益于种植支抗及咀嚼训练造成的上颌后牙压低，下颌发生了有利的逆时针旋转，骨性 II 类关系改善，面型改善。
- U1-NA 减小，上颌中切牙内收，上颌前牙转矩控制良好，牙根一直在骨松质中移动，未发生明显的牙根吸收，且牙根唇侧骨质包绕，保证了牙齿健康。
- L1-NB 减小至正常范围，说明下颌前牙直立于基骨上，更利于牙齿健康。

（此病例由赵春洋医生提供）

## 病例介绍　病例二

患者姜 ××，女，11 岁

**主诉**　要求矫治牙齿前突。

**现病史**　患者自觉牙齿前突，影响美观。

**既往史**　无全身系统性疾病，无过敏史。

**不良习惯**　吐舌习惯，口呼吸习惯。

**家族史**　否认。

**口内检查**　口腔卫生不佳，前牙牙龈炎。恒牙列，右侧磨牙为中性关系，左侧磨牙中性偏近中，双侧尖牙远中关系，前牙 I 度深覆盖、 I 度深覆𬌗，上下前牙唇倾，上下牙弓狭窄，腭盖高拱，下颌中线右偏 1.0mm，唇侧牙槽骨板偏薄。35 舌侧错位。

**面部检查**　高角、凸面型，上颌前突，下颌后缩，

颏部发育不足。颜面部不对称，右侧较丰满，上唇短缩，下唇翻卷，开唇露齿，闭唇紧张。

**模型测量**　上下牙列 I 度拥挤，牙弓狭窄。

**X 线及照相检查**　骨性 II 类。

**诊断**　安氏 I 类。

**矫治计划**　①拔除 14、24、35、45，内收前牙；②纠正口呼吸习惯，唇舌肌功能训练；③保持。

**矫治效果**　①牙列排齐，咬合良好；②前牙内收，侧貌改善。

矫治过程见图 7-2-18～图 7-2-22。

治疗前后头影测量结果对比见表 7-2-2。

病例二（续）

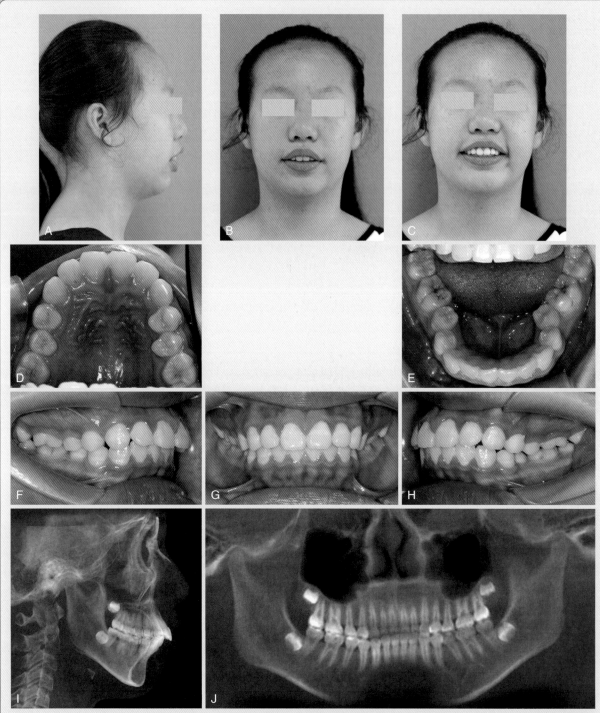

图7-2-18 初始照及X线片。上颌前突，上下前牙唇倾，开唇露齿，闭唇紧张。A.侧位像；B.正面像；C.正面微笑像；D.上颌𬌗像；E.下颌𬌗像；F.右侧咬合像；G.正面咬合像；H.左侧咬合像；I.侧位片；J.全景片

病例二（续）

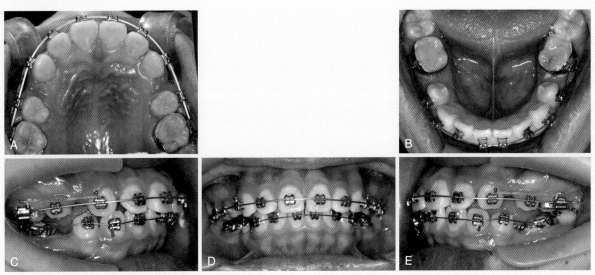

图 7-2-19　阶段照。治疗 4 个月时，上下牙列基本排齐，上切牙唇倾度改善。A. 上颌𬌗像；B. 下颌𬌗像；C. 右侧咬合像；D. 正面咬合像；E. 左侧咬合像

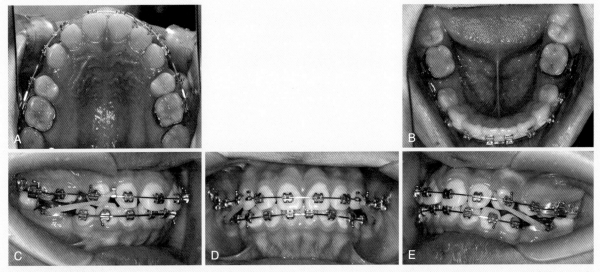

图 7-2-20　阶段照。治疗 9 个月时，配合 II 类牵引内收上前牙，关闭拔牙间隙。A. 上颌𬌗像；B. 下颌𬌗像；C. 右侧咬合像；D. 正面咬合像；E. 左侧咬合像

**病例二（续）**

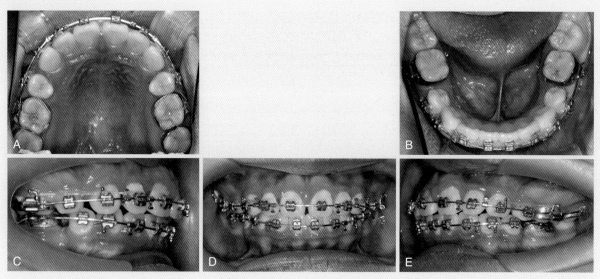

图 7-2-21　阶段照。治疗 15 个月时，上下前牙内收，配合 J 钩压低内收上前牙，拔牙间隙大量关闭。A. 上颌𬌗像；B. 下颌𬌗像；C. 右侧咬合像；D. 正面咬合像；E. 左侧咬合像

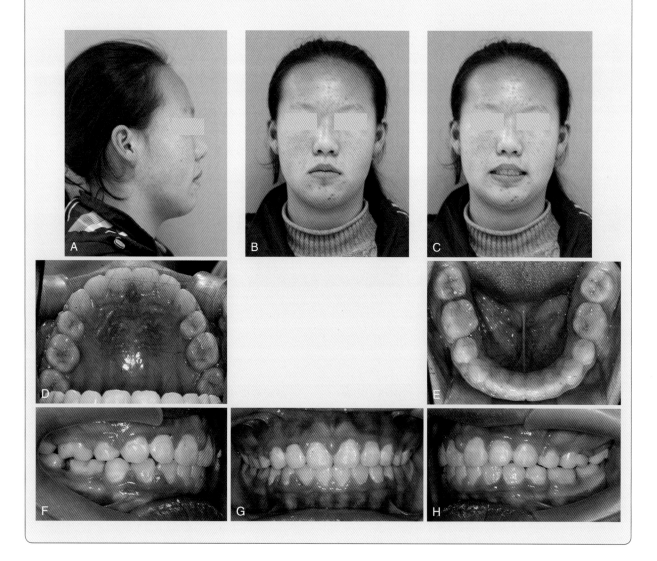

**病例二（续）**

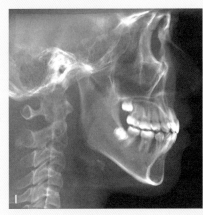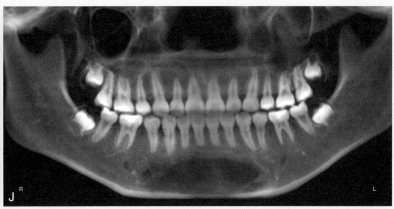

图 7-2-22　结束照及 X 线片。牙齿排列整齐，后牙咬合关系良好，面型改善明显，牙根平行度良好。A. 侧位像；B. 正面像；C. 正面微笑像；D. 上颌𬌗像；E. 下颌𬌗像；F. 右侧咬合像；G. 正面咬合像；H. 左侧咬合像；I. 侧位片；J. 全景片

表 7-2-2　头影测量结果对比

| 测量项目 | 正常值 | 治疗前 | 治疗后 |
| --- | --- | --- | --- |
| SNA（°） | 82.8±4.0 | 84.0 | 84.1 |
| SNB（°） | 80.1±3.9 | 75.9 | 79.5 |
| ANB（°） | 2.7±2.0 | 8.1 | 4.6 |
| NP-FH（°） | 85.4±3.7 | 82.1 | 84.2 |
| NA-PA（°） | 6.0±4.4 | 16.2 | 9.0 |
| U1-NA（mm） | 5.1±2.4 | 8.5 | 3.9 |
| U1-NA（°） | 22.8±5.7 | 29.2 | 21.1 |
| L1-NB（mm） | 6.7±2.1 | 11.8 | 7.2 |
| L1-NB（°） | 30.3±5.8 | 36.0 | 30.1 |
| U1-L1（°） | 125.4±7.9 | 113.8 | 128.1 |
| FMA（°） | 31.5±5.0 | 37.2 | 34.0 |
| FMIA（°） | 54.8±6.1 | 49.8 | 54.8 |
| IMPA（°） | 93.9±6.2 | 93.0 | 91.2 |

**经验分享**

患者为生长发育期女性，高角伴凸面型，上颌前突，下颌后缩，颏部发育不足，闭唇紧张，口内可见前牙Ⅰ度深覆盖、Ⅰ度深覆𬌗，上下前牙唇倾，上牙列Ⅰ度拥挤，下牙列Ⅱ度拥挤。

▶ 制订设计方案时，设计考量如下：

- 考虑到患者处于生长发育期，上颌前突，下颌后缩，上前牙唇倾，同时上牙列Ⅰ度拥挤，为最大程度内收上前牙，故设计拔除 14、24。

- 为降低面部高度，使下颌发生逆时针旋转，需要拔除相对靠后的牙齿；且患者为骨性Ⅱ类，下颌后缩，为避免下前牙的过度内收及降低诊疗难度，拔除了舌侧倾斜的 35、45。

- 患者处于生长发育期，鼻子及颏部尚有一定的生长量，可以借助生长发育潜力引导下颌生长；

## 病例二（续）

同时考虑到生长发育期患者骨密度的情况，未加用种植支抗。

▶ 治疗注意事项：

- 由于上前牙唇倾度偏大，拔牙后在排齐阶段尽早进行尖牙向后结扎，远移尖牙，使双侧尖牙早期达到中性关系，减少内收过程中对上后牙的支抗要求；同时弓丝末端回弯，避免排齐过程中的前牙唇倾。
- 上牙列完全排齐整平后，使用 0.019 英寸 × 0.025 英寸不锈钢丝内收上前牙，关闭拔牙间隙。
- 内收过程中上颌弓丝加 Spee 曲，控制前牙覆𬌗，可避免前牙内收过程中覆𬌗加深及上前牙过度直立，影响美观，甚至造成骨开窗、骨开裂、牙根吸收等问题。
- 近中移动下颌磨牙的过程中，采用 0.019 英寸 × 0.025 英寸不锈钢丝加反 Spee 曲，配合轻力 Ⅱ 类牵引，避免磨牙近中倾斜可能导致的下颌顺时针旋转；后牙前移，降低后牙区高度可使下颌发生逆时针旋转，更利于改善侧貌。

- 上前牙前突，闭唇困难，口呼吸的冷空气刺激常导致牙龈红肿，口腔卫生难以维持；且不良的口呼吸习惯易导致畸形复发，因此治疗过程中须配合持续的唇肌功能训练并自觉纠正口呼吸习惯。
- 内收过程中前后牙的垂直向控制至关重要，上前牙内收的过程中利用 J 钩进行垂直向控制，以改善开唇露齿；下颌后牙的整体近中移动利于降低面部高度，使下颌发生逆时针旋转，改善面型。

▶ 治疗后：

- 面型的改善得益于下颌的向前生长及逆时针旋转（FMA 减小）、面高的改变、U1-NA 和 L1-NB 的改变。
- 保持：矫治后，左侧后牙区咬合不紧密，戴用哈雷保持器，允许后牙区少量的自我调整。牙龈依然存在红肿现象，除了患者刷牙不到位之外，可能与该患者处于青春期有一定的关系。
- 保持期仍需坚持唇舌肌功能训练。

（此病例由王珊医生提供）

## 病例介绍　病例三

患者郑 ××，男，20 岁。

**主诉**　"地包天"求治。

**现病史**　否认。

**既往史**　"地包天"正畸治疗史，扁桃体肥大，否认与正畸相关全身系统性疾病、过敏史及颌面部外伤史。

**不良习惯**　吐舌习惯、咬物习惯、偏侧咀嚼及下颌前伸习惯。

**家族史**　母亲有地包天。

**口内检查**　口腔卫生一般，下前牙牙结石Ⅰ度。恒牙列，双侧尖牙、磨牙为完全近中关系，前牙开𬌗、反𬌗，上前牙唇倾，下前牙舌倾，扁桃体肥大，舌体低位。

**面部检查**　高角伴凹面型，颜面部不对称，右侧较丰满，颏中线右偏 1mm。口角左高右低，上颌

后缩，下颌前突，下唇翻卷。上中线左偏 2mm，下中线右偏 3mm，颞下颌关节弹响。

**X 线检查**　骨性Ⅲ类，下颌前突，上颌后缩。

**模型测量**　上牙列Ⅲ度拥挤，下牙列Ⅱ度拥挤。

**诊断**　安氏Ⅲ类。

**矫治计划**　正畸 - 正颌联合治疗。①术前正畸：拔除 14、24、35、45；直丝弓矫治器排齐上下牙列，上下前牙去代偿；种植支抗压低上后牙，缩小上牙弓宽度；舌肌训练，舌刺纠正吐舌习惯，头帽颏兜辅助纠正下颌前伸习惯；②正颌手术；③术后正畸：精细调整，配合舌刺、头帽颏兜保持。

**矫治效果**　①牙列排齐，咬合良好；②前牙覆𬌗、覆盖正常，开𬌗纠正；③侧貌改善。

矫治过程见图 7-2-23～图 7-2-28。

治疗前后头影测量结果对比见表 7-2-3。

病例三（续）

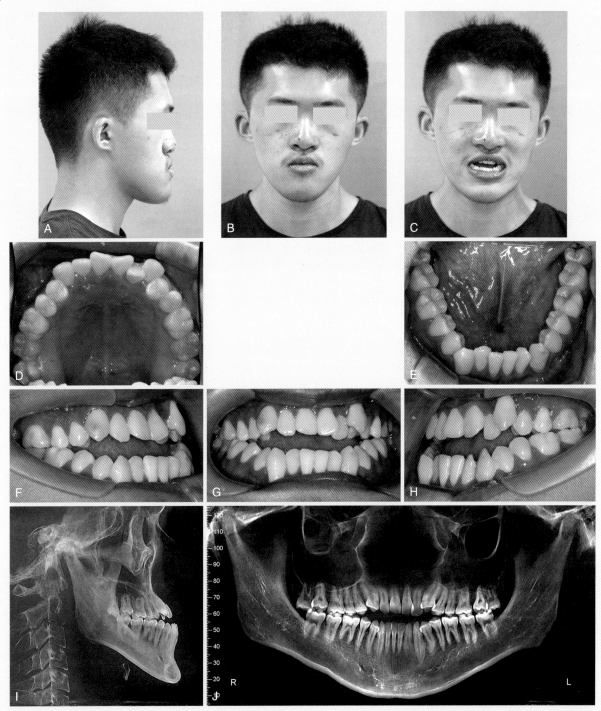

图 7-2-23　初始照及 X 线片，骨性Ⅲ类，上颌发育不足，下颌发育过度，前牙开𬌗、反覆𬌗、反覆盖，上下前牙代偿明显。A. 侧位像；B. 正面像；C. 正面微笑像；D. 上颌𬌗像；E. 下颌𬌗像；F. 右侧咬合像；G. 正面咬合像；H. 左侧咬合像；I. 侧位片；J. 全景片

病例三（续）

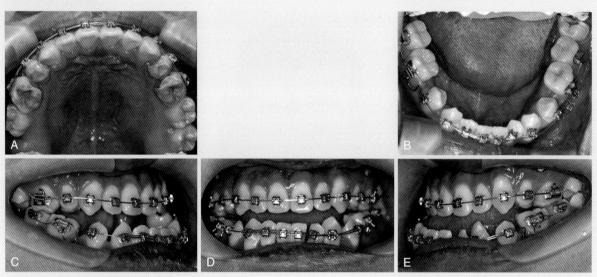

图 7-2-24　阶段照。上颌双侧后牙区殆垫垫高，解除锁结关系，上牙列排齐，内收上前牙去代偿。A. 上颌殆像；B. 下颌殆像；C. 右侧咬合像；D. 正面咬合像；E. 左侧咬合像

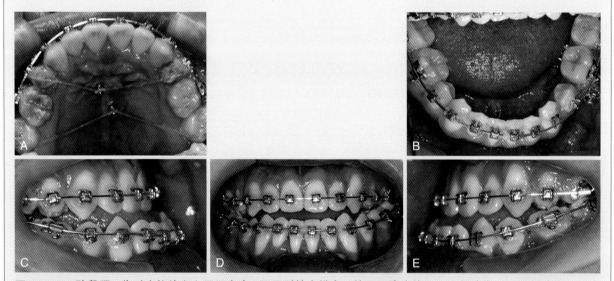

图 7-2-25　阶段照。临时支抗缩窄上牙弓宽度，下牙列基本排齐，前牙开殆改善。A. 上颌殆像；B. 下颌殆像；C. 右侧咬合像；D. 正面咬合像；E. 左侧咬合像

病例三（续）

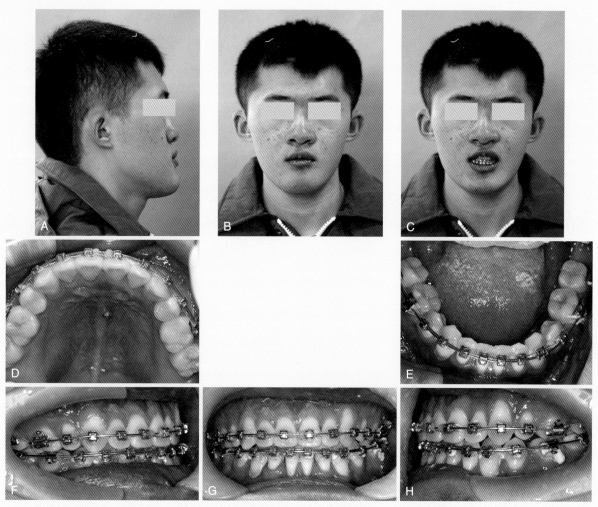

图 7-2-26 阶段照。正颌术后，前牙覆𬌗、覆盖基本正常，面型改善明显。A. 侧位像；B. 正面像；C. 正面微笑像；D. 上颌𬌗像；E. 下颌𬌗像；F. 右侧咬合像；G. 正面咬合像；H. 左侧咬合像

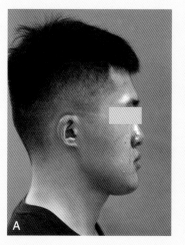
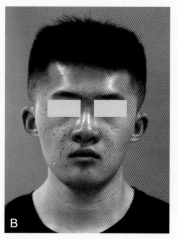
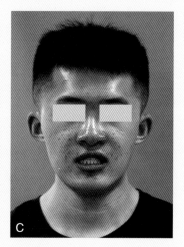

**病例三（续）**

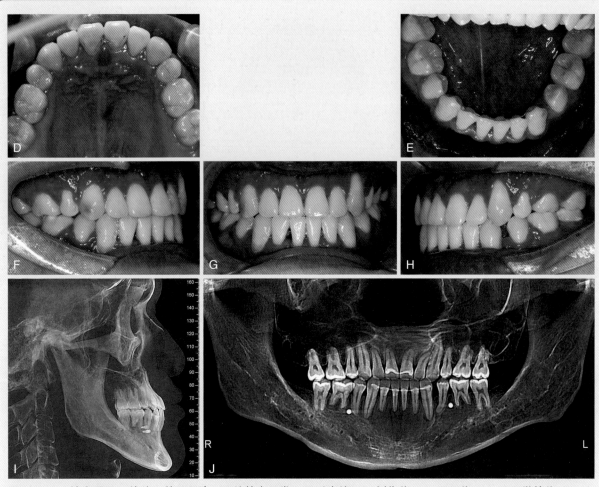

图 7-2-27　结束照及 X 线片。前牙覆𬌗、覆盖基本正常，面型改善。A. 侧位像；B. 正面像；C. 正面微笑像；D. 上颌𬌗像；E. 下颌𬌗像；F. 右侧咬合像；G. 正面咬合像；H. 左侧咬合像；I. 侧位片；J. 全景片

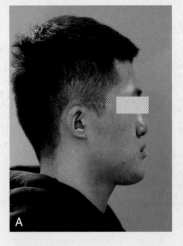
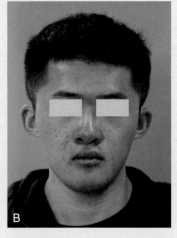
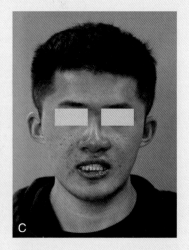

**病例三（续）**

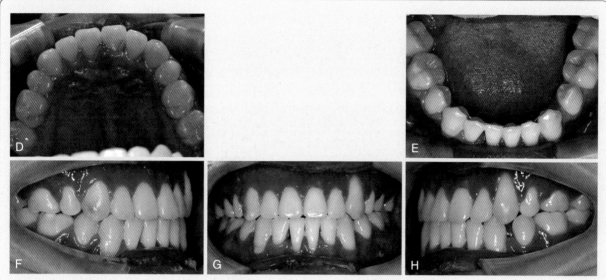

图 7-2-28　佩戴保持器 2 年后，𬌗像、面像正常，咬合关系稳定。A. 侧位像；B. 正面像；C. 正面微笑像；D. 上颌𬌗像；E. 下颌𬌗像；F. 右侧咬合像；G. 正面咬合像；H. 左侧咬合像

表 7-2-3　头影测量结果对比

| 测量项目 | 正常值 | 治疗前 | 治疗后 |
|---|---|---|---|
| SNA（°） | 82.8±4.0 | 80.2 | 85.2 |
| SNB（°） | 80.1±3.9 | 88.3 | 87.2 |
| ANB（°） | 2.7±2.0 | −8.1 | −2.0 |
| NP-FH（°） | 85.4±3.7 | 97.9 | 88.3 |
| NA-PA（°） | 6.0±4.4 | −19.2 | −4.9 |
| U1-NA（mm） | 5.1±2.4 | 12.5 | 7.5 |
| U1-NA（°） | 22.8±5.7 | 39.1 | 25.9 |
| L1-NB（mm） | 6.7±2.1 | 3.5 | 3.6 |
| L1-NB（°） | 30.3±5.8 | 14.3 | 16.0 |
| U1-L1（°） | 125.4±7.9 | 134.8 | 132.1 |
| FMA（°） | 31.5±5.0 | 35.1 | 29.8 |
| FMIA（°） | 54.8±6.1 | 70.5 | 65.3 |
| IMPA（°） | 93.9±6.2 | 74.4 | 84.9 |

**经验分享**

患者为成年男性，下颌前突，凹面型。口内可见前牙重度开𬌗、反𬌗，上前牙唇倾，下前牙舌倾，上下前牙代偿明显，舌体低位，拔除 14、24、35、45 后行正畸 - 正颌联合治疗。

▶ 制订设计方案时，设计考量如下：

• 考虑到患者生长发育已完成，严重凹面型，下颌前突，上颌后缩，舌体低位，上前牙唇倾，下前牙舌倾，单纯正畸治疗无法达到矫治目的，且患者有家族遗传史，只能采用正畸 - 正颌联合治疗。

## 病例三（续）

- 考虑到患者上牙列Ⅲ度拥挤，且拥挤集中在前牙区；上前牙唇侧倾斜，唇侧骨板薄，为排齐上牙列及将上前牙内收直立于上颌骨，需要间隙，根据拔牙就近原则，选择拔除14、24。
- 考虑到患者下牙列Ⅱ度拥挤，下前牙舌倾，唇舌侧骨板薄，为排齐下牙列及将下前牙直立于下颌骨，避免下前牙过度内收，选择拔除35、45。这种拔牙方案也便于缩小下牙弓宽度。
- 由于患者重度开𬌗，高角骨面型，上下颌𬌗平面不在同一水平面，上颌补偿曲线陡峭，为整平上牙列，须压低上颌后牙，故采用种植支抗压入上后牙，降低后牙高度，减轻前牙开𬌗；使下颌逆时针旋转，减轻手术难度。
- 患者上牙弓宽大，磨牙为完全近中关系时，上颌第一磨牙与下颌第二磨牙宽度相当，正颌术后，建立磨牙中性关系时，上颌第一磨牙间宽度显著宽于下颌第一磨牙。为匹配上下牙弓宽度，须缩窄过宽的上颌后牙牙弓宽度，而不是扩宽已经足够宽的下牙弓宽度，因此须术前正畸采用种植支抗缩窄上牙弓宽度，以便术后建立正常的后牙覆𬌗、覆盖关系。也可以正颌手术缩窄上牙弓宽度，但考虑到手术风险及手术难度，故首选种植支抗术前缩窄上牙弓宽度。
- 患者长期吐舌习惯，舌低位，单纯提醒无法达到纠正吐舌习惯的目的，因此须配合舌刺及自主的舌肌功能训练。

▶ 治疗注意事项：

- 上下牙齿排齐过程中，上颌双侧后牙区𬌗垫垫高，以去除咬合干扰，有利于牙齿移动；配合𬌗垫，加大咀嚼训练强度，更利于压低后牙，减轻前牙开𬌗程度。
- 压低上后牙时，颊腭侧均需植入种植支抗，直接施力于上颌后牙，使用0.019英寸×0.025英寸不锈钢丝压入，保持双侧力的大小基本一致，以免造成𬌗平面歪斜及牙齿颊腭向倾斜造成早接触。
- 正颌术后，尽早重新粘接松动脱落的矫治装置，镍钛丝入辅弓管排齐，以避免发生不利的牙齿移动，增加后期精细调整的时间和难度。
- 由于患者牙齿缺乏必要的磨耗，正颌术前及术后及时调𬌗，避免早接触，造成不利牙齿的移动，影响矫治效果的稳定性。

▶ 治疗后：

- 该病例经过正畸 - 正颌联合治疗，达到了理想的矫治效果，但保持也至关重要，因此上颌中切牙及下前牙固定保持，保持阶段还需要长期坚持舌肌训练和头帽颏兜的持续使用。

（此病例由赵春洋医生提供）

## 病例介绍　病例四

患者龚×，男，12岁。

**主诉**　牙列不齐求治。

**现病史**　否认。

**既往史**　10岁时玩滑轮时摔倒，11、21冠折。

**不良习惯**　咬下唇、咬手指及口呼吸习惯。

**家族史**　否认。

**口内检查**　口腔卫生尚可。替牙列，双侧磨牙为远中关系，上前牙唇倾，下前牙直立，前牙Ⅲ度深覆𬌗、Ⅲ度深覆盖，上牙弓狭窄，腭盖高拱，下中线右偏1mm。

**面部检查**　凸面型，下颌后缩，颏部发育不足，颜面不对称，右侧较丰满。轻度开唇露齿，下唇翻卷，闭唇紧张，微笑时口角左高右低。

**模型测量**　前牙Ⅲ度深覆𬌗、Ⅲ度深覆盖，上牙列Ⅱ度拥挤，下牙列Ⅰ度拥挤。

**X线及照相检查**　骨性Ⅱ类，下颌发育不足。

**诊断**　安氏Ⅱ类1分类。

**矫治计划**　双期矫治，①Ⅰ期生长改良治疗，采用双𬌗垫式矫治器，引导下颌向前，促进下颌发育，抑制上颌发育，唇肌及下颌前伸训练；②Ⅱ期掩饰性治疗，采用固定矫治技术，拔除14、24、35、45，种植支抗压低、内收上前牙；③保持。

**矫治效果**　①牙列排齐，咬合良好；②前牙覆𬌗、覆盖正常；③侧貌改善。

矫治效果见图7-2-29～图7-2-35。

治疗前后头影测量结果对比见表7-2-4。

病例四（续）

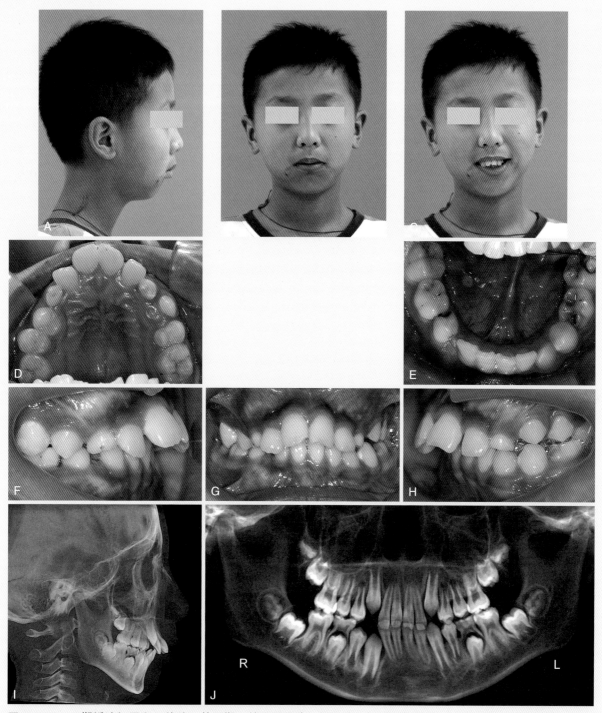

图 7-2-29　Ⅰ期矫治初照和Ⅹ线片。替牙期，前牙深覆𬌗、深覆盖，下颌发育不足。A. 侧位像；B. 正面像；C. 正面微笑像；D. 上颌𬌗像；E. 下颌𬌗像；F. 右侧咬合像；G. 正面咬合像；H. 左侧咬合像；I. 侧位片；J. 全景片

**病例四（续）**

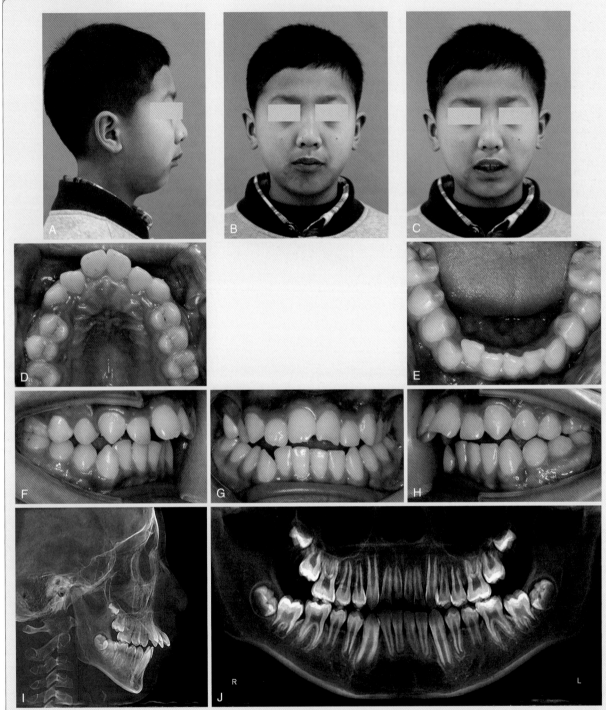

图 7-2-30　Ⅱ期矫治初始照及 X 线片。牙齿替换完成，前牙覆盖改善，上下牙列拥挤，磨牙为远中关系。A. 侧位像；B. 正面像；C. 正面微笑像；D. 上颌𬌗像；E. 下颌𬌗像；F. 右侧咬合像；G. 正面咬合像；H. 左侧咬合像；I. 侧位片；J. 全景片

病例四（续）

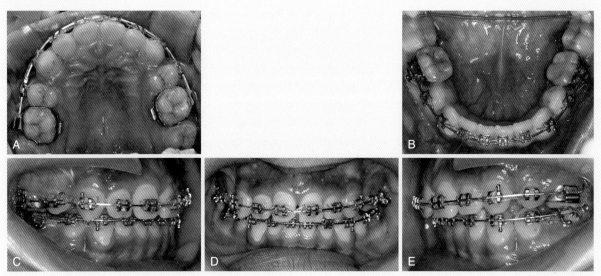

图 7-2-31　阶段照。固定矫治阶段，排齐上下牙列，关闭上颌中切牙间间隙，前牙Ⅱ度深覆𬌗。A. 上颌𬌗像；B. 下颌𬌗像；C. 右侧咬合像；D. 正面咬合像；E. 左侧咬合像

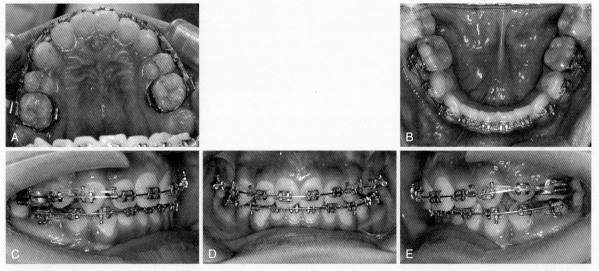

图 7-2-32　阶段照。内收上前牙，关闭拔牙间隙。A. 上颌𬌗像；B. 下颌𬌗像；C. 右侧咬合像；D. 正面咬合像；E. 左侧咬合像

**病例四（续）**

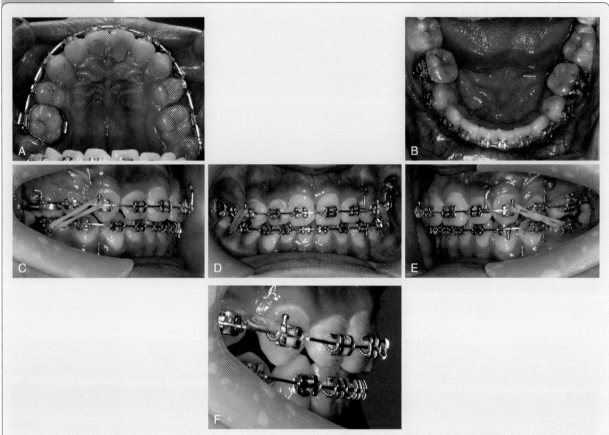

图 7-2-33　阶段照。前牙区咬合垫高，配合 Ⅱ 类牵引纠正前牙深覆𬌗。A. 上颌𬌗像；B. 下颌𬌗像；C. 右侧咬合像；D. 正面咬合像；E. 左侧咬合像；F. 前牙覆盖像

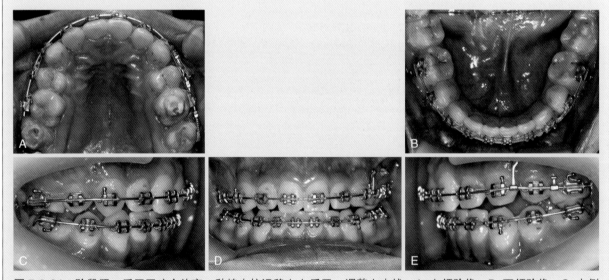

图 7-2-34　阶段照。后牙区咬合垫高，种植支抗远移左上后牙，调整上中线。A. 上颌𬌗像；B. 下颌𬌗像；C. 右侧咬合像；D. 正面咬合像；E. 左侧咬合像

病例四（续）

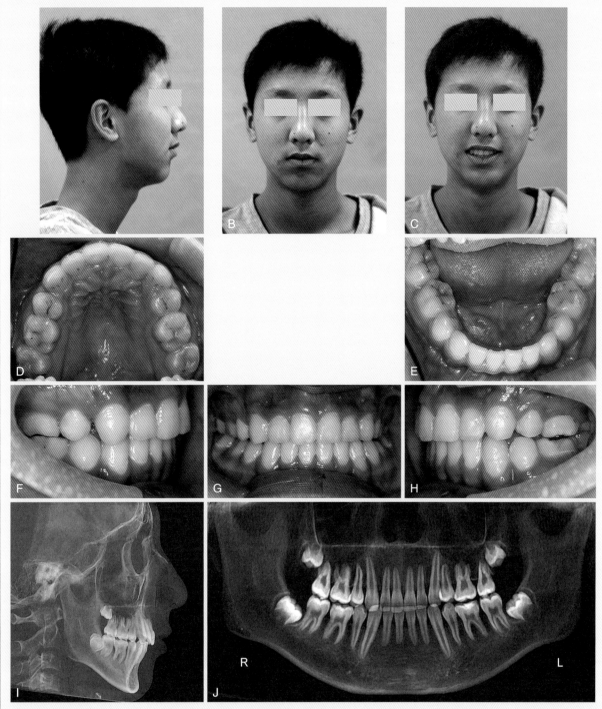

图 7-2-35　结束照及 X 线片。牙齿排列整齐，前牙覆𬌗、覆盖正常，面型改善，牙根平行度良好。A. 侧位像；B. 正面像；C. 正面微笑像；D. 上颌𬌗像；E. 下颌𬌗像；F. 右侧咬合像；G. 正面咬合像；H. 左侧咬合像；I. 侧位片；J. 全景片

**病例四（续）**

表 7-2-4　头影测量结果对比

| 测量项目 | 正常值 | Ⅰ期治疗前 | Ⅱ期治疗前 | 治疗后 |
|---|---|---|---|---|
| SNA（°） | 82.8±4.0 | 79.2 | 80.5 | 81.5 |
| SNB（°） | 80.1±3.9 | 72.2 | 74.2 | 75.8 |
| ANB（°） | 2.7±2.0 | 7.0 | 6.3 | 5.7 |
| NP-FH（°） | 85.4±3.7 | 81.7 | 81.9 | 84.9 |
| NA-PA（°） | 6.0±4.4 | 16.9 | 15.2 | 11.1 |
| U1-NA（mm） | 5.1±2.4 | 7.2 | 7.4 | 0.9 |
| U1-NA（°） | 22.8±5.7 | 29.1 | 30.2 | 11.3 |
| L1-NB（mm） | 6.7±2.1 | 5.1 | 5.3 | 4.6 |
| L1-NB（°） | 30.3±5.8 | 18.0 | 20.2 | 18.3 |
| U1-L1（°） | 125.4±7.9 | 125.8 | 123.4 | 145.1 |
| FMA（°） | 31.5±5.0 | 31.9 | 32.1 | 31.1 |
| FMIA（°） | 54.8±6.1 | 64.0 | 62.9 | 66.8 |
| IMPA（°） | 93.9±6.2 | 84.1 | 85.0 | 82.1 |

**经验分享**

　　患者为生长发育期男性，面部为凸面型，鼻唇沟浅，鼻唇角小，下颌后缩，颏部发育不足，闭唇紧张；11、21有外伤史，上前牙唇倾，下前牙直立，前牙Ⅲ度深覆𬌗、Ⅲ度深覆盖，上牙弓狭窄，腭盖高拱，下中线右偏1mm。双期矫治，先采用双𬌗垫式矫治器促进下颌骨发育，协调上下颌骨关系；后采用固定矫治排齐上下牙齿，调整咬合。

▶ 制订设计方案时，设计考量如下：

- 考虑到患者处于生长发育期，下颌后缩，为协调上下颌骨关系，促进下颌骨发育，需采用功能性矫治器；基于该患者为均角面型，且处于替牙晚期，替换完成的牙齿可以提供矫治器所需的固位，故选用双𬌗垫式矫治器，此矫治期需全天佩戴，可拉伸颌面部肌肉，去除限制下颌骨生长的肌障碍且有利于牵张颞下颌关节和髁突改建，以促进下颌骨向前生长，增加下颌骨长度。

- 考虑到患者上牙弓前牙段狭窄，可限制下颌向前移动，且下颌前移后上下牙弓宽度不匹配，需在双𬌗垫式矫治器的上颌前段放置螺旋扩弓

装置，扩大上牙弓前段宽度，去除阻碍下颌骨向前移动的因素，以使上下前部牙弓宽度协调。

- 考虑到患者前牙Ⅲ度深覆𬌗，且下颌Spee曲线过陡，矫治过程中应尽量避免下切牙伸长，故双𬌗垫式矫治器可设计增加下切牙帽；下颌双侧第二乳磨牙牙根吸收约1/2，为加强固位，在下颌第一磨牙设计箭头卡环。

- 经过Ⅰ期矫治后，该患者牙齿替换完成，凸面型改善，但颏部发育仍显不足，上前牙唇倾，前牙区开𬌗，Ⅱ度深覆盖，上牙列Ⅱ度拥挤，为内收上前牙、排齐上牙列，拔除上颌双侧第一前磨牙。

- 该病例下颌骨发育不足，经过Ⅰ期矫治后，前牙区开𬌗，为降低后牙区高度，纠正前牙开𬌗，须近中移动磨牙；该患者为骨性Ⅱ类，磨牙、尖牙均为远中关系，下牙列Ⅰ度拥挤，为排齐下牙列及近中移动磨牙，调整远中磨牙关系，故选择拔除下颌双侧第二前磨牙。

- 考虑到Ⅰ期矫治后，该患者前牙Ⅱ度深覆盖，且肌力薄弱，故加用种植支抗内收上前牙。

## 病例四（续）

▶ 治疗注意事项：

- Ⅰ期矫治过程中，上下后牙殆垫垫高，去除锁结关系，下颌自由向前滑动，再加上殆垫斜面的引导，前牙覆盖改善；分次磨除殆垫，以降低殆垫高度，使磨牙伸长改善前牙深覆殆。

- Ⅰ期矫治过程中，分次磨除殆垫，且左右侧磨除量保持一致，以免造成殆平面左右侧不在同一平面，增加后期精细调整的难度及时间。

- Ⅱ期矫治早期，上下颌采用不锈钢圆丝，先将尖牙远中移动，待前牙区有足够间隙时，再粘接侧切牙矫治器，特别是 12 和 42；不锈钢丝控制牙弓形态，镍钛丝入辅弓管排齐前牙。

- 0.019 英寸 ×0.025 英寸不锈钢丝关闭拔牙间隙，加大上前牙正转矩，避免过度直立；下后牙轻力整体移动，避免近中倾斜，增加后牙高度。

- 配合轻力Ⅱ类牵引，调整磨牙的远中关系，内收上前牙，轻力牵引的垂直向分力可以被殆力所抵消，避免下颌后牙伸长，恶化Ⅱ类面型。

- 关闭拔牙间隙的过程中，出现了暂时性的前牙覆殆加深，为改善前牙覆殆，中切牙区咬合垫高，压低下前牙。

- 由于患者微笑时左右侧口角不一致，上中线的位置确定困难，关闭间隙的过程中，出现了暂时性的上中线右偏，可通过后牙区殆垫去除咬合干扰，种植支抗远移左上牙列，纠正上中线右偏。

- 11、21 因外伤冠折，轻力内收上前牙以免牙髓坏死；若已发生根骨粘连，则牙齿移动困难，可以待成年后义齿修复以恢复美观。

- 由于患者下颌发育不足，肌张力可能是限制下颌向前发育的因素之一，因此下颌前伸训练可以松弛颌面部肌肉，促进下颌骨向前生长，矫治过程中及结束后须坚持训练。

▶ 治疗后：

- Ⅰ期矫治阶段，SNA 增大 1.3°，SNB 增大 2.0°，说明生长促进了上颌骨的发育，双殆垫式矫治器及生长促进了下颌骨的发育；ANB 减小 0.7°，说明上下颌骨关系有所改善。

- Ⅱ期矫治阶段，SNA 增加 1.0°，SNB 增大 1.6°，ANB 减小 0.6°，说明生长促进了上下颌骨向前的发育，下颌骨生长量相对大于上颌骨，Ⅱ类面型继续改善。

- U1-NA、L1-NB 均先增大后减小，上下颌骨的生长及双殆垫式矫治器的使用导致二者的增加，拔除上颌第一前磨牙、下颌第二前磨牙，内收上下前牙，导致二者出现减小。因掩饰性治疗，上前牙相对直立于上颌骨，且上前牙一直在骨松质中移动，牙根长度未见明显缩短，治疗后唇腭侧骨板连续完整，利于牙齿健康。

- FMA 在Ⅰ期矫治阶段增大 0.2°，Ⅱ期矫治阶段减小 1.0°，说明Ⅰ期时下颌随着生长发育及功能矫治器的使用，发生了轻度顺时针旋转。磨牙伸长等因素是导致下颌平面角增大的主要因素，因为双殆垫式矫治器的殆垫在分次磨除时下颌后牙没有接触，磨牙伸长并刺激下颌牙槽高度生长，同时引起下颌顺时针旋转，FMA 增大；拔牙掩饰性治疗，下颌后牙近中移动，纠正磨牙的远中关系，同时下颌逆时针旋转，减小了面部高度，FMA 随之减小。

- 矫治后双侧尖牙、磨牙开始变为远中关系，13 远中 1mm 间隙，这不影响患者美观及功能；且患者生长发育未完全停止，下颌可能将会继续向前发育，以利于磨牙远中关系的改善。

- 经过数年的双期诊疗，患者前牙覆殆、覆盖正常，面型得到了极大改善，如果成年后行颏成形术将更加协调美观。

（此病例由赵春洋医生提供）

（陈慧霞　赵春洋）

## 第三节　拔除上颌第二前磨牙及下颌第一前磨牙的矫治

### 一、概述

　　拔除上颌第二前磨牙及下颌第一前磨牙的矫治为正畸临床常规拔牙模式。通过拔除前磨牙，可以获得大量间隙用于正畸矫治，主要用于恒牙早期骨性Ⅲ类错𬌗畸形，以及上前牙轻度拥挤而下前牙中度以上拥挤或伴有下前牙唇倾的错𬌗畸形。对于上前牙区需要的间隙量不大而下颌平面角比较大的患者，有利于前牙的排齐、内收和磨牙近中关系的调整，同时下颌适当地逆时针旋转。此类病例拔牙的目的除排齐牙列之外，主要是通过上下切牙在一定限度内的唇舌向差异化移动来代偿上下颌骨之间的不协调，同时磨牙的差异化近中移动调整磨牙关系，建立中性关系。因为对于下颌平面角比较大的恒牙早期轻度骨性Ⅲ类患者，如果上牙列轻中度拥挤伴上前牙代偿性唇倾，单纯进行上牙列扩弓可能造成骨开窗、骨开裂、上切牙牙龈附着丧失等问题，而拔除上颌第二前磨牙不仅能解除拥挤，也可以近中移动磨牙改善磨牙关系，同时由于拔牙位置靠后，上前牙也能维持在原有的较好位置；而拔除下颌第一前磨牙，可以通过内收下前牙来解除前牙反𬌗。

　　另外，临床上由于上颌第二前磨牙牙齿本身病变等原因也会考虑拔除上颌第二前磨牙，常是基于以下情况：①上颌第二前磨牙完全腭侧错位，牙弓内无间隙或牙弓内间隙不足。大多数病例是由于第二乳磨牙主动性早失、上颌第一磨牙前移占据间隙引起的；少数病例是由于上颌第一磨牙萌出过程中近中倾斜，压迫第二乳磨牙致牙根吸收，第二乳磨牙被动性早失。②上颌第二前磨牙先天缺失。生长发育中，第二前磨牙牙胚先天缺失可分为单侧或双侧。③严重龋坏等病变，无法保留。

　　本节将对拔除上颌第二前磨牙及下颌第一前磨牙的矫治予以介绍。

### 二、适应证

　　**1. 高角骨面型的Ⅲ类错𬌗畸形**　常用于骨性Ⅲ类生长改良治疗Ⅰ期结束后、进行Ⅱ期治疗的早期恒牙骨性Ⅲ类错𬌗畸形，拔牙与否主要由上牙列决定。通过拔牙矫治掩饰前牙关系，解决前牙前突、排齐牙列，纠正磨牙关系。这种拔牙模式与拔除4颗第二前磨牙均是Ⅲ类患者Ⅱ期治疗常用的拔牙矫治模式（见第8章）。决定上颌拔牙的因素包括上牙列的拥挤度、上前牙的唇倾度、磨牙关系等。上颌拔牙间隙主要用于解决牙列拥挤问题，剩余间隙用于上颌磨牙近中移动，调整磨牙关系为Ⅰ类关系；下颌的拔牙间隙主要用于牙弓前段的排齐和内收（图7-3-1）。

　　**2. 上颌第二前磨牙严重错位，下前牙唇倾或者下牙列中度及以上拥挤**　上颌第二前磨牙完全颊侧或舌侧错位，形成严重的锁𬌗或反𬌗，牙弓内无剩余间隙或者剩余间隙小，颊（舌）侧错位的第二磨牙牙槽骨附着差，或者牙根暴露，此时设计拔除第二前磨牙是明智的选择，可以简化治疗。下颌拔牙间隙主要用于排齐整平下牙列，内收下前牙（图7-3-2，图7-3-3）。

　　**3. 凸面型，下牙列中重度拥挤**　上牙列轻度拥挤、上前牙唇倾度较小，但下牙列中度及以上拥挤、下前牙唇倾，侧貌较突，需要减数治疗（图7-3-4）。

　　**4. 上颌第二前磨牙病变严重**　第二前磨牙常发生严重的龋坏、根尖病变、牙周病变，而下牙列拥挤度偏大或伴反𬌗，可以采用拔除上颌第二前磨牙及下颌第一前磨牙的拔牙矫治（图7-3-5，图7-3-6）。

　　**5. 正畸 - 正颌联合治疗**　前牙开𬌗畸形的重度骨性Ⅲ类成人患者，采用正畸 - 正颌联合治疗时，术前正畸排齐上下前牙，去除前牙代偿。手术后，磨牙和尖牙为Ⅰ类咬合关系，前牙达到正常的覆𬌗、覆盖关系。成人骨性Ⅲ类正畸 - 正颌联合治疗，上颌需要少量间隙排齐牙齿、缩小牙弓宽度，上前牙去代偿；而下牙列拥挤严重或伴有下前牙唇倾，需要间隙量大（图7-3-7）。

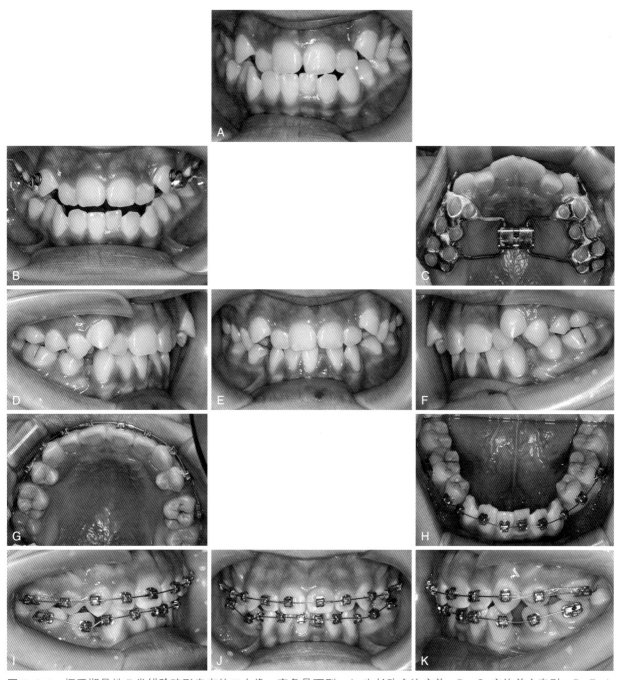

**图 7-3-1** 恒牙期骨性 Ⅲ 类错𬌗畸形患者的口内像，高角骨面型。A. 生长改良治疗前；B、C. 实施前方牵引；D~F. Ⅰ期结束；G~K. 拔除 15、25、34、44，进行 Ⅱ 期治疗

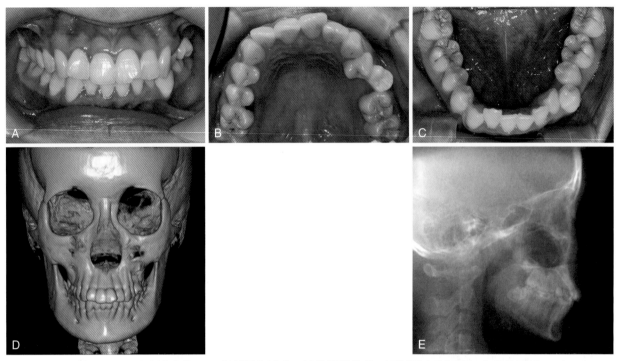

图 7-3-2　患者治疗前，25 颊侧错位严重，牙槽骨附着差，下牙列Ⅱ度拥挤，高角骨面型

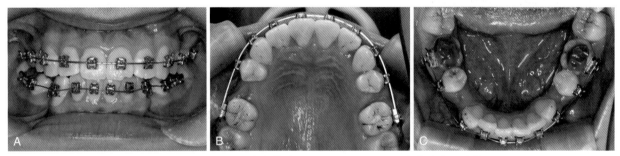

图 7-3-3　为图 7-3-2 患者拔除 15、25、34、44 后治疗时的口内像

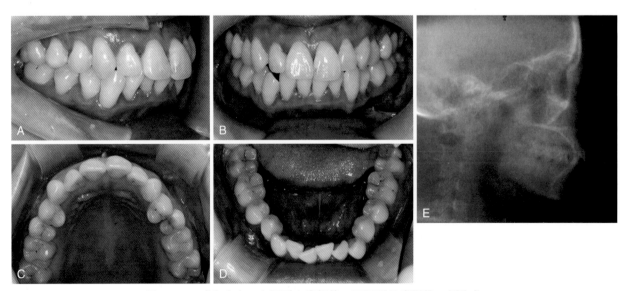

图 7-3-4　成年患者，上牙列Ⅰ度拥挤，下牙列Ⅱ度拥挤，侧貌突

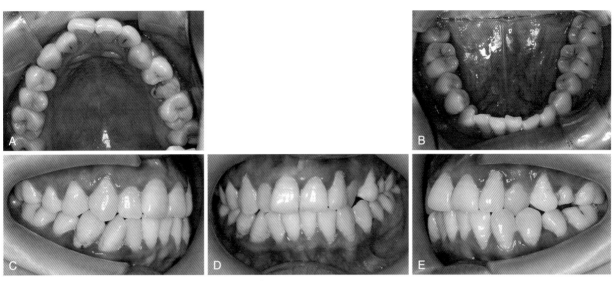

图 7-3-5　患者 25 残冠，无法保留。下牙列 Ⅱ 度拥挤，高角骨面型，磨牙为近中关系

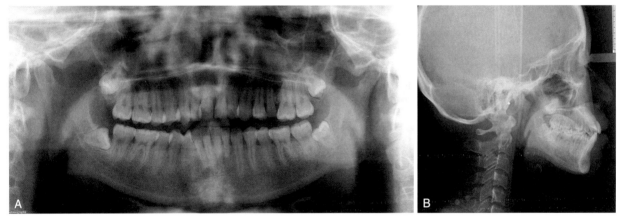

图 7-3-6　患者 25 残冠，下牙列 Ⅱ 度拥挤，高角骨面型。A.全景片可见 25 残冠，根管内可见髓石，治疗效果不佳；B.头颅侧位片

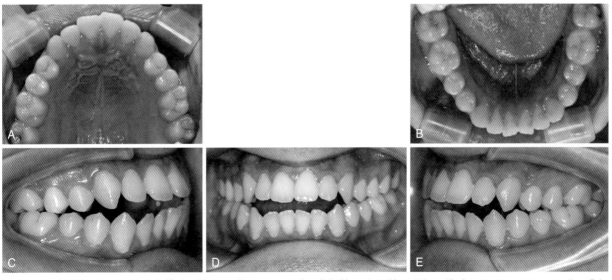

图 7-3-7　成年患者，骨性 Ⅲ 类错𬌗，前牙开𬌗，上下牙列 Ⅰ 度拥挤，上下前牙唇倾。拔除 15、25、34、44 后，进行正畸 - 正颌手术联合治疗

## 三、禁忌证

临床在确定拔除上颌第二前磨牙及下颌第一前磨牙矫治时必须慎重，有些病例类型不适合这种拔牙模式。如下列情况：

**1. 青少年骨性Ⅲ类错𬌗畸形**　患者生长发育未停止，应慎重拔牙矫治。

**2. 上颌第一磨牙根部病变**　骨岛、骨瘤，上颌窦位置低、上颌第一磨牙和第二前磨牙牙根反方向倾斜，如果拔除上颌第二前磨牙，则磨牙前移困难，无法达到理想的疗效。

**3. 上颌磨牙需要最大支抗的病例**　上颌前牙区拥挤度为Ⅱ度或Ⅲ度，或者Ⅱ度或Ⅲ度深覆盖，矫治时前牙需要的间隙量大，支抗控制达不到理想要求，影响最终的面型改善、咬合调整。

## 四、矫治过程中的特殊考量

第一，在确定拔除上颌第二前磨牙及下颌第一前磨牙的治疗方案后，首先要考虑的问题是支抗设计，即如何分配拔牙间隙给前后牙段，以及通过何种方式实现这种分配。

对于需要进行掩饰性治疗的安氏Ⅲ类错𬌗畸形患者来说，此种拔牙模式下的上颌支抗本就弱于下颌，更利于磨牙关系的调整。此类病例中，上颌的拔牙间隙主要用于解决牙列拥挤，剩余间隙用于上颌磨牙的近中移动，以调整磨牙关系。而下颌的拔牙间隙则主要用于内收下前牙，改善前牙覆盖。

当上颌第二前磨牙因牙齿病变等原因拔除时，则需要根据患者情况，考虑是否加强上颌支抗，尤其是高角病例。如果大部分拔牙间隙需要分配给前部的牙齿用于排齐牙齿、调整中线、内收前牙等，则需额外保护上颌支抗。加强后牙段支抗的措施有：微种植支抗、头帽口外弓、横腭杆、Nance托等口内装置、颌间牵引以及尽早将第二磨牙纳入矫治系统等。

第二，由于上颌第二前磨牙已经拔除，使用Ⅲ类颌间牵引时，更容易引起上颌磨牙的近中倾斜和伸长，此时可采用轻力间歇性牵引或者上颌植入微种植支抗、直接用支抗钉进行牵引等。

第三，在内收下前牙的过程中，需要做好转矩控制、避免下前牙过度舌向倾斜，对牙周组织造成伤害，引起牙龈退缩或牙根吸收以及矫治结果的不稳定等后果。可在不锈钢方弓丝上对下前牙施加冠唇向转矩。

第四，骨性Ⅱ类错𬌗畸形进行正畸-正颌联合治疗时，需要计划好切牙位置，对上下前牙完全去代偿，下前牙从代偿性唇倾变为完全直立。同时，完全整平上下牙弓。这样，手术后才能达到预期的效果，恢复良好的覆𬌗、覆盖关系。

---

**病例介绍**　**病例一**

患者刁××，女，13岁。

**主诉**　牙列不齐求治。

**现病史**　否认。

**既往史**　无全身系统性疾病，无过敏史。

**不良习惯**　吐舌习惯、口呼吸。

**家族史**　否认。

**口内检查**　恒牙列，前牙对刃反𬌗，15扭转，上下牙列拥挤。

**面部检查**　凸面型，鼻唇沟深。

**模型测量**　两侧磨牙为近中关系、上下牙列Ⅰ度拥挤。

**X线及照相检查**　骨性Ⅲ类，高角骨面型。

**诊断**　安氏Ⅲ类，骨性Ⅲ类。

**矫治计划**　掩饰性治疗：①拔除15、25、34、44；②固定矫治器排齐上下牙列，解除前牙反𬌗，关闭拔牙间隙；③头帽颏兜抑制下颌生长发育、舌肌训练、唇肌训练、口罩纠正口呼吸；④保持

**矫治效果**　①上下牙列排齐整平；②反𬌗纠正，磨牙为中性关系，凸面形改善。

矫治过程见图7-3-8～图7-3-11。

治疗前后头影测量结果对比见表7-3-1。

病例一（续）

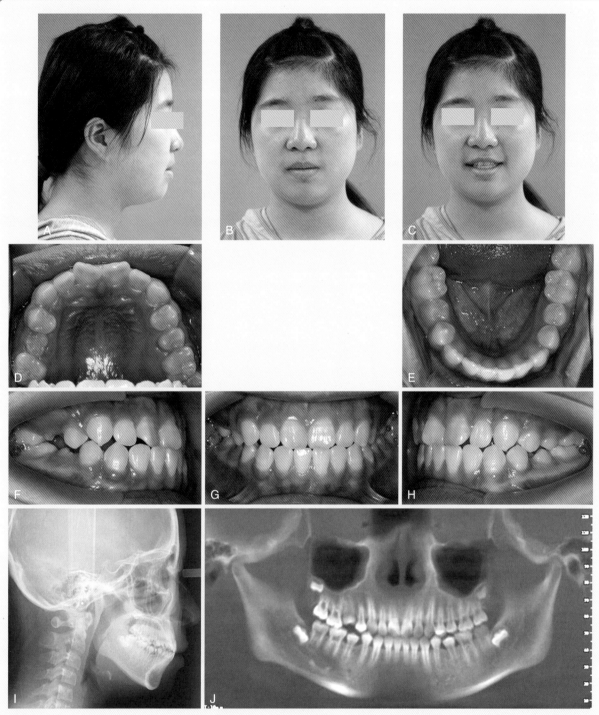

图 7-3-8　初始照和 X 线片。凸面型，前牙反𬌗，15 扭转明显。A. 侧位像；B. 正面像；C. 正面微笑像；D. 上颌𬌗像；E. 下颌𬌗像；F. 右侧咬合像；G. 正面咬合像；H. 左侧咬合像；I. 侧位片；J. 全景片

病例一（续）

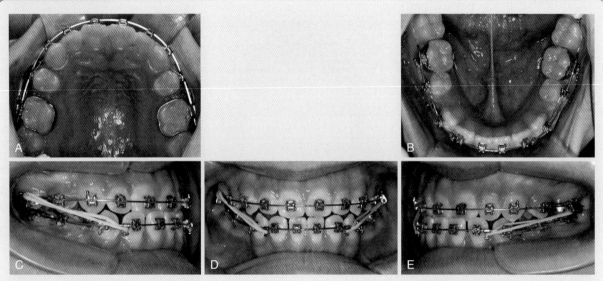

图 7-3-9　阶段照。拔除 15、25、34、44 后进行固定矫治，配合Ⅲ类颌间牵引，纠正前牙反𬌗。A. 上颌𬌗像；B. 下颌𬌗像；C. 右侧咬合像；D. 正面咬合像；E. 左侧咬合像

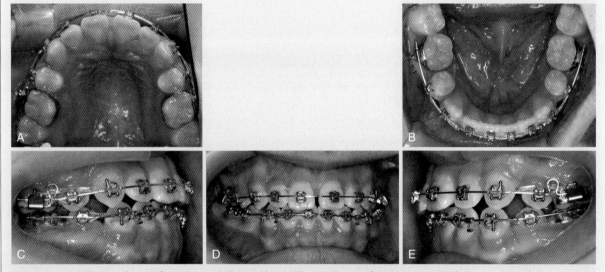

图 7-3-10　阶段照。前牙反𬌗已纠正，继续关闭拔牙间隙，协调上下𬌗关系。A. 上颌𬌗像；B. 下颌𬌗像；C. 右侧咬合像；D. 正面咬合像；E. 左侧咬合像

**病例一（续）**

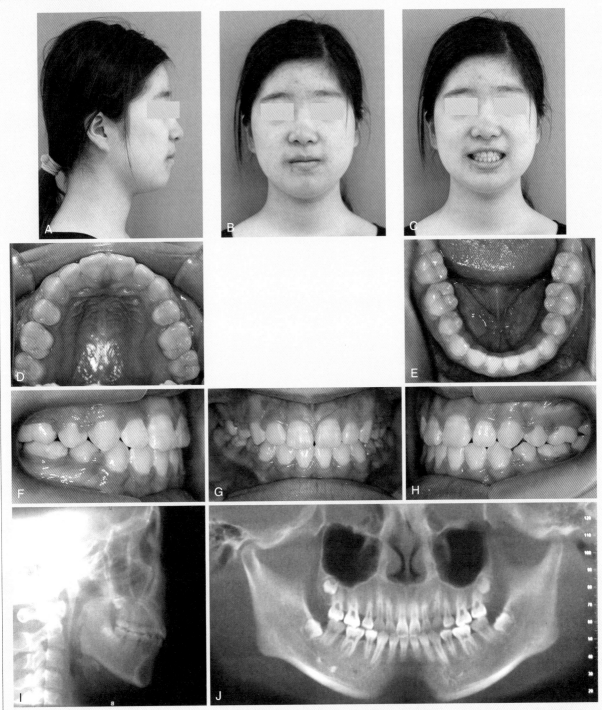

图 7-3-11　结束照和 X 线片。患者上下牙列排齐，尖牙和磨牙关系为中性，凸面型得到明显的改善。A. 侧位像；B. 正面像；C. 正面微笑像；D. 上颌𬌗像；E. 下颌𬌗像；F. 右侧咬合像；G. 正面咬合像；H. 左侧咬合像；I. 侧位片；J. 全景片

**病例一（续）**

表 7-3-1 头影测量结果对比

| 测量项目 | 正常值 | 治疗前 | 治疗后 |
|---|---|---|---|
| SNA（°） | 82.8±4.0 | 81.2 | 83.3 |
| SNB（°） | 80.1±3.9 | 81.7 | 80.6 |
| ANB（°） | 2.7±2.0 | −0.5 | 2.7 |
| NP-FH（°） | 85.4±3.7 | 88.5 | 84.0 |
| NA-PA（°） | 6.0±4.4 | 13.8 | 11.5 |
| U1-NA（mm） | 5.1±2.4 | 8.1 | 4.6 |
| U1-NA（°） | 22.8±5.7 | 29.3 | 19.5 |
| L1-NB（mm） | 6.7±2.1 | 13.3 | 6.5 |
| L1-NB（°） | 30.3±5.8 | 37.4 | 29.0 |
| U1-L1（°） | 125.4±7.9 | 116.3 | 122.5 |
| FMA（°） | 31.5±5.0 | 33.7 | 34.5 |
| FMIA（°） | 54.8±6.1 | 50.0 | 58.5 |
| IMPA（°） | 93.9±6.2 | 96.3 | 87.0 |

**经验分享**

该患者为安氏Ⅲ类错𬌗畸形，前牙反𬌗，高角骨面型，上前牙直立，下前牙唇倾。扁桃体肥大，有吐舌和口呼吸习惯。

▶ 制订矫治方案时，设计考量如下：
- 生长发育期已过，失去了生长改良治疗的机会，只能进行掩饰性治疗。
  - 高角伴凸面型，下前牙唇倾，上下牙列Ⅰ度拥挤，考虑减数矫治。
  - 因为磨牙为近中关系，上颌前牙较直立，上颌前牙需要间隙量少，下颌前牙需要间隙量大，而上磨牙需近中移动调整磨牙关系，所以决定拔除上颌 2 颗第二前磨牙及下颌 2 颗第一前磨牙。
- 磨牙为近中关系，上牙列轻度拥挤，排齐所需的间隙少，15 错位严重；下前牙唇倾、反𬌗，需要排齐 + 内收前牙，纠正反𬌗。因此选择拔除上颌第二前磨牙和下颌第一前磨牙，上颌设计中度支抗，下颌强支抗，利用上下颌支抗差异调整前牙覆𬌗、覆盖；同时，上颌磨牙适当向近中移动，调整为中性关系。

▶ 治疗注意事项：
- 治疗开始就配合头帽颏兜抑制下颌的生长发育。排齐整平阶段即开始结合轻力Ⅲ类牵引，以利于解除前牙反𬌗，调整磨牙关系。
- 肌功能训练，尤其是舌肌训练。另外，对上前牙进行控制，防止过度内收或过度舌倾，导致面型进一步变差。

骨性Ⅲ类、下颌前突的病例与吐舌习惯有着千丝万缕的关系，无论是原发型还是继发型。对高角病例，需要同时控制后牙垂直高度，必要时可配合使用种植支抗。

（此病例由王珊医生提供）

**病例介绍**　**病例二**

患者翁 ××，男，10 岁。

**主诉**　地包天求治。

**现病史**　扁桃体肥大。

**既往史**　无全身系统性疾病，无过敏史，

**不良习惯**　吐舌习惯，口呼吸。

**家族史**　否认。

**口内检查**　替牙列，11、12、21 反殆， I 度反覆盖，Ⅱ度反覆殆；上下前牙代偿，下前牙舌倾明显。左上第二乳磨牙和右下乳磨牙均为残冠。

**面部检查**　凹面型，上颌发育不足，下颌前突，颏部前突。

**模型测量**　两侧磨牙为近中关系，上牙列 I 度拥挤，下牙列Ⅱ度拥挤。

**X 线及照相检查**　骨性Ⅲ类，均角骨面型。

**诊断**　安氏Ⅲ类，骨性Ⅲ类。

**矫治计划**　双期矫治。

I 期，正畸生长改良治疗（图 7-3-12～图 7-3-15）：①上颌前方牵引促进上颌生长发育，抑制下颌生长发育；②舌肌训练解除前牙反殆。

Ⅱ期，①拔除 15、25、34、44；②直丝弓矫治器矫治（图 7-3-16～图 7-3-19）排齐上下牙列，解除前牙反殆，关闭拔牙间隙；③头帽颏兜抑制下颌生长发育，唇、舌肌训练；④保持。

**矫治效果**　①牙列平齐，咬合良好；②前牙反殆解除。面型得到改善。

治疗前后头影测量结果对比见表图 7-3-2。

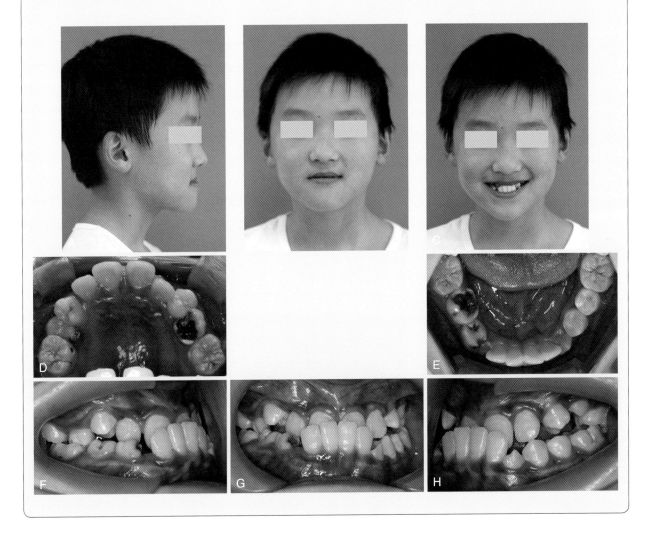

病例二（续）

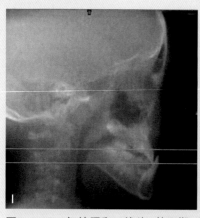
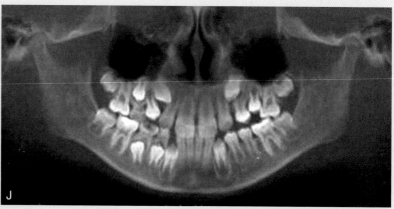

图7-3-12 初始照和X线片。替牙期，骨性Ⅲ类，上颌发育不足。A.侧位像；B.正面像；C.正面微笑像；D.上颌𬌗像；E.下颌𬌗像；F.右侧咬合像；G.正面咬合像；H.左侧咬合像；I.侧位片；J.全景片

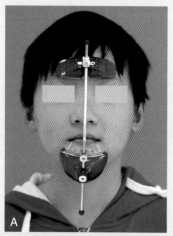
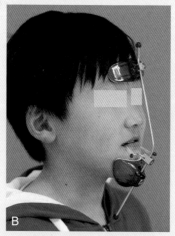
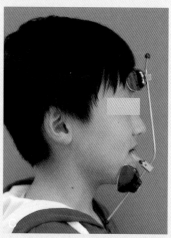

图7-3-13 阶段照。采用支架式牵引装置+颌垫矫治器进行前方牵引，促进上颌发育，抑制下颌生长发育，协调上下颌关系

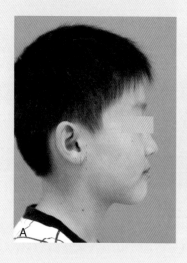
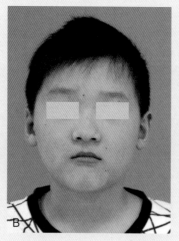
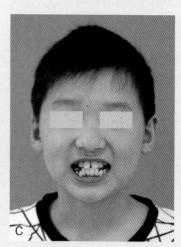

病例二（续）

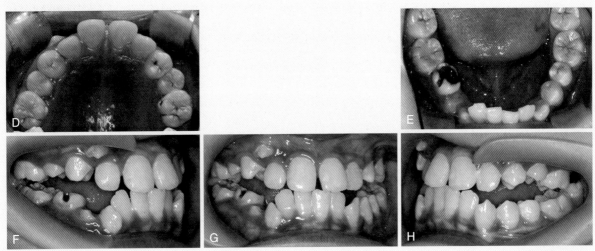

图 7-3-14　阶段照。Ⅰ期阻断性矫治，前方牵引结束。上颌发育不足明显改善，前牙反𬌗纠正。骨性Ⅲ类面型有所改善，上下颌骨不调得到改善。A. 侧位像；B. 正面像；C. 正面微笑像；D. 上颌𬌗像；E. 下颌𬌗像；F. 右侧咬合像；G. 正面咬合像；H. 左侧咬合像

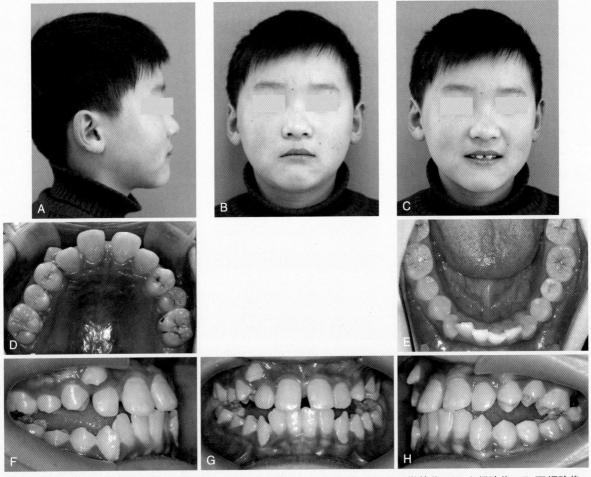

图 7-3-15　阶段照。替牙完成，Ⅰ期矫治结束。A. 侧位像；B. 正面像；C. 正面微笑像；D. 上颌𬌗像；E. 下颌𬌗像；F. 右侧咬合像；G. 正面咬合像；H. 左侧咬合像

**病例二（续）**

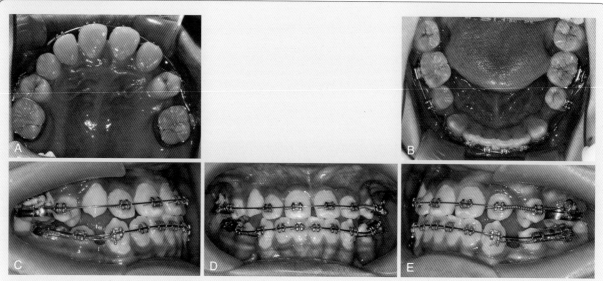

图 7-3-16　阶段照。由于上牙列拥挤，采用Ⅱ期矫治，拔除 15、25、34、44。A. 上颌𬌗像；B. 下颌𬌗像；C. 右侧咬合像；D. 正面咬合像；E. 左侧咬合像

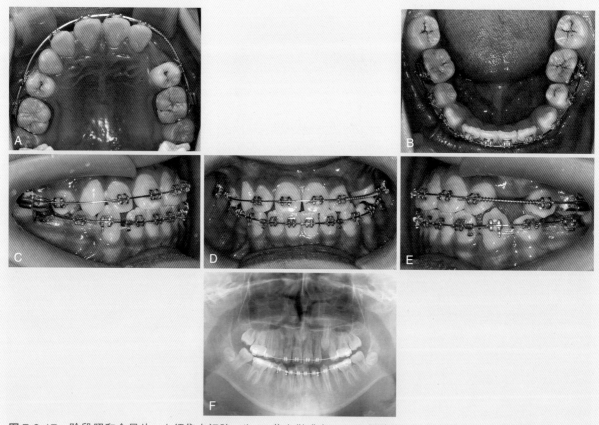

图 7-3-17　阶段照和全景片。上颌集中间隙，为 23 萌出做准备。A. 上颌𬌗像；B. 下颌𬌗像；C. 右侧咬合像；D. 正面咬合像；E. 左侧咬合像；F. 全景片

病例二（续）

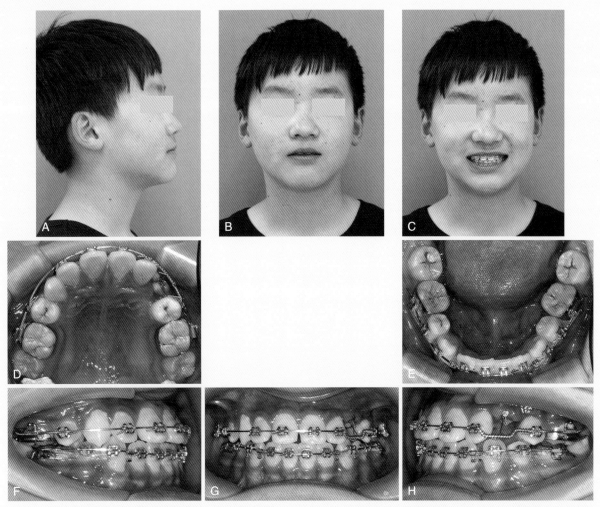

图 7-3-18　阶段照。拔牙矫治阶段，23 开窗牵引。A. 侧位像；B. 正面像；C. 正面微笑像；D. 上颌殆像；E. 下颌殆像；F. 右侧咬合像；G. 正面咬合像；H. 左侧咬合像

病例二（续）

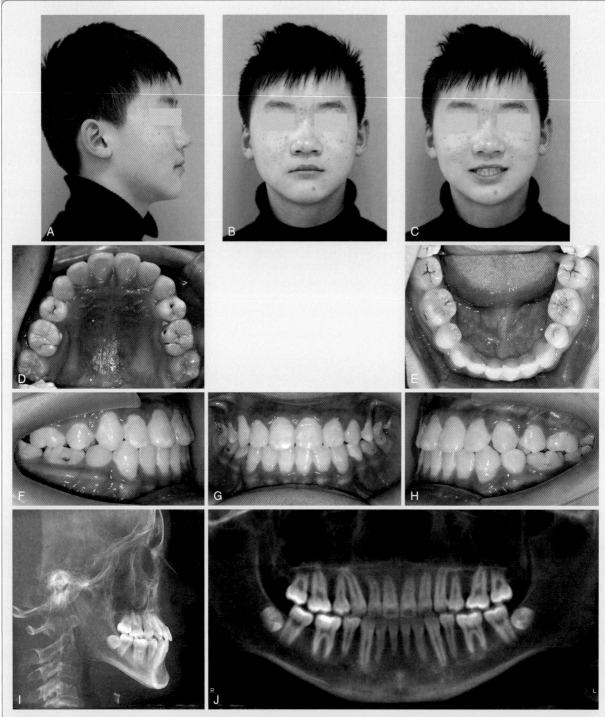

图7-3-19　结束照和X线片。上下牙列排齐，尖牙和磨牙均为中性关系，获得了较好的正面和侧面型。A. 侧位像；B. 正面像；C. 正面微笑像；D. 上颌𬌗像；E. 下颌𬌗像；F. 右侧咬合像；G. 正面咬合像；H. 左侧咬合像；I. 侧位片；J. 全景片

**病例二（续）**

表 7-3-2 头影测量结果对比

| 测量项目 | 正常值 | 治疗前 | 治疗后 |
|---|---|---|---|
| SNA（°） | 82.8±4.0 | 79.0 | 82.3 |
| SNB（°） | 80.1±3.9 | 85.2 | 81.4 |
| ANB（°） | 2.7±2.0 | −6.2 | 0.9 |
| NP-FH（°） | 85.4±3.7 | 90.7 | 86.3 |
| NA-PA（°） | 6.0±4.4 | −6.6 | −1.0 |
| U1-NA（mm） | 5.1±2.4 | 9.2 | 9.5 |
| U1-NA（°） | 22.8±5.7 | 30.0 | 30.4 |
| L1-NB（mm） | 6.7±2.1 | 2.5 | 3.6 |
| L1-NB（°） | 30.3±5.8 | 22.5 | 25.3 |
| U1-L1（°） | 125.4±7.9 | 138.0 | 119.2 |
| FMA（°） | 31.5±5.0 | 30.6 | 32.5 |
| FMIA（°） | 54.8±6.1 | 72.3 | 58.9 |
| IMPA（°） | 93.9±6.2 | 77.1 | 88.6 |

**经验分享**

该患者为青少年，骨性Ⅲ类错𬌗畸形，初次就诊时处于替牙期，前牙反𬌗，凹面型，上颌发育明显不足。对于此类患者，重点在于采取生长改良治疗，利用生长发育去除干扰因素，促进上颌生长发育，抑制下颌生长发育，协调骨骼关系，为Ⅱ期的正畸治疗创造条件。Ⅱ期拔牙提供间隙排齐牙齿，调整磨牙关系及咬合关系。

▶ Ⅰ期生长改良治疗：
- 骨性Ⅲ类病例Ⅰ期的生长改良治疗必须在青春发育期前开始治疗，才能有效促进上颌骨向前生长发育。牵引面具对颏部的反作用力，有效抑制下颌生长发育。
- 必须辅助舌肌训练纠正吐舌习惯，因为吐舌习惯是前牙反𬌗的主要病因。
- 前方牵引上颌𬌗垫矫治器为可摘矫治器。因临床冠短，缺乏有效的固位倒凹，乳牙相继脱落，所以固位是此阶段患者矫治碰到的疑难问题。前方牵引力量大，一般达到每次400~450g（共同作用在上颌的力量为800~900g）。注意固位体的设计和制作，人工倒凹是解决固位问题、确保治疗成功的诀窍。
- 上颌前方牵引主要使上颌骨骨缝和上颌骨生长，以及上牙弓向前移位。

▶ 制订矫治方案时，设计考量如下：
- Ⅰ期采用正畸阻断性治疗，通过前方牵引，促进上颌生长发育，协调上下颌骨关系。
- 根据Ⅰ期治疗效果、牙齿替换及生长发育情况综合评估，施行Ⅱ期固定矫治。

▶ 治疗注意事项：
- Ⅱ期固定矫治。替牙结束，患者下颌平面角较大，上牙列中度拥挤伴上前牙代偿性唇倾，23埋伏阻生；无法通过单纯扩弓排齐上牙列；拔除上颌第二前磨牙既能解除拥挤，也能维持上切牙原有位置。同时，拔除下颌第一前磨牙可以有效地整平下颌过陡的Spee曲线，内收下前牙，建立良好的前牙覆𬌗、覆盖。
- 对于已经有代偿的下前牙来说，在内收的同时需更好地控制转矩，防止下前牙过度舌倾导致唇侧骨开窗。
- 此类青少年患者由于生长发育的影响，治疗后还需要密切关注，如发现复发趋势应及时进行干预，比如夜间用头帽颏兜进行保持。如果复发严重，可能需要进行再次矫正或成年后正颌治疗。

（此病例由王珊医生提供）

## 病例介绍　病例三

患者邓××，女，24岁。

**主诉**　牙齿不齐求治。

**现病史**　否认。

**既往史**　无全身系统性疾病，无过敏史。

**不良习惯**　否认。

**家族史**　否认。

**口内检查**　恒牙列，上下牙龈萎缩，牙周情况欠佳，牙结石Ⅰ度，上前牙伸长。上下前牙牙槽突前突。上下前牙唇倾。

**面部检查**　凸面型。

**模型测量**　两侧磨牙为中性关系，上牙列Ⅰ度拥挤，下牙列Ⅱ度拥挤。

**X线及照相检查**　骨性Ⅱ类，均角骨面型。

**诊断**　安氏Ⅰ类，骨性Ⅱ类。

**矫治计划**　①全口牙齿牙周洁治；②拔除15、25、34、44，直丝弓矫治器固定矫治；③矫治中上下前牙设计PAOO，进行骨增量；④保持。

**矫治效果**　①牙列平齐，咬合良好；②凸面型得到了纠正。

矫治过程见图7-3-20～图7-3-23。

治疗前后头影测量结果对比见表7-3-3。

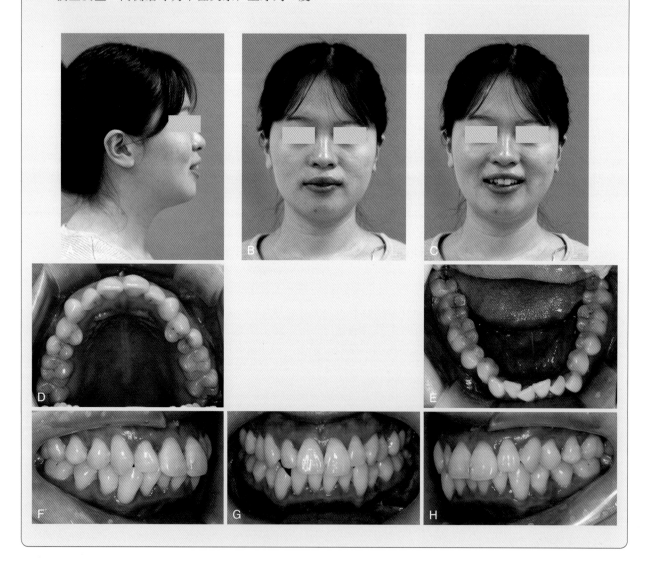

**病例三（续）**

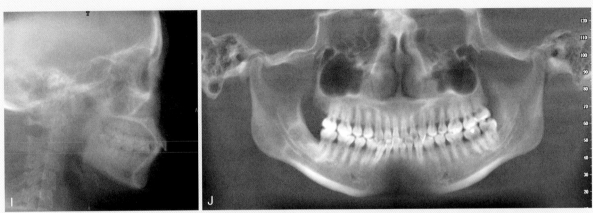

图 7-3-20　初始照和 X 线片。凸面型，上牙列 I 度拥挤，下牙列 II 度拥挤。牙龈不同程度萎缩。A. 侧位像；B. 正面像；C. 正面微笑像；D. 上颌𬌗像；E. 下颌𬌗像；F. 右侧咬合像；G. 正面咬合像；H. 左侧咬合像；I. 侧位片；J. 全景片

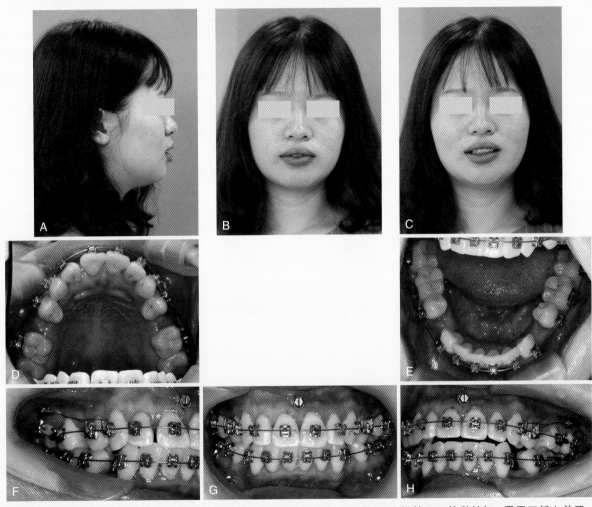

图 7-3-21　阶段照。拔除 15、25、34、44，固定矫治器进行治疗。11 和 21 之间植入一枚种植钉，用于压低上前牙；上颌两侧颊牙槽嵴处各植入一枚种植钉，用于上前牙整体后移。A. 侧位像；B. 正面像；C. 正面微笑像；D. 上颌𬌗像；E. 下颌𬌗像；F. 右侧咬合像；G. 正面咬合像；H. 左侧咬合像

病例三（续）

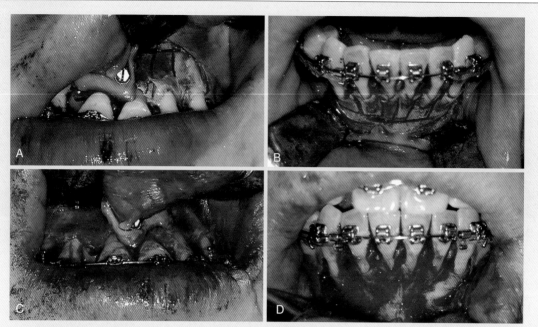

图 7-3-22 阶段照。上下牙列排齐后，实施 PAOO 手术，对上下前牙区进行骨增量，为前牙内收做好充分的骨预备。其中：A~D 分别为上下前牙唇侧牙槽骨 PAOO 的口内像

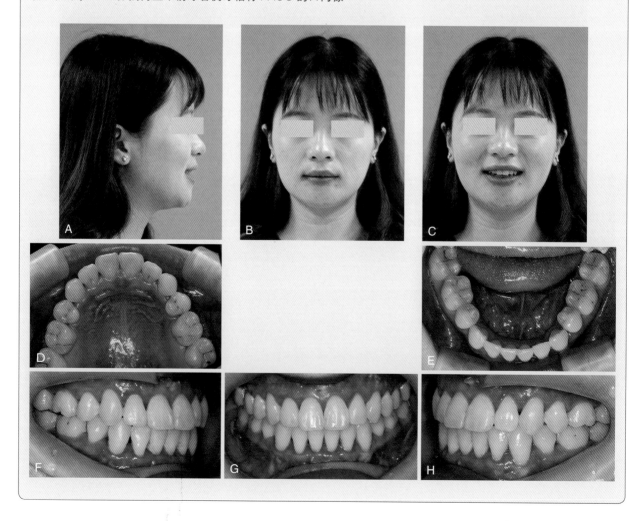

**病例三（续）**

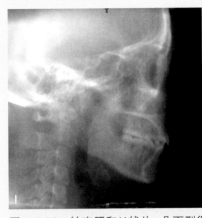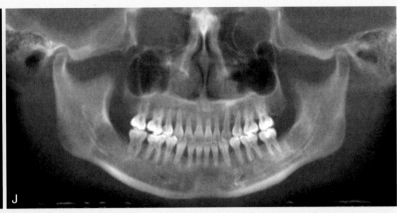

图 7-3-23 结束照和 X 线片。凸面型得到明显改善，牙龈附着良好。上下牙列排齐，尖牙和磨牙均为中性关系。A. 侧位像；B. 正面像；C. 正面微笑像；D. 上颌𬌗像；E. 下颌𬌗像；F. 右侧咬合像；G. 正面咬合像；H. 左侧咬合像；I. 侧位片；J. 全景片

表 7-3-3 头影测量结果对比

| 测量项目 | 正常值 | 治疗前 | 治疗后 |
|---|---|---|---|
| SNA（°） | 82.8±4.0 | 85.4 | 84.6 |
| SNB（°） | 80.1±3.9 | 80.9 | 81.4 |
| ANB（°） | 2.7±2.0 | 4.5 | 3.2 |
| NP-FH（°） | 85.4±3.7 | 83.2 | 84.7 |
| NA-PA（°） | 6.0±4.4 | 10.6 | 6.3 |
| U1-NA（mm） | 5.1±2.4 | 7.2 | 5.0 |
| U1-NA（°） | 22.8±5.7 | 29.4 | 22.4 |
| L1-NB（mm） | 6.7±2.1 | 8.9 | 5.3 |
| L1-NB（°） | 30.3±5.8 | 30.2 | 28.4 |
| U1-L1（°） | 125.4±7.9 | 112.8 | 126.6 |
| FMA（°） | 31.5±5.0 | 24.6 | 24.8 |
| FMIA（°） | 54.8±6.1 | 58.0 | 65.7 |
| IMPA（°） | 93.9±6.2 | 97.4 | 89.5 |

## 病例三（续）

### 经验分享

患者为成年女性，凸面型，上下牙列拥挤，上下牙龈有不同程度的萎缩，牙周情况欠佳。

▶ 制订矫治方案时，设计考量如下：

- 患者为骨性Ⅱ类畸形，下前牙代偿性唇倾伴Ⅱ度拥挤，牙周状况欠佳。患者不愿手术，因此采用正畸掩饰性治疗，需要拔除 4 颗前磨牙，前突的病例拔除前磨牙后矫治一般均能够一定程度地掩饰前突，改善侧貌。
- 上前牙Ⅰ度拥挤，下前牙Ⅱ度拥挤，下前牙唇倾，拔除 15、25、34、44，排齐上下牙列，内收上下前牙，改善前突。
- 上下前牙唇倾，牙周附着差，骨开窗、开裂，配合 PAOO 加快前牙内收的同时增加上下前牙唇侧的牙槽骨附着。

▶ 治疗过程注意事项：

- 矫治前完善的牙周治疗。11 和 21 之间植入一枚种植钉，用于压低上前牙，上颌两侧后牙区各植入一枚种植钉，在排齐整平阶段同时引导上前牙整体后移。
- 由于上下前牙牙槽骨水平吸收，牙龈退缩明显。上下牙列排齐整平后，对上下前牙实施 PAOO 手术＋充填骨粉进行骨增量，加速牙移动。
- 利用微种植支抗，内收拔牙间隙、改善前突，同时，改善开唇露齿。

本案例采用拔除上颌 2 颗第二前磨牙及下颌 2 颗第一前磨牙进行矫治，上颌种植微种植支抗整体内收上前牙，对上前牙有效地进行了转矩控根。同时，PAOO＋骨增量，以防止内收过程中牙根暴露，出现骨开窗、骨开裂等现象。矫治后的牙龈形态也很好地证实了 PAOO 手术的重要性。

（此病例由谷妍医生提供）

## 病例介绍　病例四

患者周 ×，女，27 岁。

**主诉**　上牙前突，牙齿不齐求治。

**现病史**　否认。

**既往史**　无全身系统性疾病，无过敏史。

**不良习惯**　偏侧咀嚼、打鼾（10 岁开始）。

**家族史**　父亲有类似病史。

**口内检查**　恒牙列，上牙列Ⅰ度拥挤，下牙列Ⅲ度拥挤。Ⅲ度深覆盖、Ⅰ度深覆𬌗。两侧牙弓不对称。下前牙牙龈萎缩，牙周情况欠佳。上下前牙唇倾。

**面部检查**　凸面型，上颌前突、下颌后缩，颏肌紧张，颏中线左偏 1mm。

**模型测量**　左侧磨牙中性偏远中，右侧磨牙远中尖对尖关系。上下牙列拥挤，上牙列Ⅰ度拥挤，下牙列Ⅲ度拥挤。

**X 线及照相检查**　骨性Ⅱ类，高角骨面型，气道狭窄。

**诊断**　安氏Ⅱ类 1 分类亚类，骨性Ⅱ类 1 分类。

**矫治计划**　①正畸 - 正颌联合矫治；②拔除 15、25、34、44；直丝弓矫治器固定矫治；③术前矫治：排齐整平牙列，牙齿去代偿；④正颌手术：双侧下颌升支矢状劈开术＋颏成形术；⑤术后矫治：继续关闭拔牙间隙，调整上下颌关系；⑥保持。

**矫治效果**　①牙列平齐，咬合良好；②凸面型得到了纠正，牙龈萎缩明显改善。

矫治过程见图 7-3-24～图 7-3-28。

治疗前后头影测量结果对比见表 7-3-4。

病例四（续）

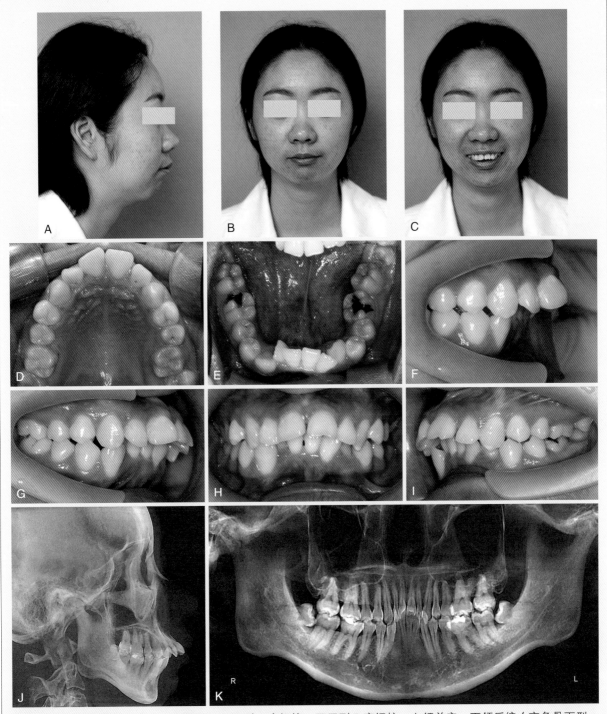

图 7-3-24　初始照和 X 线片。凸面型，上牙列 I 度拥挤，下牙列 III 度拥挤。上颌前突，下颌后缩（高角骨面型、骨性 II 类畸形）。A. 侧位像；B. 正面像；C. 正面微笑像；D. 上颌𬌗像；E. 下颌𬌗像；F 和 G. 右侧咬合像；H. 正面咬合像；I. 左侧咬合像；J. 侧位片；K. 全景片

**病例四（续）**

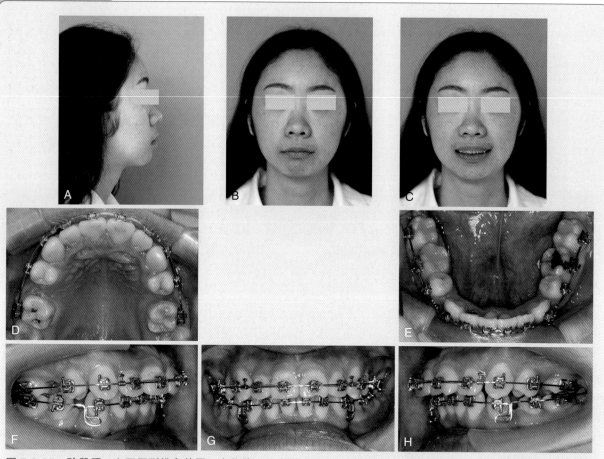

图 7-3-25　阶段照。上下牙列排齐整平，去代偿。A. 侧位像；B. 正面像；C. 正面微笑像；D. 上颌𬌗像；E. 下颌𬌗像；F. 右侧咬合像；G. 正面咬合像；H. 左侧咬合像

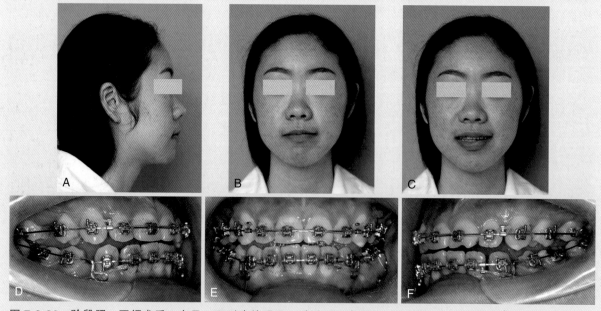

图 7-3-26　阶段照。正颌术后 1 个月，面型改善明显。过矫正至浅覆盖、浅覆𬌗。上下颌继续整平 Spee 曲线，关闭间隙。A. 侧位像；B. 正面像；C. 正面微笑像；D. 右侧咬合像；E. 正面咬合像；F. 左侧咬合像

病例四（续）

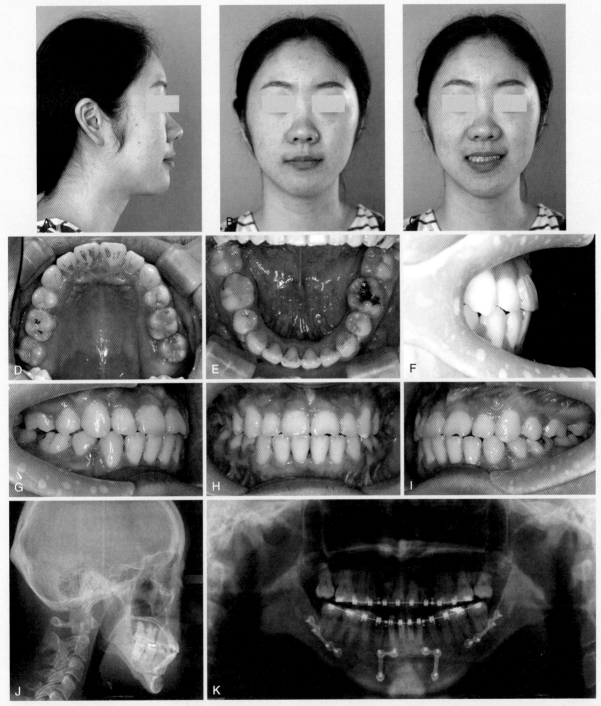

图 7-3-27　结束照和 X 线片。凸面型得到明显改善，上唇突度、鼻唇角、颏唇角均接近正常。A. 侧位像；B. 正面像；C. 正面微笑像；D. 上颌𬌗像；E. 下颌𬌗像；F 和 G. 右侧咬合像；H. 正面咬合像；I. 左侧咬合像；J. 侧位片；K. 全景片

病例四（续）

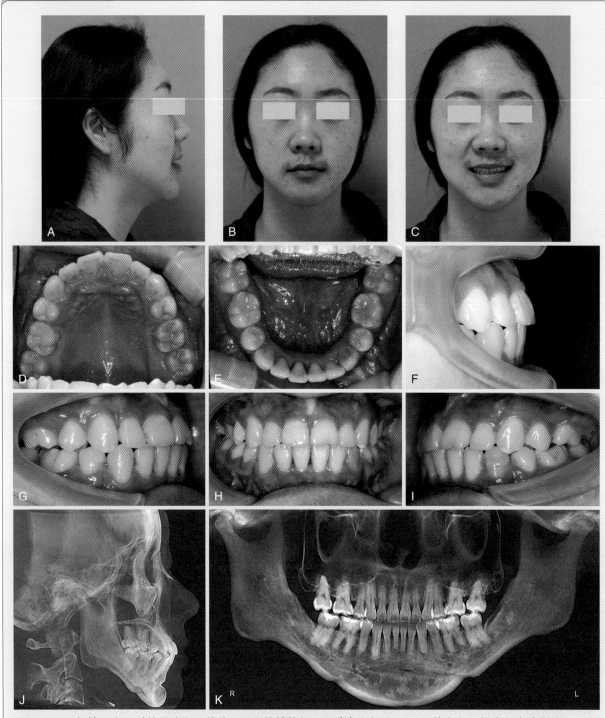

图 7-3-28 保持 2 个月时的照片和 X 线片。面型维持较好，覆殆有所加深。33 牙体变色，根尖低密度影像。A. 侧位像；B. 正面像；C. 正面微笑像；D. 上颌殆像；E. 下颌殆像；F 和 G. 右侧咬合像；H. 正面咬合像；I. 左侧咬合像；J. 侧位片；K. 全景片

## 病例四（续）

表 7-3-4　头影测量结果对比

| 测量项目 | 正常值 | 治疗前 | 治疗后 |
|---|---|---|---|
| SNA（°） | 82.8±4.0 | 80.6 | 80.5 |
| SNB（°） | 80.1±3.9 | 71.6 | 76.3 |
| ANB（°） | 2.7±2.0 | 9.0 | 4.2 |
| NP-FH（°） | 85.4±3.7 | 85.0 | 88.0 |
| NA-PA（°） | 6.0±4.4 | 21.4 | 8.9 |
| U1-NA（mm） | 5.1±2.4 | 8.0 | 5.0 |
| U1-NA（°） | 22.8±5.7 | 31.4 | 23.0 |
| L1-NB（mm） | 6.7±2.1 | 10.9 | 8.3 |
| L1-NB（°） | 30.3±5.8 | 34.5 | 30.3 |
| U1-L1（°） | 125.4±7.9 | 109.6 | 124.0 |
| FMA（°） | 31.5±5.0 | 35.1 | 39.1 |
| FMIA（°） | 54.8±6.1 | 55.5 | 43.9 |
| IMPA（°） | 93.9±6.2 | 89.4 | 97.0 |

### 经验分享

患者为成年女性，凸面型，上颌前突、下颌后缩（骨性 II 类 1 分类），上牙列轻度拥挤，下牙列重度拥挤，牙周情况欠佳。

▶ 制订矫治方案时，设计考量如下：

- 患者对外观要求很高，采用正畸＋正颌联合治疗，拔除 15、25、34、44。
- 上颌拔除 15、25 是为了解除拥挤，适度内收前牙。下颌拔除 34、44 是为了解除严重拥挤，打开咬合，从而在手术中获得足够的下颌前移。
- 颏成形术是为了获得满意的软组织侧貌。

▶ 治疗后注意事项：

- 治疗结束后，患者面下 1/3 突度明显改善，上唇突度、鼻唇角、颏唇角接近正常。面下 1/3 高度增加，下颌骨前移获得了良好的颌骨间协调的关系，明显改善软组织侧貌。通过手术，患者气道改变，变得通畅，打鼾得到明显改善。保持期 33 牙齿变色，根尖低密度影像，出现坏死。有研究发现，颏成形术后，有部分患者下前牙可能出现牙体变色现象。

（此病例由侯伟医生提供）

（秦燕军　赵春洋）

## 第四节　拔除 4 颗第二前磨牙的矫治

### 一、概述

正畸矫治病例需要减数时，常选择拔除第一前磨牙。但由于患者的错𬌗畸形复杂多变，临床上也应根据具体情况区别处理。减数治疗时拔除第二前磨牙也是比较常用的拔牙模式。本节就拔除 4 颗第二前磨牙的矫治予以介绍。

正畸医生通过对错𬌗畸形全面细致检查，做出正确的诊断、合理的矫治设计，前瞻性预判矫治结果，满足患者主诉并获得良好的咬合关系及侧貌，在保证患者获得最大收益的前提下，有时候拔牙对于患者来说是最佳的选择。通常情况下，常会优先考虑拔除第一前磨牙，而在实际临床工作中，在充分考虑患者的颜面美观和口颌面功能的同时，兼顾牙体、牙周疾患和患者的错𬌗畸形类型，正畸医生也会选择拔除第二前磨牙。虽然现代的牙体和修复治疗技术能够最大限度地保留大面积龋坏或充填的牙齿，但是在已经明确需要拔牙矫治的情况下，拔除健康的第一前磨牙而保留预后不明甚至基础不好的第二前磨牙，显然是不可取的。但拔除第二前磨牙，对支抗控制增加难度，远中的磨牙易发生近中倾斜。值得庆幸的是微种植支抗为正畸医生精确控制牙齿的移动提供了便利。

### 二、适应证

决定拔除第二前磨牙的矫治设计时，应综合考虑患者各方面的临床情况，包括患者的主诉、牙弓的宽度及面部突度、牙列拥挤度及拥挤部位、Spee 曲线曲度、支抗设计及磨牙的前移程度、矢状向和垂直向骨面型、生长发育情况、口腔卫生情况、牙体和牙周健康状况。

临床对于下列错𬌗畸形的情况和牙齿状况，常选择拔除 4 颗第二前磨牙。

**1. 高角骨面型伴前牙开𬌗畸形**　前牙开𬌗畸形是临床矫治难度较大的病例类型，患者常为高角垂直骨面型，并伴有矢状向突面型。对此种病例的矫治，临床常规选择拔除 4 颗第二前磨牙，利用磨牙的近中移动、倾斜，重建纵𬌗曲线，逆时针旋转下颌，纠正开𬌗畸形；排齐牙齿，内收前牙，改善侧貌突度，建立前牙的正常覆𬌗、覆盖（图 7-4-1）。

**2. 高角骨面型伴前牙拥挤**　高角骨面型病例如果没有前牙开𬌗，但前牙轻度拥挤、侧面轻度前突，也常选择拔除第二前磨牙矫治。因为高角病例支抗丧失快，所以有利于下颌逆时针旋转，疗效会更好（图 7-4-2）。这种拔牙模式也常用于Ⅲ类病例前方牵引后的Ⅱ期矫治。

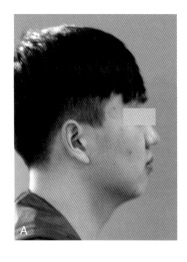
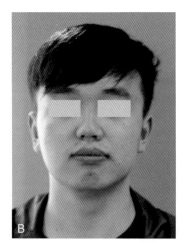
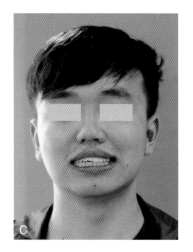

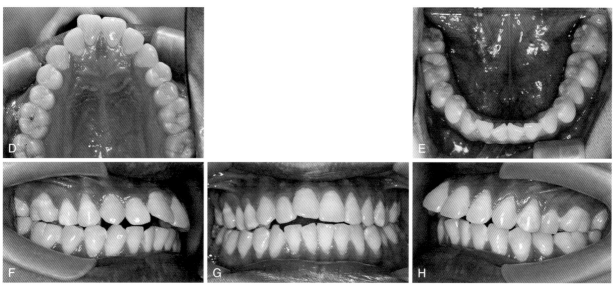

图 7-4-1 高角骨面型，前牙开𬌗畸形，侧貌前突。A. 侧位像；B. 正面像；C. 正面微笑像；D. 上颌𬌗像；E. 下颌𬌗像；F. 右侧咬合像；G. 正面咬合像；H. 左侧咬合像

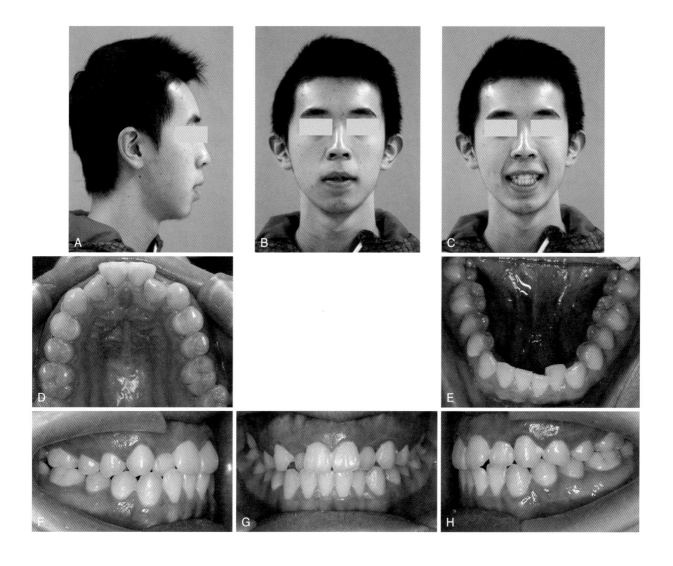

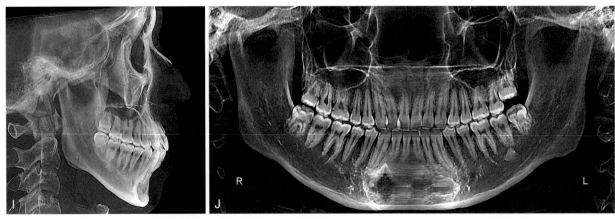

图7-4-2　高角骨面型，前牙 I 度拥挤、侧面轻度前突，前牙需要的间隙量不大。A. 侧位像；B. 正面像；C. 正面微笑像；D. 上颌𬌗像；E. 下颌𬌗像；F. 右侧咬合像；G. 正面咬合像；H. 左侧咬合像；I. 侧位片；J. 全景片

**3. 骨性Ⅲ类错𬌗畸形的青少年患者，Ⅰ期前方牵引后的Ⅱ期矫治**　对于骨性Ⅲ类错𬌗畸形的青少年患者，前方牵引完成后Ⅱ期矫治时，上前牙轻度拥挤，代偿性唇倾，上颌前牙需要的间隙量不大，后牙中支抗，此类患者往往伴有高角垂直骨面型。

拔除上颌第二前磨牙矫治，补偿性拔除下颌第二前磨牙，既有利于咬合关系的建立，又可以逆时针旋转下颌，调整垂直骨面型。此病例常规配合头帽颈兜的高位牵引，逆时针旋转下颌，抑制下颌的生长发育（图7-4-3～图7-4-7）。

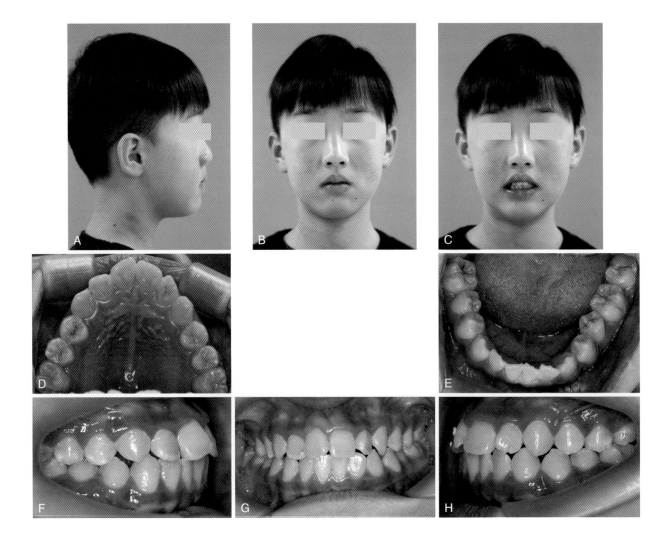

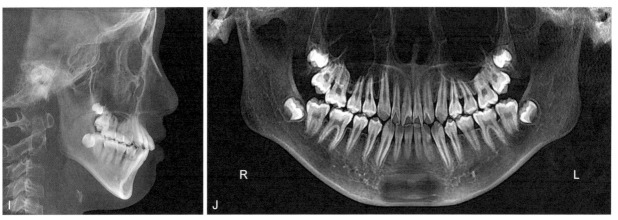

**图 7-4-3** 骨性 Ⅲ 类治疗前初始照。A. 侧位像；B. 正面像；C. 正面微笑像；D. 上颌殆像；E. 下颌殆像；F. 右侧咬合像；G. 正面咬合像；H. 左侧咬合像；I. 侧位片；J. 全景片

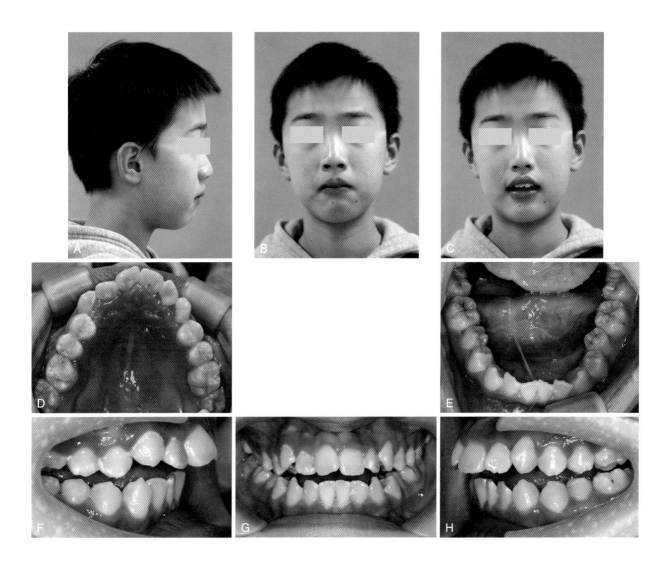

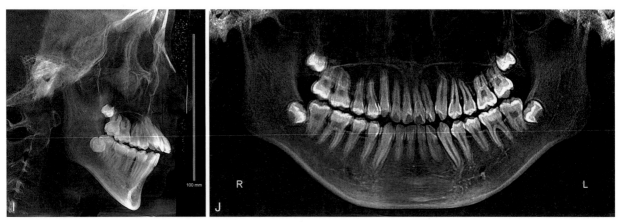

图 7-4-4　前方牵引治疗结束，Ⅱ期治疗初始照。A. 侧位像；B. 正面像；C. 正面微笑像；D. 上颌𬌗像；E. 下颌𬌗像；F. 右侧咬合像；G. 正面咬合像；H. 左侧咬合像；I. 侧位片；J. 全景片

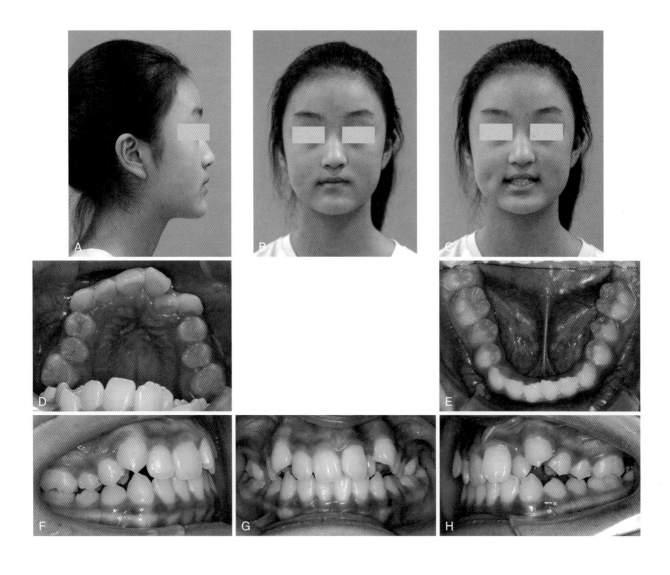

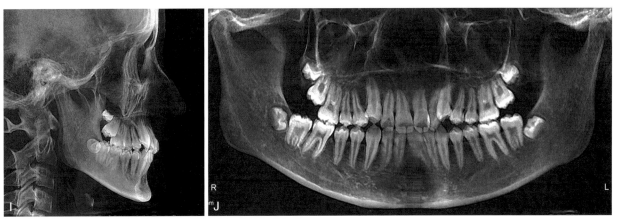

图 7-4-5　骨性 Ⅲ 类治疗前初始照。A. 侧位像；B. 正面像；C. 正面微笑像；D. 上颌𬌗像；E. 下颌𬌗像；F. 右侧咬合像；G. 正面咬合像；H. 左侧咬合像；I. 侧位片；J. 全景片

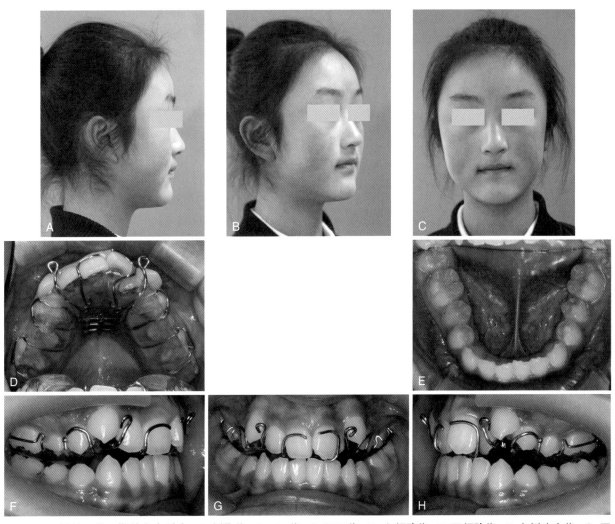

图 7-4-6　骨性 Ⅲ 类 Ⅰ 期前方牵引中。A. 侧位像；B.45° 像；C. 正面像；D. 上颌𬌗像；E. 下颌𬌗像；F. 右侧咬合像；G. 正面咬合像；H. 左侧咬合像

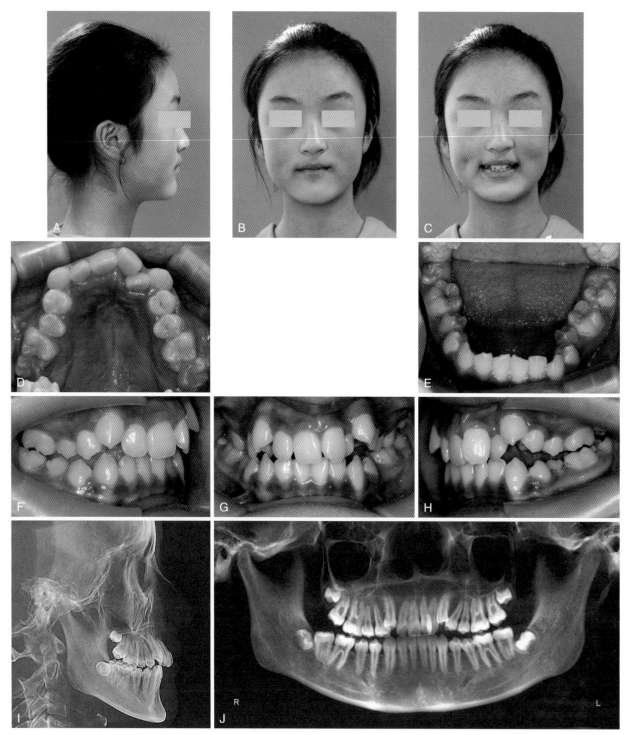

**图 7-4-7**　骨性Ⅲ类Ⅰ期前方牵引上颌结束后，Ⅱ期治疗初始照。A. 侧位像；B. 正面像；C. 正面微笑像；D. 上颌𬌗像；E. 下颌𬌗像；F. 右侧咬合像；G. 正面咬合像；H. 左侧咬合像；I. 侧位片；J. 全景片

**4. 第二前磨牙严重错位** 当第二前磨牙位于牙弓颊侧或舌侧位时，形成严重的锁𬌗或反𬌗，牙弓内剩余间隙小，颊（舌）侧错位牙齿的牙槽骨附着差，牙根暴露，即使拔除近中的第一前磨牙，将第二前磨牙复位，矫治难度也很大，而且预后不佳。此时设计拔除第二前磨牙是明智的选择，可以简化治疗。而当第二前磨牙颊（舌）侧错位严重甚至阻生时，拔除近中的第一前磨牙会增加支抗的消耗，进一步导致牙弓内间隙不足（图 7-4-8）。

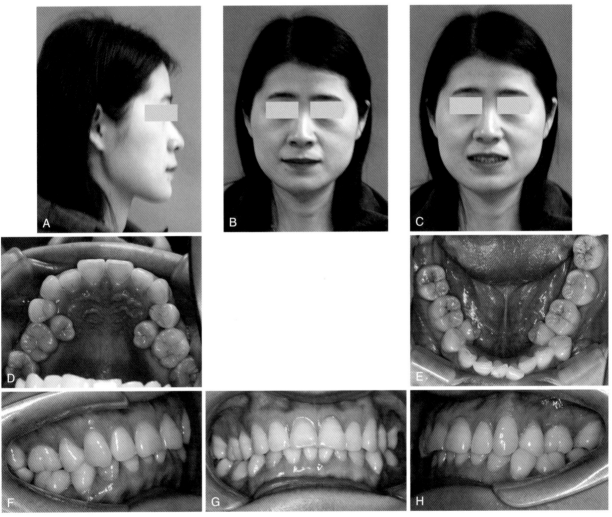

图 7-4-8　第二前磨牙严重错位。第二前磨牙均舌侧错位，牙弓内无剩余间隙，拔除第二前磨牙可简化治疗。A. 侧位像；B. 正面像；C. 正面微笑像；D. 上颌𬌗像；E. 下颌𬌗像；F. 右侧咬合像；G. 正面咬合像；H. 左侧咬合像

5. **单颌第二前磨牙先天缺失**　单颌第二前磨牙先天缺失而第二乳磨牙滞留时，如果牙列拥挤、侧貌较突，需要减数治疗，拔除对颌第二前磨牙，也形成全口拔除 4 颗第二前磨牙的格局（图 7-4-9）。

6. **第二前磨牙牙齿本身病变严重**　第二前磨牙严重的牙体病变（如龋坏、大面积充填、残冠、残根），畸形中央尖，严重的根尖病变，牙根发育不足（如短根、弯根），严重的牙周病变（如牙周袋深、

骨附着差）等。有时 4 颗第二前磨牙都有严重的牙体病变，有时是单颌的。临床上 4 颗第二前磨牙同时病变的少见，但在选择拔除无法保留的第二前磨牙后，考虑到磨牙关系的调整，也会拔除对颌未病变的第二前磨牙。此类患者往往需要支抗控制，但矫治完成后由于第一前磨牙与第一磨牙间牙槽骨塌陷，邻间隙暴露，食物嵌塞往往很难避免（图 7-4-10～图 7-4-12）。

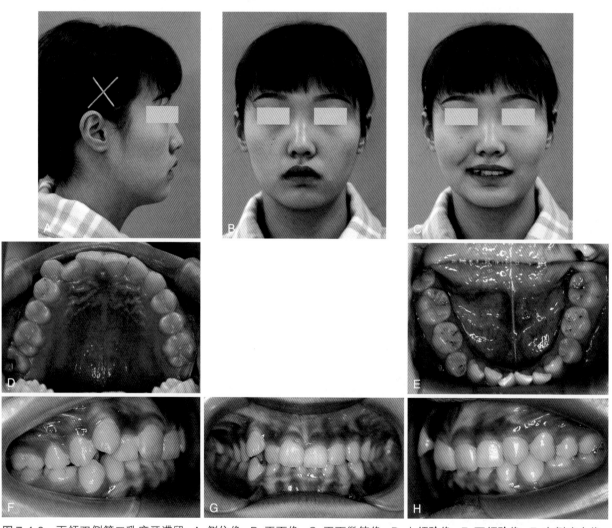

图 7-4-9　下颌双侧第二乳磨牙滞留。A.侧位像；B.正面像；C.正面微笑像；D.上颌𬌗像；E.下颌𬌗像；F.右侧咬合像；G.正面咬合像；H.左侧咬合像

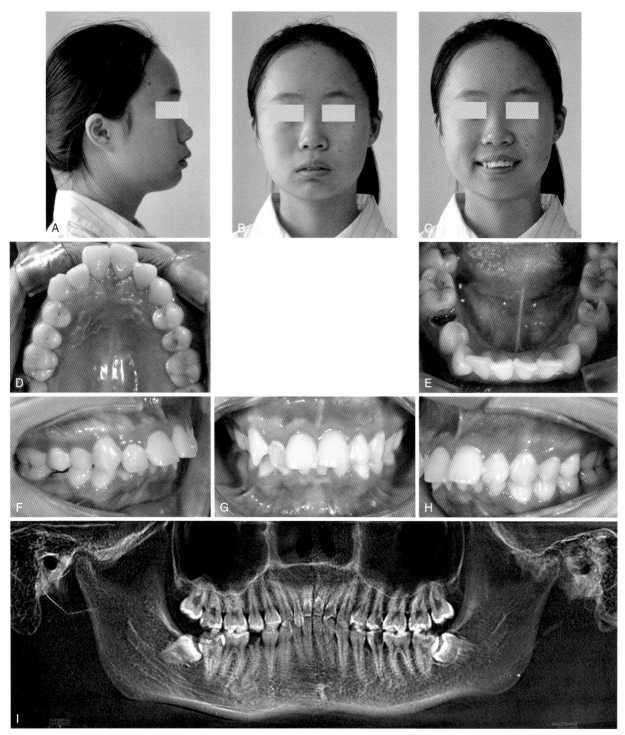

图 7-4-10　25 近中大面积龋坏近髓，35 龋坏严重，45 为残根。A. 侧位像；B. 正面像；C. 正面微笑像；D. 上颌𬌗像；E. 下颌𬌗像；F. 右侧咬合像；G. 正面咬合像；H. 左侧咬合像；I. 全景片

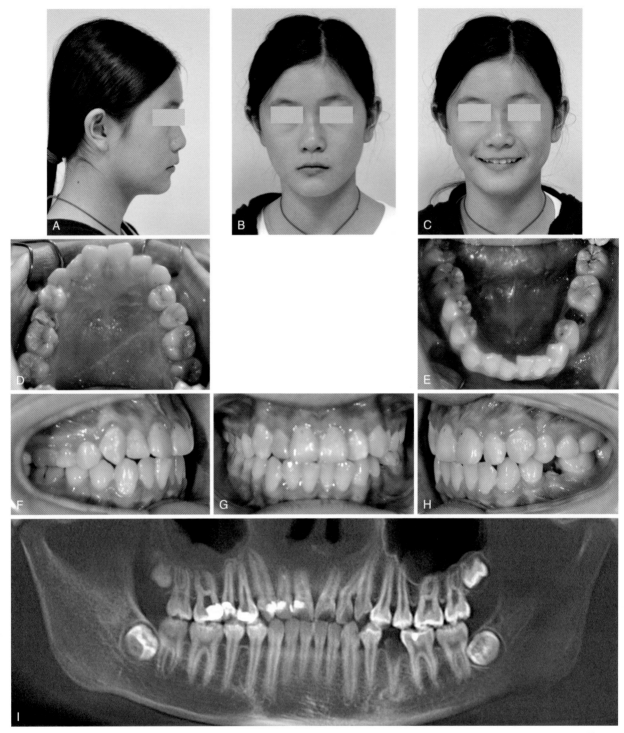

**图7-4-11**　15、35龋坏严重，残冠、残根。直面型，前牙较直立伴Ⅰ度拥挤。A.侧位像；B.正面像；C.正面微笑像；D.上颌𬌗像；E.下颌𬌗像；F.右侧咬合像；G.正面咬合像；H.左侧咬合像；I.全景片

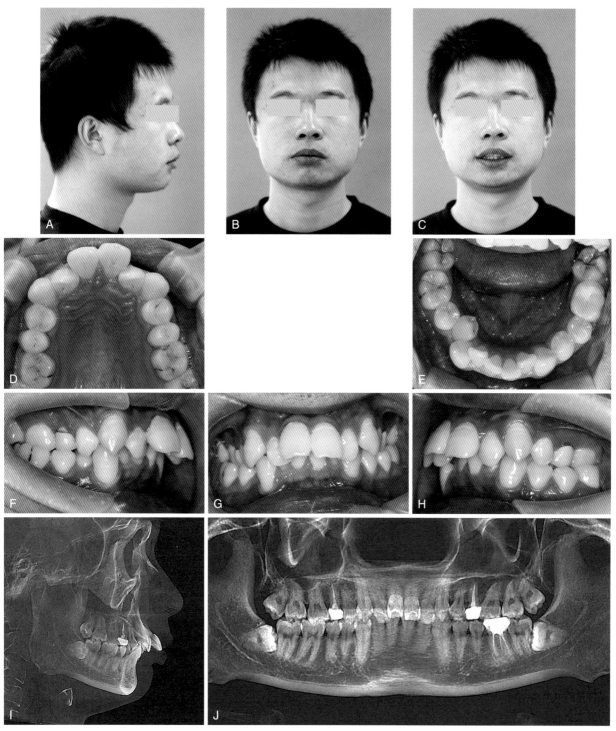

图 7-4-12  上颌第二前磨牙龋坏严重，烤瓷冠修复。凸面型，前牙唇倾，前牙深覆𬌗、深覆盖，磨牙为远中关系。此患者治疗的关键是控制上颌支抗，需要大量间隙供上颌前牙排齐和内收。A. 侧位像；B. 正面像；C. 正面微笑像；D. 上颌𬌗像；E. 下颌𬌗像；F. 右侧咬合像；G. 正面咬合像；H. 左侧咬合像；I. 侧位片；J. 全景片

7. **高角伴凸面型患者**　牙弓前段轻度拥挤或无拥挤，但侧貌稍突的高角病例，需要后牙中度或弱支抗设计（图 7-4-13，图 7-4-14）。

8. **正畸 - 正颌联合治疗**　严重的骨性错𬌗畸形患者通常需要进行正畸 - 正颌联合治疗，术前正畸排齐牙齿、去除前牙代偿，需要间隙；但支抗设计为弱支抗或中度支抗的，也会选择拔除第二前磨牙（图 7-4-15）。

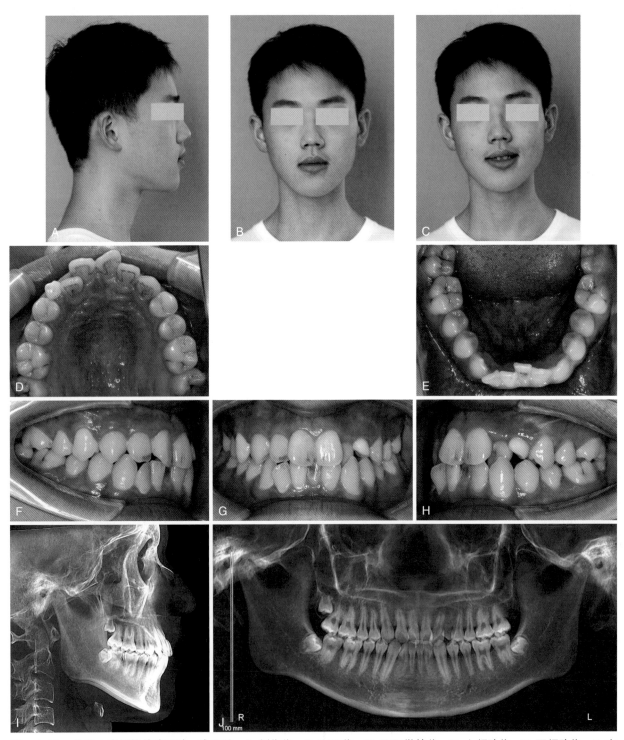

图 7-4-13　前牙Ⅰ度拥挤伴浅覆𬌗、浅覆盖。A. 侧位像；B. 正面像；C. 正面微笑像；D. 上颌𬌗像；E. 下颌𬌗像；F. 右侧咬合像；G. 正面咬合像；H. 左侧咬合像；I. 侧位片；J. 全景片

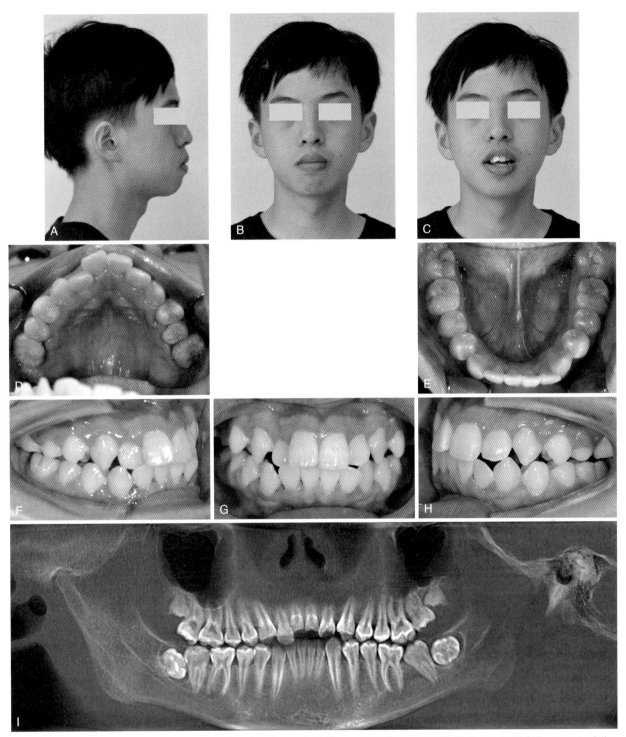

图7-4-14 患者为高角伴凸面型，上下牙列 Ⅰ 度拥挤。A.侧位像；B.正面像；C.正面微笑像；D.上颌𬌗像；E.下颌𬌗像；F.右侧咬合像；G.正面咬合像；H.左侧咬合像；I.全景片

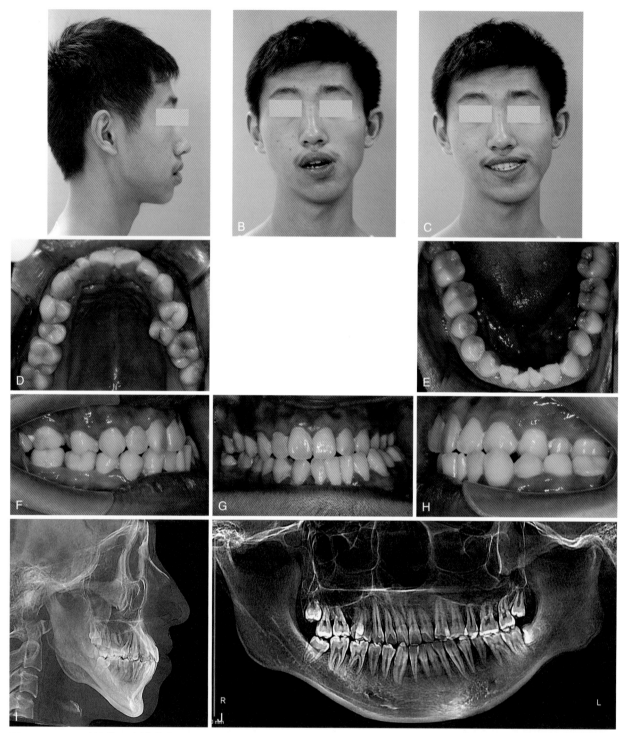

图7-4-15　严重骨性Ⅲ类错𬌗畸形，偏𬌗，患者需要拔除4颗第二前磨牙，行正畸-正颌联合治疗。A.侧位像；B.正面像；C.正面微笑像；D.上颌𬌗像；E.下颌𬌗像；F.右侧咬合像；G.正面咬合像；H.左侧咬合像；I.侧位片；J.全景片

9. **因牙弓宽度不调，导致正锁𬌗、后牙反𬌗或反锁𬌗的病例**　需要缩小单侧或单颌双侧牙弓宽度时，牙弓后段必须消耗部分间隙，可将第二前磨牙拔除，以提供间隙给远中的磨牙使其前移缩小牙弓。

10. **安氏Ⅱ类 2 分类，中度以上拥挤，高角骨面型**　通过拔除 4 颗第二前磨牙，在排齐前牙维持面型的基础上让磨牙近中移动，但在治疗时注意垂直向控制（图 7-4-16）。

## 三、禁忌证

临床在确定拔除 4 颗第二前磨牙矫治时必须慎重，有些病例类型是不适合拔除 4 颗第二前磨牙的，需要谨慎对待。如下列情况：

1. **低角骨面型**　低角骨面型正好与高角骨面型相反，中支抗和弱支抗病例会加重低角骨面型，影响治疗后的外观效果，矫治完成后由于下颌的逆时针旋转，侧貌会显得颏部更加前突，因此不宜拔除 4 颗第二前磨牙（图 7-4-17）。

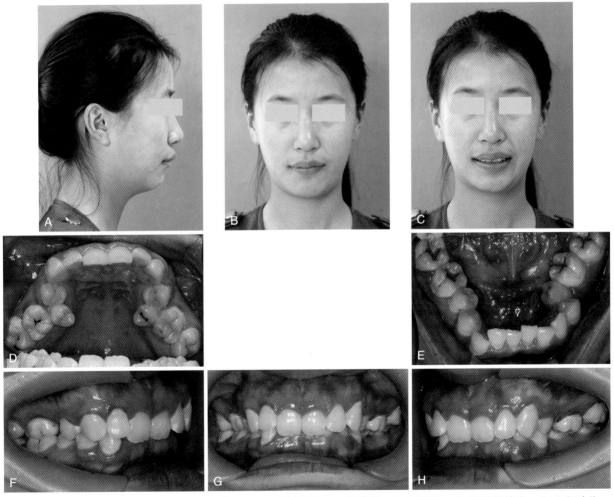

图 7-4-16　上颌前牙内倾，凸面型，同时伴 15、25 腭侧异位。A. 侧位像；B. 正面像；C. 正面微笑像；D. 上颌𬌗像；E. 下颌𬌗像；F. 右侧咬合像；G. 正面咬合像；H. 左侧咬合像

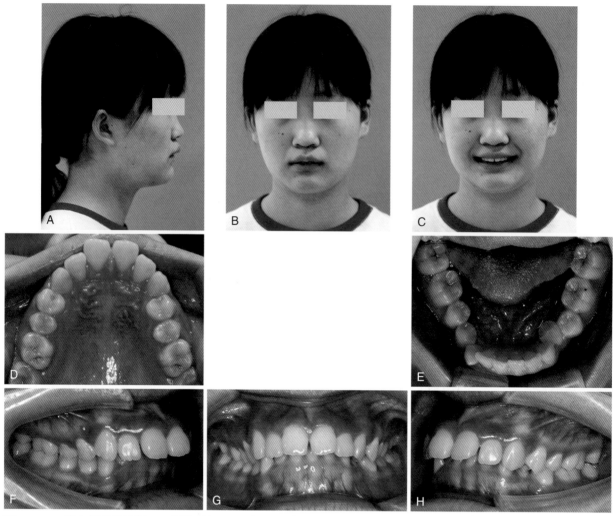

图 7-4-17 患者低角骨面型，Ⅲ度深覆𬌗、深覆盖，上颌前牙唇倾，2 颗上颌第一前磨牙已拔除。A. 侧位像；B. 正面像；C. 正面微笑像；D. 上颌𬌗像；E. 下颌𬌗像；F. 右侧咬合像；G. 正面咬合像；H. 左侧咬合像

**2. 第一磨牙根部病变** 骨岛、骨瘤影响磨牙前移，无法达到理想的疗效（图 7-4-18）。

**3. 强支抗病例** 上颌前牙区Ⅱ度或Ⅲ度拥挤，前牙Ⅱ度或Ⅲ度深覆盖，前牙需要的间隙量大，支抗控制达不到理想要求，影响最终的面形改善、咬合调整。

**4. 尖牙、第一前磨牙牙槽骨板退缩严重，骨开裂严重** 牙齿移动过多会加重牙周附着的进行性丧失，影响牙齿的健康。此种情况临床虽不多见，但将骨开裂严重的第一前磨牙拔除，预后会更佳。

**5. 牙周炎** 牙齿移动量大会加重牙周炎患者的牙周负担，因此牙周炎病例临床应慎重接诊（图7-4-19）。

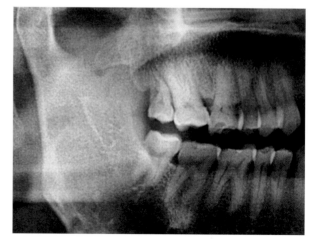

图 7-4-18 患者 46 根尖骨岛，影响 46 移动

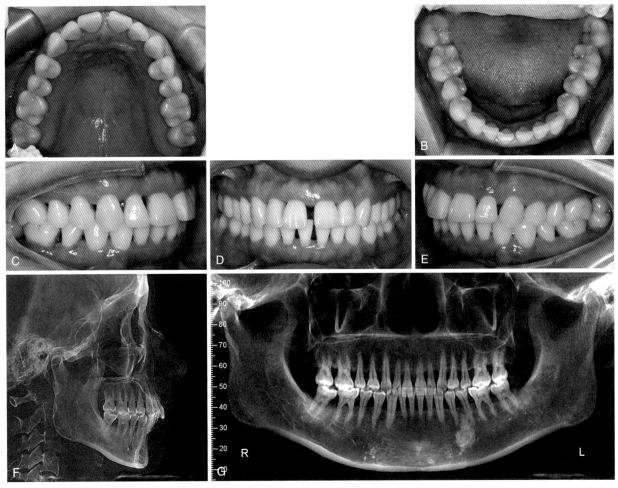

图 7-4-19　慢性牙周炎患者，牙槽骨水平型吸收至根中 1/2，牙周基础治疗术后，牙列间隙需要正畸治疗。A.上颌𬌗像；B.下颌𬌗像；C.右侧咬合像；D.正面咬合像；E.左侧咬合像；F.侧位片；G.全景片

## 四、矫治过程中的特殊考量

第一，弓丝以粗、硬为原则，尽量避免后牙的近中倾斜，确保后牙平行移动。

第二，在确定拔除第二前磨牙的治疗方案后，首先要考虑的问题是支抗设计，要满足拔牙间隙合理分配给前后牙段，以及通过何种方式实现这种分配。决定支抗设计时，需要考虑患者的牙列拥挤度、拥挤所处牙弓的前后部位、牙弓突度以及骨面形态等，此外还需要考虑矫治病例是否正处于远中的第二或第三磨牙萌出阶段。如果需要将间隙较多地分配给前段牙弓，则要考虑加强磨牙支抗。对于第二前磨牙因为牙齿病变拔除而上前牙前突的病例，拔牙间隙需要分配部分给前段牙弓，以排齐牙齿、调整中线、内收前牙等，临床矫治设计时可制作

Nance 托保护磨牙支抗，高角骨面型病例可制作固定横腭杆，这样既能够保护磨牙支抗，又有助于纠正吐舌习惯，并利用舌肌的力量压低后牙，实现下颌逆时针旋转。反之，如需将间隙较多地分配给后段牙弓，有时要考虑保护和加强前段牙弓支抗。如果患者正值远中的第二或第三磨牙萌出阶段，常规必须保护好后牙支抗，否则后果不堪设想。

加强后牙段支抗的措施包括：①口内装置，如微种植钉、头帽口外弓、横腭杆、固定舌弓、Nance 托等；②颌间牵引；③尽早将第二磨牙纳入矫治系统等。

加强前牙段支抗的措施包括微种植钉、颌间牵引等。

尽管微种植支抗是很好的选择，但因为第二前磨牙拔除，在常规植入部位（第一磨牙近中）植入微种植支抗失败率高，而第一、第二磨牙间颊侧牙

根距离较近，不宜植入，从而给临床带来困难，此时可以考虑将微种植支抗植入于上颌第一磨牙的根分叉（图7-4-20），或第一、第二磨牙的颊侧或腭侧（图7-4-21）。

对于拔除下颌第二前磨牙的病例，下颌第一磨牙一般会有不同程度的支抗丧失，表现为近中倾斜、近中旋转和舌向倾斜等，加深前牙覆𬌗。随着弓丝

强度的增加，这种情况会有所改善。但如果间隙关闭过程中形成了刻痕阻力，会导致阻力太大，不利于间隙的关闭。

治疗过程中，以下措施可以保护支抗：

（1）在牙列未完全排齐整平时，不要急于使用弹性牵引力主动关闭间隙。

（2）关闭间隙时应使用稳定的方丝，如0.018英寸×0.025英寸或0.019英寸×0.025英寸的不锈钢方弓丝，下颌磨牙近中弯制后倾曲、外展弯并加颊侧转矩，或者进行较弱的颌间垂直牵引，可以直立下颌第一磨牙。

（3）弹性牵引力应轻微持续，一般在100～150g之间。长时间使用Ⅱ类颌间牵引，有增加下颌第一磨牙舌向倾斜的作用。可考虑将Ⅱ类颌间牵引置于下颌第二磨牙的颊侧。

（4）选取磨牙负转矩较小的颊面管，以减小拔牙间隙远中侧第一磨牙舌倾。

（5）将第二磨牙纳入矫治序列。

第三，治疗过程中注意监管拔牙间隙的前后分配，对于上下牙齿的矢状向关系，在治疗过程中应实时监控，且对牙齿定位有准确的预判力。

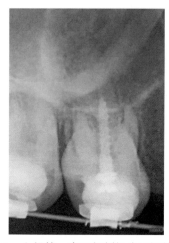

图7-4-20    上颌第一磨牙颊侧根分叉间植入种植钉

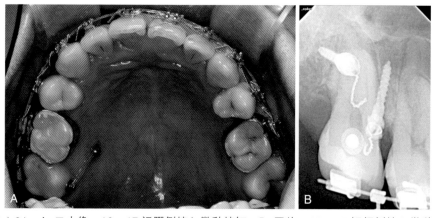

图7-4-21    A.口内像，16、17间腭侧植入微种植钉；B.牙片，16、17间颊侧植入微种植钉

**病例介绍**　**病例一**

患者黄 × ，女，26 岁。

**主诉**　"嘴突"求治。

**现病史**　否认。

**既往史**　无全身系统性疾病，无过敏史。

**不良习惯**　吐舌习惯，口呼吸。

**家族史**　家族遗传。

**口内检查**　下颌双侧第二乳磨牙滞留。上下前牙唇倾。上下牙列 I 度拥挤。前牙浅覆𬌗、浅覆盖，上下颌牙槽突前突。

**面部检查**　双颌前突，颏部发育不足，颏肌紧张，轻度开唇露齿。

**模型测量**　上下牙列 I 度拥挤。Spee 曲线深 2mm。

**X 线及照相检查**　①骨性 II 类，高角骨面型；②下颌双侧第二前磨牙先天缺失。

**诊断**　①骨性 II 类；②安氏 II 类；③下颌第二前磨牙先天缺失。

**矫治计划**　①拔除 15、25 及滞留的 75、85；②直丝弓矫治器排齐牙列；③配合种植支抗内收前牙，关闭间隙；④唇肌训练、舌肌训练；⑤保持。

**矫治过程**　①序列镍钛丝排齐牙列，整平上下牙弓；②内收前牙，关闭间隙，调整中线；③调整覆𬌗、覆盖，调整咬合关系；④保持。

**矫治效果**　①牙列排齐，咬合良好；②覆𬌗、覆盖正常；③侧貌改善。

矫治过程见图 7-4-22～图 7-4-24。

治疗前后头影测量结果对比见表 7-4-1。

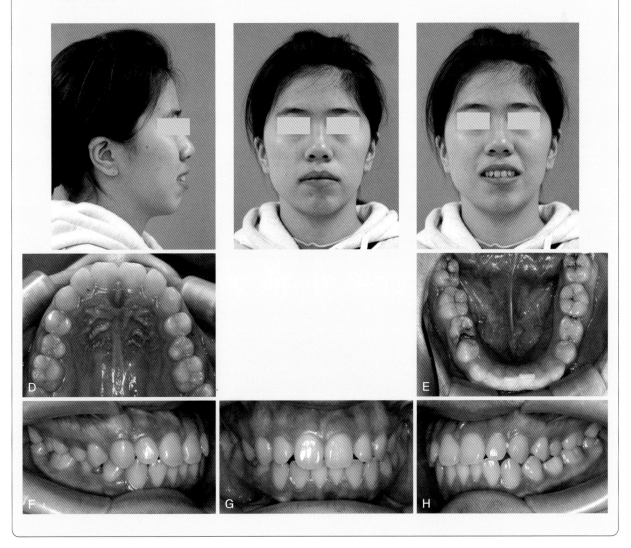

病例一（续）

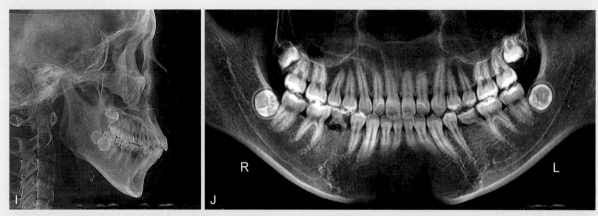

图 7-4-22　初始照和 X 线片。A. 侧位像；B. 正面像；C. 正面微笑像；D. 上颌𬌗像；E. 下颌𬌗像；F. 右侧咬合像；G. 正面咬合像；H. 左侧咬合像；I. 侧位片；J. 全景片

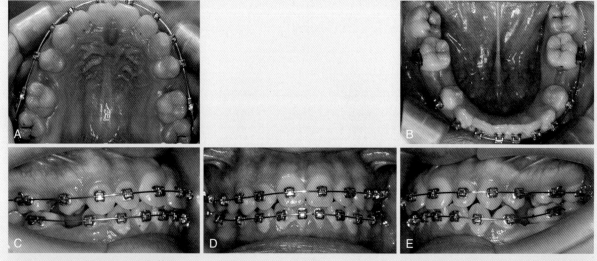

图 7-4-23　阶段照。排齐整平。A. 上颌𬌗像；B. 下颌𬌗像；C. 右侧咬合像；D. 正面咬合像；E. 左侧咬合像

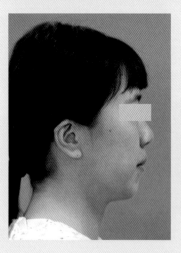
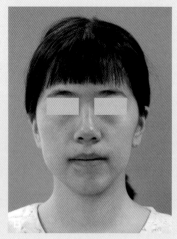
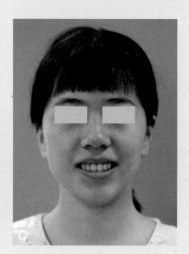

病例一（续）

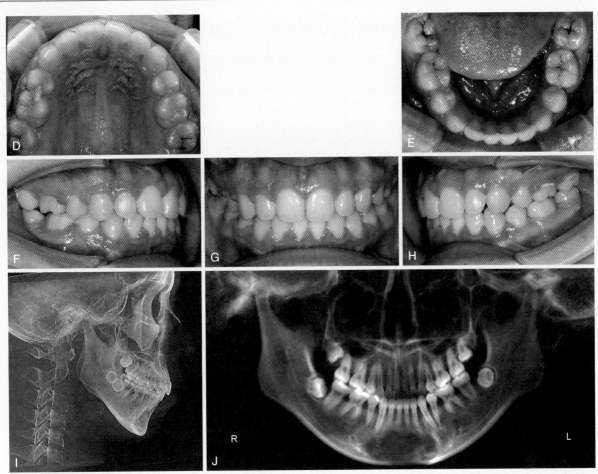

图 7-4-24　结束照和 X 线片。A. 侧位像；B. 正面像；C. 正面微笑像；D. 上颌𬌗像；E. 下颌𬌗像；F. 右侧咬合像；G. 正面咬合像；H. 左侧咬合像；I. 侧位片；J. 全景片

表 7-4-1　头影测量结果对比

| 测量项目 | 正常值 | 治疗前 | 治疗后 |
| --- | --- | --- | --- |
| SNA（°） | 82.8±4.0 | 81.5 | 80.3 |
| SNB（°） | 80.1±3.9 | 75.9 | 76.7 |
| ANB（°） | 2.7±2.0 | 5.6 | 2.6 |
| NP-FH（°） | 85.4±3.7 | 83.6 | 84.9 |
| NA-PA（°） | 6.0±4.4 | 16.2 | 9.7 |
| U1-NA（mm） | 5.1±2.4 | 6.5 | 4.8 |
| U1-NA（°） | 22.8±5.7 | 24.0 | 20.1 |
| L1-NB（mm） | 6.7±2.1 | 11.5 | 6.5 |
| L1-NB（°） | 30.3±5.8 | 36.9 | 26.6 |
| U1-L1（°） | 125.4±7.9 | 113.5 | 127.7 |
| FMA（°） | 31.5±5.0 | 37.6 | 32.0 |
| FMIA（°） | 54.8±6.1 | 48.5 | 56.7 |
| IMPA（°） | 93.9±6.2 | 93.9 | 91.3 |

## 病例一（续）

### 经验分享

▶ 制订矫治方案时，设计考量如下：

• 患者为骨性Ⅱ类、双颌前突、高角骨面型病例。口内见下颌双侧第二前磨牙先天缺失、第二乳磨牙滞留。上下牙列Ⅰ度拥挤，磨牙为轻度远中关系。因此拔除上颌 2 颗第二前磨牙和下颌乳磨牙，排齐牙列，纠正前突，避免了下颌前磨牙的修复治疗。上下颌前牙内收的"钟摆效应"可加深覆𬌗。下颌第二乳磨牙的拔除和远中的磨牙近中移动加深了下颌纵𬌗曲线，下颌逆时针旋转，纠正了前牙的覆𬌗、覆盖，改善侧貌。

▶ 治疗注意事项：

• 患者的侧貌突，是由于上颌牙槽骨前突伴上颌切牙唇倾，此类患者在内收前牙过程中，务必注意上颌切牙转矩的控制，设置上颌切牙牙根位于牙槽骨的前 1/3，最终患者面型趋向直面型。

• 下颌拔除的第二乳磨牙远远大于第二前磨牙，因此下牙列牙齿移动的距离大，注意支抗控制。建立下颌第一前磨牙与第一磨牙的邻接关系，避免邻间隙暴露和食物的水平嵌塞。

• 患者上唇短缩，唇肌力量不足，治疗过程须配合唇肌训练，帮助患者改善露龈笑。

（此病例由谷妍医生提供）

### 病例介绍　病例二

患者傅 ×，女，9 岁。

**主诉**　"地包天"求治。

**现病史**　否认。

**既往史**　无全身系统性疾病，无过敏史。

**不良习惯**　吐舌习惯。

**家族史**　否认。

**口内检查**　替牙期，下颌双侧第二乳磨牙未替换，上下牙列Ⅱ度拥挤，上颌尖牙未萌出到位，侧切牙反𬌗。前牙浅覆𬌗、浅覆盖。

**面部检查**　上颌发育不足，下颌前突。

**模型测量**　上下牙列Ⅱ度拥挤。

**X 线及照相检查**　骨性Ⅲ类，高角骨面型。

**诊断**　骨性Ⅲ类，安氏Ⅲ类。

**矫治计划**　双期矫治。Ⅰ期：上颌前方牵引矫治，促进上颌生长发育，抑制下颌生长发育。Ⅱ期：固定矫治。①拔除上下颌 4 颗第二前磨牙；②直丝弓矫治器排齐上下牙列。内收上前牙，调整磨牙关系；③唇肌训练、舌肌训练；④保持。

**矫治过程**　Ⅰ期：前方牵引促进上颌发育。Ⅱ期：固定矫治。①序列镍钛丝排齐牙列，整平上下牙弓；②内收前牙，关闭间隙，调整中线；③调整覆𬌗、覆盖，调整咬合关系；④保持。

**矫治效果**　①牙列排齐，咬合良好；②覆𬌗、覆盖正常；③侧貌改善。

矫治过程见图 7-4-25～图 7-4-29。

治疗前后头影测量结果对比见表 7-4-2。

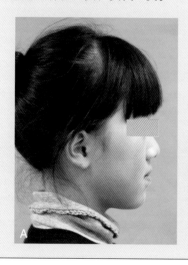
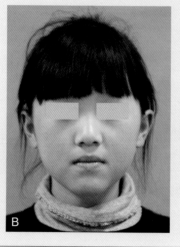
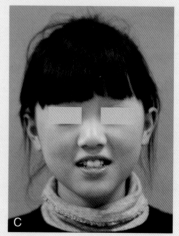

病例二（续）

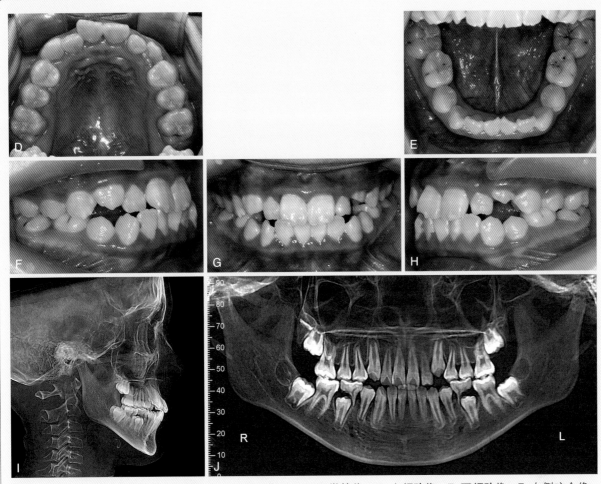

图 7-4-25　初始照和 X 线片。A. 侧位像；B. 正面像；C. 正面微笑像；D. 上颌𬌗像；E. 下颌𬌗像；F. 右侧咬合像；G. 正面咬合像；H. 左侧咬合像；I. 侧位片；J. 全景片

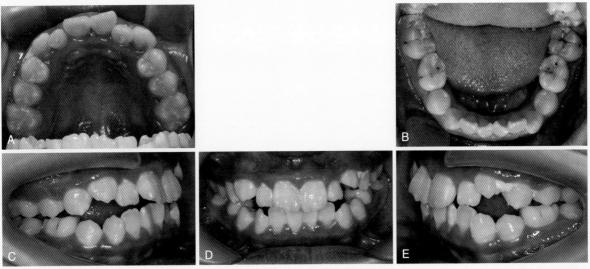

图 7-4-26　阶段照。前方牵引治疗中。A. 上颌𬌗像；B. 下颌𬌗像；C. 右侧咬合像；D. 正面咬合像；E. 左侧咬合像

病例二（续）

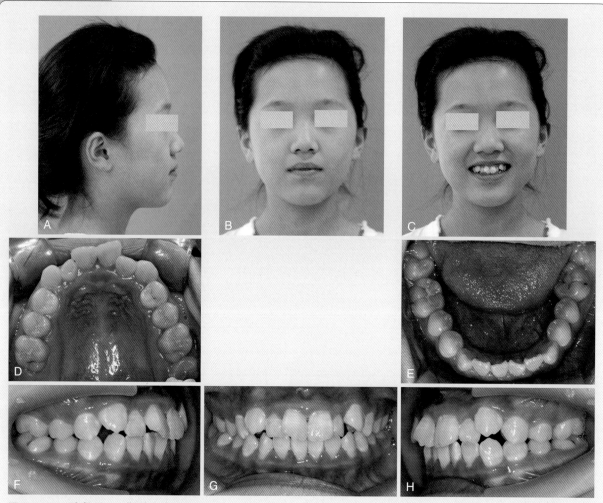

图 7-4-27 阶段照。I 期前方牵引结束后。A. 侧位像；B. 正面像；C. 正面微笑像；D. 上颌𬌗像；E. 下颌𬌗像；F. 右侧咬合像；G. 正面咬合像；H. 左侧咬合像

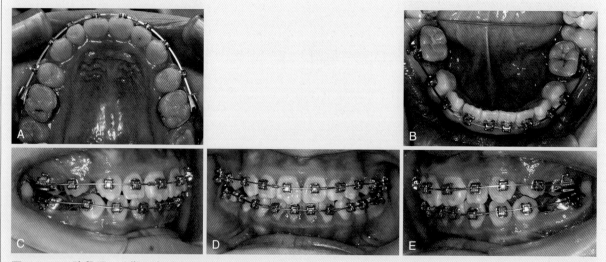

图 7-4-28 阶段照。II 期固定矫治器矫治。拔除 4 颗第二前磨牙，上下颌排齐整平中。A. 上颌𬌗像；B. 下颌𬌗像；C. 右侧咬合像；D. 正面咬合像；E. 左侧咬合像

病例二（续）

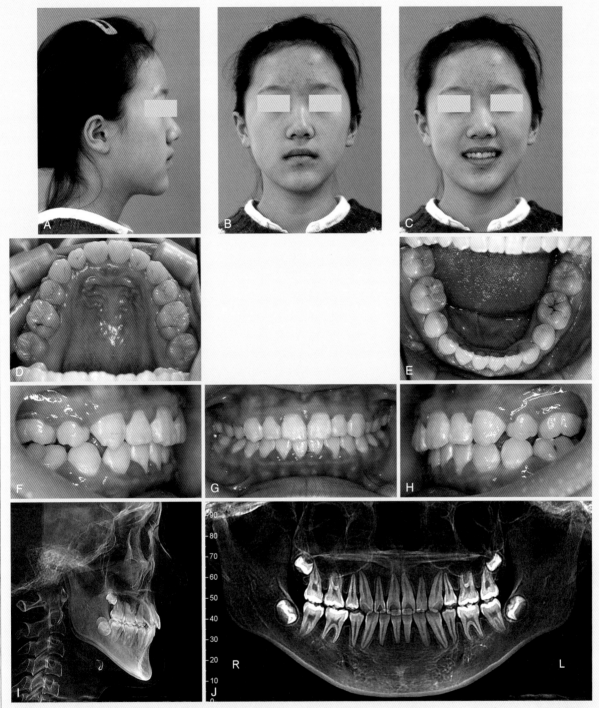

图 7-4-29　结束照和 X 线片。A. 侧位像；B. 正面像；C. 正面微笑像；D. 上颌𬌗像；E. 下颌𬌗像；F. 右侧咬合像；G. 正面咬合像；H. 左侧咬合像；I. 侧位片；J. 全景片

**病例二（续）**

表 7-4-2　头影测量结果对比

| 测量项目 | 正常值 | 治疗前 | Ⅰ期前方牵引治疗后 | 治疗后 |
|---|---|---|---|---|
| SNA（°） | 82.8±4.0 | 80.9 | 83.9 | 84.8 |
| SNB（°） | 80.1±3.9 | 83.7 | 83.0 | 83.7 |
| ANB（°） | 2.7±2.0 | −2.8 | 0.9 | 1.1 |
| NP-FH（°） | 85.4±3.7 | 86.6 | 85.3 | 87.9 |
| NA-PA（°） | 6.0±4.4 | −0.7 | 3.9 | 3.5 |
| U1-NA（mm） | 5.1±2.4 | 8.3 | 8.0 | 6.2 |
| U1-NA（°） | 22.8±5.7 | 29.8 | 32.9 | 23.8 |
| L1-NB（mm） | 6.7±2.1 | 4.0 | 4.8 | 3.1 |
| L1-NB（°） | 30.3±5.8 | 16.8 | 26.0 | 24.8 |
| U1-L1（°） | 125.4±7.9 | 133.2 | 119.3 | 128.8 |
| FMA（°） | 31.5±5.0 | 33.2 | 32.6 | 33.5 |
| FMIA（°） | 54.8±6.1 | 62.3 | 56.3 | 54.7 |
| IMPA（°） | 93.9±6.2 | 84.5 | 91.1 | 91.8 |

**经验分享**

▶ 制订矫治方案时，设计考量如下：

• 患者初始为替牙期骨性Ⅲ类，行Ⅰ期生长改良治疗，前方牵引矫治促进上颌发育，抑制下颌生长发育，协调骨骼关系，为Ⅱ期治疗创造条件。

• Ⅰ期治疗结束时，第一磨牙右侧为中性关系，左侧中性偏远中，上下牙列Ⅱ度拥挤，高角伴直面型，拔除4颗第二前磨牙后，排齐前牙，调整磨牙关系。

（此病例由赵春洋医生提供）

**病例介绍**　　**病例三**

患者朱×，男，26岁。

**主诉**　牙齿不齐伴嘴突求治。

**现病史**　否认。

**既往史**　无全身系统性疾病，无过敏史。

**不良习惯**　吐舌习惯，口呼吸。

**家族史**　否认。

**口内检查**　上下牙列Ⅰ度拥挤，上下切牙唇倾，前牙浅覆𬌗、浅覆盖。

**面部检查**　颏部发育不足，侧貌突，开唇露齿。

**模型测量**　上下牙列Ⅰ度拥挤。

**X线及照相检查**　骨性Ⅱ类，高角骨面型。

**诊断**　骨性Ⅱ类。

**矫治计划**　①拔除4颗第二前磨牙；②直丝弓矫治器排齐上下牙列，配合种植支抗内收上下前牙；③唇肌训练、舌肌训练；④保持。

**矫治过程**　①序列镍钛丝排齐牙列，整平上下牙弓；②内收上前牙，关闭间隙，调整中线；③种植支抗结合上颌横腭杆压低后牙；④关闭剩余间隙，调整咬合；⑤保持。

**矫治效果**　①牙列整齐，咬合良好；②覆𬌗、覆盖正常；③侧貌改善。

矫治过程见图 7-4-30～图 7-4-33。

治疗前后头影测量结果对比见表 7-4-3。

病例三（续）

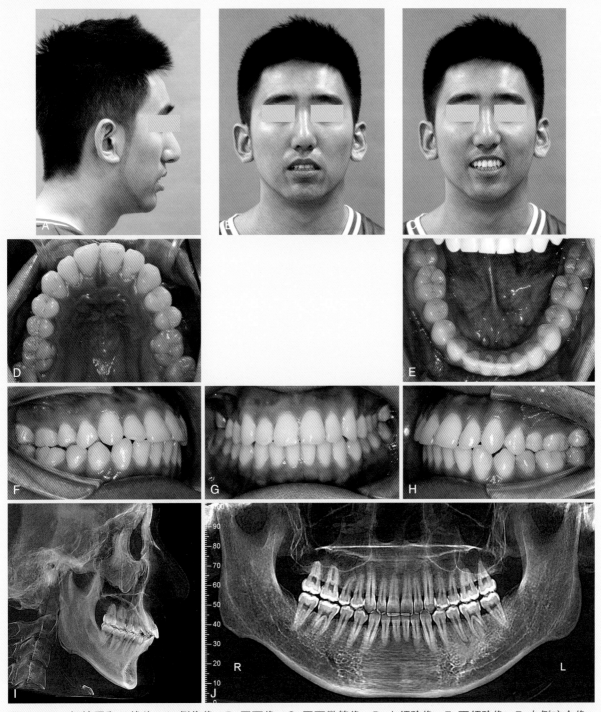

图 7-4-30 初始照和 X 线片。A. 侧位像；B. 正面像；C. 正面微笑像；D. 上颌𬌗像；E. 下颌𬌗像；F. 右侧咬合像；G. 正面咬合像；H. 左侧咬合像；I. 侧位片；J. 全景片

**病例三（续）**

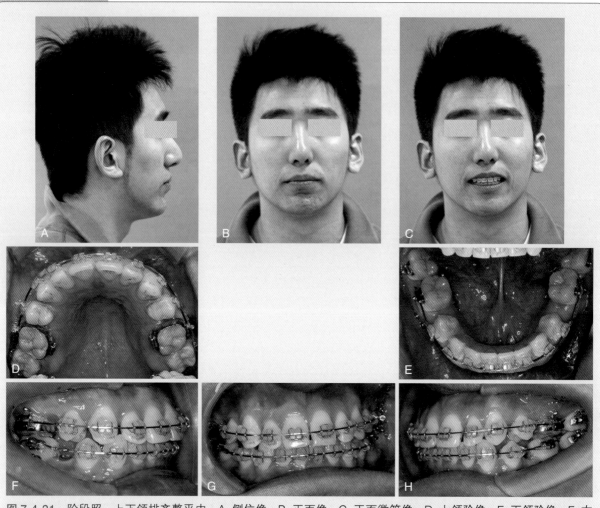

图 7-4-31　阶段照。上下颌排齐整平中。A. 侧位像；B. 正面像；C. 正面微笑像；D. 上颌𬌗像；E. 下颌𬌗像；F. 右侧咬合像；G. 正面咬合像；H. 左侧咬合像

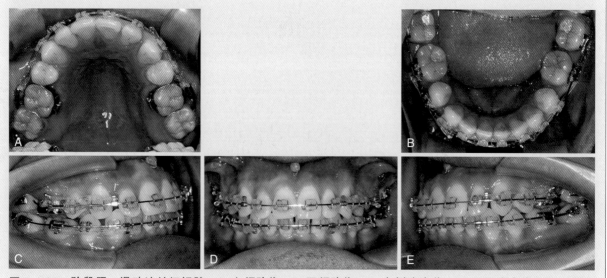

图 7-4-32　阶段照。滑动法关闭间隙。A. 上颌𬌗像；B. 下颌𬌗像；C. 右侧咬合像；D. 正面咬合像；E. 左侧咬合像

病例三（续）

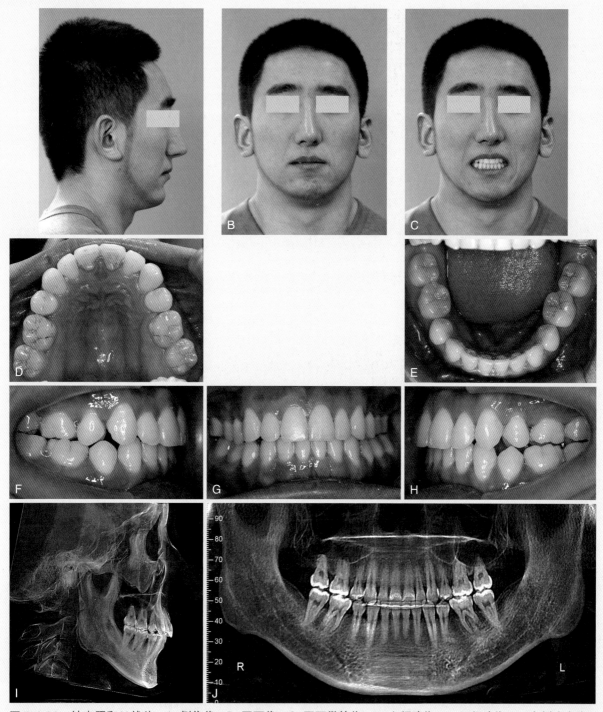

图 7-4-33　结束照和 X 线片。A. 侧位像；B. 正面像；C. 正面微笑像；D. 上颌𬌗像；E. 下颌𬌗像；F. 右侧咬合像；G. 正面咬合像；H. 左侧咬合像；I. 侧位片；J. 全景片

**病例三（续）**

表 7-4-3 头影测量结果对比

| 测量项目 | 正常值 | 治疗前 | 治疗后 |
|---|---|---|---|
| SNA（°） | 82.8±4.0 | 84.7 | 83.3 |
| SNB（°） | 80.1±3.9 | 78.4 | 79.8 |
| ANB（°） | 2.7±2.0 | 6.3 | 3.5 |
| NP-FH（°） | 85.4±3.7 | 85.4 | 85.3 |
| NA-PA（°） | 6.0±4.4 | 7.3 | 5.2 |
| U1-NA（mm） | 5.1±2.4 | 7.9 | 5.0 |
| U1-NA（°） | 22.8±5.7 | 33.4 | 21.4 |
| L1-NB（mm） | 6.7±2.1 | 13.5 | 6.2 |
| L1-NB（°） | 30.3±5.8 | 36.3 | 28.1 |
| U1-L1（°） | 125.4±7.9 | 114.0 | 126.0 |
| FMA（°） | 31.5±5.0 | 34.1 | 31.0 |
| FMIA（°） | 54.8±6.1 | 47.1 | 58.8 |
| IMPA（°） | 93.9±6.2 | 98.0 | 90.2 |

**经验分享**

▶ 制订矫治方案时，设计考量如下：

• 患者为骨性Ⅱ类畸形，高角骨面型，侧貌突，前牙浅覆𬌗、浅覆盖，开唇露齿，上前牙唇倾，拔除4颗第二前磨牙进行治疗，上下颌前牙内收的"钟摆效应"可加深覆𬌗。同时配合种植支抗压低后牙，逆时针旋转下颌，纠正前牙的浅覆𬌗。

▶ 治疗注意事项：

• 拔除4颗上颌第二前磨牙，内收唇倾的上前牙以掩饰骨性Ⅱ类畸形，磨牙前移伴随的下颌逆时针旋转有助于改善高角骨面型与下颌后缩面型。

• 患者轻度拥挤伴上前牙唇倾，在内收前牙过程中，务必注意上颌切牙转矩的控制，避免前牙发生骨开窗等。

• 患者为高鼻梁，治疗前颏部植入假体，在治疗前就应设计个性化的上切牙目标位，以获得更加协调、平衡的治疗后侧貌。

（此病例由赵春洋医生提供）

## 病例介绍　病例四

患者印××，男，18岁。

**主诉**　"脸歪"求治。

**现病史**　否认。

**既往史**　无全身系统性疾病，无过敏史。

**不良习惯**　口呼吸、偏侧咀嚼习惯。

**家族史**　否认。

**口内检查**　恒牙列，右侧磨牙为完全近中关系，左侧磨牙为远中尖对尖关系，前牙对刃，左侧反𬌗，15扭转180°，25腭侧位，27颊倾，27、37正锁𬌗，31、41扭转，上颌中线左偏2.0mm，下颌中线左偏9.5mm，上下牙弓牙槽突欠丰满。

**面部检查**　颜面部不对称，鼻梁弯曲，下颌骨歪斜，颏部发育不足，闭唇紧张，重度开唇露齿，开口度正常，颞下颌关节弹响，有疼痛。

**模型测量**　上牙列Ⅲ度拥挤，下牙列Ⅱ度拥挤，Spee曲线平坦，Bolton指数不调。

**X线及照相检查**　骨性Ⅲ类，高角骨面型。

**诊断**　骨性Ⅲ类，下颌歪斜。

**矫治计划**　正畸-正颌联合治疗。1. 术前正畸：①拔除15、25、35、45；②直丝弓矫治器排齐上下牙列，去代偿，调整上下中线。2. 正颌手术。3. 术后正畸：①精细调整；②调整咬合，去除𬌗干扰；③唇舌肌训练；④保持。

**矫治过程**　1. 术前正畸：①拔除15、25、35、45；②上颌颌垫式矫治器配合种植钉纠正27颊倾，调整下颌中线；③直丝弓矫治器排齐上下牙列，内收上下前牙，协调磨牙关系。2. 正颌手术。3. 术后正畸：①去除𬌗干扰，精细调整咬合；②保持。

**矫治效果**　①牙列排齐，咬合尚可；②覆𬌗、覆盖基本正常；③面型改善。

矫治过程见图7-4-34～图7-4-38。

治疗前后头影测量结果对比见表7-4-4。

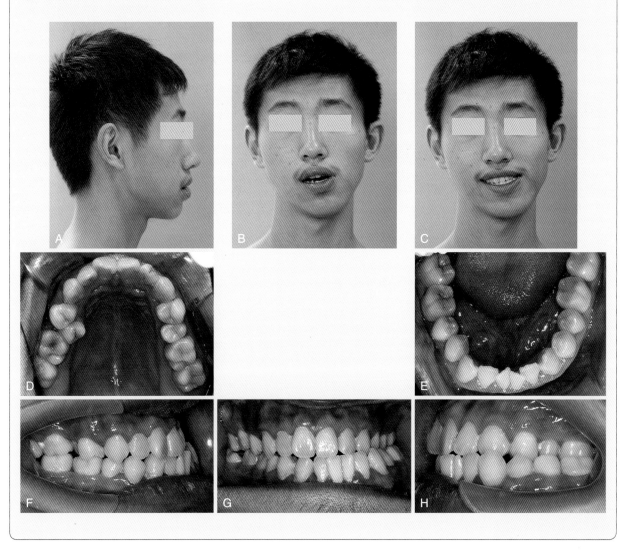

**病例四（续）**

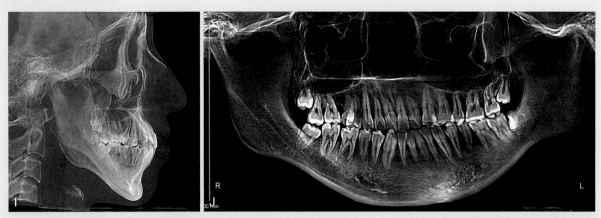

图 7-4-34　初始照和 X 线片。A. 侧位像；B. 正面像；C. 正面微笑像；D. 上颌殆像；E. 下颌殆像；F. 右侧咬合像；G. 正面咬合像；H. 左侧咬合像；I. 侧位片；J. 全景片

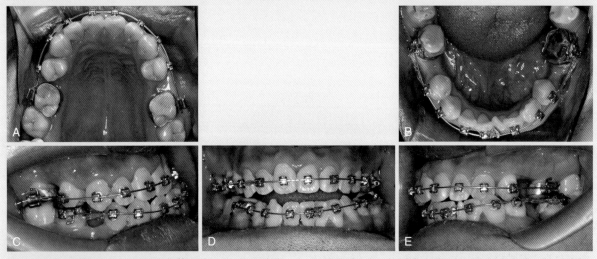

图 7-4-35　阶段照。上下颌排齐整平中。A. 上颌殆像；B. 下颌殆像；C. 右侧咬合像；D. 正面咬合像；E. 左侧咬合像

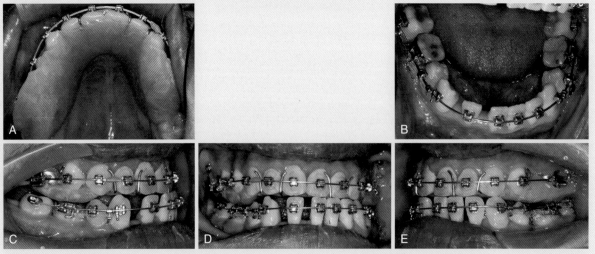

图 7-4-36　阶段照。种植钉配合上颌殆垫纠正 27 颊倾，纠正 27 与 37 的正锁殆。A. 上颌殆像；B. 下颌殆像；C. 右侧咬合像；D. 正面咬合像；E. 左侧咬合像

病例四（续）

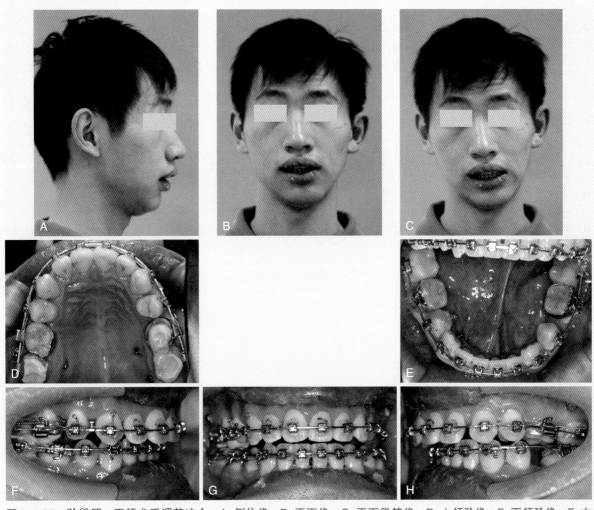

图 7-4-37　阶段照。正颌术后调整咬合。A. 侧位像；B. 正面像；C. 正面微笑像；D. 上颌𬌗像；E. 下颌𬌗像；F. 右侧咬合像；G. 正面咬合像；H. 左侧咬合像

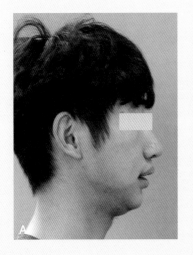
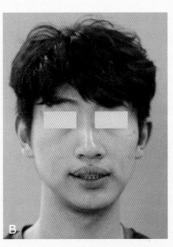
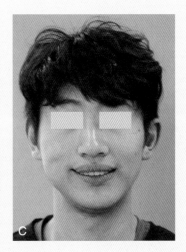

## 病例四（续）

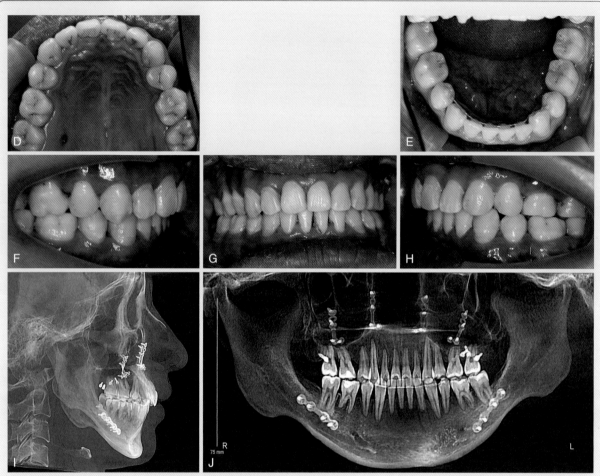

图 7-4-38　结束照和 X 线片。A.侧位像；B.正面像；C.正面微笑像；D.上颌𬌗像；E.下颌𬌗像；F.右侧咬合像；G.正面咬合像；H.左侧咬合像；I.侧位片；J.全景片

表 7-4-4　头影测量结果对比

| 测量项目 | 正常值 | 治疗前 | 治疗后 |
|---|---|---|---|
| SNA（°） | 82.8±4.0 | 82.5 | 85.7 |
| SNB（°） | 80.1±3.9 | 83.8 | 81.7 |
| ANB（°） | 2.7±2.0 | −1.3 | 4.0 |
| NP-FH（°） | 85.4±3.7 | 89.2 | 87.7 |
| NA-PA（°） | 6.0±4.4 | 5.5 | 8.1 |
| U1-NA（mm） | 5.1±2.4 | 7.1 | 5.3 |
| U1-NA（°） | 22.8±5.7 | 27.3 | 23.8 |
| L1-NB（mm） | 6.7±2.1 | 6.0 | 6.1 |
| L1-NB（°） | 30.3±5.8 | 30.2 | 28.8 |
| U1-L1（°） | 125.4±7.9 | 136.8 | 128 |
| FMA（°） | 31.5±5.0 | 32.0 | 34.6 |
| FMIA（°） | 54.8±6.1 | 65.5 | 56.3 |
| IMPA（°） | 93.9±6.2 | 82.5 | 89.1 |

## 病例四（续）

### 经验分享

　　对于严重骨性Ⅲ类、下颌偏斜的成人患者，应采用正畸-正颌联合治疗。

▶ 制订矫治方案时，设计考量如下：
- 考虑到患者术前上前牙仅轻度唇倾，下前牙中度拥挤，且15扭转180°，25腭侧异位，故设计拔除4颗第二前磨牙治疗。
- 拔除上颌第二前磨牙后，第一磨牙的近中移动有利于纠正27的颊向倾斜，纠正27与37的正锁𬌗。

▶ 治疗注意事项：
- 患者为骨性Ⅲ类，高角骨面型，颜面部不对称，骨性下颌偏斜，术前正畸排齐牙列去代偿，解除27、37正锁𬌗及下颌拥挤，为手术调整颌骨

间关系提供前提条件。上下颌中线应分别调整，上颌以正中矢状面、下颌以颏部中点为基准。
- 正颌术中调整下颌平面，尽量纠正偏颌畸形，前移上颌，后退下颌，调整上颌𬌗平面歪斜。由于骨骼发育的不对称，骨性畸形不能完全纠正，治疗结束时仍存在下颌左偏，下颌中线左偏2mm，右侧磨牙关系基本中性，左侧磨牙关系偏远中。
- X线片示患者术前18、28、38、48在位，治疗初期应建议患者拔除，避免正颌手术过程中由于下颌第三磨牙区骨质疏松造成骨折。

（此病例由赵春洋医生提供）

## 病例介绍　　病例五

　　患者苟×，女，18岁。

　　**主诉**　"龅牙"求治。

　　**现病史**　无全身系统性疾病，无过敏史。

　　**不良习惯**　吐舌习惯。

　　**家族史**　否认。

　　**口内检查**　上颌前突，下颌后缩，唇闭合不全。上下前牙唇倾。磨牙为中性关系。前牙Ⅰ度开𬌗。

　　**面部检查**　凸面型，恒牙期，侧貌突，高角骨面型，颏部发育不足。

　　**模型测量**　上下牙列Ⅰ度拥挤。

　　**X线及照相检查**　骨性Ⅱ类。

　　**诊断**　骨性Ⅱ类，前牙开𬌗。

　　**矫治计划**　①拔除上下颌4颗第二前磨牙；②直丝弓矫治器排齐整平上下牙列；③内收上下前牙，关闭间隙；④舌肌训练，唇肌训练；⑤保持。

　　**矫治过程**　①序列镍钛丝排齐牙列，整平上下牙弓；②内收上前牙，关闭间隙，调整中线；③关闭剩余间隙，调整咬合；④保持。

　　**矫治效果**　①牙列排齐，咬合尚可；②覆𬌗、覆盖基本正常；③侧貌改善。

　　矫治过程见图7-4-39～图7-4-45。

　　治疗前后头影测量结果对比见表7-4-5。

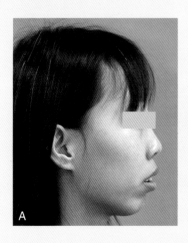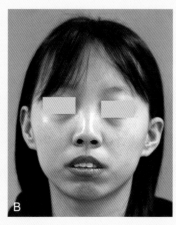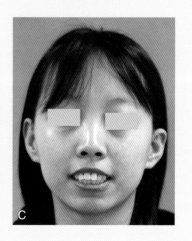

**病例五（续）**

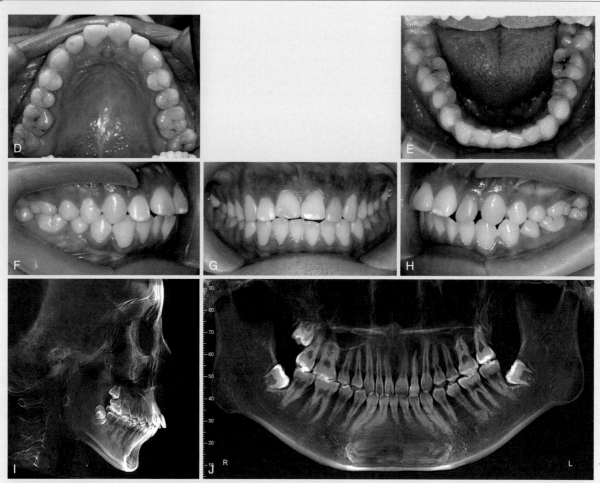

图 7-4-39　初始照和 X 线片。A. 侧位像；B. 正面像；C. 正面微笑像；D. 上颌𬌗像；E. 下颌𬌗像；F. 右侧咬合像；G. 正面咬合像；H. 左侧咬合像；I. 侧位片；J. 全景片

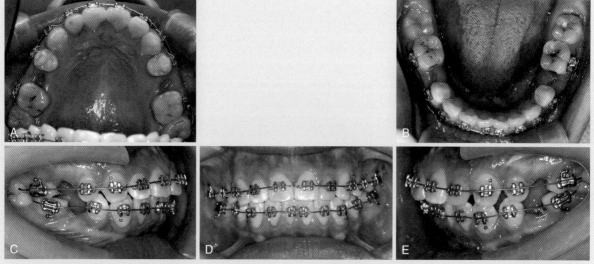

图 7-4-40　阶段照。上下牙弓排齐中。A. 上颌𬌗像；B. 下颌𬌗像；C. 右侧咬合像；D. 正面咬合像；E. 左侧咬合像

病例五（续）

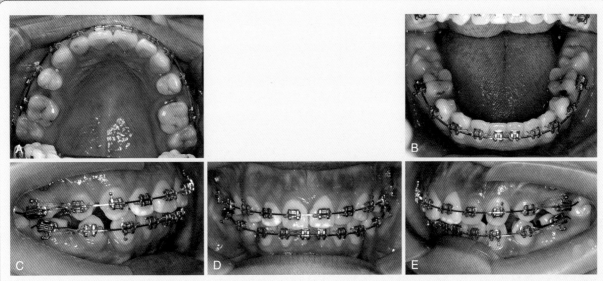

图 7-4-41　阶段照。第一前磨牙远移。A. 上颌𬌗像；B. 下颌𬌗像；C. 右侧咬合像；D. 正面咬合像；E. 左侧咬合像

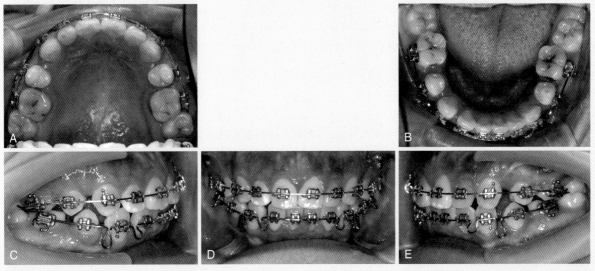

图 7-4-42　阶段照。关闭曲内收下前牙。A. 上颌𬌗像；B. 下颌𬌗像；C. 右侧咬合像；D. 正面咬合像；E. 左侧咬合像

**病例五（续）**

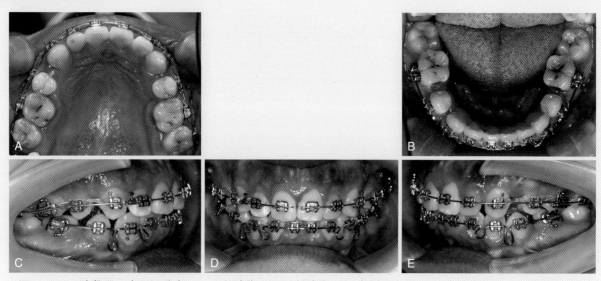

图 7-4-43　阶段照。尖牙远移中。A. 上颌𬌗像；B. 下颌𬌗像；C. 右侧咬合像；D. 正面咬合像；E. 左侧咬合像

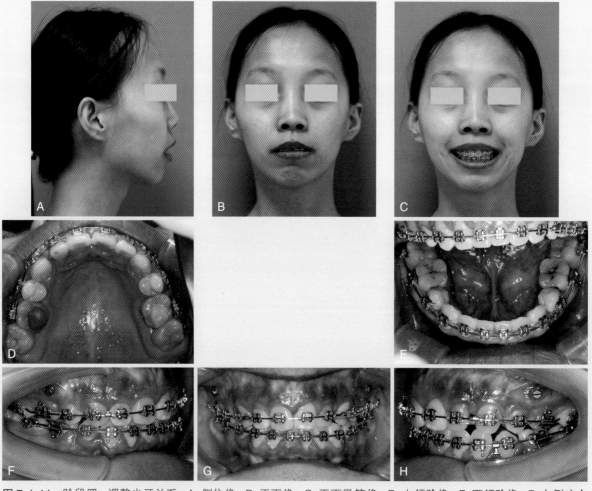

图 7-4-44　阶段照。调整尖牙关系。A. 侧位像；B. 正面像；C. 正面微笑像；D. 上颌𬌗像；E. 下颌𬌗像；F. 右侧咬合像；G. 正面咬合像；H. 左侧咬合像

病例五（续）

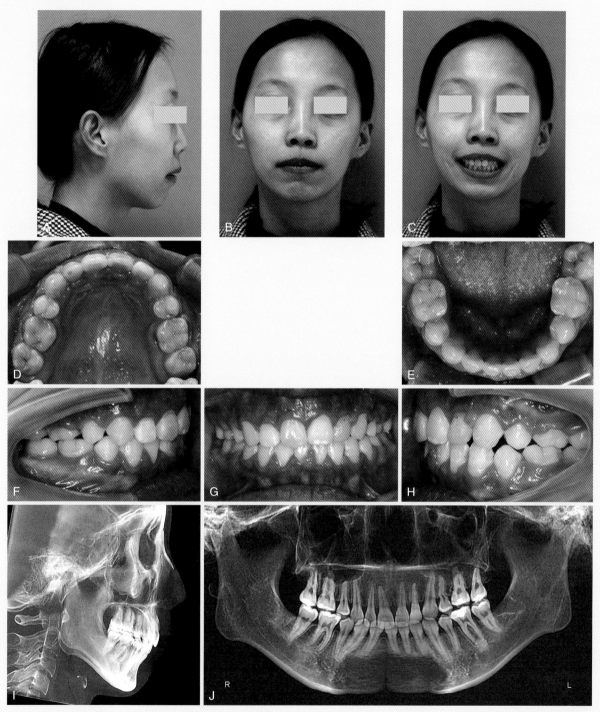

图 7-4-45　结束照和 X 线片。A. 侧位像；B. 正面像；C. 正面微笑像；D. 上颌𬌗像；E. 下颌𬌗像；F. 右侧咬合像；G. 正面咬合像；H. 左侧咬合像；I. 侧位片；J. 全景片

## 病例五（续）

表 7-4-5　头影测量结果对比

| 测量项目 | 正常值 | 治疗前 | 治疗后 |
|---|---|---|---|
| SNA（°） | 82.8±4.0 | 84.2 | 83.7 |
| SNB（°） | 80.1±3.9 | 78.0 | 80.7 |
| ANB（°） | 2.7±2.0 | 6.2 | 3.0 |
| NP-FH（°） | 85.4±3.7 | 79.1 | 83.7 |
| NA-PA（°） | 6.0±4.4 | 13.0 | 8.1 |
| U1-NA（mm） | 5.1±2.4 | 8.3 | 5.9 |
| U1-NA（°） | 22.8±5.7 | 29.7 | 22.3 |
| L1-NB（mm） | 6.7±2.1 | 11.9 | 5.7 |
| L1-NB（°） | 30.3±5.8 | 38.0 | 29.4 |
| U1-L1（°） | 125.4±7.9 | 116.1 | 126.3 |
| FMA（°） | 31.5±5.0 | 35.4 | 31.2 |
| FMIA（°） | 54.8±6.1 | 40.9 | 57.6 |
| IMPA（°） | 93.9±6.2 | 103.5 | 91.2 |

### 经验分享

患者为骨性 II 类错𬌗畸形，侧貌突，有吐舌不良习惯。高角伴凸面型，唇闭合不全。前牙开𬌗，上下前牙唇倾。

▶ 制订矫治方案时，设计考量如下：

- 拔除 4 颗第二前磨牙进行治疗，关闭间隙时设计中等强度支抗使磨牙部分前移，下颌逆时针旋转纠正前牙开𬌗。上下颌前牙内收的"钟摆效应"可加深覆𬌗。

▶ 治疗注意事项：

- 拔牙间隙可用于内收前牙，同时磨牙近中移动，增加纵𬌗曲线曲度；下颌逆时针旋转，纠正前牙开𬌗畸形。
- 肌功能训练的重要性：治疗过程中未使用舌刺等纠正不良习惯的矫治器，仅配合舌肌训练纠正吐舌习惯，并未配合种植支抗压低后牙，患者的前牙覆𬌗、覆盖及面型得到了较好的改善，且有利于治疗结果的稳定。充分证明舌肌训练的重要意义。

（此病例由赵春洋医生提供）

患者孙 ×，女，22 岁。

**主诉**　嘴突求治。

**现病史**　否认。

**既往史**　无全身系统性疾病，无过敏史。

**不良习惯**　吐舌习惯。

**家族史**　否认。

**口内检查**　上颌前突，下颌后缩，颏部发育不足。唇闭合不全。上下前牙唇倾。磨牙为近中关系。前牙局部 I 度开𬌗，15、16 冠修复。

**面部检查**　侧貌突，高角骨面型，下颌发育不足。

**模型测量**　上牙列 I 度拥挤，下牙列 II 度拥挤。

**X 线及照相检查**　骨性 II 类，高角骨面型，15、16 已行根管治疗。

**诊断**　骨性 II 类，高角骨面型，前牙开𬌗。

**矫治计划**　①拔除上下颌 4 颗第二前磨牙；②直丝弓矫治器排齐、整平上下牙列；③内收上下前牙，关闭间隙；④种植支抗结合上颌横腭杆压低后牙；⑤舌肌训练，唇肌训练；⑥保持。

**矫治过程**　①序列镍钛丝排齐牙列，整平上下牙弓；②内收上前牙，关闭间隙，调整中线；③舌弓调整下牙弓对称性，内收下颌尖牙；④上颌腭侧种植钉配合横腭杆压低后牙；⑤关闭剩余间隙，调整咬合；⑥保持。

**矫治效果**　①牙列排齐，咬合中性；②覆𬌗、覆盖基本正常；③侧貌改善。

矫治过程见图 7-4-46～图 7-4-51。

治疗前后头影测量结果对比见表 7-4-6。

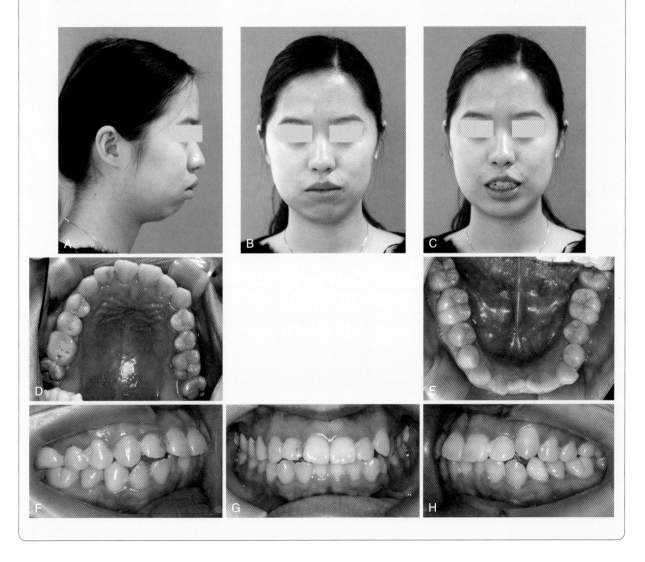

**病例六（续）**

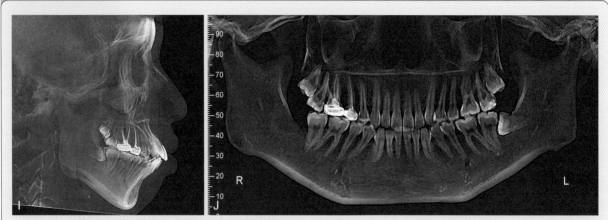

图 7-4-46　初始照和 X 线片。A. 侧位像；B. 正面像；C. 正面微笑像；D. 上颌𬌗像；E. 下颌𬌗像；F. 右侧咬合像；G. 正面咬合像；H. 左侧咬合像；I. 侧位片；J. 全景片

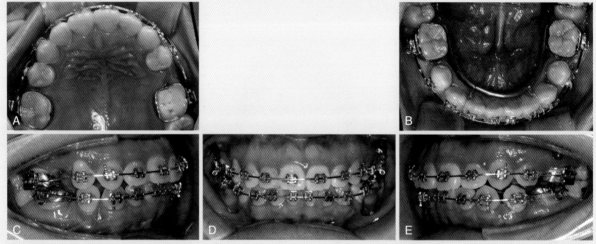

图 7-4-47　阶段照。排齐阶段，舌弓调整下牙弓对称性。A. 上颌𬌗像；B. 下颌𬌗像；C. 右侧咬合像；D. 正面咬合像；E. 左侧咬合像

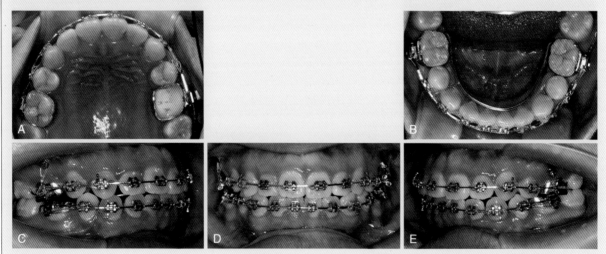

图 7-4-48　阶段照。舌弓内收下颌尖牙，第一前磨牙远中移动。A. 上颌𬌗像；B. 下颌𬌗像；C. 右侧咬合像；D. 正面咬合像；E. 左侧咬合像

病例六（续）

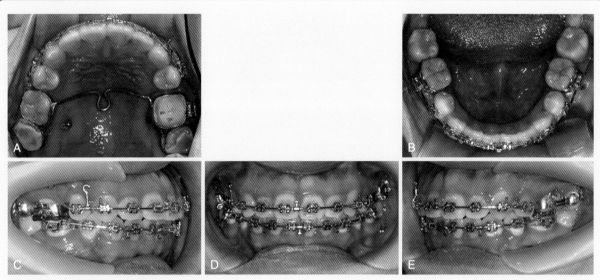

**图 7-4-49**  阶段照。上颌腭侧种植钉配合横腭杆压低后牙。A. 上颌𬌗像；B. 下颌𬌗像；C. 右侧咬合像；D. 正面咬合像；E. 左侧咬合像

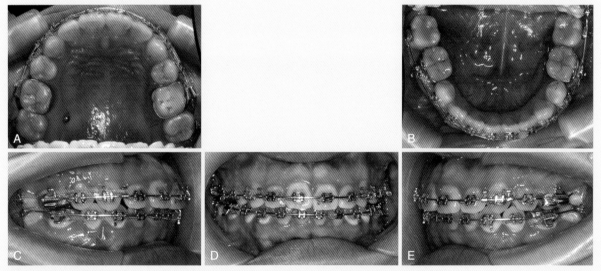

**图 7-4-50**  阶段照。滑动法关闭剩余间隙。A. 上颌𬌗像；B. 下颌𬌗像；C. 右侧咬合像；D. 正面咬合像；E. 左侧咬合像

病例六（续）

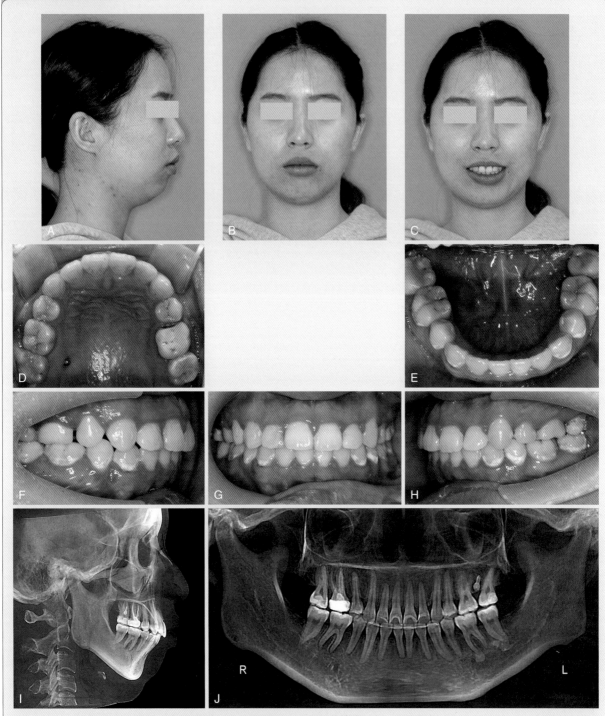

图 7-4-51 结束照和 X 线片。A. 侧位像；B. 正面像；C. 正面微笑像；D. 上颌𬌗像；E. 下颌𬌗像；F. 右侧咬合像；G. 正面咬合像；H. 左侧咬合像；I. 侧位片；J. 全景片

**病例六（续）**

图 7-4-46　头影测量结果对比

| 测量项目 | 正常值 | 治疗前 | 治疗后 |
|---|---|---|---|
| SNA（°） | 82.8±4.0 | 81.8 | 81.5 |
| SNB（°） | 80.1±3.9 | 74.9 | 77.5 |
| ANB（°） | 2.7±2.0 | 6.9 | 4.0 |
| NP-FH（°） | 85.4±3.7 | 83.3 | 84.2 |
| NA-PA（°） | 6.0±4.4 | 16.6 | 8.9 |
| U1-NA（mm） | 5.1±2.4 | 7.5 | 5.5 |
| U1-NA（°） | 22.8±5.7 | 26.0 | 23.3 |
| L1-NB（mm） | 6.7±2.1 | 10.7 | 6.5 |
| L1-NB（°） | 30.3±5.8 | 38.0 | 29.1 |
| U1-L1（°） | 125.4±7.9 | 116.1 | 128.4 |
| FMA（°） | 31.5±5.0 | 33.1 | 31.9 |
| FMIA（°） | 54.8±6.1 | 50.1 | 56.0 |
| IMPA（°） | 93.9±6.2 | 96.8 | 92.1 |

**经验分享**

　　患者为骨性Ⅱ类畸形，侧貌突，高角骨面型伴Ⅰ度开𬌗，唇闭合不全，上下前牙唇倾，有吐舌习惯。

▶ 制订矫治方案时，设计考量如下：

- 拔除4颗第二前磨牙，纠正上下颌前牙拥挤和唇倾。配合上颌第一、第二磨牙间腭侧种植钉及横腭杆压低上颌后牙，利用后牙压低的"楔形效应"，下颌逆时针旋转，向前移动，纠正前牙开𬌗，改善侧貌。

▶ 治疗注意事项：

- 拔牙间隙可用于内收前牙，下颌磨牙近中移动，增加纵𬌗曲线曲度；下颌逆时针旋转，改善前牙开𬌗及下颌后缩。
- 对于开𬌗患者，前牙及后牙的垂直向控制很重要，采用横腭杆配合在第一、第二磨牙腭侧植入的种植支抗压低后牙，横腭杆用于舌肌训练，其位置对患者是舌位置的目标位，同时利用舌

肌的力量压低上颌后牙。有些开𬌗病例只需做上颌横腭杆，通过舌肌训练纠正吐舌习惯，同时压低后牙纠正前牙开𬌗，而不需要种植钉压入。

- 肌功能训练的重要性：治疗过程中未使用舌刺等纠正不良习惯的矫治器，配合舌肌训练，纠正吐舌习惯。

　　综上所述，对高角骨面型伴前牙开𬌗的病例，通过拔除上下颌4颗第二前磨牙，以及内收前牙的"钟摆效应"和下颌磨牙的近中移动，加深下颌纵𬌗曲线，上颌磨牙的腭侧种植支抗配合固定横腭杆压低后牙，下颌逆时针旋转等均有利于前牙开𬌗的纠正。上颌固定横腭杆为舌肌训练提供了目标位置，纠正吐舌习惯，同时舌肌的力量能够压低后牙，产生"楔形效应"，纠正前牙开𬌗畸形。

（此病例由赵春洋医生提供）

（谷　妍　顾云彤　赵春洋）

## 第五节　拔除上颌第一前磨牙的矫治

### 一、概述

正畸矫治病例需要减数时，应遵循上下颌协调原则，多数情况下拔除4颗前磨牙，正如第7章第一节所述，使上下颌牙量保持协调，获得良好的咬合关系。但是，对于一些错𬌗畸形病例，如下前牙或下颌前磨牙先天缺失，或下颌牙列排列整齐无唇倾，只是单纯的上前牙唇倾、前牙深覆盖，有时可选择拔除上颌第一前磨牙进行矫治。

### 二、适应证

1. **下颌不宜拔牙矫治的安氏Ⅱ类前牙深覆盖，低角骨面型患者**　通过拔除上颌第一前磨牙，下颌不拔牙，可内收上前牙，矫治深覆盖，建立尖牙的中性和磨牙的完全远中关系，尤其适用于此类畸形的成年患者（图7-5-1）。

2. **轻中度骨性前牙深覆盖者**　对于安氏Ⅱ类上颌轻中度骨性前突、下颌基本正常、下牙列基本正常或Ⅰ度拥挤者，通过拔除上颌第一前磨牙，可内收上前牙行掩饰性治疗，以改善侧貌（图7-5-2）。

3. **上牙列Ⅲ度拥挤，先天缺失1颗下切牙，上颌侧切牙牙冠偏小**　由于上牙列Ⅲ度拥挤，可选择拔除2颗上颌第一前磨牙，排齐上牙弓、内收上前牙（图7-5-3）。

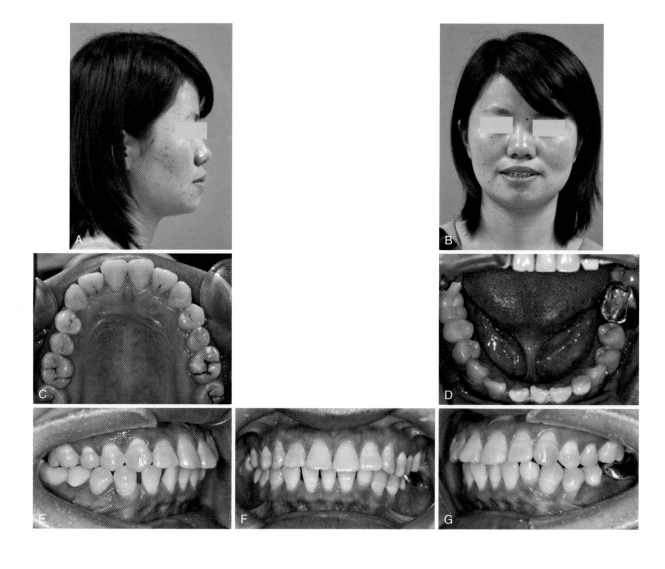

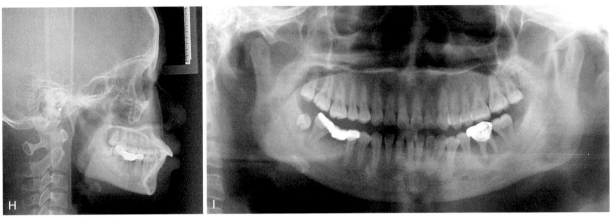

图 7-5-1　成年女性患者，凸面型，骨性 II 类，低角骨面型，前牙 II 度深覆盖，下前牙散在间隙且 32、33 间见 1 颗多生牙，上颌拔除 2 颗第一前磨牙，内收上前牙纠正前牙深覆盖。A. 侧位像；B. 正面微笑像；C. 上颌𬌗像；D. 下颌𬌗像；E. 右侧咬合像；F. 正面咬合像；G. 左侧咬合像；H. 侧位片；I. 全景片

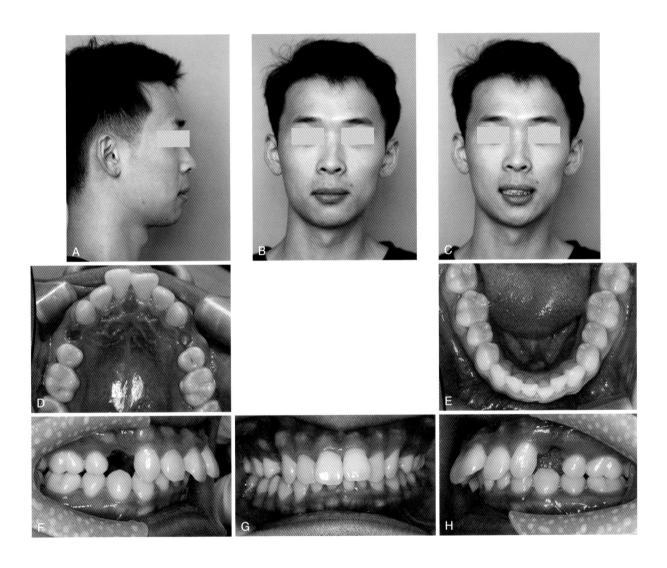

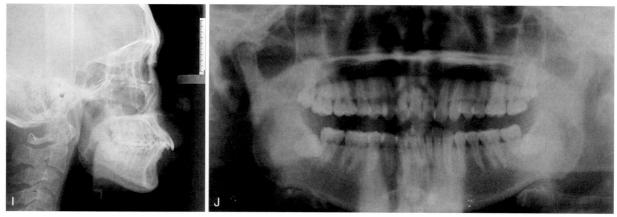

图 7-5-2 成年男性患者，凸面型，骨性Ⅱ类，前牙Ⅲ度深覆𬌗、Ⅱ度深覆盖，下前牙Ⅰ度拥挤，上颌拔除 2 颗第一前磨牙，内收并压低上前牙，纠正前牙深覆𬌗、深覆盖，掩饰Ⅱ类骨性畸形。A. 侧位像；B. 正面像；C. 正面微笑像；D. 上颌𬌗像；E. 下颌𬌗像；F. 右侧咬合像；G. 正面咬合像；H. 左侧咬合像；I. 侧位片；J. 全景片

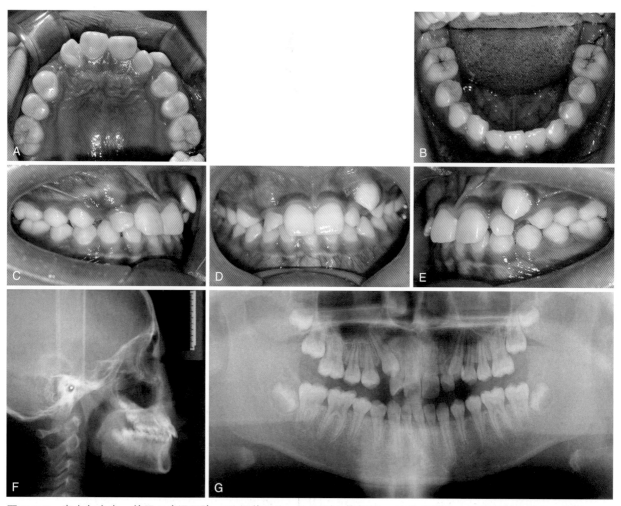

图 7-5-3 青少年患者，前牙Ⅲ度深覆𬌗，13 埋伏阻生，上牙列Ⅲ度拥挤，41 先天缺失，下牙列基本整齐。拔除 14、24，牵引 13 及近中唇向、低位 23，内收上前牙。A. 上颌𬌗像；B. 下颌𬌗像；C. 右侧咬合像；D. 正面咬合像；E. 左侧咬合像；F. 侧位片；G. 全景片

**4. 需正畸 - 正颌联合治疗的病例**　严重骨性Ⅱ类病例可通过正颌手术后移上颌骨，术前正畸拔除上颌第一前磨牙，为排齐上牙列及去代偿提供间隙，同时为上颌截骨提供便利（图 7-5-4）。严重骨性Ⅲ类、上牙列Ⅲ度拥挤，需要拔除上颌第一前磨牙以提供间隙，内收上前牙，去代偿，为正颌手术提供便利（图 7-5-5）。

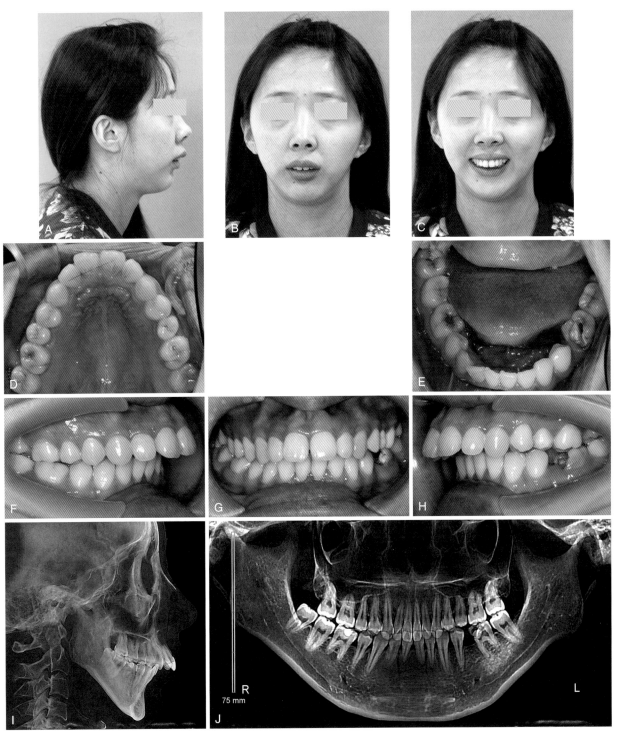

图 7-5-4　成年女性患者，上颌前突，下颌后缩，严重的骨性Ⅱ类错𬌗，"鸟嘴"畸形。拔除上颌第一前磨牙内收唇倾的上前牙，配合矢状劈开前移下颌骨，改善下颌后缩，协调前牙覆𬌗、覆盖关系。A. 侧位像；B. 正面像；C. 正面微笑像；D. 上颌𬌗像；E. 下颌𬌗像；F. 右侧咬合像；G. 正面咬合像；H. 左侧咬合像；I. 侧位片；J. 全景片

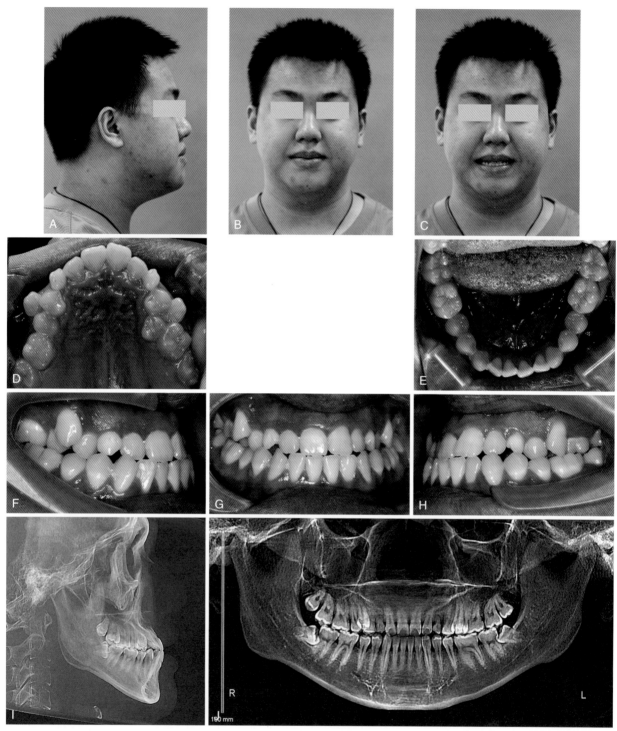

图 7-5-5　成年患者，下颌前突，上颌后缩，上牙列Ⅲ度拥挤，下牙列Ⅰ度拥挤，53、63 滞留，13、23 远中唇侧异位，拔除 2 颗上颌第一前磨牙及滞留乳牙，排齐上牙列，去代偿，手术前移上颌，后退下颌。A. 侧位像；B. 正面像；C. 正面微笑像；D. 上颌𬌗像；E. 下颌𬌗像；F. 右侧咬合像；G. 正面咬合像；H. 左侧咬合像；I. 侧位片；J. 全景片

5. **Ⅲ类错𬌗Ⅰ期前方牵引生长改良治疗后的Ⅱ
期治疗** Ⅲ类患者早期生长改良治疗后，下前牙排
列基本整齐，上前牙区重度拥挤、唇倾、深覆盖，
Ⅱ期治疗可单纯拔除 2 颗上颌第一前磨牙，解除前
牙区拥挤，内收前牙，从而建立良好的前牙覆𬌗、
覆盖关系，磨牙为远中关系（图 7-5-6，图 7-5-7）。

6. **下颌双侧前磨牙缺失，上颌前突伴拥挤** 为
解除上颌拥挤，协调 Bolton 指数及调整磨牙关系，
可选择拔除双侧上颌第一前磨牙（图 7-5-8）。

7. **上前牙唇倾，先天缺失 2 颗下切牙** 拔除 2
颗上颌第一前磨牙，内收上前牙，纠正前牙深覆盖，
尽可能协调磨牙关系（图 7-5-9）。

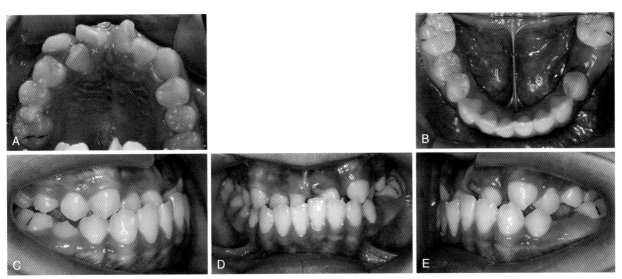

图 7-5-6 生长发育期患者，Ⅰ期矫治初始𬌗像，磨牙为近中关系，前牙反覆𬌗、反覆盖。A. 上颌𬌗像；B. 下颌𬌗像；
C. 右侧咬合像；D. 正面咬合像；E. 左侧咬合像

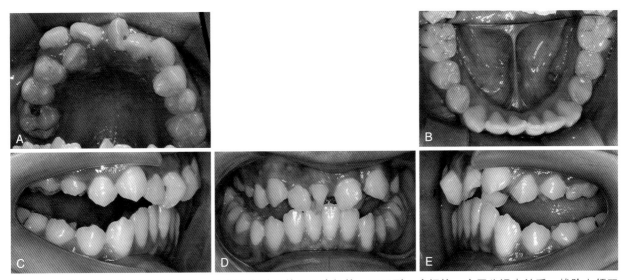

图 7-5-7 骨性Ⅲ类前方牵引治疗后，Ⅱ期治疗时上前牙Ⅲ度拥挤，下牙列Ⅰ度拥挤，磨牙为远中关系，拔除上颌双
侧第一前磨牙进行矫治。A. 上颌𬌗像；B. 下颌𬌗像；C. 右侧咬合像；D. 正面咬合像；E. 左侧咬合像

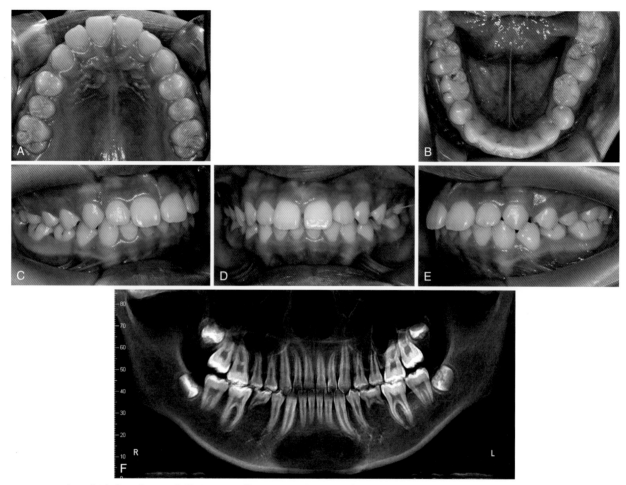

图 7-5-8    恒牙期患者，磨牙为中性关系，上前牙唇倾，前牙深覆殆、深覆盖。下颌第二前磨牙先天缺失，第二乳磨牙滞留。A. 上颌殆像；B. 下颌殆像；C. 右侧咬合像；D. 正面咬合像；E. 左侧咬合像；F. 全景片

### 三、禁忌证

1. 伴有下前牙拥挤、唇倾的病例，不能单纯拔除上颌第一前磨牙进行矫治（图 7-5-10）。

2. 下颌纵殆曲线过陡，整平牙弓需要间隙的均角或高角病例。

3. 骨性Ⅲ类的病例，下前牙需要内收来掩饰性治疗者。

4. 前牙浅覆殆、浅覆盖，牙列拥挤，上下颌均需要减数治疗的高角病例（图 7-5-11）。

### 四、矫治过程中的特殊考量

第一，建立良好的前牙覆殆、覆盖关系，需注意拔牙间隙的分配及支抗控制。

第二，仅拔除上颌第一前磨牙时，磨牙关系大多调整为完全远中关系，但当下颌先天缺失下前牙时，由于 Bolton 指数不调，很难取得良好的尖窝关系，常需要配合邻面去釉。须特别注意下颌第二磨牙有无对颌牙，避免在完全远中关系时下颌第二磨牙无对颌牙而伸长。上颌第三磨牙的拔除须谨慎，且保持阶段最好采用透明保持器，完全覆盖下颌第二磨牙，以减少伸长的可能。

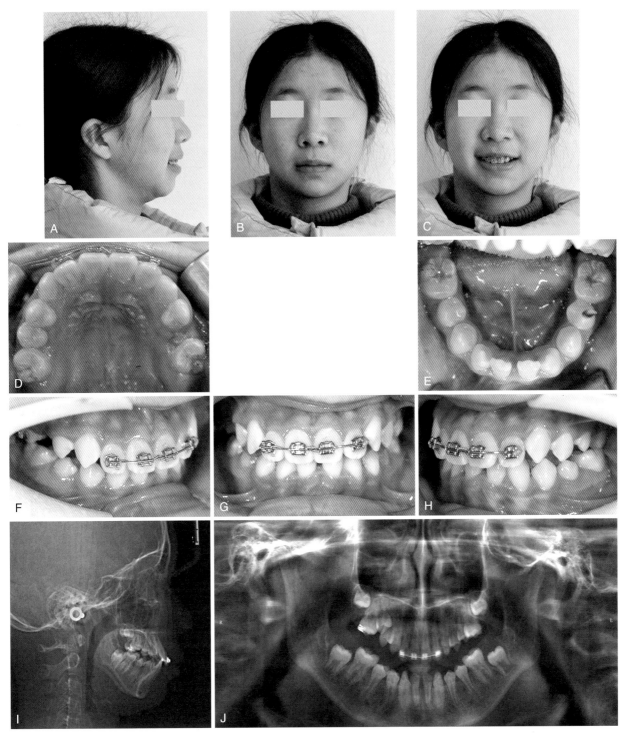

图 7-5-9　患者处于生长发育期，经 2×4 矫治技术治疗后，仍为骨性 II 类，上前牙唇倾，前牙 I 度深覆盖，磨牙为近中关系，31、41 先天缺失。拔除上颌 2 颗第一前磨牙，内收唇倾的上前牙，调整磨牙关系。A. 侧位像；B. 正面像；C. 正面微笑像；D. 上颌𬌗像；E. 下颌𬌗像；F. 右侧咬合像；G. 正面咬合像；H. 左侧咬合像；I. 侧位片；J. 全景片

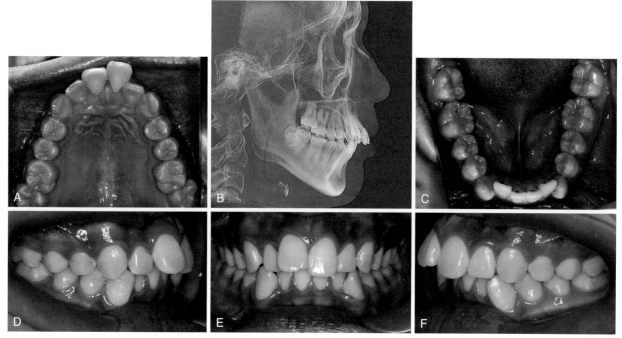

图 7-5-10 骨性Ⅱ类患者，凸面型，上下颌前牙Ⅱ度拥挤伴唇倾，须减数 4 颗第一前磨牙。A. 上颌𬌗像；B. 侧位片；C. 下颌𬌗像；D. 右侧咬合像；E. 正面咬合像；F. 左侧咬合像

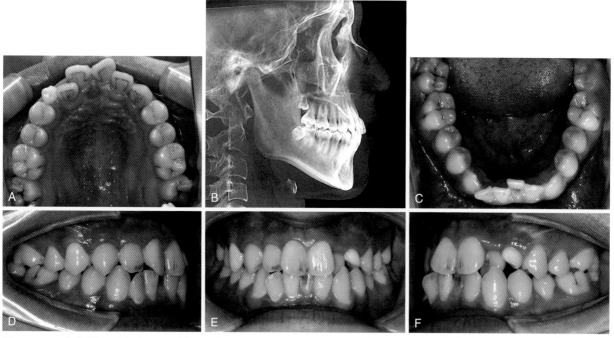

图 7-5-11 高角骨面型患者，上下前牙Ⅱ度拥挤，前牙浅覆𬌗、浅覆盖，须减数 4 颗第二前磨牙以解除牙列拥挤。A. 上颌𬌗像；B. 侧位片；C. 下颌𬌗像；D. 右侧咬合像；E. 正面咬合像；F. 左侧咬合像

**病例介绍**　**病例一**

患者韩 ×，男，13 岁。

**主诉**　牙列不齐，前牙突出。

**现病史**　否认。

**既往史**　无全身系统性疾病，无过敏史。

**不良习惯**　幼时至今口呼吸习惯。

**家族史**　否认。

**口内检查**　恒牙列，牙槽突丰满，右侧磨牙为中性关系，左侧磨牙为中性偏近中关系，前牙Ⅰ度深覆𬌗、Ⅰ度深覆盖，上牙列Ⅲ度拥挤，下牙列Ⅰ度拥挤。13、21 唇侧位。31、41 先天缺失。

**面部检查**　口腔卫生尚可，均角骨面型，上颌前突，下颌后缩。轻度开唇露齿，凸面型，鼻唇角小，开口型、开口度正常，颞下颌关节无弹响和疼痛。

**模型测量**　上牙列Ⅲ度拥挤，下牙列Ⅰ度拥挤，Spee 曲线深 3mm。

**X 线及照相检查**　骨性Ⅱ类，可见第三磨牙，31、41 缺失。

**诊断**　骨性Ⅱ类，安氏Ⅰ类错𬌗。

**矫治计划**　①拔除 14、24；②直丝弓矫治技术排齐整平上下牙列；③内收上前牙，关闭拔牙间隙；④保持。

**矫治过程**　①序列镍钛丝排齐牙列；②内收上前牙，关闭间隙；③精细调整咬合，去除早接触、𬌗干扰；④保持。

**矫治效果**　①牙列整齐；②前牙覆𬌗、覆盖正常；③侧貌改善。

矫治过程见图 7-5-12～图 7-5-14。

治疗前后头影测量结果对比见表 7-5-1。

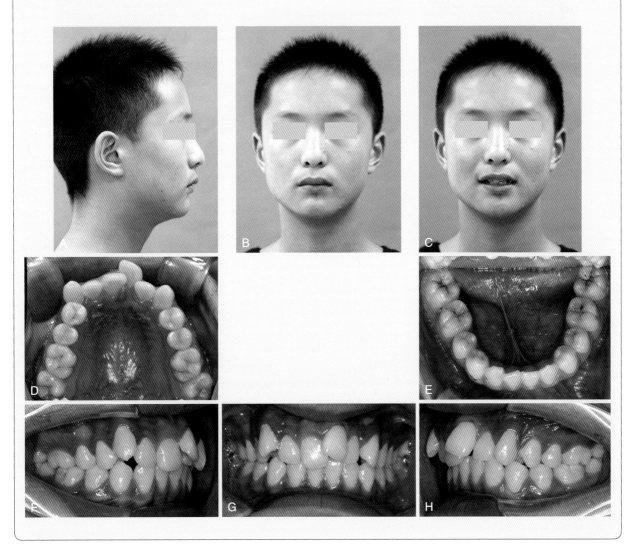

**病例一（续）**

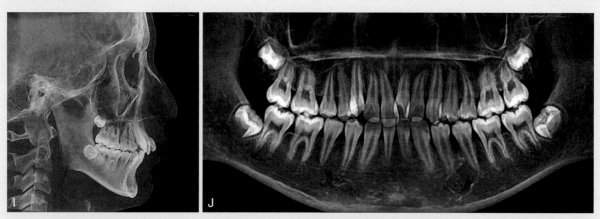

图 7-5-12 初始照和X线片。上牙列重度拥挤，31、41缺失。A.侧位像；B.正面像；C.正面微笑像；D.上颌𬌗像；E.下颌𬌗像；F.右侧咬合像；G.正面咬合像；H.左侧咬合像；I.侧位片；J.全景片

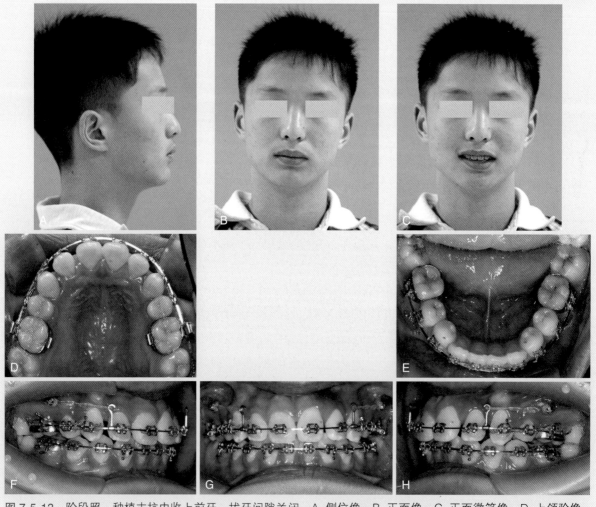

图 7-5-13 阶段照。种植支抗内收上前牙，拔牙间隙关闭。A.侧位像；B.正面像；C.正面微笑像；D.上颌𬌗像；E.下颌𬌗像；F.右侧咬合像；G.正面咬合像；H.左侧咬合像

病例一（续）

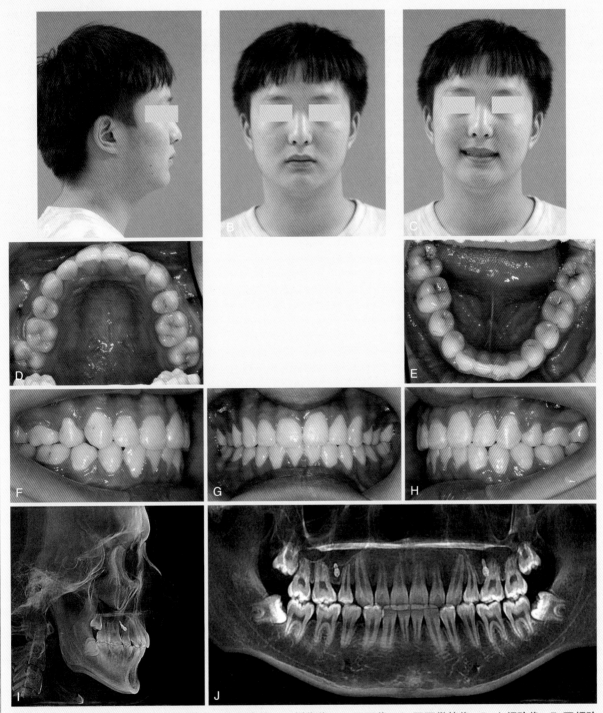

图 7-5-14　结束照和 X 线片。牙列整齐，面型改善。A.侧位像；B.正面像；C.正面微笑像；D.上颌𬌗像；E.下颌𬌗像；F.右侧咬合像；G.正面咬合像；H.左侧咬合像；I.侧位片；J.全景片

**病例一（续）**

表 7-5-1　头影测量结果对比

| 测量项目 | 正常值 | 治疗前 | 治疗后 |
|---|---|---|---|
| SNA（°） | 82.8±4.0 | 83.2 | 83.5 |
| SNB（°） | 80.1±3.9 | 77.9 | 80.2 |
| ANB（°） | 2.7±2.0 | 5.3 | 3.3 |
| NP-FH（°） | 85.4±3.7 | 82.1 | 85.1 |
| NA-PA（°） | 6.0±4.4 | 8.1 | 6.3 |
| U1-NA（mm） | 5.1±2.4 | 8.1 | 5.2 |
| U1-NA（°） | 22.8±5.7 | 29.1 | 22.6 |
| L1-NB（mm） | 6.7±2.1 | 7.4 | 5.3 |
| L1-NB（°） | 30.3±5.8 | 33.5 | 29.4 |
| U1-L1（°） | 125.4±7.9 | 121.9 | 126.7 |
| FMA（°） | 31.5±5.0 | 27.0 | 27.3 |
| FMIA（°） | 54.8±6.1 | 58.1 | 61.1 |
| IMPA（°） | 93.9±6.2 | 94.9 | 91.6 |

**经验分享**

　　患者为骨性Ⅱ类，下颌轻度后缩。上牙列Ⅲ度拥挤，下牙列Ⅰ度拥挤，前牙Ⅰ度深覆𬌗、Ⅰ度深覆盖，磨牙为中性关系。31、41 先天缺失。

▶ 制订矫治方案时，设计考量如下：

• 上牙列Ⅲ度拥挤，前牙Ⅰ度深覆盖，为解除拥挤、内收唇倾的上颌前牙，须拔除 2 颗上颌第一前磨牙。考虑到患者下颌先天缺失 2 颗中切牙，拔除 2 颗上颌前磨牙以协调 Bolton 指数，建立正常的前牙覆𬌗、覆盖。

• 考虑到患者磨牙为中性关系，需采用微种植钉为强支抗内收上颌前牙，以维持原有的磨牙关系。

▶ 治疗注意事项：

• 关闭拔牙间隙时，弹力橡皮链挂在问号钩与上颌后牙区种植钉上，尽可能实现上颌前牙整体移动，以免前牙舌倾。

• 治疗后，上前牙唇倾度改善，前牙覆𬌗、覆盖正常，面型改善也得益于有利的下颌生长。

（此病例由赵春洋医生提供）

## 病例介绍　病例二

患者叶 ×，女，12 岁。

**主诉**　前牙不齐求治。

**现病史**　否认。

**既往史**　无全身系统性疾病，无过敏史。

**不良习惯**　幼时至今口呼吸习惯。

**家族史**　否认。

**口内检查**　恒牙列，磨牙为中性关系，前牙浅覆𬌗、浅覆盖，上牙列Ⅲ度拥挤，下牙列Ⅰ度拥挤。12、43 对刃，22、32 反𬌗。

**面部检查**　凹面型，高角，上颌发育不足，下颌前突。

**X 线及照相检查**　生长发育高峰期，骨性Ⅲ类，上颌骨发育不足。

**诊断**　骨性Ⅲ类，高角骨面型。

**矫治方案**　双期矫治。Ⅰ期生长改良治疗：前方牵引，促进上颌骨发育，抑制下颌骨发育。Ⅱ期掩饰性治疗：①拔除 14、24；②直丝弓矫治器排齐上下牙列，内收上前牙，调整磨牙关系；③唇舌肌训练，头帽颏兜抑制下颌生长发育；④保持。

**矫治过程**　Ⅰ期：前方牵引促进上颌骨发育。Ⅱ期固定矫治：①拔除 14、24；②序列镍钛丝排齐整平上下牙弓；③内收上前牙，关闭间隙；④关闭剩余间隙，调整咬合关系；⑤保持。

**矫治效果**　①牙列排齐，咬合良好；②侧貌改善。

矫治过程见图 7-5-15～图 7-5-19。

治疗前后头影测量结果对比见表 7-5-2。

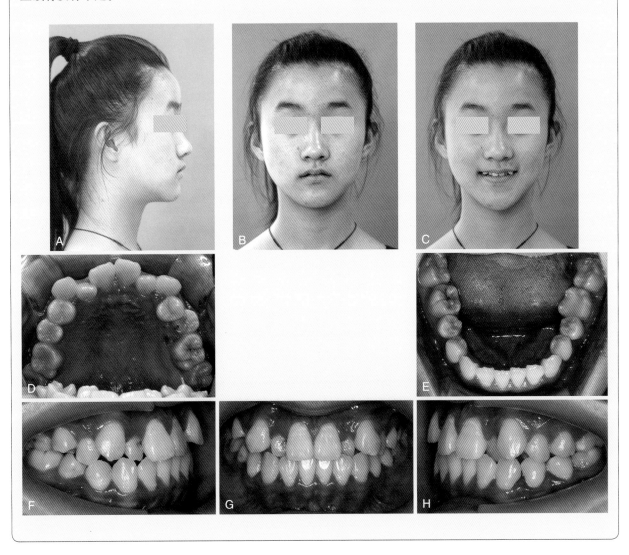

病例二（续）

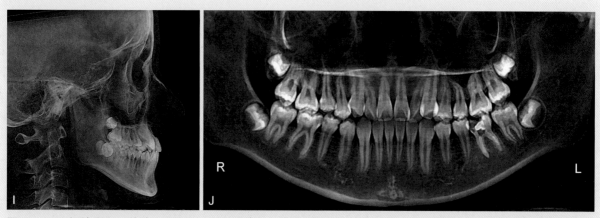

图 7-5-15    初始照和 X 线片。凹面型，局部反𬌗，上下牙列拥挤。A. 侧位像；B. 正面像；C. 正面微笑像；D. 上颌𬌗像；E. 下颌𬌗像；F. 右侧咬合像；G. 正面咬合像；H. 左侧咬合像；I. 侧位片；J. 全景片

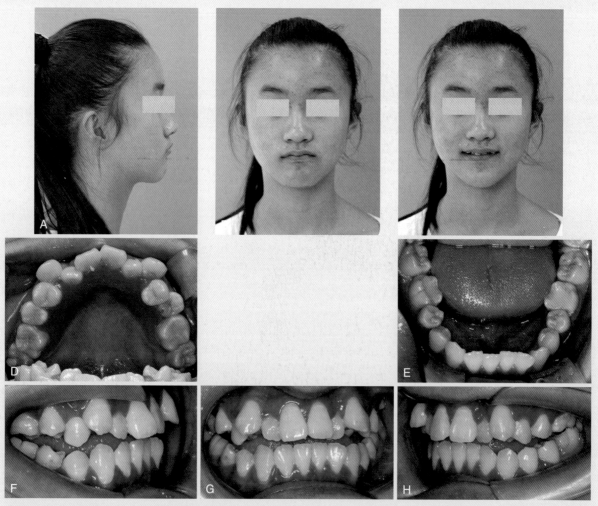

图 7-5-16    I 期前方牵引治疗结束照。磨牙为远中尖对尖关系，前牙覆盖改善。A. 侧位像；B. 正面像；C. 正面微笑像；D. 上颌𬌗像；E. 下颌𬌗像；F. 右侧咬合像；G. 正面咬合像；H. 左侧咬合像

病例二（续）

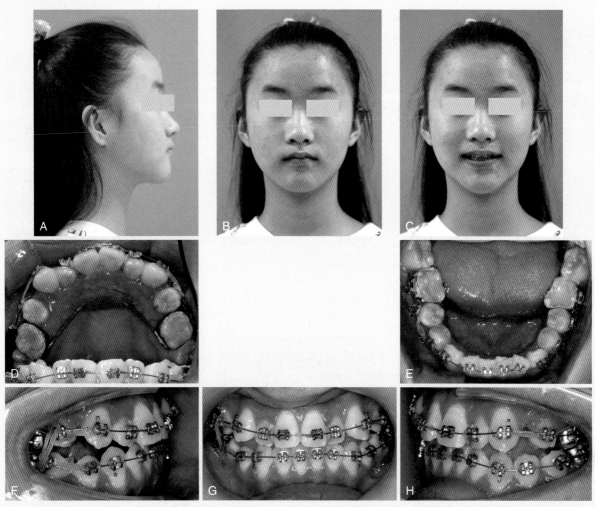

图 7-5-17　Ⅱ期固定矫治排齐过程阶段照。Nance 托加强上后牙支抗，拔牙间隙减小。A. 侧位像；B. 正面像；C. 正面微笑像；D. 上颌𬌗像；E. 下颌𬌗像；F. 右侧咬合像；G. 正面咬合像；H. 左侧咬合像

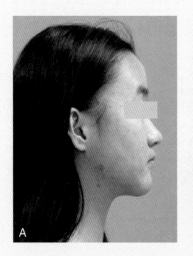
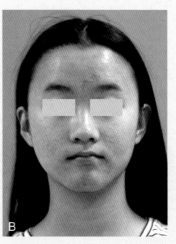
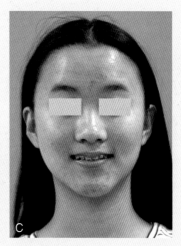

病例二（续）

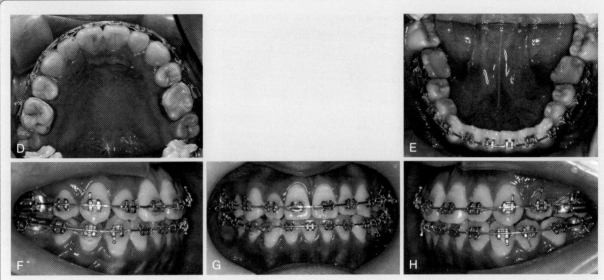

图 7-5-18　精细调整阶段照。拔牙间隙基本关闭。A. 侧位像；B. 正面像；C. 正面微笑像；D. 上颌𬌗像；E. 下颌𬌗像；F. 右侧咬合像；G. 正面咬合像；H. 左侧咬合像

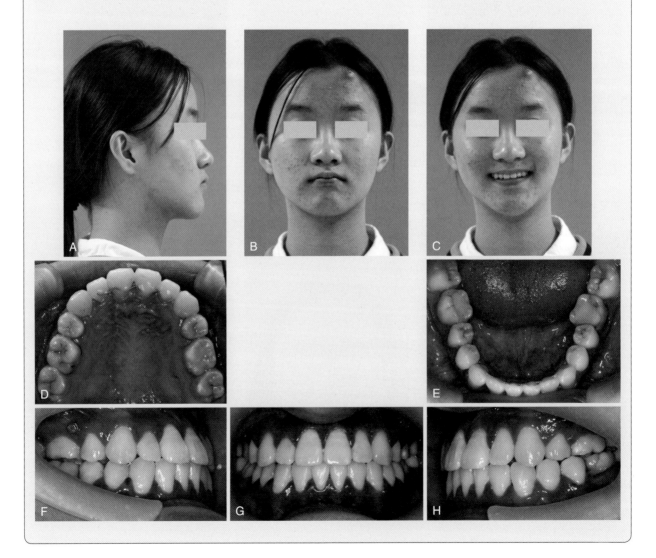

**病例二（续）**

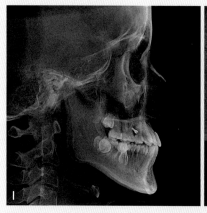
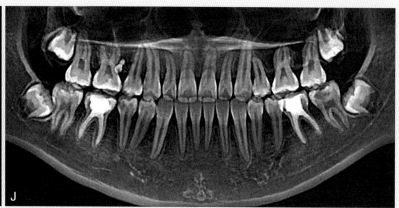

图 7-5-19　结束照和 X 线片。牙列整齐，前牙覆𬌗、覆盖正常。A. 侧位像；B. 正面像；C. 正面微笑像；D. 上颌𬌗像；E. 下颌𬌗像；F. 右侧咬合像；G. 正面咬合像；H. 左侧咬合像；I. 侧位片；J. 全景片

表 7-5-2　头影测量结果对比

| 测量项目 | 正常值 | 治疗前 | 治疗后 |
|---|---|---|---|
| SNA（°） | 82.8±4.0 | 80.4 | 82.3 |
| SNB（°） | 80.1±3.9 | 82.3 | 82.0 |
| ANB（°） | 2.7±2.0 | −1.9 | 0.3 |
| NP-FH（°） | 85.4±3.7 | 88.4 | 86.7 |
| NA-PA（°） | 6.0±4.4 | −1.7 | 1.2 |
| U1-NA（mm） | 5.1±2.4 | 7.9 | 6.0 |
| U1-NA（°） | 22.8±5.7 | 31.3 | 25.7 |
| L1-NB（mm） | 6.7±2.1 | 6.2 | 4.9 |
| L1-NB（°） | 30.3±5.8 | 28.8 | 25.1 |
| U1-L1（°） | 125.4±7.9 | 131.7 | 126.2 |
| FMA（°） | 31.5±5.0 | 33.2 | 31.8 |
| FMIA（°） | 54.8±6.1 | 54.3 | 59.1 |
| IMPA（°） | 93.9±6.2 | 92.5 | 89.1 |

**经验分享**

患者为骨性Ⅲ类错𬌗畸形，上颌发育不足，上牙列Ⅲ度拥挤，下牙列Ⅰ度拥挤。

▶ 制订矫治方案时，设计考量如下：

• 考虑到患者为骨性Ⅲ类，上颌发育不足，且处于生长发育期，因此采用双期矫治。Ⅰ期治疗旨在促进上颌骨发育，协调上下颌骨关系。

• Ⅰ期治疗结束后，上前牙唇倾、Ⅲ度拥挤，为解除前牙段拥挤、内收上前牙，拔除 2 颗上颌第一前磨牙；下前牙Ⅰ度拥挤伴舌倾，因此下颌采用非拔牙矫治。

▶ 治疗注意事项：

• Ⅰ期上颌前方牵引治疗时，患者已处于生长发育高峰期后，生长潜力较小，故牙性效应大于骨性效应。前方牵引最佳年龄为生长发育期时，可以获得最大的骨性效应，牙性代偿较少。

• 由于患者尚有一定的生长量，Ⅱ期治疗过程中及治疗结束后需配合头帽和颏兜抑制下颌的生长发育，不排除成年后须进行正畸 - 正颌联合治疗的可能。

（此病例由赵春洋医生提供）

**病例介绍** **病例三**

患者范 ×，女，23 岁。

**主诉** 上前牙突求治。

**现病史** 否认。

**既往史** 无全身系统性疾病，无过敏史。

**不良习惯** 幼时至今口呼吸习惯。

**家族史** 否认。

**口内检查** 恒牙列，上下牙槽突丰满，上下牙列Ⅰ度拥挤，前牙Ⅰ度深覆𬌗、Ⅱ度深覆盖，右侧磨牙为远中关系、左侧磨牙为近中关系。41 先天缺失。上颌侧切牙牙形偏小。

**面部检查** 口腔卫生中等，面部不对称，凸面型，下颌后缩，口角左高右低。开口型、开口度正常。颞下颌关节有弹响，无疼痛。

**模型测量** 上下牙列Ⅰ度拥挤，Spee 曲线深4mm，Bolton 指数不调。

**X 线及照相检查** 骨性Ⅱ类。

**诊断** 骨性Ⅱ类。

**矫治计划** ①拔除 14、24；②直丝弓矫治技术排齐整平牙列，配合下前牙邻面去釉；③内收上前牙，关闭间隙；④精细调整咬合关系；⑤保持。

**矫治过程** ①序列镍钛丝排齐牙列，整平上下牙弓；②内收上前牙，关闭拔牙间隙；③关闭剩余间隙，调整咬合关系；④保持。

**矫治效果** ①牙列排齐，咬合良好；②前牙覆𬌗、覆盖正常；③侧貌改善。

矫治过程见图 7-5-20～图 7-5-24。

治疗前后头影测量结果对比见表7-5-3。

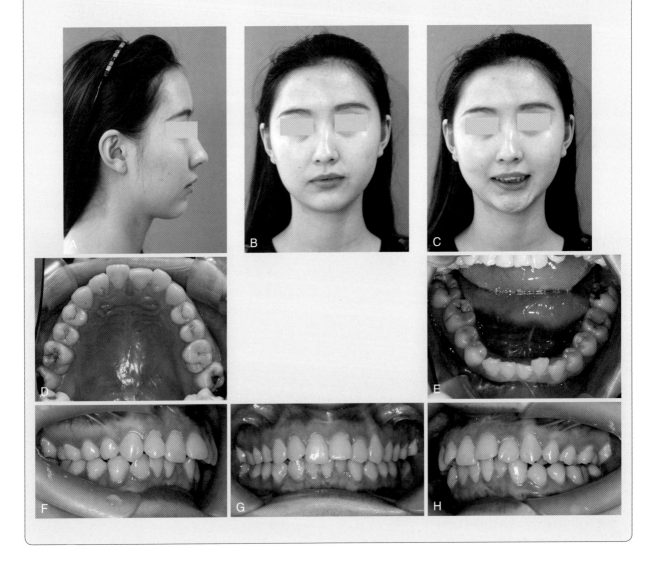

病例三（续）

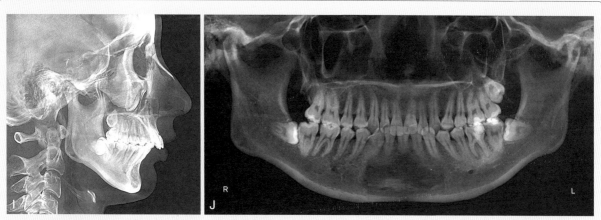

图 7-5-20 初始照和 X 线片。凸面型，上下牙列拥挤。A. 侧位像；B. 正面像；C. 正面微笑像；D. 上颌𬌗像；E. 下颌𬌗像；F. 右侧咬合像；G. 正面咬合像；H. 左侧咬合像；I. 侧位片；J. 全景片

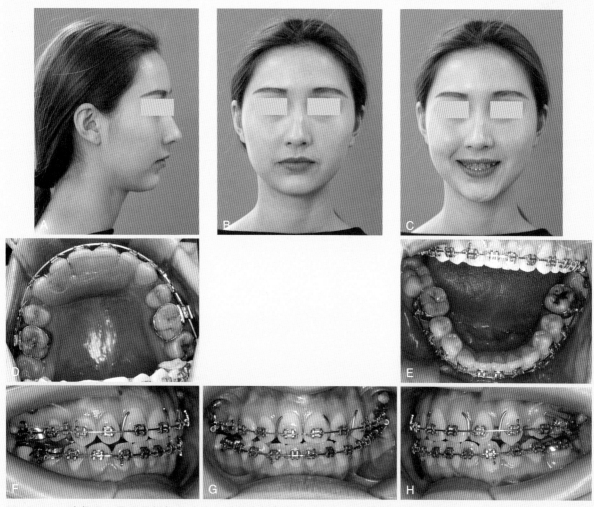

图 7-5-21 阶段照。平面导板打开咬合，种植支抗内收上前牙。A. 侧位像；B. 正面像；C. 正面微笑像；D. 上颌𬌗像；E. 下颌𬌗像；F. 右侧咬合像；G. 正面咬合像；H. 左侧咬合像

**病例三（续）**

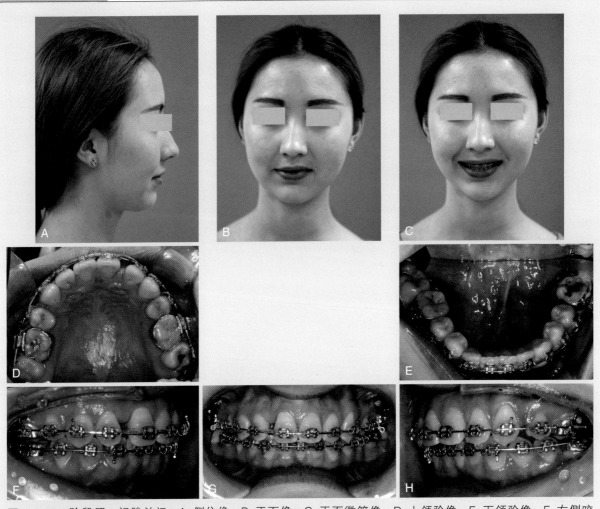

图 7-5-22　阶段照。间隙关闭。A. 侧位像；B. 正面像；C. 正面微笑像；D. 上颌殆像；E. 下颌殆像；F. 右侧咬合像；G. 正面咬合像；H. 左侧咬合像

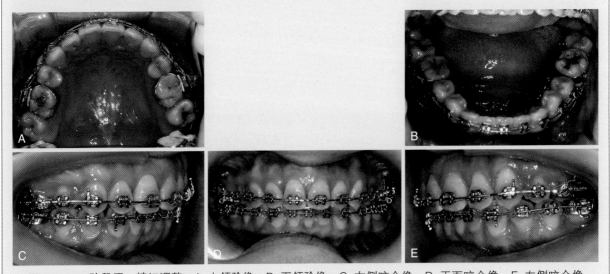

图 7-5-23　阶段照。精细调整。A. 上颌殆像；B. 下颌殆像；C. 右侧咬合像；D. 正面咬合像；E. 左侧咬合像

病例三（续）

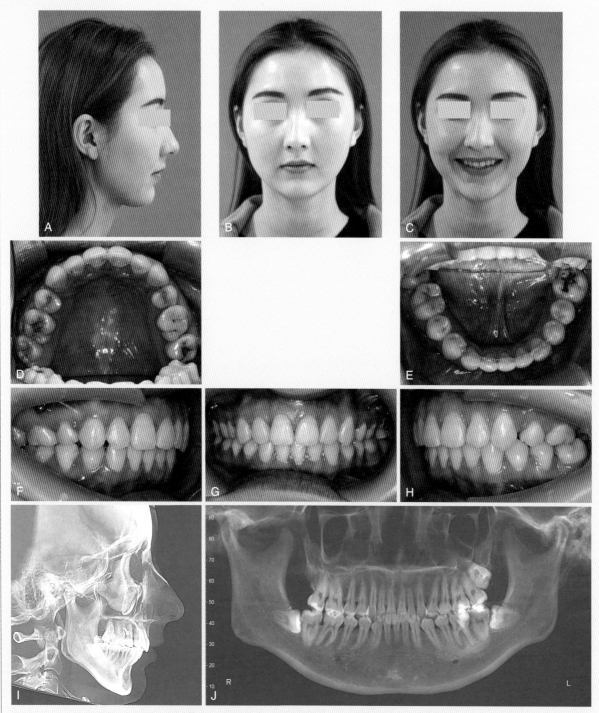

图 7-5-24　结束照和 X 线片。牙列整齐，面型改善。A. 侧位像；B. 正面像；C. 正面微笑像；D. 上颌𬌗像；E. 下颌𬌗像；F. 右侧咬合像；G. 正面咬合像；H. 左侧咬合像；I. 侧位片；J. 全景片

## 病例三（续）

表 7-5-3    头影测量结果对比

| 测量项目 | 正常值 | 治疗前 | 治疗后 |
|---|---|---|---|
| SNA（°） | 82.8±4.0 | 80.8 | 80.6 |
| SNB（°） | 80.1±3.9 | 76.7 | 77.1 |
| ANB（°） | 2.7±2.0 | 4.1 | 3.5 |
| NP-FH（°） | 85.4±3.7 | 81.7 | 82.5 |
| NA-PA（°） | 6.0±4.4 | 8.9 | 7.8 |
| U1-NA（mm） | 5.1±2.4 | 7.9 | 5.9 |
| U1-NA（°） | 22.8±5.7 | 30.2 | 23.5 |
| L1-NB（mm） | 6.7±2.1 | 6.3 | 6.5 |
| L1-NB（°） | 30.3±5.8 | 30.2 | 31.4 |
| U1-L1（°） | 125.4±7.9 | 130.2 | 126.2 |
| FMA（°） | 31.5±5.0 | 32.7 | 32.0 |
| FMIA（°） | 54.8±6.1 | 53.6 | 57.8 |
| IMPA（°） | 93.9±6.2 | 93.7 | 90.2 |

**经验分享**

患者为骨性Ⅱ类错𬌗畸形，上颌发育基本正常，下颌明显后缩。上下牙列轻度拥挤，41 先天缺失。

▶ 制订矫治方案时，设计考量如下：

- 考虑到内收上颌前牙，改善前牙深覆𬌗、深覆盖，掩饰上下颌骨性不调时需要间隙，且该患者存在牙列拥挤，故选择拔除 2 颗上颌第一前磨牙，配合种植支抗内收上前牙。

- 41 先天缺失，且下颌后缩，为采用掩饰性治疗，下颌前牙可以少量唇倾，且下牙列轻度拥挤，故采用非拔牙矫治；为协调 Bolton 指数，可以配合邻面去釉。

▶ 治疗注意事项：

- 下颌先天缺失 1 颗下切牙，上颌侧切牙牙形偏小，上颌拔除 2 颗第一前磨牙，磨牙关系调整为远中关系。

- 平面导板打开咬合，利于解除锁结关系，排齐牙列；改善前牙覆𬌗，促进下颌向前滑动，改善Ⅱ类颌骨关系。

- 上颌前牙目标位稍直立于牙槽骨，下颌前牙稍唇倾，以掩饰骨性下颌后缩带来的上下颌骨关系不调。

（此病例由赵春洋医生提供）

**病例介绍　病例四**

患者郑 ×，女，13 岁。

**主诉**　牙列不齐，前牙突出。

**现病史**　否认。

**既往史**　无全身系统性疾病，无过敏史。

**不良习惯**　吐舌习惯。

**家族史**　否认。

**口内检查**　上牙槽突欠丰满，磨牙为近中关系，22 反𬌗，前牙浅覆𬌗、浅覆盖。上牙列Ⅲ度拥挤，下牙列Ⅰ度拥挤。

**面部检查**　口腔卫生中等，长面型，上颌发育不足，下颌发育过度，鼻唇沟深，开口型、开口度正常，颞下颌关节无弹响，无疼痛。

**模型测量**　上牙列Ⅲ度拥挤，下牙列Ⅰ度拥挤，Spee 曲线深 3mm，Bolton 指数不调。

**X 线及照相检查**　骨性Ⅲ类，高角骨面型。

**诊断**　骨性Ⅲ类，安氏Ⅲ类。

**矫治计划**　掩饰性治疗，①先纠正 12 反𬌗。拔除 14、24，直丝弓矫治技术排齐整平上下牙列；②调整覆𬌗、覆盖及咬合关系；③头帽颏兜抑制下颌的生长发育；④种植支抗配合横腭杆压低上后牙，舌刺辅助纠正吐舌习惯；⑤保持。

**矫治过程**　①上颌扩弓；②拔除 14、24；③序列镍钛丝排齐牙列，整平上下牙弓；④内收上颌前牙，关闭间隙；⑤种植支抗压低上后牙；⑥保持。

**矫治效果**　①牙列排齐，咬合良好；②前牙排齐内收；③侧貌改善。

矫治过程见图 7-5-25～图 7-5-29。

治疗前后头影测量结果对比见表7-5-4。

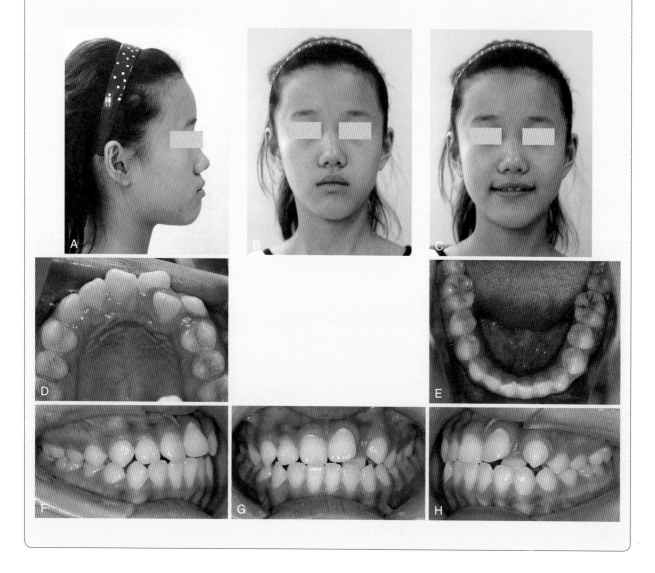

**病例四（续）**

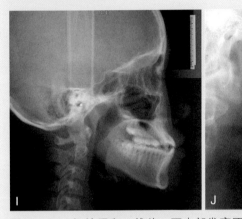
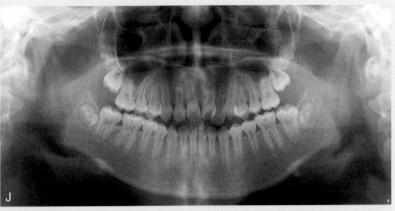

图 7-5-25 初始照和 X 线片。面中部发育不足，上牙列拥挤。A. 侧位像；B. 正面像；C. 正面微笑像；D. 上颌𬌗像；E. 下颌𬌗像；F. 右侧咬合像；G. 正面咬合像；H. 左侧咬合像；I. 侧位片；J. 全景片

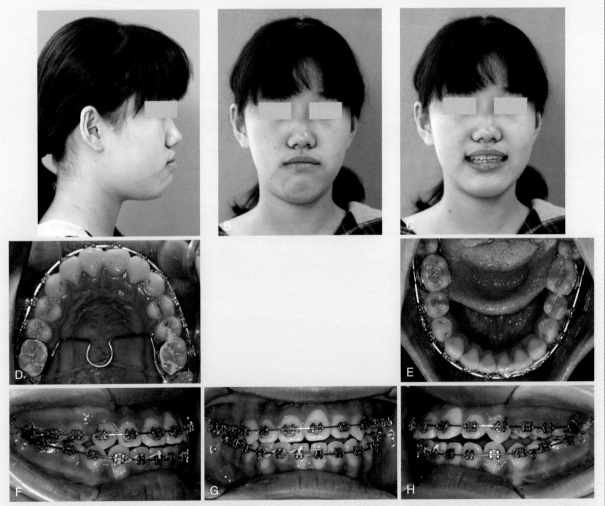

图 7-5-26 阶段照。前期尝试非拔牙矫治，排齐上下颌前牙后，上颌横腭杆配合种植钉压低上后牙。A. 侧位像；B. 正面像；C. 正面微笑像；D. 上颌𬌗像；E. 下颌𬌗像；F. 右侧咬合像；G. 正面咬合像；H. 左侧咬合像

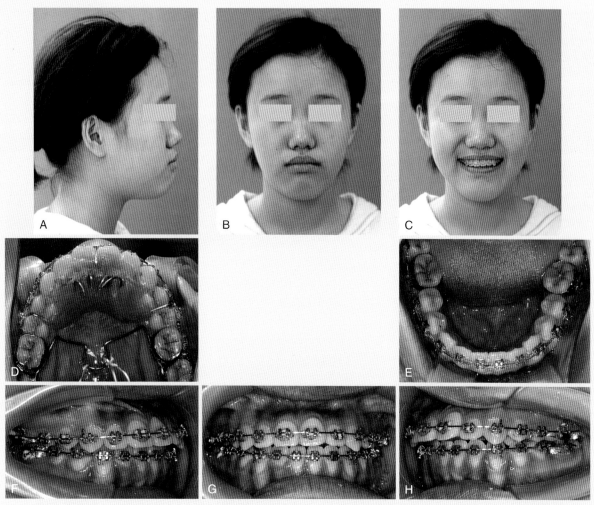

图 7-5-27　阶段照。前牙排齐后，上前牙唇倾，开唇露齿，出现开𬌗，调整方案，上颌拔除 14、24，舌刺纠正吐舌习惯。A. 侧位像；B. 正面像；C. 正面微笑像；D. 上颌𬌗像；E. 下颌𬌗像；F. 右侧咬合像；G. 正面咬合像；H. 左侧咬合像

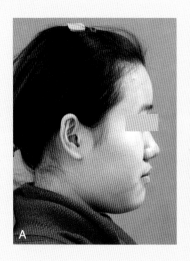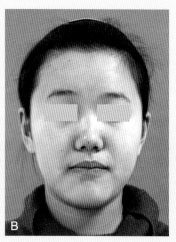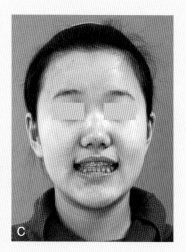

**病例四（续）**

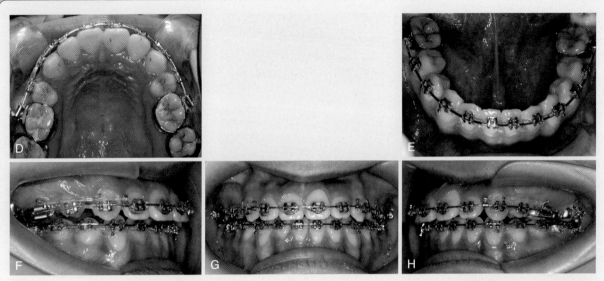

图 7-5-28　阶段照。拔牙间隙关闭，精细调整咬合关系。A.侧位像；B.正面像；C.正面微笑像；D.上颌𬌗像；E.下颌𬌗像；F.右侧咬合像；G.正面咬合像；H.左侧咬合像

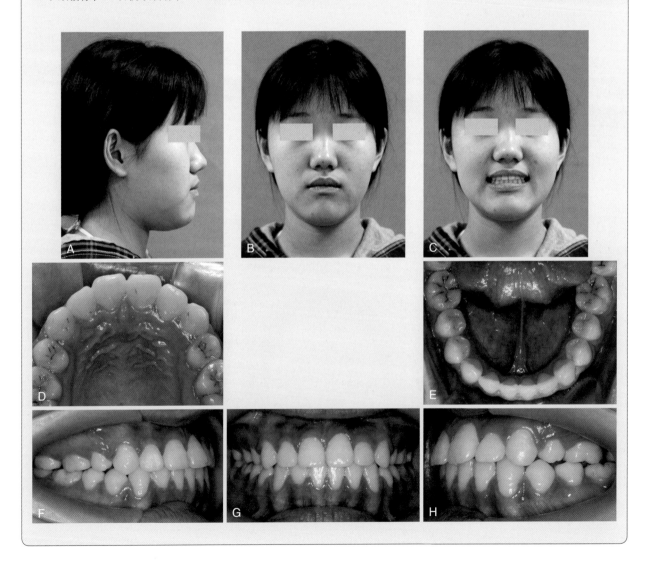

病例四（续）

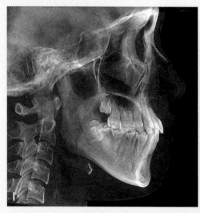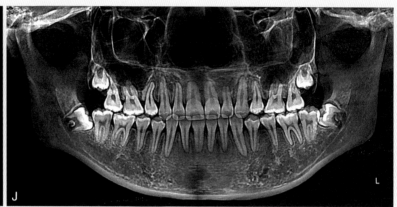

图 7-5-29　结束照和 X 线片。牙列整齐，前牙覆𬌗、覆盖正常。A. 侧位像；B. 正面像；C. 正面微笑像；D. 上颌𬌗像；E. 下颌𬌗像；F. 右侧咬合像；G. 正面咬合像；H. 左侧咬合像；I. 侧位片；J. 全景片

表 7-5-4　头影测量结果对比

| 测量项目 | 正常值 | 治疗前 | 治疗后 |
| --- | --- | --- | --- |
| SNA（°） | 82.8±4.0 | 81.5 | 82.6 |
| SNB（°） | 80.1±3.9 | 82.4 | 82.3 |
| ANB（°） | 2.7±2.0 | −0.9 | 0.3 |
| NP-FH（°） | 85.4±3.7 | 87.6 | 87.0 |
| NA-PA（°） | 6.0±4.4 | 1.4 | 3.3 |
| U1-NA（mm） | 5.1±2.4 | 10.3 | 8.6 |
| U1-NA（°） | 22.8±5.7 | 23.0 | 22.9 |
| L1-NB（mm） | 6.7±2.1 | 8.8 | 7.5 |
| L1-NB（°） | 30.3±5.8 | 32.4 | 30.0 |
| U1-L1（°） | 125.4±7.9 | 122.5 | 128.8 |
| FMA（°） | 31.5±5.0 | 29.1 | 28.4 |
| FMIA（°） | 54.8±6.1 | 59.7 | 61.0 |
| IMPA（°） | 93.9±6.2 | 91.2 | 90.6 |

经验分享

　　患者为骨性Ⅲ类错𬌗畸形，上颌发育不足，前牙浅覆𬌗、浅覆盖，上牙列Ⅲ度拥挤，下牙列Ⅰ度拥挤，有吐舌习惯。

▶ 制订矫治方案时，设计考量如下：
- 考虑到患者生长发育高峰期已过，处于减速期，只能采用掩饰性治疗。
- 试行非拔牙矫治时，出现上前牙唇倾，开唇露齿，前牙开𬌗，前牙Ⅰ度深覆盖。只能更改矫治方案，拔除 2 颗上颌第一前磨牙，排齐上牙列，配合种植支抗及横腭杆压低上后牙，纠正开𬌗。

▶ 治疗注意事项：
- 注意加强上颌前牙支抗。拔牙间隙除用于排齐

内收上前牙外，剩余间隙用于磨牙前移，降低后牙高度。
- 舌刺纠正吐舌习惯。
- 患者为骨性Ⅲ类错𬌗畸形，可使用头帽颏兜抑制下颌骨生长发育，上前牙的内收只能适度，保证一定的上前牙唇倾度，以代偿骨性上颌发育不足及下颌生长过度，避免患者出现治疗后瘪嘴、鼻唇沟加深等。
- 不排除后期须进行正畸-正颌联合治疗的可能。持续坚持的舌肌功能训练更有利于矫治效果的保持。

（此病例由赵春洋医生提供）

病例介绍    病例五

患者李 ×，女，11 岁。

**主诉**  牙列不齐，上前牙突出。

**现病史**  否认。

**既往史**  无全身系统性疾病，无过敏史。

**不良习惯**  幼时至今口呼吸习惯。

**家族史**  否认。

**口内检查**  恒牙列，磨牙为远中关系，前牙Ⅱ度深覆𬌗、Ⅲ度深覆盖，上牙列Ⅱ度拥挤，下牙列Ⅰ度拥挤。75、85 乳牙滞留，35、45 先天缺失。

**面部检查**  口腔卫生中等，均角，凸面型，鼻唇角小。中度开唇露齿，开口型、开口度正常，颞下颌关节无弹响，无疼痛。

**模型测量**  上牙列Ⅱ度拥挤，Spee 曲线深

5mm。

**X 线及照相检查**  骨性Ⅱ类。

**诊断**  骨性Ⅱ类，安氏Ⅱ类错𬌗。

**矫治计划**  ①拔除 14、24、75、85；②直丝弓矫治技术，排齐整平上下牙列；③内收上前牙，关闭间隙；④调整覆𬌗、覆盖及咬合关系；⑤保持。

**矫治过程**  ①序列镍钛丝排齐整平上下牙弓；②种植支抗内收上前牙；③关闭剩余间隙，调整咬合；④保持。

**矫治效果**  ①牙列排齐，咬合良好；②前牙内收；③侧貌改善。

矫治过程见图 7-5-30~图 7-5-33。

治疗前后头影测量结果对比见表7-5-5。

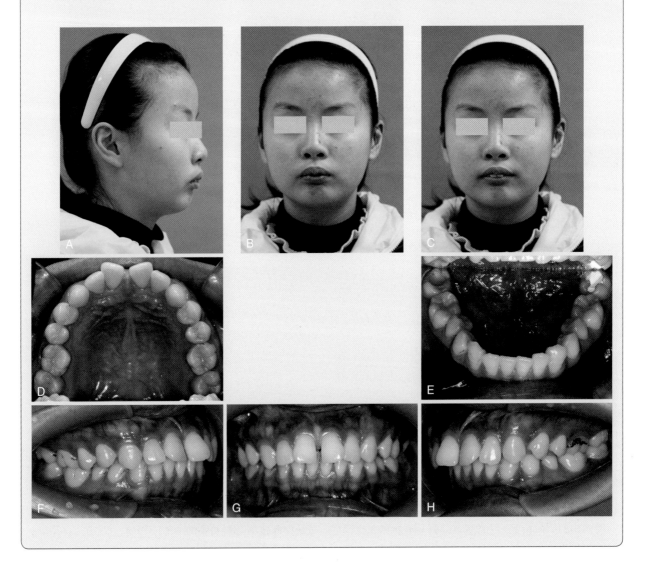

病例五（续）

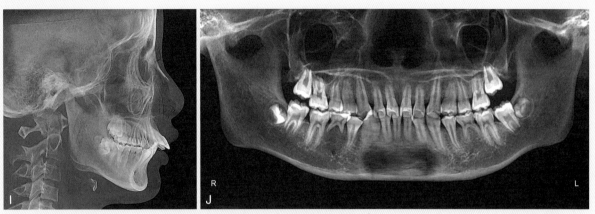

图 7-5-30　初始照和 X 线片。前牙深覆𬌗、深覆盖，磨牙为远中关系。A. 侧位像；B. 正面像；C. 正面微笑像；D. 上颌𬌗像；E. 下颌𬌗像；F. 右侧咬合像；G. 正面咬合像；H. 左侧咬合像；I. 侧位片；J. 全景片

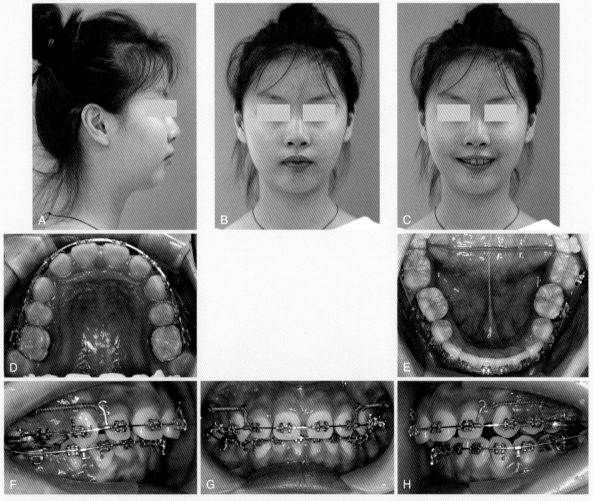

图 7-5-31　阶段照。内收前牙。种植支抗内收上前牙，拔牙间隙减小。A. 侧位像；B. 正面像；C. 正面微笑像；D. 上颌𬌗像；E. 下颌𬌗像；F. 右侧咬合像；G. 正面咬合像；H. 左侧咬合像

**病例五（续）**

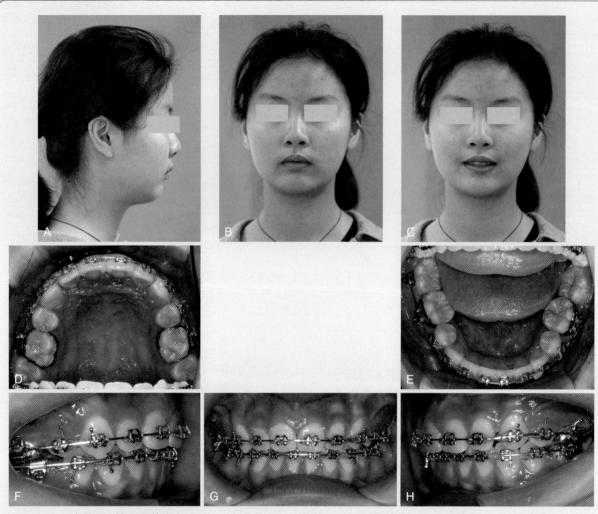

图 7-5-32　阶段照。精细调整咬合关系。A. 侧位像；B. 正面像；C. 正面微笑像；D. 上颌𬌗像；E. 下颌𬌗像；F. 右侧咬合像；G. 正面咬合像；H. 左侧咬合像

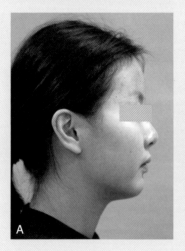
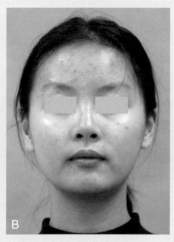
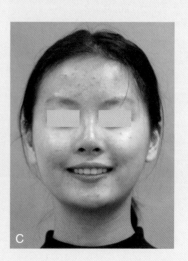

病例五（续）

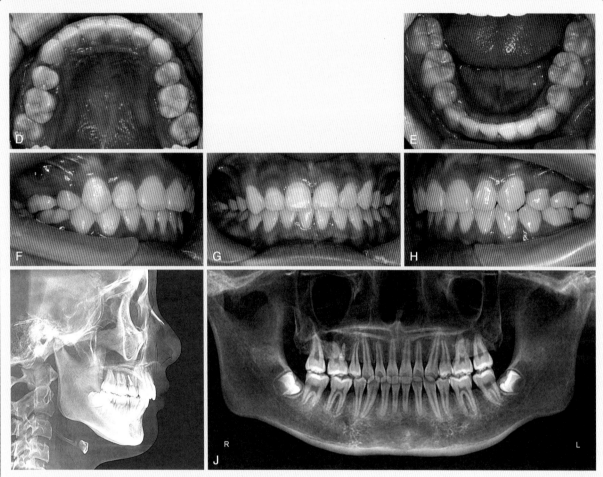

图 7-5-33　结束照和 X 线片。牙列整齐，前牙覆𬌗、覆盖正常。A. 侧位像；B. 正面像；C. 正面微笑像；D. 上颌𬌗像；E. 下颌𬌗像；F. 右侧咬合像；G. 正面咬合像；H. 左侧咬合像；I. 侧位片；J. 全景片

表 7-5-5　头影测量结果对比

| 测量项目 | 正常值 | 治疗前 | 治疗后 |
| --- | --- | --- | --- |
| SNA（°） | 82.8±4.0 | 83.5 | 84.1 |
| SNB（°） | 80.1±3.9 | 78.5 | 79.7 |
| ANB（°） | 2.7±2.0 | 5.0 | 4.4 |
| NP-FH（°） | 85.4±3.7 | 82.4 | 85.1 |
| NA-PA（°） | 6.0±4.4 | 11.8 | 7.1 |
| U1-NA（mm） | 5.1±2.4 | 8.4 | 5.0 |
| U1-NA（°） | 22.8±5.7 | 33.6 | 21.4 |
| L1-NB（mm） | 6.7±2.1 | 7.2 | 6.5 |
| L1-NB（°） | 30.3±5.8 | 36.1 | 29.8 |
| U1-L1（°） | 125.4±7.9 | 116.8 | 126.8 |
| FMA（°） | 31.5±5.0 | 25.3 | 26.7 |
| FMIA（°） | 54.8±6.1 | 58.9 | 62.8 |
| IMPA（°） | 93.9±6.2 | 95.9 | 90.5 |

## 病例五（续）

### 经验分享

　　患者处于生长发育期，凸面型，下颌后缩。口腔检查开唇露齿，前牙Ⅱ度深覆𬌗、Ⅲ度深覆盖，下颌 75、85 乳牙滞留，35、45 先天缺失。

▶ 制订矫治方案时，设计考量如下：

- 考虑到患者上前牙唇倾，Ⅲ度深覆盖，为改善上前牙突度，拔除 2 颗上颌第一前磨牙，并配合种植支抗内收前牙。
- 下牙列轻度拥挤，75、85 乳牙滞留，35、45 先天缺失，Spee 曲线深 5mm，磨牙为远中关系，为解除下牙列拥挤、纠正磨牙关系、避免乳牙脱落后的修复治疗，下颌拔除滞留的双侧第二乳磨牙。

▶ 治疗注意事项：

- 种植支抗配合问号钩内收上前牙，以避免内收过程出现上前牙转矩丧失的"钟摆效应"，以及牙齿舌倾和覆𬌗加深。
- 下颌滞留乳磨牙外形大于继替第二前磨牙，拔除乳磨牙后的间隙可用于排齐、内收下颌前牙。为调整磨牙关系，下颌后牙前移量大，配合颌间牵引，以保护下前牙支抗，且尽量实现磨牙的整体近中移动。

（此病例由赵春洋医生提供）

## 病例介绍　病例六

　　患者姚××，女，9岁。

**主诉**　牙列不齐，上前牙突出。

**现病史**　否认。

**既往史**　无全身系统性疾病，无过敏史。

**不良习惯**　幼时至今的口呼吸习惯。

**家族史**　否认。

**口内检查**　口腔卫生中等，替牙列，上下牙槽突丰满，磨牙为远中关系，前牙Ⅱ度深覆𬌗、Ⅲ度深覆盖，上牙列Ⅲ度拥挤，下牙列Ⅰ度拥挤。11 唇倾，13 近中倾斜，牙冠位于 11 唇侧。

**面部检查**　均角伴凸面型，轻度开唇露齿，开口型、开口度正常，颞下颌关节无弹响及疼痛。

**模型测量**　上牙列Ⅲ度拥挤，下牙列Ⅰ度拥挤，Spee 曲线深 3mm，Bolton 指数不调。

**X线及照相检查**　骨性Ⅱ类，36 根尖部骨岛。

**诊断**　安氏Ⅱ类，13 异位。

**矫治计划**　双期矫治。Ⅰ期：2×4 矫治技术牵引 13 复位。Ⅱ期固定矫治：①拔除 14、24；②直丝弓矫治技术排齐整平上下牙列；③内收前牙，关闭间隙；④调整覆𬌗、覆盖及咬合关系；⑤保持。

**矫治过程**　Ⅰ期：2×4 矫治技术牵引 13 复位。Ⅱ期：①拔除 14、24；②将 13 纳入牙弓，序列镍钛丝排齐整平上下牙弓；③内收前牙，关闭间隙；④关闭剩余间隙，调整咬合关系；⑤保持。

**矫治效果**　①牙列排齐，咬合良好；②前牙排齐，内收；③侧貌改善。

矫治过程见图 7-5-34～图 7-5-38。

治疗前后头影测量结果对比见表 7-5-6。

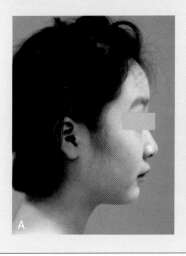
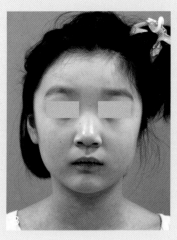
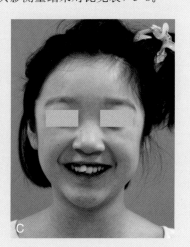

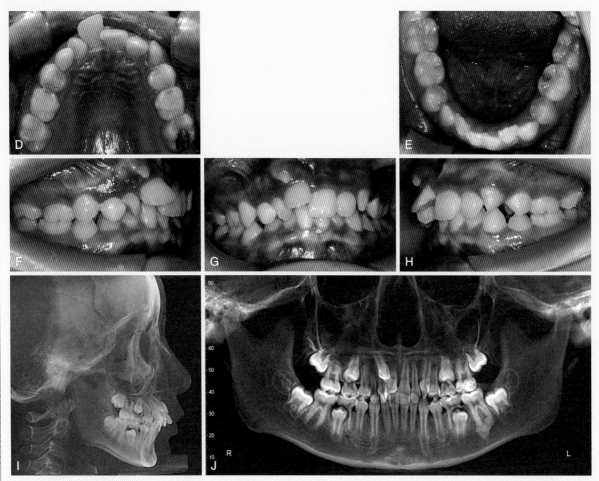

图 7-5-34　初始照和 X 线片。替牙期，11 唇倾，13 唇侧异位，牙冠位于 11 远中。A. 侧位像；B. 正面像；C. 正面微笑像；D. 上颌𬌗像；E. 下颌𬌗像；F. 右侧咬合像；G. 正面咬合像；H. 左侧咬合像；I. 侧位片；J. 全景片

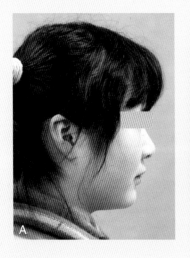

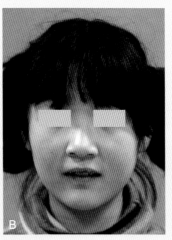

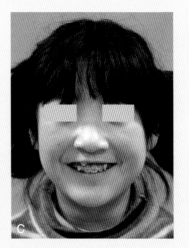

**病例六（续）**

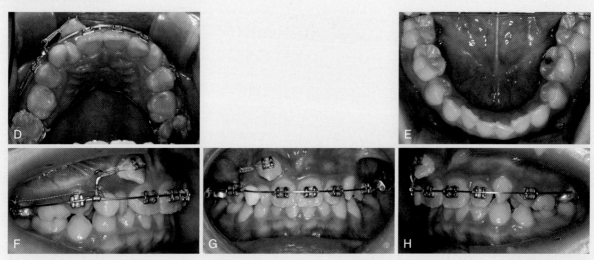

图 7-5-35 Ⅰ期治疗阶段照。水平牵引 13 向远中。A. 侧位像；B. 正面像；C. 正面微笑像；D. 上颌𬌗像；E. 下颌𬌗像；F. 右侧咬合像；G. 正面咬合像；H. 左侧咬合像

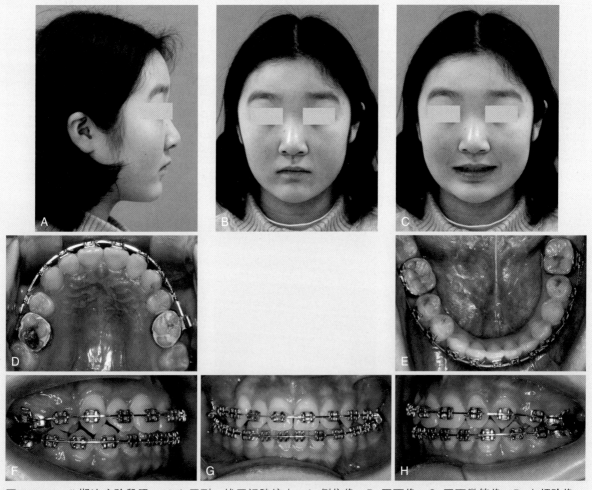

图 7-5-36 Ⅱ期治疗阶段照。13 入牙列，拔牙间隙缩小。A. 侧位像；B. 正面像；C. 正面微笑像；D. 上颌𬌗像；E. 下颌𬌗像；F. 右侧咬合像；G. 正面咬合像；H. 左侧咬合像

病例六（续）

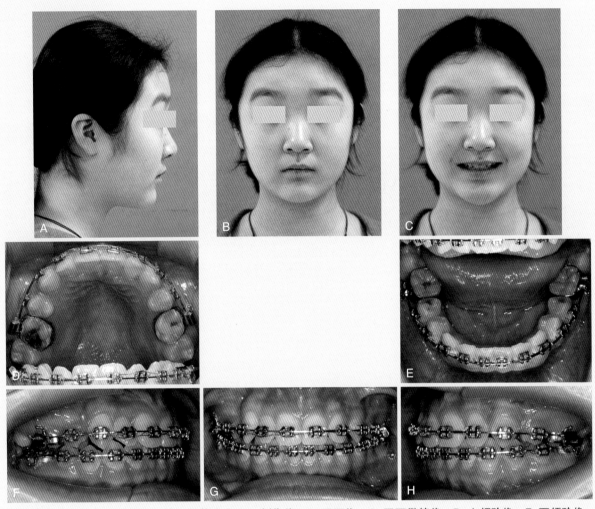

图 7-5-37　Ⅱ期治疗阶段照。精细调整咬合。A. 侧位像；B. 正面像；C. 正面微笑像；D. 上颌𬌗像；E. 下颌𬌗像；
F. 右侧咬合像；G. 正面咬合像；H. 左侧咬合像

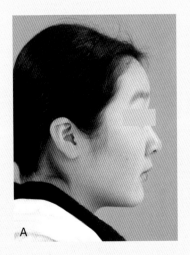
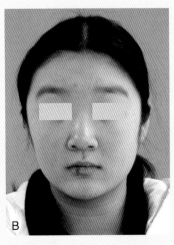
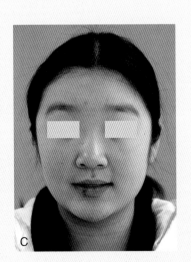

病例六（续）

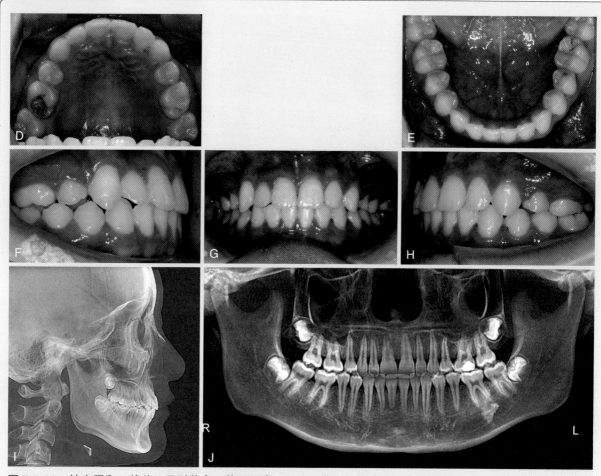

图 7-5-38　结束照和 X 线片。牙列整齐，前牙覆𬌗、覆盖正常。A. 侧位像；B. 正面像；C. 正面微笑像；D. 上颌𬌗像；E. 下颌𬌗像；F. 右侧咬合像；G. 正面咬合像；H. 左侧咬合像；I. 侧位片；J. 全景片

表 7-5-6　头影测量结果对比

| 测量项目 | 正常值 | 治疗前 | 治疗后 |
|---|---|---|---|
| SNA（°） | 82.8±4.0 | 83.0 | 84.0 |
| SNB（°） | 80.1±3.9 | 78.7 | 81.9 |
| ANB（°） | 2.7±2.0 | 4.3 | 2.1 |
| NP-FH（°） | 85.4±3.7 | 82.6 | 85.2 |
| NA-PA（°） | 6.0±4.4 | 6.8 | 5.5 |
| U1-NA（mm） | 5.1±2.4 | 7.3 | 5.0 |
| U1-NA（°） | 22.8±5.7 | 29.5 | 23.1 |
| L1-NB（mm） | 6.7±2.1 | 3.4 | 6.8 |
| L1-NB（°） | 30.3±5.8 | 25.9 | 30.5 |
| U1-L1（°） | 125.4±7.9 | 129.2 | 124.4 |
| FMA（°） | 31.5±5.0 | 23.7 | 25.2 |
| FMIA（°） | 54.8±6.1 | 66.7 | 61.1 |
| IMPA（°） | 93.9±6.2 | 89.6 | 93.7 |

**病例六（续）**

**经验分享**

患者处于替牙期，凸面型，下颌后缩。13 异位，开唇露齿，前牙Ⅱ度深覆𬌗、Ⅲ度深覆盖，上牙列Ⅲ度拥挤，下牙列Ⅰ度拥挤，Spee 曲线深 3mm。

▶ 制订矫治方案时，设计考量如下：

- 替牙列期，13 牙冠近中倾斜，位于 11 唇侧，Ⅰ期 2×4 矫治技术优先牵引 13 向远中，牵入牙列。

- 恒牙列期，Ⅱ期固定矫治，由于上前牙唇倾，为内收上前牙改善面型，拔除 2 颗上颌第一前磨牙。考虑到患者下牙列Ⅰ度拥挤，36 根尖部骨岛，下颌选择非拔牙矫治。

▶ 治疗注意事项：

- 青少年儿童以治疗埋伏牙为优先原则，CBCT 显示 13 牙冠近中压迫 11 釉牙骨质界处，应尽早行牵引治疗，避免 11 牙根吸收。

- 替牙列期，上颌制作 Nance 托增强后牙支抗，避免第一磨牙前移消耗替牙间隙，影响 15、25 萌出。

- Ⅱ期固定矫治时，保护后牙支抗，上颌拔牙间隙主要用于将尖牙纳入牙列及内收上前牙。

（此病例由赵春洋医生提供）

（顾云彤　赵春洋）

# 第六节　拔除上颌第一前磨牙及 1 颗下颌中切牙的矫治

## 一、概述

对于前牙深覆盖、磨牙远中的病例，临床上有多种拔牙模式。在治疗时，除采用拔除上颌第一前磨牙、下颌第二前磨牙或采用单颌拔牙的拔牙模式外，拔除上颌第一前磨牙及 1 颗下颌中切牙也是矫治常用的拔牙模式，尤其适用于成人患者。上颌的拔牙间隙可用于内收上前牙，改善深覆盖，下颌的拔牙间隙可用于排齐下前牙、整平牙弓。矫治结束后，后牙为尖窝相对的完全远中关系。这种拔牙模式尤其适用于上颌侧切牙偏小、前牙 Bolton 指数大的病例。

## 二、适应证

拔除上颌第一前磨牙及 1 颗下颌中切牙的拔牙模式通常适用于成人患者，这种拔牙模式既为上颌前牙拥挤、前突的矫治提供了足够的间隙，有利于中线的调整，又能解除下前牙的拥挤，协调 Bolton 指数，建立良好的覆𬌗、覆盖关系，取得良好的尖牙和磨牙关系，从而简化治疗。

**1. 安氏Ⅱ类 1 分类错𬌗畸形，上前牙唇倾，前牙深覆盖，同时存在前牙 Bolton 指数不调和下切牙轻度拥挤或唇倾时**　拔除 2 颗上颌第一前磨牙，利用拔牙间隙内收上前牙，调整上中线。同时拔除 1 颗下颌中切牙，以协调上下牙量，建立良好的前牙覆𬌗、覆盖关系（图 7-6-1）。

**2. 安氏Ⅱ类 2 分类错𬌗畸形伴上下前牙拥挤，前牙 Bolton 指数偏大，上颌必须拔牙矫治时**　可考虑拔除 2 颗上颌第一前磨牙解除拥挤，保留磨牙的远中关系，同时拔除 1 颗下颌中切牙，以协调上下牙量（图 7-6-2）。

**3. 安氏Ⅰ类错𬌗畸形，前牙深覆盖伴下前牙轻度拥挤，下颌先天缺失 1 颗中切牙，Bolton 指数不调时**　通过拔除上颌第一前磨牙内收上前牙，有利于改善前牙深覆盖。而患者又先天缺失 1 颗下颌中切牙，此时可通过拔除另一颗下颌中切牙，协调上下牙量，以下颌侧切牙、尖牙、第一前磨牙来代替中切牙、侧切牙和尖牙，配合邻面去釉及外形修整。这种病例需慎重选择此种拔牙模式。

**4. 低角骨面型患者，面下 1/3 过短，前牙深覆盖，不适宜拔除 4 颗前磨牙时**　可考虑拔除上颌 2 颗第一前磨牙及 1 颗下颌中切牙（图 7-6-3）。

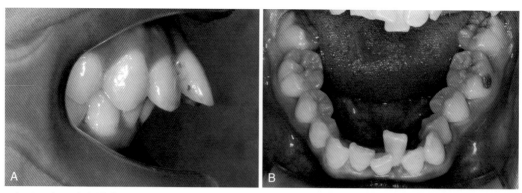

图 7-6-1　安氏 Ⅱ 类 1 分类错𬌗畸形，上前牙唇倾，前牙深覆盖，31 舌侧异位。A. 侧面咬合像显示上前牙唇倾，前牙深覆盖；B. 下颌𬌗像示下前牙拥挤，31 舌侧异位

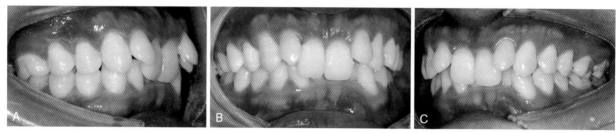

图 7-6-2　安氏 Ⅱ 类 2 分类错𬌗畸形（内倾型深覆𬌗）。A. 右侧咬合像示磨牙为远中关系；B. 正面咬合像示上前牙拥挤，12、22 过小牙；C. 左侧咬合像示磨牙为远中关系

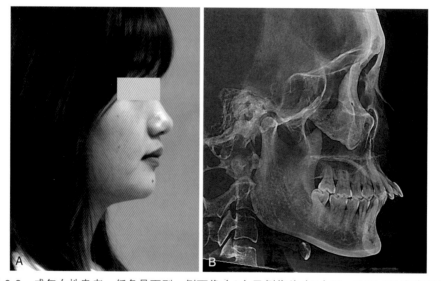

图 7-6-3　成年女性患者，低角骨面型。侧面像（A）及侧位片（B）示，面下 1/3 高度不足

## 三、禁忌证

**1. 对美观要求高者**　如果患者比较在意上下前牙中线时，应谨慎考虑。此类患者多为成年女性，要求上下中线居中且一致。且下前牙拔除后，牙槽骨附着及牙龈形态恢复不佳，尤其在成年患者容易形成"黑三角"（图 7-6-4），应谨慎考虑，须向患者交代清楚。

**2. 高角骨面型，前牙浅覆𬌗甚至开𬌗的病例**　高角骨面型的矫治需要下颌逆时针旋转，仅拔除 1 颗下颌中切牙无法获得足够的间隙量（见第 7 章）。

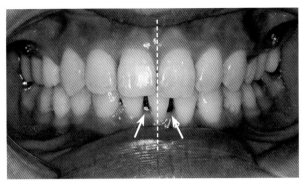

图 7-6-4　成年患者，正畸治疗后，正面咬合像示下前牙龈退缩，形成"黑三角"及中线问题

## 四、治疗过程中的特殊考量

第一，拔除上颌第一前磨牙及 1 颗下颌中切牙，此种拔牙模式对病例的要求，与其他拔除上颌前磨牙矫治的病例要求并无太大差别，临床多用于安氏 II 类错𬌗的成人患者，且其下前牙需要的间隙量不大时。通过拔除上颌第一前磨牙来获得间隙，解除上前牙拥挤及改善前牙深覆盖，磨牙关系为远中关系。采用此种拔牙模式时，必须仔细进行 Bolton 指数分析，确认前牙 Bolton 指数偏大时，才可拔除下颌中切牙。另外，对于安氏 I 类错𬌗、前牙深覆盖、先天缺失 1 颗下前牙且 Bolton 指数不调的患者，在运用此种方法时，应注意下颌侧切牙、尖牙及第一前磨牙的外形修整。

第二，下颌中切牙拔除牙位的选择。首先考虑因龋齿、牙周病、根尖周病等病变导致牙体或牙周条件差而无法保留的患牙，其次是严重错位、位于牙弓唇舌侧的牙。当下颌尖牙唇侧位时，可考虑拔除该侧的下颌中切牙，以便于尖牙内收及平行下前牙牙根。

第三，拔牙后，下中切牙处"黑三角"的处理。下颌拔除 1 颗中切牙，主要是为了便于成人正畸的简化治疗，并缩短疗程，有利于正畸治疗完成后的稳定，但代价是牺牲了下牙列中线，这是无法避免的。由于牙周退缩的影响，牙龈形态恢复不佳，易造成下前牙区的"黑三角"，这是拔除下颌中切牙必须考虑的问题。对于唇面外形呈梯形、切端宽、牙颈部窄的切牙，若出现"黑三角"，可考虑通过适量地邻面去釉，调整邻面接触点来适当减小，但仍难以避免。因此对于美观要求较高的患者，须慎重考虑。在粘贴托槽时，可将拔牙间隙的邻牙托槽倾斜 5°，有利于牙根向拔牙间隙处移动，从而减少邻牙倾斜，减小"黑三角"。

### 病例介绍　病例一

患者丁××，女，20 岁。

**主诉**　牙列不齐，上前牙突。

**现病史**　否认。

**既往史**　无全身系统性疾病，无过敏史。

**不良习惯**　否认。

**家族史**　否认。

**口内检查**　恒牙列，磨牙为远中关系，口腔卫生欠佳。前牙 III 度深覆𬌗、II 度深覆盖，上下牙列 I 度拥挤，Spee 曲线深 3mm。24、25、34 舌侧倾斜，31 舌侧错位，36 颊侧充填治疗。

**面部检查**　颜面部不对称，右侧面部丰满，凸面型，面中 1/3 较凸，上颌前突，下颌后缩，颏部发育不足。开口型呈"↓"，开口度正常，颞下颌关节有弹响，无疼痛。

**模型测量**　磨牙为远中关系，前牙 III 度深覆𬌗、II 度深覆盖，上下牙列 I 度拥挤。Spee 曲线深 3mm，Bolton 指数偏大。

**X 线及照相检查**　①骨性 II 类，低角骨面型；② 18、28、38、48 在位；③ 31 舌侧牙槽骨吸收至根中 1/2 以下。

**诊断**　安氏 II 类 1 分类。

**矫治计划**　①拔除 14、24、31；②固定矫治器排齐整平上下牙列；③配合种植支抗内收前牙，关闭间隙；④保持。

**矫治过程**　①拔除 14、24、31；②直丝弓矫治器排齐上下牙列；③配合种植支抗内收上前牙，关闭间隙，调整上中线；④关闭剩余间隙，精细调整咬合；⑤保持。

**矫治效果**　①牙列排齐，上颌磨牙适度前移，后牙尖窝关系；②上前牙内收，下前牙压低，改善前牙深覆𬌗、覆盖关系。

矫治过程见图 7-6-5～图 7-6-8。

治疗前后头影测量结果对比见表 7-6-1。

病例一（续）

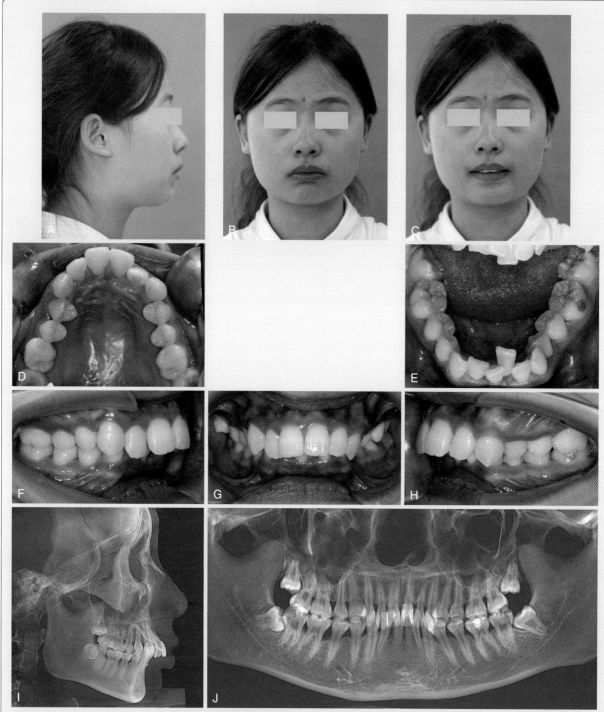

图 7-6-5　初始照和 X 线片。凸面型，前牙深覆𬌗、深覆盖，下前牙拥挤，31 舌侧位。A. 侧位像；B. 正面像；C. 正面微笑像；D. 上颌𬌗像；E. 下颌𬌗像；F. 右侧咬合像；G. 正面咬合像；H. 左侧咬合像；I. 侧位片；J. 全景片

病例一（续）

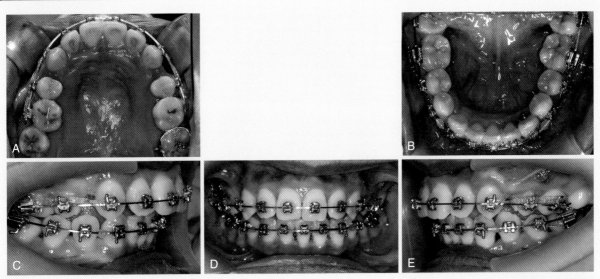

图 7-6-6　阶段照。上下牙列基本排齐，配合上颌种植支抗尖牙远中移动及内收上前牙。A. 上颌𬌗像；B. 下颌𬌗像；C. 右侧咬合像；D. 正面咬合像；E. 左侧咬合像

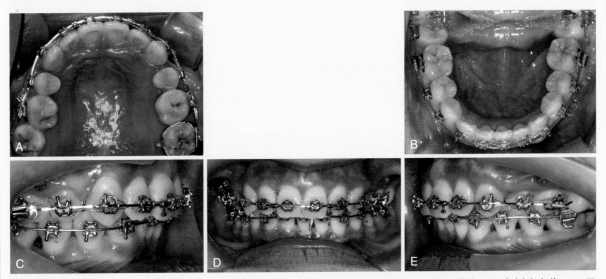

图 7-6-7　阶段照。13、23 间隙关闭，13、23 远中剩余少量间隙。A. 上颌𬌗像；B. 下颌𬌗像；C. 右侧咬合像；D. 正面咬合像；E. 左侧咬合像

**病例一（续）**

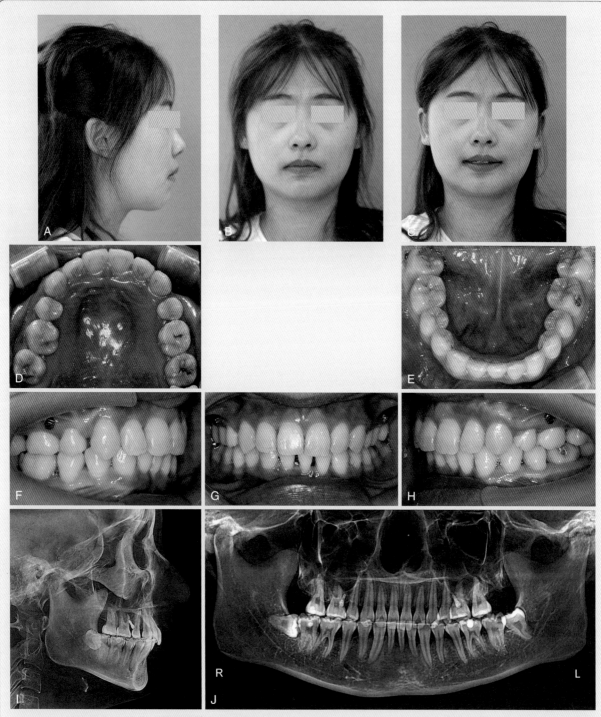

图 7-6-8　结束照和 X 线片。前牙覆𬌗、覆盖基本正常，两侧磨牙为完全远中关系，咬合良好，上颌尖牙远中留少许间隙。A. 侧位像；B. 正面像；C. 正面微笑像；D. 上颌𬌗像；E. 下颌𬌗像；F. 右侧咬合像；G. 正面咬合像；H. 左侧咬合像；I. 侧位片；J. 全景片

病例一（续）

表 7-6-1　头影测量结果对比

| 测量项目 | 正常值 | 治疗前 | 治疗后 |
|---|---|---|---|
| SNA（°） | 82.8±4.0 | 83.1 | 83.2 |
| SNB（°） | 80.1±3.9 | 76.9 | 78.8 |
| ANB（°） | 2.7±2.0 | 6.2 | 4.4 |
| NP-FH（°） | 85.4±3.7 | 87.3 | 87.9 |
| NA-PA（°） | 6.0±4.4 | 12.7 | 8.5 |
| U1-NA（mm） | 5.1±2.4 | 5.8 | −0.6 |
| U1-NA（°） | 22.8±5.7 | 26.6 | 16.1 |
| L1-NB（mm） | 6.7±2.1 | 5.5 | 5.6 |
| L1-NB（°） | 30.3±5.8 | 33.5 | 30.8 |
| U1-L1（°） | 125.4±7.9 | 113.4 | 126.0 |
| FMA（°） | 31.5±5.0 | 19.8 | 21.1 |
| FMIA（°） | 54.8±6.1 | 53.2 | 62.4 |
| IMPA（°） | 93.9±6.2 | 107.0 | 96.5 |

经验分享

患者为成年女性，骨性Ⅱ类错𬌗畸形，凸面型、低角骨面型。上颌前突，下颌后缩，前牙Ⅱ度深覆盖、Ⅲ度深覆𬌗，上下牙列Ⅰ度拥挤，磨牙为远中尖对尖关系。患者不介意下颌中线问题。

▶ 制订矫治方案时，设计考量如下：

- 患者为骨性Ⅱ类错𬌗畸形，前牙深覆盖。拔除 2 颗上颌第一前磨牙以提供间隙排齐上前牙，内收上前牙，改善面部突度。
- 下颌前牙拥挤、牙槽间隔差，选择拔除拥挤处牙槽骨附着较差的 31，解除下前牙拥挤，整平牙弓，平行下前牙牙根，以取得合理的牙槽间隔，从而有利于牙周健康。

▶ 治疗注意事项：

- 该患者为骨性Ⅱ类，选择拔牙进行掩饰性矫治，但上颌前牙只能适度内收。前牙深覆𬌗、深覆盖得到改善。
- 上颌前牙内收的同时，为了建立上下后牙尖窝关系，上颌后牙前移。但兼顾到前牙的覆𬌗、覆盖、转矩以及后牙尖窝关系，上颌拔牙间隙不能完全关闭，因此该患者正畸治疗完成后，上颌尖牙远中剩余少许间隙。
- 下前牙区牙龈形态恢复不佳，出现"黑三角"，影响美观。在拔除下颌切牙矫治中较为常见，也是本病例的不足之处。对美观较为在意者，应慎重考虑。

（此病例由赵春洋医生提供）

## 病例介绍　病例二

患者黄 ××，男，27 岁。

**主诉**　上下前牙拥挤，影响美观。

**现病史**　否认。

**既往史**　无全身系统性疾病，无过敏史。

**不良习惯**　否认。

**家族史**　否认。

**口内检查**　恒牙列，磨牙为远中关系，前牙Ⅲ度深覆𬌗，上牙列Ⅱ度拥挤，下牙列Ⅱ度拥挤。Spee 曲线深 2.5mm。12、22 过小牙，11、21 舌倾直立，33 扭转，下切牙舌倾。

**面部检查**　颜面部不对称，左侧丰满。凸面型，面中 1/3 较凸，上颌骨前突，下颌骨后缩，颏部发育不足。开口型呈"↓"，开口度正常，颞下颌关节有弹响和疼痛。

**模型测量**　磨牙为远中关系，前牙Ⅲ度深覆𬌗，闭锁咬合，上牙列Ⅱ度拥挤，下牙列Ⅱ度拥挤。

Spee 曲线深 2.5mm，Bolton 指数偏大。

**X 线及照相检查**　骨性Ⅱ类，均角骨面型。

**诊断**　安氏Ⅱ类 2 分类。

**矫治计划**　①拔除 14、24、31；②直丝弓矫治技术排齐整平上下牙列，适度唇倾上下前牙；③关闭拔牙间隙；④调整覆𬌗、覆盖，精细调整咬合；⑤保持。

**矫治过程**　①拔除 14、24、31；②序列镍钛丝排齐整平上下牙列；③关闭间隙，调整中线；④精细调整咬合；⑤保持。

**矫治效果**　①牙列排齐，上下前牙适度唇倾；②下前牙压低，改善前牙深覆𬌗、覆盖关系；③关节疼痛消失。

矫治过程见图 7-6-9～图 7-6-12。

治疗前后头影测量结果对比见表7-6-2。

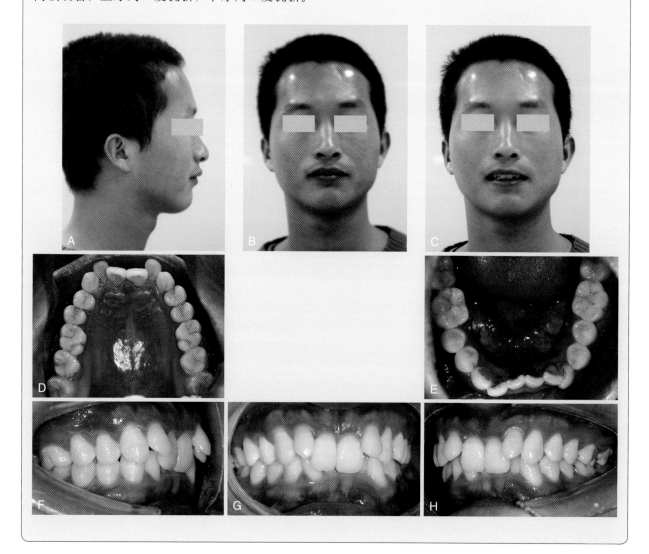

病例二（续）

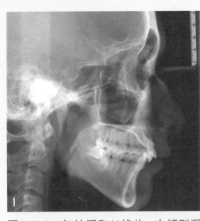
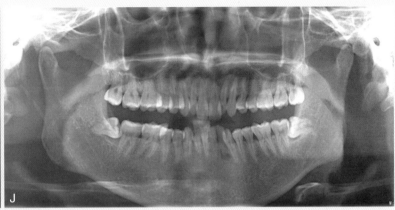

**图 7-6-9**　初始照和 X 线片。内倾型深覆殆，12、22 过小牙，下前牙拥挤，磨牙为远中关系。A. 侧位像；B. 正面像；C. 正面微笑像；D. 上颌殆像；E. 下颌殆像；F. 右侧咬合像；G. 正面咬合像；H. 左侧咬合像；I. 侧位片；J. 全景片

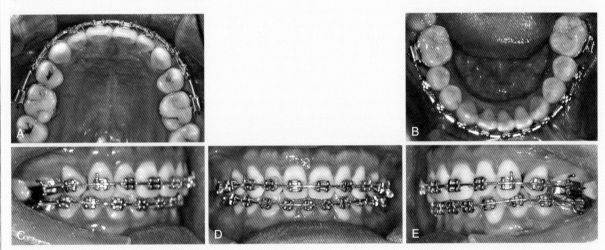

**图 7-6-10**　阶段照。上下牙列排齐整平。A. 上颌殆像；B. 下颌殆像；C. 右侧咬合像；D. 正面咬合像；E. 左侧咬合像

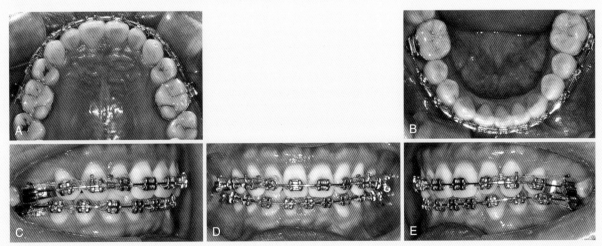

**图 7-6-11**　阶段照。上颌滑动法关闭前牙剩余间隙。A. 上颌殆像；B. 下颌殆像；C. 右侧咬合像；D. 正面咬合像；E. 左侧咬合像

病例二（续）

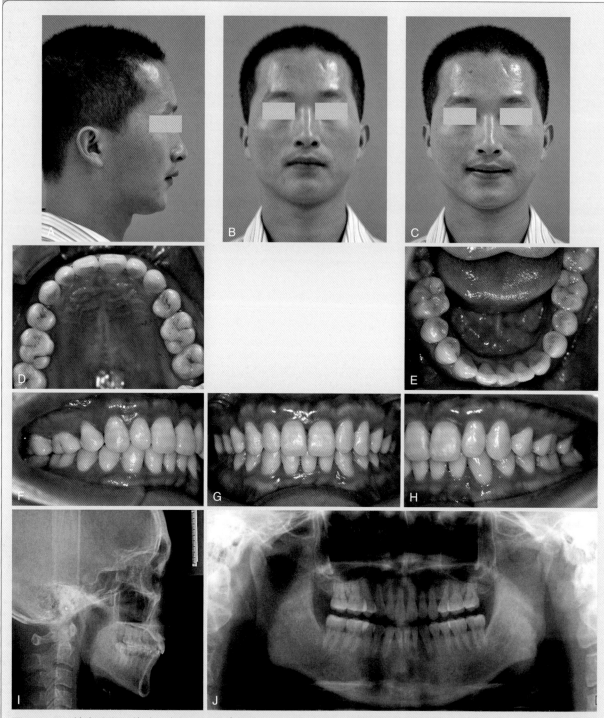

图 7-6-12　结束照和 X 线片。内倾型深覆𬌗解除，上下牙列排齐，磨牙保留远中关系，前牙覆𬌗、覆盖基本正常。
A. 侧位像；B. 正面像；C. 正面微笑像；D. 上颌𬌗像；E. 下颌𬌗像；F. 右侧咬合像；G. 正面咬合像；H. 左侧咬合像；I. 侧位片；J. 全景片

**病例二（续）**

表 7-6-2　头影测量结果对比

| 测量项目 | 正常值 | 治疗前 | 治疗后 |
|---|---|---|---|
| SNA（°） | 82.8±4.0 | 79.8 | 79.7 |
| SNB（°） | 80.1±3.9 | 72.6 | 74.6 |
| ANB（°） | 2.7±2.0 | 7.3 | 5.1 |
| NP-FH（°） | 85.4±3.7 | 82.5 | 76.1 |
| NA-PA（°） | 6.0±4.4 | 13.1 | 10.7 |
| U1-NA（mm） | 5.1±2.4 | −2.6 | −0.6 |
| U1-NA（°） | 22.8±5.7 | 13.5 | 18.8 |
| L1-NB（mm） | 6.7±2.1 | 4.6 | 5.7 |
| L1-NB（°） | 30.3±5.8 | 21.1 | 28.2 |
| U1-L1（°） | 125.4±7.9 | 138.1 | 126.6 |
| FMA（°） | 31.5±5.0 | 29.6 | 36.4 |
| FMIA（°） | 54.8±6.1 | 60.3 | 46.5 |
| IMPA（°） | 93.9±6.2 | 90.1 | 97.1 |

**经验分享**

　　患者为骨性Ⅱ类、安氏Ⅱ类2分类错𬌗畸形，凸面型，上颌前突，下颌后缩，颏部发育不足。磨牙为远中关系。12、22为过小牙，11、21舌倾直立，33扭转，下切牙舌倾。

▶ 制订矫治方案时，设计考量如下：

- 考虑到患者为骨性Ⅱ类，内倾型深覆𬌗，上颌中切牙舌倾，前牙深覆𬌗。选择掩饰性治疗，拔除上颌2颗第一前磨牙后排齐牙列，同时上颌磨牙前移，两侧后牙调整为完全远中关系，以获得良好的后牙咬合。

- 患者12、22为过小牙，考虑到前牙Bolton指数偏大，且患者不介意下颌中线问题，因此选择拔除靠近拥挤处的31，获得间隙后排齐并压低下前牙，以改善前牙覆𬌗关系。

- 随着上下切牙的唇倾直立，颞下颌关节压力减小，疼痛消失，弹响也有所改善。

▶ 治疗注意事项：

- 内倾型深覆𬌗的患者，上颌前牙排齐后直立唇倾，覆盖势必增加，拔牙间隙部分用于内收前牙，部分可用于后牙前移，调整磨牙关系。此种病例应注意拔牙间隙的合理分配。正畸治疗完成后，该患者上下牙列无散在间隙，两侧磨牙为远中关系，咬合良好，前牙建立较为正常的覆𬌗、覆盖关系。

- 下前牙区牙龈形态恢复欠佳，拔牙处牙龈略有退缩，影响美观。"黑三角"在拔除下颌切牙矫治中较为常见，对美观较为在意者应慎重考虑。

（此病例由赵春洋医生提供）

（周　威　王　珊）

## 第七节　拔除 1 颗下颌中切牙的矫治

### 一、概述

上颌不拔牙、下颌单纯拔除 1 颗中切牙的矫治，常用于上牙列轻度拥挤、覆𬌗覆盖偏小而下颌拥挤集中在前牙区的成年患者，通过扩弓、邻面去釉即能排齐牙齿，达到上颌的矫治目的；下颌可拔除 1 颗中切牙以简化治疗，尽量保持后牙咬合关系。当患者上颌侧切牙牙冠偏小，前牙 Bolton 指数偏大，上前牙轻度拥挤，下前牙中度拥挤时，拔除 1 颗下颌中切牙，可协调 Bolton 指数。如果患者已成年，且上颌牙弓基本整齐，仅下前牙拥挤，通过邻面去釉又无法提供足够间隙排齐下前牙，但有良好的前牙覆𬌗、覆盖关系，也可选择上颌不矫治，只拔除 1 颗下颌中切牙，配合多用片段弓或隐形矫治技术达到矫治目的。对于前牙拥挤、牙槽间隔不均匀的牙周病患者，单纯拔除 1 颗下颌中切牙可辅助治疗，平行牙根，有利于牙周健康。但该拔牙矫治方法的缺点是下牙列中线无法与上牙列中线甚至面中线保持一致。

### 二、适应证

**1. 下颌前牙拥挤**　在𬌗发育过程中，由于上颌侧切牙偏小或畸形过小牙，导致下颌牙量较上颌牙量相对概率大，下颌前牙常轻度拥挤。当此类患者后牙咬合关系基本正常，经过 Bolton 指数分析后，确认拔除 1 颗下颌中切牙能使 Bolton 指数接近或达到正常范围，可选择此种拔牙模式，补偿性拔除拥挤处的下颌中切牙，从而协调上下牙量，解除下前牙拥挤（图 7-7-1）。

**2. 下颌中切牙严重错位**　当下颌中切牙严重错位，位于牙弓舌侧或唇侧，而牙弓内剩余间隙不足时，可选择拔除错位的下颌中切牙，并配合邻面去釉（图 7-7-2）。

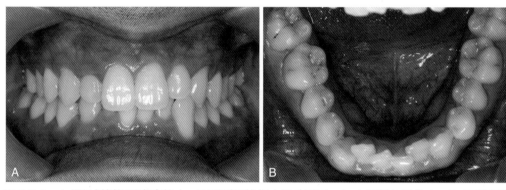

图 7-7-1　上颌双侧侧切牙宽度较小，下牙列拥挤集中于前牙区。A. 上颌侧切牙偏小；B. 下前牙拥挤

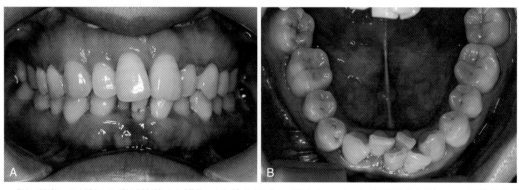

图 7-7-2　成年患者，下前牙Ⅲ度拥挤伴 31 错位，为简化治疗，拔除 31。A. 上前牙轻度拥挤；B. 下前牙拥挤，31 舌侧位

3. **前牙轻度反𬌗或对刃𬌗**　轻度骨性Ⅲ类的成年患者，前牙轻度反𬌗或对刃𬌗，采用掩饰性治疗时，可选择拔除 1 颗下颌中切牙，内收下前牙以代偿（图 7-7-3）。

4. **安氏Ⅱ类成人患者，上颌先天缺失 2 颗前磨牙**　此类成年患者，上颌先天缺失 2 颗前磨牙，全牙 Bolton 指数偏大，考虑到成人已形成稳定的咬合关系及牙周健康，可选择拔除 1 颗下颌中切牙以简化治疗，治疗完成后保留磨牙远中

关系（图 7-7-4）。

5. **成人正畸**　部分成人的正畸目标明确，仅想改善下前牙拥挤，且牙周状况不佳时，可考虑只拔除 1 颗中切牙，进行单颌或片段弓矫治，简化治疗、缩短疗程。对于比较在意美观者，可考虑使用陶瓷托槽、舌侧矫治或隐形矫治等（图 7-7-5）。

6. **下颌中切牙严重病损**　因龋病、外伤、牙周病、根尖周病等无法保留的下颌中切牙，结合具体病例，可考虑拔除，有利于余留牙的健康。

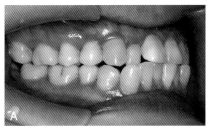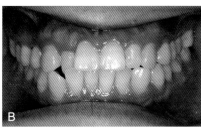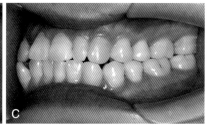

图 7-7-3　成年患者，前牙对刃，局部反𬌗。A. 右侧尖牙、磨牙为近中关系；B. 前牙对刃，局部反𬌗；C. 左侧尖牙、磨牙为近中关系

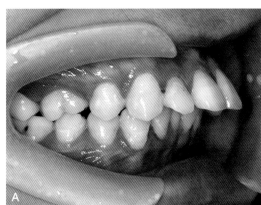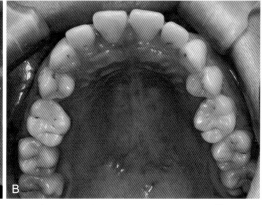

图 7-7-4　成年患者，15、25 先天缺失，拔除 1 颗下颌中切牙以排齐牙列，种植支抗远移上牙列以调整咬合关系。A. 磨牙为远中关系，前牙深覆盖；B. 15、25 未见

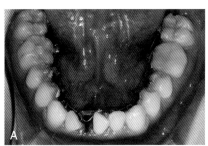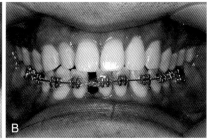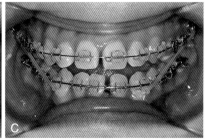

图 7-7-5　成年患者。A. 拔除 41 后，舌侧矫治；B. 拔除 41 后，单颌矫治；C. 拔除 31 后，陶瓷托槽矫治

## 三、禁忌证

**1.下颌前牙区严重拥挤或拥挤集中于后牙区**　拔除 1 颗下颌中切牙不足以解除拥挤。

**2.严重牙周炎患者**　下颌前牙区牙槽骨吸收超过根中 1/2。

**3.对美学要求高者**　患者比较在意上下颌中线的一致性时，不建议仅拔除 1 颗下颌中切牙矫治。此外，下前牙拔除后，牙龈形态恢复不佳，尤其在成年患者，"黑三角"可能更加明显，应谨慎考虑。

## 四、矫治过程中的特殊考量

单纯拔除 1 颗下颌中切牙常用于成人正畸简化治疗，多是因为 Bolton 指数不调，如上颌侧切牙为过小牙等。Ⅰ度拥挤的Ⅲ类错𬌗畸形或正畸治疗后下前牙复发的患者，可选择拔除 1 颗下颌中切牙进行治疗。下颌中切牙拔除牙位的选择，首先考虑因龋齿、牙周病、根尖周病等病变导致牙体或牙周条件差而无法保留的患牙，其次是严重错位、位于牙弓唇舌侧的牙。当下颌尖牙唇侧位时，也可考虑拔除该侧的下颌中切牙，便于尖牙内收及平行下前牙牙根。拔除 1 颗下颌中切牙，主要是为了简化治疗、缩短疗程，但代价是牺牲了下牙列中线，这是无法避免的；对于成人而言，由于牙周退缩的影响，前牙排齐后，"黑三角"更加明显，影响美观。

## 病例介绍　病例一

患者成 ×，女，24 岁。

**主诉**　牙列不齐，前牙不美观。

**现病史**　否认。

**既往史**　无全身系统性疾病，无过敏史。

**不良习惯**　否认。

**家族史**　否认。

**口内检查**　恒牙列，口腔卫生一般，磨牙为中性关系，前牙覆𬌗、覆盖正常，上前牙直立，22、32、33 反𬌗，上牙列Ⅰ度拥挤，下牙列Ⅱ度拥挤。22、32、42 舌侧倾斜，12、22 为过小牙。46 颊面已行充填治疗。

**面部检查**　面部对称，直面型，开口型呈"↓"，开口度正常，颞下颌关节有弹响，无疼痛。

**模型测量**　上牙列Ⅰ度拥挤，下牙列Ⅱ度拥挤。Spee 曲线深 3mm，Bolton 指数偏大。

**X 线及照相检查**　骨性Ⅰ类；18、28、38、48 可见，38、48 近中阻生。

**诊断**　安氏Ⅰ类。

**矫治计划**　①拔除 31；②直丝弓矫治器排齐整平上下牙列，纠正反𬌗牙齿；③精细调整咬合关系；④保持。

**矫治效果**　①上下牙列排齐，磨牙为中性关系；②前牙覆𬌗、覆盖正常，咬合关系良好。

矫治过程见图 7-7-6～图 7-7-8。

治疗前后头影测量结果对比见表 7-7-1。

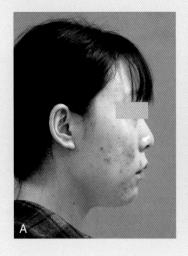
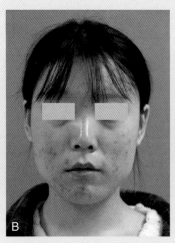
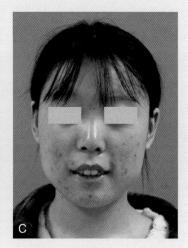

病例一（续）

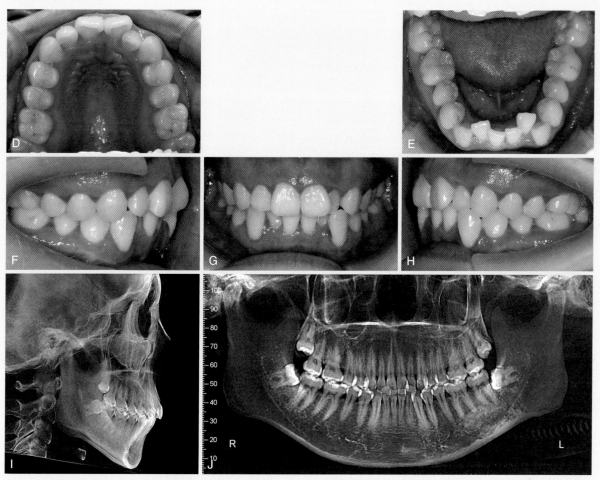

图 7-7-6　初始照和 X 线片。前牙拥挤，12、22 为过小牙。A. 侧位像；B. 正面像；C. 正面微笑像；D. 上颌𬌗像；E. 下颌𬌗像；F. 右侧咬合像；G. 正面咬合像；H. 左侧咬合像；I. 侧位片；J. 全景片

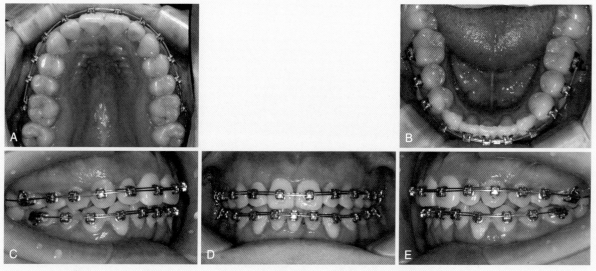

图 7-7-7　阶段照。上下牙列基本排齐，拔牙间隙关闭。A. 上颌𬌗像；B. 下颌𬌗像；C. 右侧咬合像；D. 正面咬合像；E. 左侧咬合像

**病例一（续）**

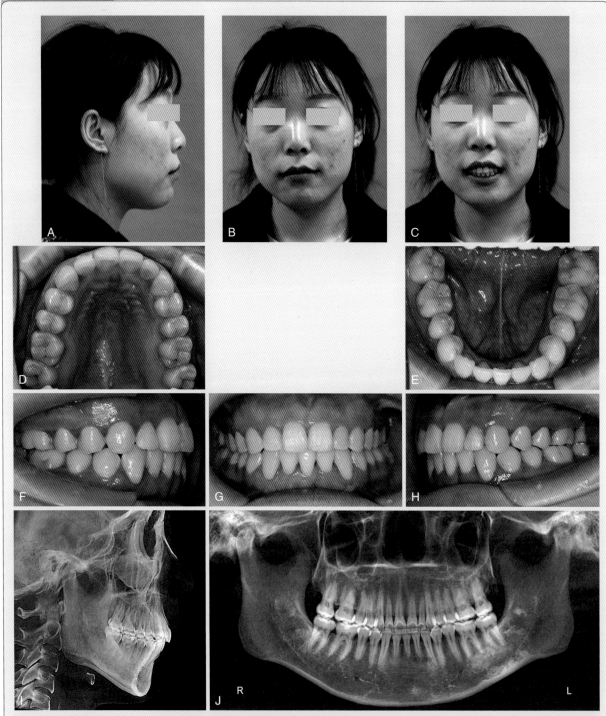

图 7-7-8　结束照和 X 线片。上下牙列排齐，前牙覆𬌗、覆盖正常，磨牙为中性关系，咬合关系良好。下前牙牙龈稍有退缩，形态尚可。A. 侧位像；B. 正面像；C. 正面微笑像；D. 上颌𬌗像；E. 下颌𬌗像；F. 右侧咬合像；G. 正面咬合像；H. 左侧咬合像；I. 侧位片；J. 全景片

病例一（续）

表 7-7-1　头影测量结果对比

| 测量项目 | 正常值 | 治疗前 | 治疗后 |
|---|---|---|---|
| SNA（°） | 82.8±4.0 | 80.1 | 80.0 |
| SNB（°） | 80.1±3.9 | 76.2 | 76.0 |
| ANB（°） | 2.7±2.0 | 3.9 | 4.0 |
| NP-FH（°） | 85.4±3.7 | 85.1 | 84.7 |
| NA-PA（°） | 6.0±4.4 | 6.9 | 7.0 |
| U1-NA（mm） | 5.1±2.4 | 5.2 | 5.3 |
| U1-NA（°） | 22.8±5.7 | 18.9 | 19.1 |
| L1-NB（mm） | 6.7±2.1 | 7.4 | 7.1 |
| L1-NB（°） | 30.3±5.8 | 29.6 | 28.5 |
| U1-L1（°） | 125.4±7.9 | 129.6 | 131.8 |
| FMA（°） | 31.5±5.0 | 28.2 | 28.1 |
| FMIA（°） | 54.8±6.1 | 56.0 | 57.7 |
| IMPA（°） | 93.9±6.2 | 95.8 | 94.2 |

经验分享

患者为成年女性，直面型。前牙覆𬌗、覆盖正常，上前牙直立，22、32、33 反𬌗，上牙列 I 度拥挤，下牙列 II 度拥挤。12、22 为过小牙，前牙 Bolton 指数偏大。患者不介意下中线与上中线及面中线不一致。

▶ 制订矫治方案时，设计考量如下：

- 12、22 为过小牙，前牙 Bolton 指数较大。上前牙 I 度拥挤，后牙咬合关系基本正常。下前牙拥挤主要集中于 32 处，考虑到 31、32 的牙冠大小及 Bolton 指数的协调，选择拔除 31，利用拔牙间隙内收 33，解除前牙局部反𬌗，排齐下前牙。

▶ 治疗注意事项：

- 上颌双侧后牙玻璃离子𬌗垫垫高，唇倾排齐上前牙，利用拔牙间隙内收排齐下前牙，下颌舌弓提供舌侧支抗，内收 33，解除前牙反𬌗。
- 下前牙拔牙牙位选择时，应对下前牙拥挤部位及邻牙的矫治等问题进行综合考虑。
- 单纯拔除下前牙进行矫治，其目的在于简化正畸治疗，缩短疗程。
- 下前牙拔除后，牙龈形态恢复不佳，尤其在成年患者容易形成"黑三角"，可在拔牙牙位的邻牙适当邻面去釉，以减少"黑三角"。

（此病例由赵春洋医生提供）

**病例介绍**　**病例二**

患者张××，女，39岁。

**主诉**　牙列不齐，前牙不美观。

**现病史**　否认。

**既往史**　无全身系统性疾病，无过敏史。

**不良习惯**　否认。

**家族史**　否认。

**口内检查**　恒牙列，口腔卫生一般，左侧磨牙为远中关系，右侧磨牙为中性关系，前牙Ⅰ度深覆𬌗、Ⅰ度深覆盖，牙列拥挤。12、22为过小牙，23未见。41、32唇侧错位，31、42舌侧错位，41颈部龋坏，牙冠变色。下前牙拥挤，牙龈退缩。

**面部检查**　面部对称，均角骨面型，面中1/3正常。上下牙列中线左偏。直面型，开口型呈"↓"，

开口度正常，颞下颌关节有弹响，无疼痛。

**模型测量**　上牙列Ⅰ度拥挤，下牙列Ⅱ度拥挤。Spee曲线深3mm，Bolton指数偏大。

**X线及照相检查**　均角骨面型，23骨埋伏，全口牙槽骨水平吸收。

**诊断**　安氏Ⅱ类亚类。

**矫治计划**　①拔除41及埋伏阻生的23；②直丝弓矫治器排齐上下牙列；③压低下前牙，调整冠根比，修整牙外形；④精细调整；⑤保持。

**矫治效果**　①牙列排齐，前牙覆𬌗、覆盖正常；②咬合关系良好。

矫治过程见图7-7-9～图7-7-11。

治疗前后头影测量结果对比见表7-7-2。

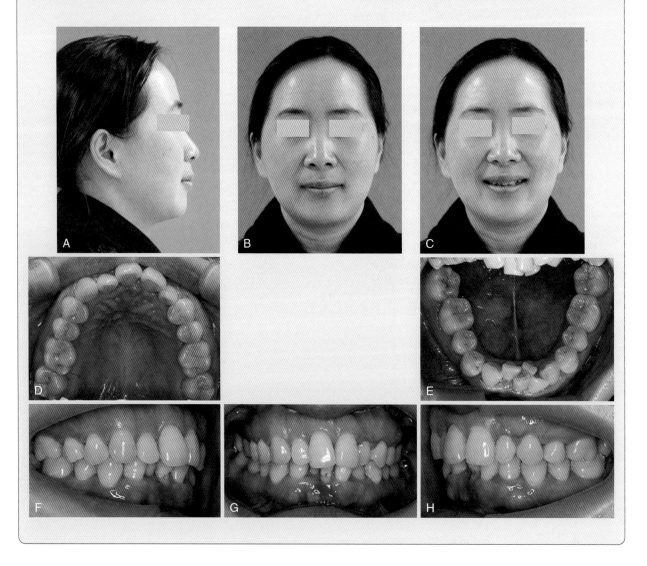

病例二（续）

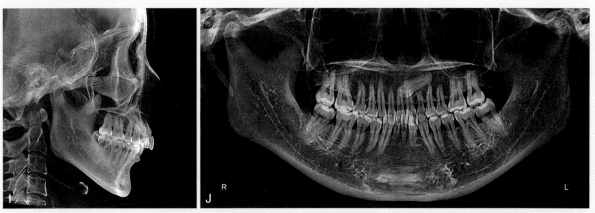

图 7-7-9　初始照和 X 线片。31、42 舌侧错位，41 颈部龋坏，牙冠变色，23 埋伏阻生。A. 侧位像；B. 正面像；C. 正面微笑像；D. 上颌𬌗像；E. 下颌𬌗像；F. 右侧咬合像；G. 正面咬合像；H. 左侧咬合像；I. 侧位片；J. 全景片

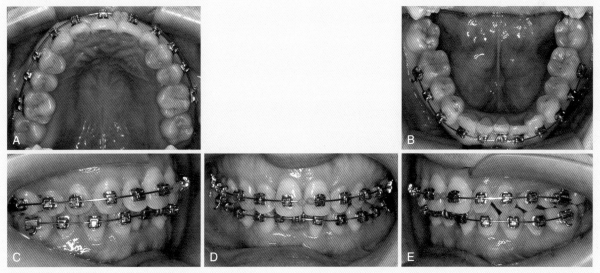

图 7-7-10　阶段照。23、41 已拔除，上下牙列排齐中。A. 上颌𬌗像；B. 下颌𬌗像；C. 右侧咬合像；D. 正面咬合像；E. 左侧咬合像

病例二（续）

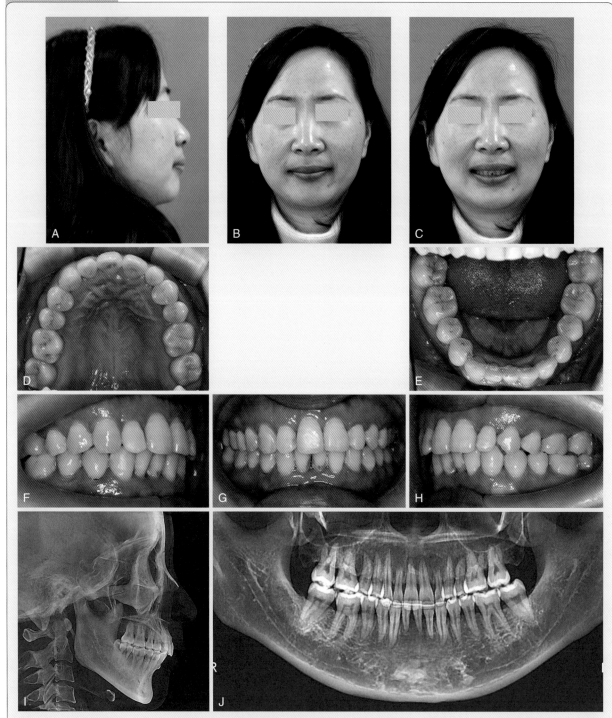

图 7-7-11 结束照和 X 线片。牙列排齐，前牙覆𬌗、覆盖正常。A. 侧位像；B. 正面像；C. 正面微笑像；D. 上颌𬌗像；E. 下颌𬌗像；F. 右侧咬合像；G. 正面咬合像；H. 左侧咬合像；I. 侧位片；J. 全景片

病例二（续）

表 7-7-2　头影测量结果对比

| 测量项目 | 正常值 | 治疗前 | 治疗后 |
|---|---|---|---|
| SNA（°） | 82.8±4.0 | 82.8 | 82.8 |
| SNB（°） | 80.1±3.9 | 77.6 | 77.7 |
| ANB（°） | 2.7±2.0 | 5.2 | 5.1 |
| NP-FH（°） | 85.4±3.7 | 82.4 | 82.7 |
| NA-PA（°） | 6.0±4.4 | 10.2 | 10.2 |
| U1-NA（mm） | 5.1±2.4 | 3.3 | 3.0 |
| U1-NA（°） | 22.8±5.7 | 17.3 | 17.1 |
| L1-NB（mm） | 6.7±2.1 | 6.9 | 7.1 |
| L1-NB（°） | 30.3±5.8 | 30.6 | 32.0 |
| U1-L1（°） | 125.4±7.9 | 128.0 | 126.3 |
| FMA（°） | 31.5±5.0 | 33.1 | 33.0 |
| FMIA（°） | 54.8±6.1 | 50.9 | 50.1 |
| IMPA（°） | 93.9±6.2 | 96.0 | 96.9 |

经验分享

　　患者为成年女性，均角伴直面型。12、22 为过小牙，23 埋伏阻生，牙弓内无剩余间隙，下前牙拥挤，41 龋坏，牙冠变色。

▶ 制订矫治方案时，设计考量如下：

• 23 埋伏位置较深，左侧上颌无剩余间隙，且已建立相对良好的咬合关系，故选择直接拔除骨埋伏的 23。

• 下前牙Ⅱ度拥挤，必须拔牙矫治。该患者年龄较大，牙周状况不佳，且左侧磨牙已建立稳定的磨牙远中关系，12、22 为过小牙，为协调 Bolton 指数，解除下前牙拥挤，尽管 31 舌侧错位较严重，但 41 颈部已有龋坏，且牙冠变色，因此优先选择拔除 41。

▶ 治疗注意事项：

• 41 的拔牙间隙无法满足排齐需要，配合下前牙扩弓和邻面去釉，排齐下前牙，平行牙根，恢复一定的牙槽间隔，促进牙周健康。配合切端磨改，调整冠根比。下前牙邻面去釉，修改外形，以利于美观和减少"黑三角"。

• 23 的拔除导致上牙列中线无法纠正，矫治过程中可加强前牙支抗，避免中线进一步左侧偏斜。

• 对于成年患者，尤其是牙周状况较差者，固定舌侧保持是一种较好的选择。以舌侧保持器配合哈雷保持器，保持效果较好，可起到牙弓夹板的作用，利于患者的牙周健康及牙齿稳定。

（此病例由赵春洋医生提供）

## 病例介绍　病例三

患者顾 ×，女，38 岁。

**主诉**　牙列不齐，咬合不佳。

**现病史**　扁桃体肥大。

**既往史**　无全身系统性疾病，无过敏史。

**不良习惯**　口呼吸。

**家族史**　否认。

**口内检查**　恒牙列，口腔卫生欠佳。磨牙为中性关系，上牙弓狭窄，前牙对刃𬌗，咬合创伤，上下前牙直立，牙列拥挤，下中线右偏。12、15、22、25、35、45 舌侧倾斜，局部反𬌗，26 冠修复，27 大面积银汞充填。

**面部检查**　颜面部不对称，左侧丰满，面中 1/3 稍凹陷。轻度开唇露齿，上牙列中线左偏。开口型呈"↓"，开口度正常，颞下颌关节有弹响，无疼痛。

**模型测量**　上下牙列Ⅰ度拥挤，Bolton 指数正常。

**X 线及照相检查**　骨性Ⅲ类，26、36 已行根管治疗。

**诊断**　安氏Ⅰ类

**矫治计划**　掩饰性治疗。①拔除 41；②直丝弓矫治技术扩大上牙弓宽度，排齐上牙列；③内收下前牙，关闭拔牙间隙；④种植支抗压低上后牙；⑤精细调整；⑥保持。

**矫治效果**　①牙列排齐，后牙反𬌗纠正，咬合良好；②前牙覆𬌗、覆盖正常。

矫治过程见图 7-7-12～图 7-7-15。

治疗前后头影测量结果对比见表 7-7-3。

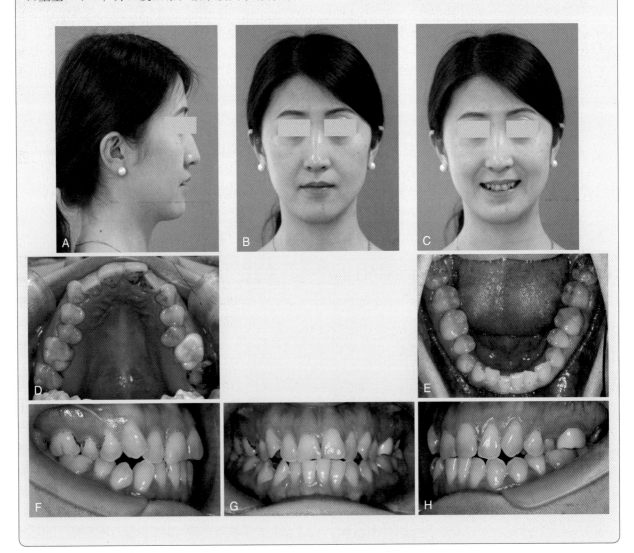

病例三（续）

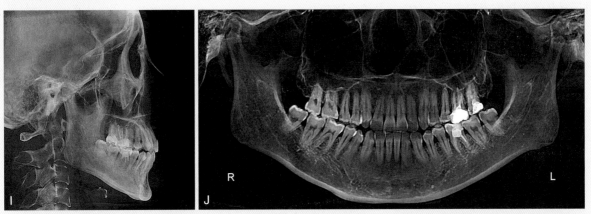

图 7-7-12　初始照和 X 线片。前牙对刃，上牙弓狭窄。A. 侧位像；B. 正面像；C. 正面微笑像；D. 上颌𬌗像；
E. 下颌𬌗像；F. 右侧咬合像；G. 正面咬合像；H. 左侧咬合像；I. 侧位片；J. 全景片

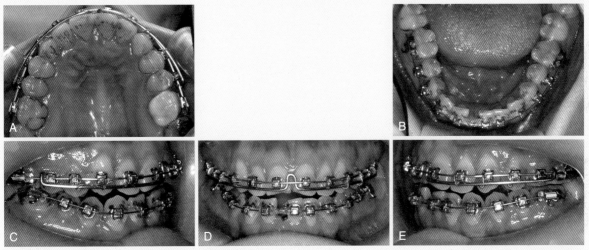

图 7-7-13　阶段照。41 已拔除，上下牙列排齐中，上颌骑士弓扩弓。A. 上颌𬌗像；B. 下颌𬌗像；C. 右侧咬合像；
D. 正面咬合像；E. 左侧咬合像

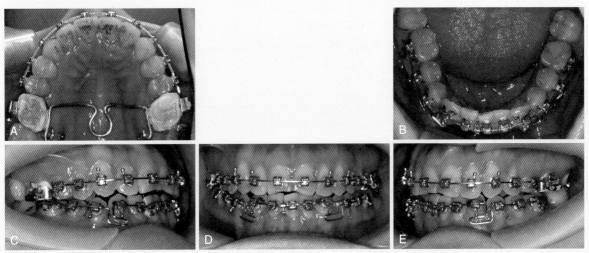

图 7-7-14　阶段照。种植支抗配合固定横腭杆压低上颌磨牙。A. 上颌𬌗像；B. 下颌𬌗像；C. 右侧咬合像；D. 正
面咬合像；E. 左侧咬合像

病例三（续）

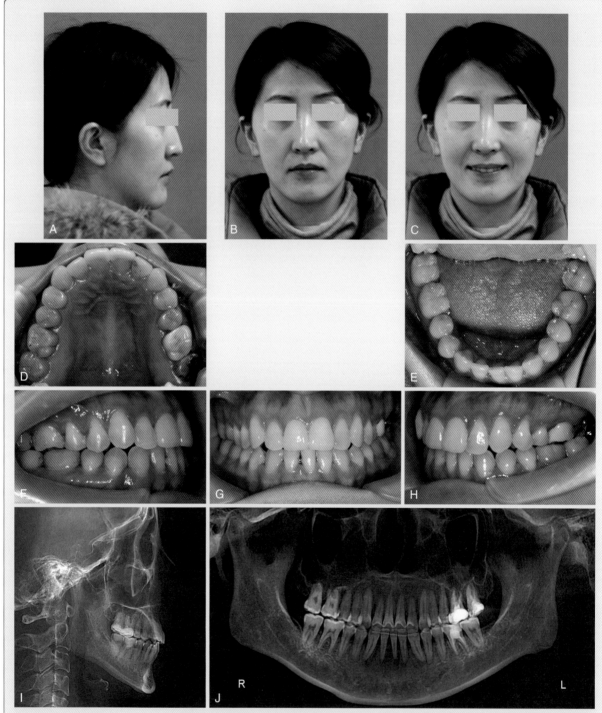

图 7-7-15 结束照和 X 线片。上下牙列排齐，后牙反殆解除。A. 侧位像；B. 正面像；C. 正面微笑像；D. 上颌殆像；E. 下颌殆像；F. 右侧咬合像；G. 正面咬合像；H. 左侧咬合像；I. 侧位片；J. 全景片

**病例三（续）**

表 7-7-3　头影测量结果对比

| 测量项目 | 正常值 | 治疗前 | 治疗后 |
|---|---|---|---|
| SNA（°） | 82.8±4.0 | 78.5 | 78.6 |
| SNB（°） | 80.1±3.9 | 79.6 | 79.2 |
| ANB（°） | 2.7±2.0 | −1.1 | −0.6 |
| NP-FH（°） | 85.4±3.7 | 86.1 | 85.7 |
| NA-PA（°） | 6.0±4.4 | 1.3 | 1.8 |
| U1-NA（mm） | 5.1±2.4 | 3.6 | 4.1 |
| U1-NA（°） | 22.8±5.7 | 18.5 | 19.9 |
| L1-NB（mm） | 6.7±2.1 | 4.7 | 4.5 |
| L1-NB（°） | 30.3±5.8 | 26.1 | 25.2 |
| U1-L1（°） | 125.4±7.9 | 130.6 | 128.1 |
| FMA（°） | 31.5±5.0 | 30.2 | 29.2 |
| FMIA（°） | 54.8±6.1 | 60.5 | 62.2 |
| IMPA（°） | 93.9±6.2 | 89.3 | 88.6 |

**经验分享**

患者为成年女性，凹面型，骨性Ⅲ类。上牙弓狭窄，上下牙列Ⅰ度拥挤，前牙对刃𬌗，后牙局部反𬌗。

▶ 制订矫治方案时，设计考量如下：

- 考虑到患者前牙的唇倾度、拥挤度以及牙周健康，牙齿移动量不宜过大，选择拔除1颗下颌中切牙进行掩饰性治疗。拔除41以获得间隙，缩小下颌牙弓，使上下牙弓宽度相对协调，有助于解除后牙反𬌗；内收下前牙，建立正常的前牙覆𬌗、覆盖关系。
- 上颌发育不足，上牙弓狭窄。上颌可以通过后

牙段扩弓及唇倾前牙获得间隙，以排齐牙列，故选择非拔牙矫治。

▶ 治疗注意事项：

- 上颌后牙玻璃离子𬌗垫垫高，配合骑士弓扩弓，纠正后牙局部反𬌗。
- 上颌种植支抗配合横腭杆压低后牙，以利于建立正常的前牙覆𬌗、覆盖关系。
- 上颌后牙扩弓，上前牙唇倾是Ⅲ类颌骨关系掩饰性治疗的常用方法，既能提供间隙排齐牙列，又能协调咬合关系。

（此病例由赵春洋医生提供）

## 病例介绍　病例四

患者鲍××，男，26岁。

**主诉**　下前牙不齐，影响美观。

**现病史**　否认。

**既往史**　无全身系统性疾病，无过敏史。

**不良习惯**　否认。

**家族史**　否认。

**口内检查**　恒牙列，口腔卫生欠佳。上颌牙齿排列基本整齐，12为过小牙。磨牙为中性关系，后牙咬合关系良好，前牙浅覆𬌗、浅覆盖。下牙列拥挤集中于前牙区，41唇侧错位。

**面部检查**　面部对称，面中1/3正常。直面型，开口型呈"↓"，开口度正常，颞下颌关节无弹响和疼痛。

**模型测量**　下牙列Ⅰ度拥挤。Spee曲线深

2.5mm，Bolton指数偏大。

**X线及照相检查**　骨性Ⅰ类。

**诊断**　安氏Ⅰ类。

**矫治计划**　①拔除41；②下颌单颌矫治，排齐整平下颌牙列；③内收下前牙，关闭拔牙间隙；④保持。

**矫治过程**　①拔除41，序列镍钛丝排齐牙列，整平下牙弓；②内收下前牙，关闭拔牙间隙；③咬合调整；④保持。

**矫治效果**　下牙列排齐，前牙覆𬌗、覆盖改善，达到患者的主诉要求。

矫治过程见图7-7-16～图7-7-19。

治疗前后头影测量结果对比见表7-7-4。

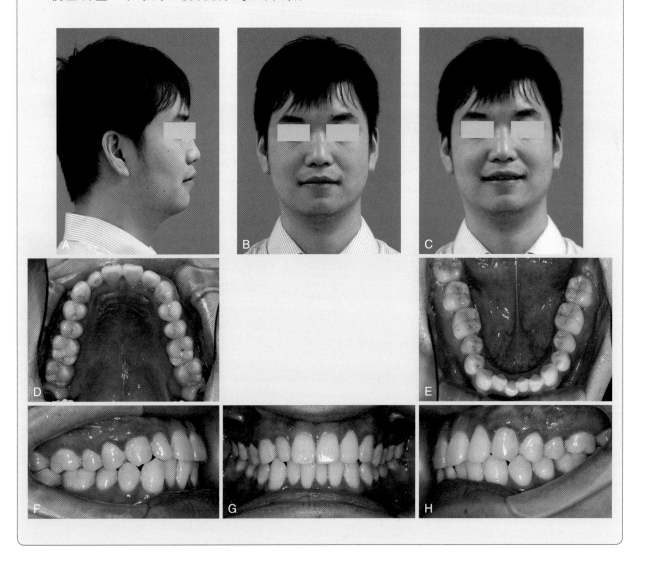

病例四（续）

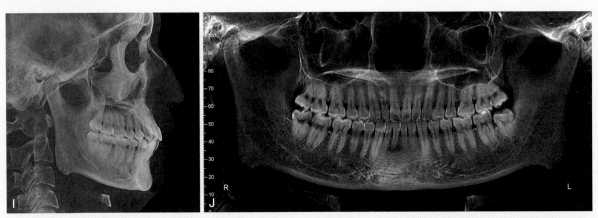

图 7-7-16　初始照和 X 线片。12 为过小牙，下前牙拥挤，41 唇侧位。A. 侧位像；B. 正面像；C. 正面微笑像；D. 上颌𬌗像；E. 下颌𬌗像；F. 右侧咬合像；G. 正面咬合像；H. 左侧咬合像；I. 侧位片；J. 全景片

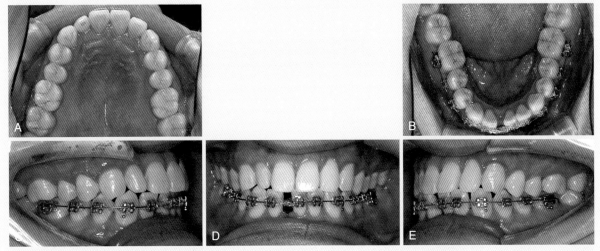

图 7-7-17　阶段照。拔除 41，下牙列排齐，拔牙间隙关闭中。A. 上颌𬌗像；B. 下颌𬌗像；C. 右侧咬合像；D. 正面咬合像；E. 左侧咬合像

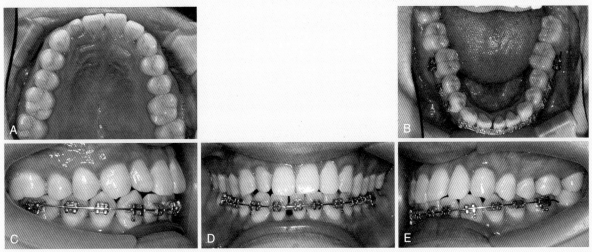

图 7-7-18　阶段照。拔牙间隙基本关闭。A. 上颌𬌗像；B. 下颌𬌗像；C. 右侧咬合像；D. 正面咬合像；E. 左侧咬合像

病例四（续）

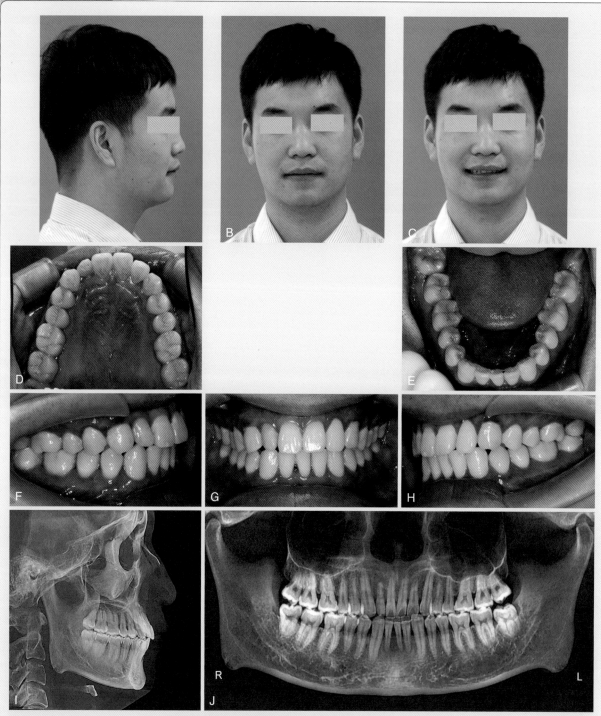

图 7-7-19　结束照和 X 线片。下前牙排齐。A. 侧位像；B. 正面像；C. 正面微笑像；D. 上颌𬌗像；E. 下颌𬌗像；F. 右侧咬合像；G. 正面咬合像；H. 左侧咬合像；I. 侧位片；J. 全景片

**病例四（续）**

表 7-7-4　头影测量结果对比

| 测量项目 | 正常值 | 治疗前 | 治疗后 |
|---|---|---|---|
| SNA（°） | 82.8±4.0 | 84.4 | 84.4 |
| SNB（°） | 80.1±3.9 | 82.1 | 82.0 |
| ANB（°） | 2.7±2.0 | 2.3 | 2.4 |
| NP-FH（°） | 85.4±3.7 | 87.9 | 87.8 |
| NA-PA（°） | 6.0±4.4 | 2.8 | 2.8 |
| U1-NA（mm） | 5.1±2.4 | 6.4 | 6.4 |
| U1-NA（°） | 22.8±5.7 | 23.4 | 23.4 |
| L1-NB（mm） | 6.7±2.1 | 6.6 | 6.3 |
| L1-NB（°） | 30.3±5.8 | 32.7 | 30.8 |
| U1-L1（°） | 125.4±7.9 | 122.7 | 123.7 |
| FMA（°） | 31.5±5.0 | 30.6 | 30.6 |
| FMIA（°） | 54.8±6.1 | 53.2 | 55.4 |
| IMPA（°） | 93.9±6.2 | 96.2 | 94.0 |

**经验分享**

患者为成年男性，直面型。前牙浅覆𬌗、浅覆盖。上牙列基本正常，下牙列Ⅰ度拥挤，41 唇侧位。患者要求只做下颌矫治，且希望尽量缩短矫治周期。

▶ 制订矫治方案时，设计考量如下：

• 考虑到患者下前牙拥挤，下前牙牙冠切端与牙颈部近远中径相差不大，不适合邻面去釉，且因 12 为过小牙，为协调 Bolton 指数，选择拔除唇侧位的 41。

▶ 治疗注意事项：

• 该患者下前牙排齐，前牙覆𬌗、覆盖改善，但因仅为单颌矫治，导致前牙咬合欠佳，是此病例的不足之处。

• 部分成年患者目标明确，要求仅单颌矫治，但其存在明显的弊端，矫治过程中易受对颌的影响，尤其是上颌单颌矫治。牙齿移动过程中易产生𬌗干扰，无法实现咬合关系的精细调整。因此，矫治前须向患者交代清楚，并获得患者的知情同意。

（此病例由赵春洋医生提供）

## 病例介绍　病例五

患者孟××，女，23岁。

**主诉**　上下前牙不齐，影响美观。

**现病史**　否认。

**既往史**　无全身系统性疾病，无过敏史。

**不良习惯**　否认。

**家族史**　否认。

**口内检查**　恒牙列，口腔卫生一般，磨牙为中性关系，前牙覆𬌗正常、Ⅰ度深覆盖，下中线右偏1.5mm，上下前牙拥挤、扭转。36冠修复。

**面部检查**　面部不对称，颏中线左偏，颏部发育良好，面中1/3凹陷，开口型呈"↓"，开口度正常，颞下颌关节无弹响和疼痛。

**模型测量**　上牙列Ⅰ度拥挤，下牙列Ⅱ度拥挤。Spee曲线深3mm，Bolton指数偏大。

**X线及照相检查**　骨性Ⅰ类。

**诊断**　安氏Ⅰ类。

**矫治计划**　①拔除41；②舌侧矫治器排齐整平下牙列；③关闭剩余间隙；④精细调整；⑤保持。

**矫治效果**　①上下牙列排齐；②磨牙为中性关系，咬合良好。

矫治过程见图7-7-20～图7-7-23。

治疗前后头影测量结果对比见表7-7-5。

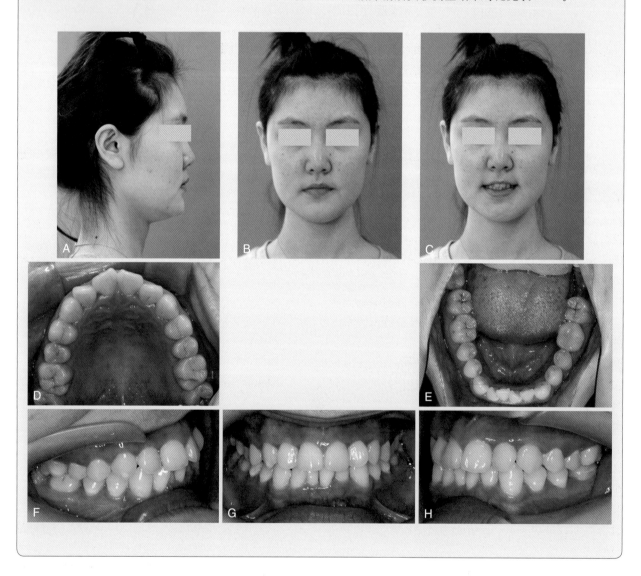

病例五（续）

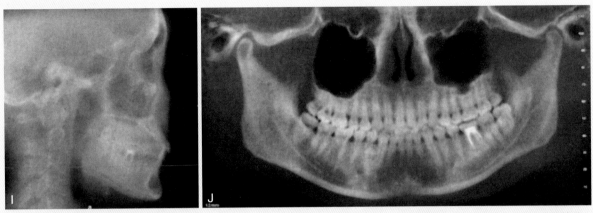

图 7-7-20　初始照和 X 线片。磨牙为中性关系，上下前牙拥挤，36 冠修复。A. 侧位像；B. 正面像；C. 正面微笑像；D. 上颌𬌗像；E. 下颌𬌗像；F. 右侧咬合像；G. 正面咬合像；H. 左侧咬合像；I. 侧位片；J. 全景片

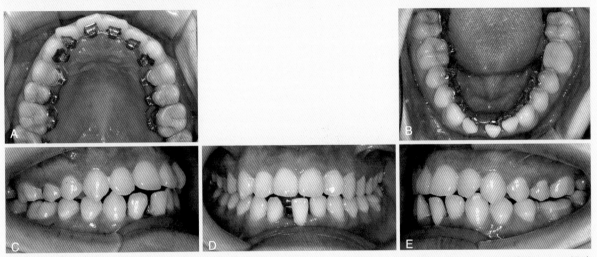

图 7-7-21　阶段照。41 已拔除，上下颌粘接舌侧矫治器，36 近远中放置分牙圈，粘接带环。A. 上颌𬌗像；B. 下颌𬌗像；C. 右侧咬合像；D. 正面咬合像；E. 左侧咬合像

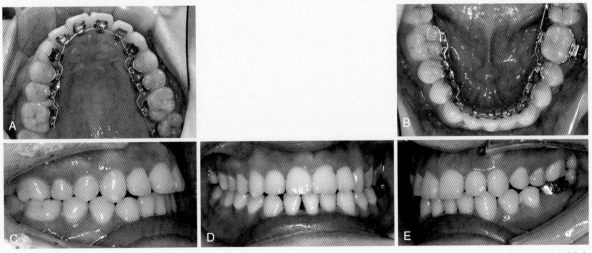

图 7-7-22　阶段照。拔牙间隙基本关闭。A. 上颌𬌗像；B. 下颌𬌗像；C. 右侧咬合像；D. 正面咬合像；E. 左侧咬合像

病例五（续）

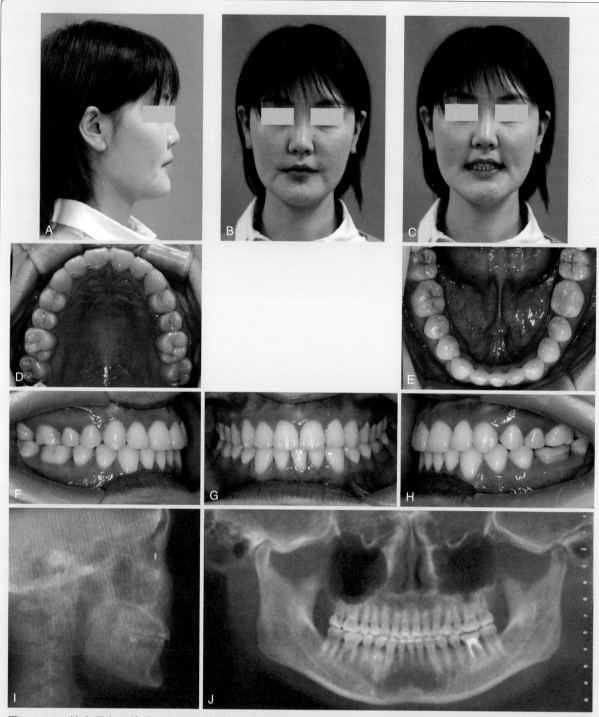

图 7-7-23　结束照和 X 线片。上下牙列排齐，咬合良好。A. 侧位像；B. 正面像；C. 正面微笑像；D. 上颌𬌗像；E. 下颌𬌗像；F. 右侧咬合像；G. 正面咬合像；H. 左侧咬合像；I. 侧位片；J. 全景片

表 7-7-5　头影测量结果对比

| 测量项目 | 正常值 | 治疗前 | 治疗后 |
| --- | --- | --- | --- |
| SNA（°） | 82.8±4.0 | 83.0 | 83.0 |
| SNB（°） | 80.1±3.9 | 81.7 | 81.5 |
| ANB（°） | 2.7±2.0 | 1.3 | 1.5 |
| NP-FH（°） | 85.4±3.7 | 91.6 | 91.2 |
| NA-PA（°） | 6.0±4.4 | 1.3 | 1.5 |
| U1-NA（mm） | 5.1±2.4 | 6.2 | 6.5 |
| U1-NA（°） | 22.8±5.7 | 26.2 | 27.7 |
| L1-NB（mm） | 6.7±2.1 | 4.6 | 4.1 |
| L1-NB（°） | 30.3±5.8 | 27.1 | 25.3 |
| U1-L1（°） | 125.4±7.9 | 127.4 | 129.8 |
| FMA（°） | 31.5±5.0 | 30.7 | 30.3 |
| FMIA（°） | 54.8±6.1 | 56.6 | 58.5 |
| IMPA（°） | 93.9±6.2 | 93.1 | 91.2 |

**经验分享**

患者为成年女性，凹面型，颏部发育良好。前牙Ⅰ度深覆盖，上下前牙拥挤、扭转。患者自觉上下前牙不齐，影响美观，且不希望矫治器影响美观。

▶ 制订矫治方案时，设计考量如下：

- 患者诉求是排齐上下前牙，且不希望矫治器影响美观。因患者比较在意治疗期间的前牙美观问题，经与患者协商，最终选择了隐蔽性较好的舌侧矫治器进行正畸治疗。
- 除 36 冠修复处咬合欠佳外，患者两侧后牙咬合关系基本正常。仅上下前牙区拥挤。考虑到下前牙严重拥挤，且前牙 Bolton 指数偏大，为协调前牙 Bolton 指数，选择拔除拥挤集中处的 41，便于两侧扭转牙排齐。

▶ 治疗注意事项：

- 36 全冠修复后，托槽粘接效果较差，易脱落，分牙后粘接带环，以保证矫治器在矫治过程中的固位。
- 舌侧矫治技术，托槽位于牙冠舌腭侧，应着重注意口腔卫生清洁，确保舌侧牙面、托槽及托槽间无食物残渣滞留，否则易引起牙龈炎、牙周炎等牙周问题。
- 应用舌侧矫治技术时，应考虑到患者舌体的大小。矫治初期矫治器会引起舌体不适、肿胀以及发音障碍等问题，需要患者适应，一般 2~3 周逐渐改善。
- 舌侧矫治技术与唇侧矫治技术在治疗效果上并没有差别，但由于矫治原理不同，制作工艺复杂，对正畸医生临床操作技术、临床经验要求较高。若正畸医生对舌侧矫治技术掌控不够，可考虑在最后阶段辅助使用唇侧固定矫治器进行精细调整。

（此病例由赵春洋医生提供）

## 病例介绍　病例六

患者季××，女，45岁。

**主诉**　中切牙间隙，下前牙不齐，影响美观。

**现病史**　否认。

**既往史**　无全身系统性疾病，无过敏史。

**不良习惯**　否认。

**家族史**　否认。

**口内检查**　恒牙列，口腔卫生欠佳，牙龈轻度萎缩。前牙覆𬌗、覆盖正常，上下前牙唇倾，上前牙散在间隙，上中线左偏1.5mm，下牙列拥挤。17、26缺失，磨牙为中性关系。

**面部检查**　面部不对称，右侧丰满，口角左高右低，面中1/3正常。直面型，开口型呈"↓"，开口度正常，颞下颌关节无弹响和疼痛。

**模型测量**　下牙列Ⅱ度拥挤。Spee曲线深2.5mm，Bolton指数偏大。

**X线及照相检查**　骨性Ⅰ类，均角骨面型。

**诊断**　安氏Ⅰ类。

**矫治计划**　隐形矫治技术：①拔除41；②排齐牙列，内收前牙，调整上中线；③精细调整；④保持。

**矫治效果**　①上下牙列排齐，覆𬌗、覆盖正常；②17、26缺牙间隙保持，择期种植修复。

矫治过程见图7-7-24～图7-7-27。

治疗前后头影测量结果对比见表7-7-6。

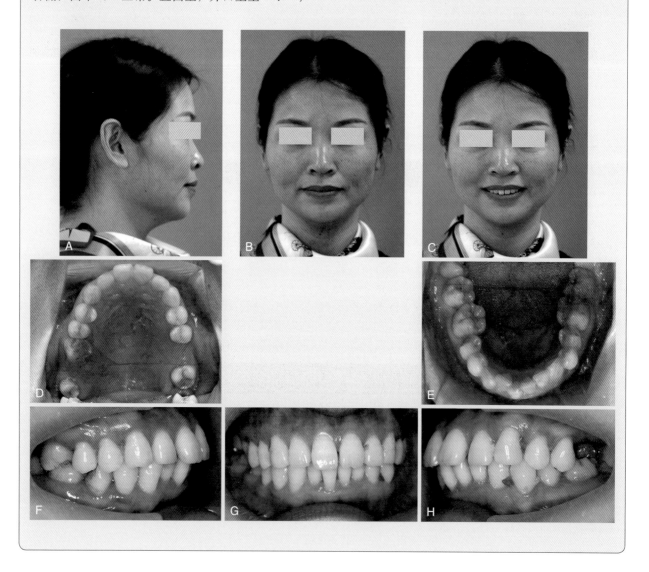

病例六（续）

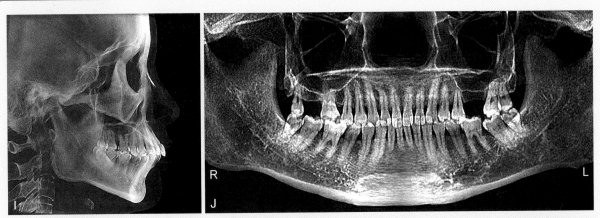

图 7-7-24　初始照和 X 线片。上下前牙唇倾，上前牙散在间隙，下前牙拥挤。A. 侧位像；B. 正面像；C. 正面微笑像；D. 上颌𬌗像；E. 下颌𬌗像；F. 右侧咬合像；G. 正面咬合像；H. 左侧咬合像；I. 侧位片；J. 全景片

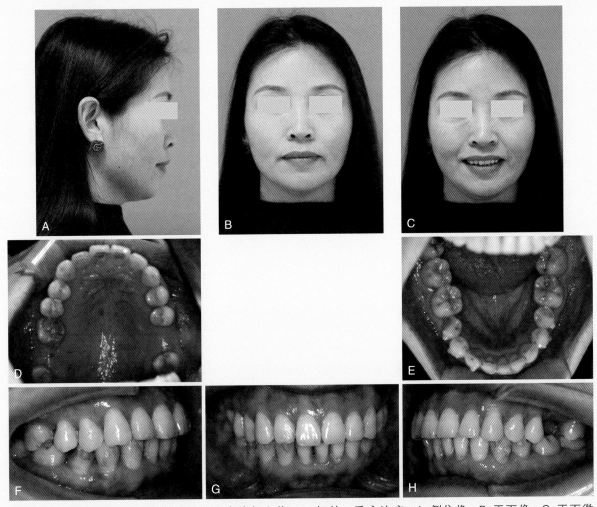

图 7-7-25　阶段照。拔牙间隙关闭，上中线仍左偏，12 扭转，重启治疗。A. 侧位像；B. 正面像；C. 正面微笑像；D. 上颌𬌗像；E. 下颌𬌗像；F. 右侧咬合像；G. 正面咬合像；H. 左侧咬合像

**病例六（续）**

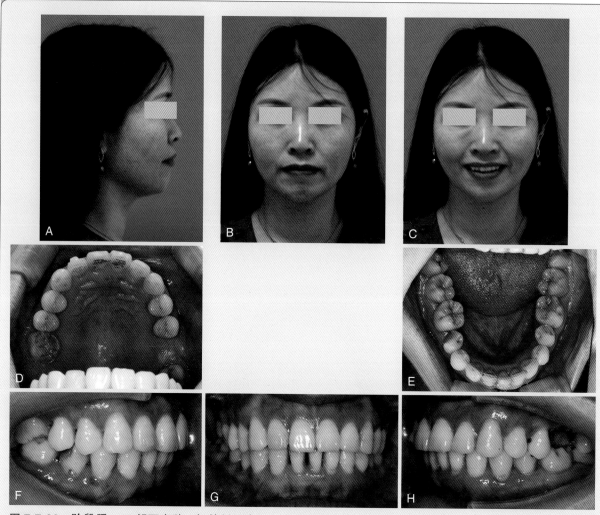

图 7-7-26 阶段照。12 邻面去釉，扭转纠正中，上中线右调。A. 侧位像；B. 正面像；C. 正面微笑像；D. 上颌
𬌗像；E. 下颌𬌗像；F. 右侧咬合像；G. 正面咬合像；H. 左侧咬合像

病例六（续）

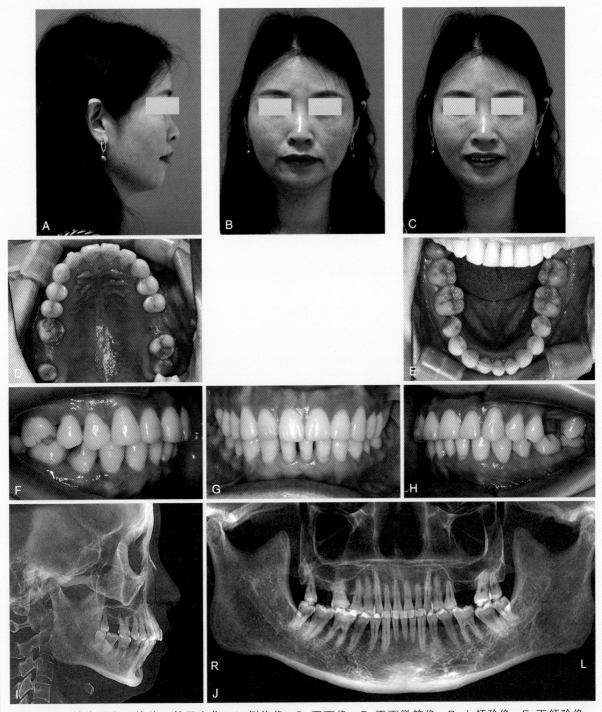

图 7-7-27　结束照和 X 线片。前牙内收。A. 侧位像；B. 正面像；C. 正面微笑像；D. 上颌𬌗像；E. 下颌𬌗像；F. 右侧咬合像；G. 正面咬合像；H. 左侧咬合像；I. 侧位片；J. 全景片

**病例六（续）**

表 7-7-6　头影测量结果对比

| 测量项目 | 正常值 | 治疗前 | 治疗后 |
|---|---|---|---|
| SNA（°） | 82.8±4.0 | 82.5 | 82.4 |
| SNB（°） | 80.1±3.9 | 77.7 | 77.8 |
| ANB（°） | 2.7±2.0 | 4.8 | 4.6 |
| NP-FH（°） | 85.4±3.7 | 86.8 | 86.3 |
| NA-PA（°） | 6.0±4.4 | 11.0 | 10.4 |
| U1-NA（mm） | 5.1±2.4 | 7.6 | 5.7 |
| U1-NA（°） | 22.8±5.7 | 29.6 | 23.4 |
| L1-NB（mm） | 6.7±2.1 | 9.5 | 6.6 |
| L1-NB（°） | 30.3±5.8 | 37.4 | 30.3 |
| U1-L1（°） | 125.4±7.9 | 110.1 | 125.1 |
| FMA（°） | 31.5±5.0 | 19.7 | 19.3 |
| FMIA（°） | 54.8±6.1 | 53.8 | 65.8 |
| IMPA（°） | 93.9±6.2 | 106.5 | 94.9 |

**经验分享**

　　成年女性患者，牙周病，上下前牙唇倾，下牙列拥挤，异地就诊，因工作原因要求隐形矫治。

▶ 制订矫治方案时，设计考量如下：

- 前牙扇形分离是牙周炎的并发症，正畸治疗也是牙周炎的辅助治疗方法。该患者上下前牙唇倾，上前牙散在间隙，下牙列拥挤，前牙 Bolton 指数偏大。因下前牙轻度拥挤，考虑拔除 1 颗下颌中切牙，解除拥挤并为前牙内收提供间隙。因下前牙拥挤主要位于右侧，故拔除 41。

- 考虑到患者上中线左偏 1.5mm，现有间隙不足以纠正上中线，故上颌右侧牙齿配合邻面去釉。

▶ 治疗注意事项：

- 无托槽隐形矫治与传统固定矫治器相比，在戴用过程中不易被发现，相对美观，可满足某些特定职业的患者要求；且易清洁，异物感较小，患者戴用舒适，对牙齿及牙周损害较小，利于维持患者口腔健康。

- 矫治完成后，患者前牙排齐并内收，上中线改善。但由于患者下前牙牙龈退缩，41 拔牙处尤为明显，出现"黑三角"，影响美观。

- 隐形矫治也同样存在一定的弊端。首先，隐形矫治器可自行摘戴，要求患者有较高的依从性。其次，实际治疗过程中，隐形矫治的实现受很多因素影响，需要医生及时发现问题并做出干预，对医生的临床经验要求更高。对于某些类型的牙移动，隐形矫治的效率相对低于传统矫治，如牵引阻生牙等，局部配合固定矫治可能更高效。

（此病例由赵春洋医生提供）

## 病例介绍　病例七

患者汪 ×，女，24 岁。

**主诉**　中切牙间隙，上前牙突。

**现病史**　否认。

**既往史**　无全身系统性疾病，无过敏史。

**不良习惯**　否认。

**家族史**　否认。

**口内检查**　恒牙列，口腔卫生一般，前牙 Ⅱ 度深覆盖、覆𬌗正常，上前牙唇倾、散在间隙，下牙列拥挤。15、25 先天缺失，双侧磨牙为远中关系，左侧后牙咬合良好，右侧后牙咬合欠佳。

**面部检查**　面部不对称，左侧丰满，均角骨面型，面中 1/3 正常。直面型，开口型呈"↓"，开口度正常，颞下颌关节无弹响和疼痛。

**模型测量**　下牙列 Ⅰ 度拥挤，Spee 曲线深 2.5mm，Bolton 指数偏大。

**X 线及照相检查**　上前牙唇倾，均角。

**诊断**　安氏 Ⅱ 类 1 分类。

**矫治计划**　①拔除 41；②直丝弓矫治器排齐整平牙列，关闭拔牙间隙；③种植支抗远移上牙列；④精细调整；⑤保持。

**矫治效果**　①上下牙列排齐；②前牙覆𬌗、覆盖正常。

矫治过程见图 7-7-28～图 7-7-30。

治疗前后头影测量结果对比见表7-7-7。

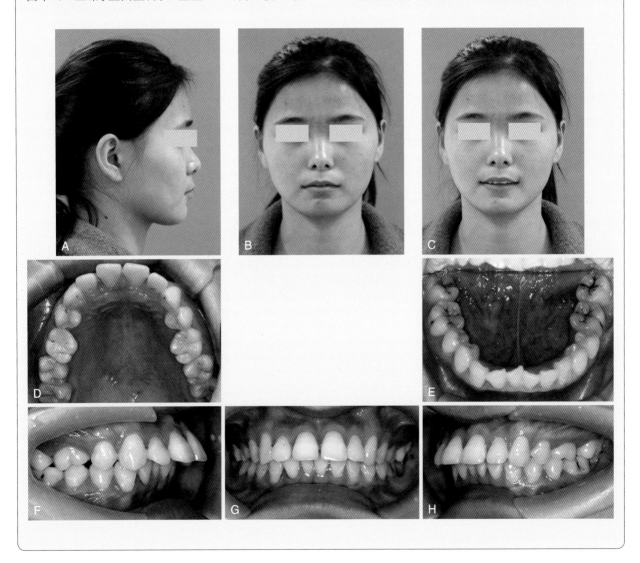

**病例七（续）**

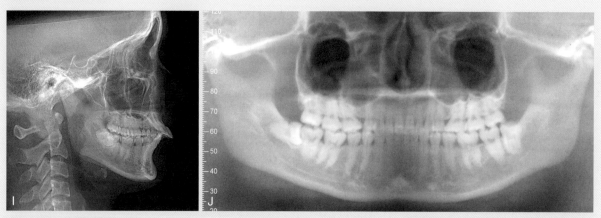

图 7-7-28　初始照和 X 线片。上前牙唇倾、散在间隙，磨牙为远中关系。A. 侧位像；B. 正面像；C. 正面微笑像；D. 上颌𬌗像；E. 下颌𬌗像；F. 右侧咬合像；G. 正面咬合像；H. 左侧咬合像；I. 侧位片；J. 全景片

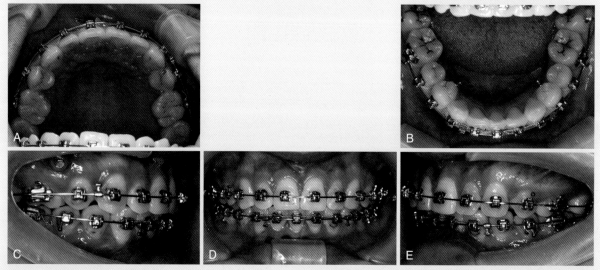

图 7-7-29　阶段照。牙列排齐，拔牙间隙基本关闭。A. 上颌𬌗像；B. 下颌𬌗像；C. 右侧咬合像；D. 正面咬合像；E. 左侧咬合像

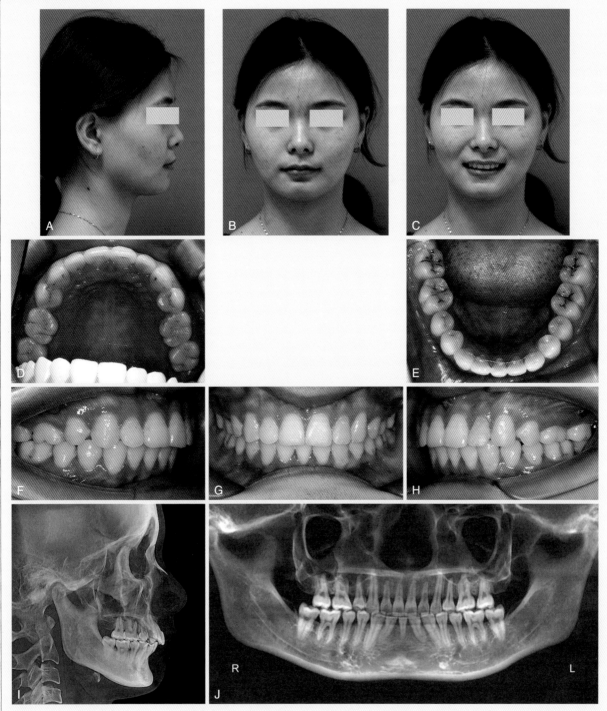

**图 7-7-30**　结束照和 X 线片。上下牙列排齐，咬合良好。A. 侧位像；B. 正面像；C. 正面微笑像；D. 上颌𬌗像；E. 下颌𬌗像；F. 右侧咬合像；G. 正面咬合像；H. 左侧咬合像；I. 侧位片；J. 全景片

## 病例七（续）

表 7-7-7 头影测量结果对比

| 测量项目 | 正常值 | 治疗前 | 治疗后 |
|---|---|---|---|
| SNA（°） | 82.8±4.0 | 81.5 | 81.4 |
| SNB（°） | 80.1±3.9 | 76.6 | 76.5 |
| ANB（°） | 2.7±2.0 | 4.9 | 4.9 |
| NP-FH（°） | 85.4±3.7 | 88.6 | 88.9 |
| NA-PA（°） | 6.0±4.4 | 8.1 | 8.0 |
| U1-NA（mm） | 5.1±2.4 | 9.9 | 2.7 |
| U1-NA（°） | 22.8±5.7 | 38.8 | 17.5 |
| L1-NB（mm） | 6.7±2.1 | 6.6 | 6.3 |
| L1-NB（°） | 30.3±5.8 | 26.5 | 25.4 |
| U1-L1（°） | 125.4±7.9 | 108.7 | 123.4 |
| FMA（°） | 31.5±5.0 | 28.6 | 28.5 |
| FMIA（°） | 54.8±6.1 | 56.6 | 57.0 |
| IMPA（°） | 93.9±6.2 | 94.8 | 94.5 |

### 经验分享

患者为成年女性，骨性Ⅱ类畸形，下颌后缩。15、25 先天缺失，前牙Ⅱ度深覆盖，上中切牙间隙，下前牙轻度拥挤。磨牙为远中关系，左侧后牙咬合良好，右侧后牙咬合欠佳。

▶ 制订矫治方案时，设计考量如下：

• 患者诉求是内收上前牙，关闭间隙。

• 考虑到患者先天缺失 15、25，且已建立相对稳定的后牙咬合关系，保留患者现有的磨牙远中关系。

• 患者下前牙拥挤，右侧后牙咬合关系欠佳，左侧咬合关系良好，前牙 Bolton 指数偏大。综合考虑后拔除 41，在解除下前牙拥挤的同时前移右下后牙，调整右侧咬合关系。

• 尽管先天缺失 15、25，但上前牙唇倾，前牙深覆盖，须配合种植支抗远移上牙列。

▶ 治疗注意事项：

• 右侧后牙咬合关系欠佳，种植支抗远移上牙列的过程中应配合颌间牵引，以使下颌右侧后牙向近中移动。

• 下颌舌侧固定保持对于成年患者而言不失为一个良好的选择，特别是牙周状况欠佳者。

• 由于上颌先天缺失 2 颗前磨牙，但成年患者已建立相对稳定的咬合关系，对于下前牙是否拔除的问题，应对下牙列的拥挤量及 Bolton 指数进行仔细分析。若所需的间隙量不多，可选择下前牙邻面去釉以获得间隙，否则矫治完成后易出现前牙覆盖依然偏大的情况。

（此病例由赵春洋医生提供）

（周 威）

# 第 8 章

# 非常规拔牙矫治的拔牙模式

正畸医生在制订矫治方案时，需要通过拔牙提供间隙，用于排齐牙齿、调整中线、内收前牙、调整磨牙关系等，这样的拔牙为主动拔牙，临床常选择拔除 4 颗第一前磨牙。在第 7 章中已介绍了临床常用的几种拔牙模式。但是在实际临床中，有时因错殆畸形的特殊性、牙齿自身疾病等原因，医生不得不首选拔除非常规牙位的牙齿，这种情况称为被动拔牙。如：①上颌侧切牙。上颌侧切牙完全腭向错位时，牙根位于牙弓的舌侧，牙弓内剩余间隙很少或丧失，保留侧切牙治疗难度大，效果差，很难做到满意的控根效果，此时拔除侧切牙可简化治疗。②尖牙。正畸治疗中很少拔除尖牙。但当尖牙骨内埋伏较深，萌出方向又接近水平，或患者为成人，为简化治疗可以选择拔除。成年患者尖牙存在唇向错位、牙槽骨附着丧失、牙根暴露时，常选择策略性拔牙，将该尖牙拔除，保留健康的牙齿。③第二磨牙。第二磨牙与第一磨牙同样为功能重要的牙齿，通常不会考虑拔除。但是当患者后牙段严重拥挤错位或锁殆而上颌第二磨牙颊侧牙槽骨退缩严重等情况时，可拔除第二磨牙以简化治疗，将部分间隙用于近中段牙齿的矫治。④单颌拔牙、不对称补牙、单侧拔牙等。本章根据笔者自身的临床经验，总结介绍了部分非常规拔牙模式的拔牙矫治。

## 第一节　拔除上颌第二前磨牙的矫治

上颌第二前磨牙位于上颌牙弓前牙与后牙过渡区，既可协同尖牙对食物进行撕裂，又可以协同磨牙对食物进行研磨捣碎，第二前磨牙与第一前磨牙形态相似，但略小于第一前磨牙。第二前磨牙畸形中央尖发病率较高，畸形中央尖折断是第二前磨牙牙体牙髓病变的重要原因之一。有学者认为第二前磨牙与第一磨牙共同为青少年建殆的平台。因其在口内萌出时间较晚，常因乳磨牙早失、磨牙前移而出现上颌后牙段拥挤，造成第二前磨牙萌出间隙不足和颊舌向异位。

### 一、概述

正畸治疗中，常选择拔除 4 颗前磨牙来排齐牙列，协调上下颌咬合关系。但在一些情况下，当拥挤集中于磨牙区或存在第二前磨牙舌侧异位等情况时，拔除上颌第一前磨牙在牙弓前后段分配间隙时会增加难度，后牙所需前移量过大，矫治难度增加，而选择拔除第二前磨牙矫治则可以简化治疗。但临床上单纯只拔除上颌第二前磨牙的病例较少，本节将对临床上拔除上颌第二前磨牙的矫治进行阐述。

### 二、适应证

**1. 上颌第二前磨牙错位严重**　拥挤集中于上颌后牙段，上颌第二前磨牙完全舌向或唇向错位，形成严重的锁殆或反殆(图 8-1-1)，牙弓内剩余间隙小，颊（舌）侧错位牙齿的牙槽骨附着差，牙根暴露，即使拔除近中的第一前磨牙，将第二前磨牙复位，这种方法矫治难度也大，而且预后不佳。此时设计拔除上颌第二前磨牙是明智的选择，可以简化治疗。拔牙间隙可充分用来排齐上颌牙齿，剩余间隙则由第一磨牙近中移动来关闭。

**2. 上颌第二前磨牙因病变严重无法保留**　上颌第二前磨牙替换最迟，易发生埋伏阻生，同时又是畸形中央尖的好发牙位，当发生严重的龋坏、严重的根尖病变、残冠、残根、牙根发育不足等时，拔除患牙，保留健康的牙齿是拔牙矫治的基本原则（图 8-1-2）。

**3. 下颌前牙先天缺失，上下牙齿比例异常，咬合关系异常**　上前牙需要的间隙量少，此时可选择拔除上颌第二前磨牙，前移磨牙，协调后牙咬合关系（图 8-1-3）。

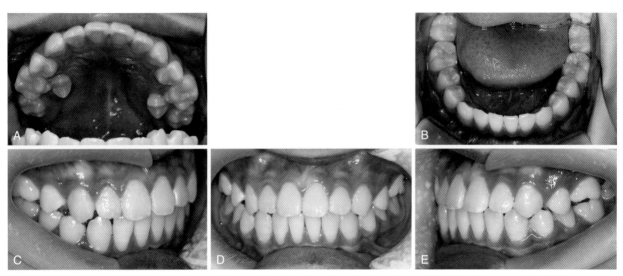

图 8-1-1　上颌第二前磨牙腭侧异位。患者上牙列重度拥挤，第二前磨牙完全腭侧位伴扭转，下颌排列整齐，牙弓弧度良好，选择单纯拔除异位的第二前磨牙可简化治疗，同时维持良好的后牙咬合关系

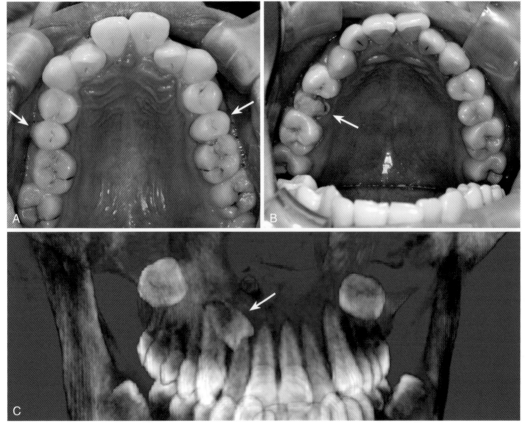

图 8-1-2　上颌第二磨牙自身病变严重。A. 上牙列中度拥挤，第二前磨牙龋坏严重，烤瓷冠修复，治疗中选择拔除第二前磨牙治疗；B. 上牙列拥挤，15 残根；C.15 低位近中倾斜埋伏阻生，压迫侧切牙牙根

**4. 后牙宽度不调的纠正**　上颌后牙牙弓宽度过大，磨牙区锁𬌗，选择拔除上颌第二前磨牙，前移上颌磨牙，缩小上颌牙弓，有利于协调上下颌后牙覆𬌗、覆盖关系，改善侧方𬌗干扰（图 8-1-4）。

**5. 骨性Ⅲ类正畸 - 正颌联合治疗**　上前牙代偿性唇倾，正颌术前正畸去代偿需直立内收上前牙，但所需间隙量少（图 8-1-5）。

# 三、禁忌证

**1. 下颌第二磨牙无对颌牙**　单纯拔除上颌第二前磨牙，磨牙前移可能导致下颌第二磨牙失去咬合，成为废用牙，远期出现下颌第二磨牙伸长、𬌗干扰等，导致下颌第二磨牙的拔除（图 8-1-6）。

**2. 低角骨面型病例慎重**　因"楔形效应"，上颌后牙的前移可能引起下颌骨逆时针旋转，下颌平面角减小，"方面型"加重，前牙覆𬌗、覆盖加深。

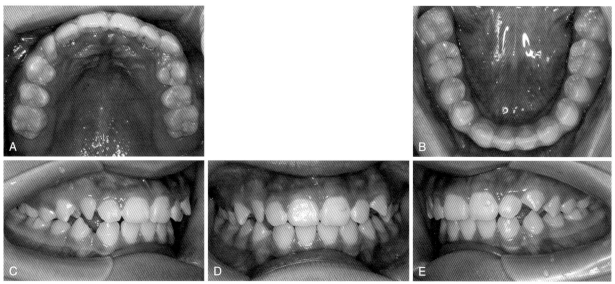

图 8-1-3　下前牙先天缺失。患者先天缺失 2 颗下颌前牙，磨牙为近中关系，前牙 Bolton 指数过小，浅覆𬌗，浅覆盖，尖牙区局部开𬌗，考虑拔除上颌第二前磨牙，纠正上颌扭转的尖牙，前移磨牙，协调咬合关系

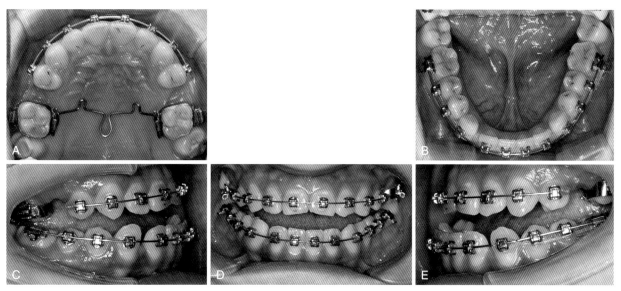

图 8-1-4　患者为骨性Ⅲ类错𬌗畸形，需正畸 - 正颌联合治疗，手术前移上颌骨，后退下颌。上颌磨牙区宽度过大，考虑拔除 15、25，前移磨牙，配合横腭杆缩小上颌牙弓，协调上下颌咬合关系

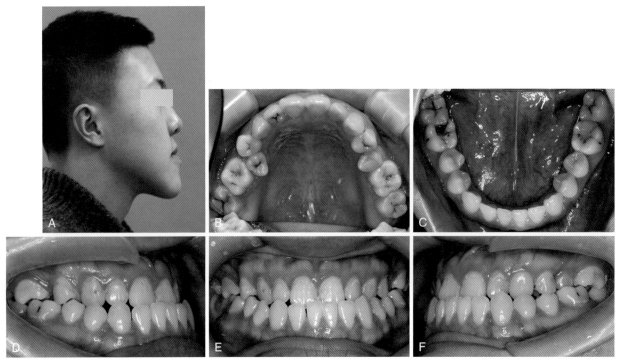

图 8-1-5　成人重度骨性Ⅲ类错𬌗畸形，15腭侧异位。患者上颌后缩，下颌前突，前牙反𬌗，是典型的骨性Ⅲ类错𬌗畸形，考虑正畸 - 正颌联合治疗。上前牙代偿性唇倾较小且右侧第二前磨牙舌侧异位，左侧第二前磨牙可见大面积充填物，考虑拔除上颌第二前磨牙，排齐上颌牙列，协调磨牙关系，去除前牙代偿，为正颌术前做准备

## 四、矫治过程中的特殊考量

**1. 间隙分配**　对于主动拔除上颌第二前磨牙、后牙段拥挤的患者，大部分间隙用于解除后牙拥挤，协调后牙咬合关系，改善后牙覆𬌗、覆盖。而对于因严重错位或自身病变而被动拔除上颌第二前磨牙且上颌拥挤集中于前牙区的患者，拔除第二前磨牙后的间隙应主要用于排齐、内收前牙。过程中须注意支抗的保护，防止后牙前移导致可用间隙丧失。

**2. 支抗设计**　拔除第二前磨牙，第一磨牙易发生前移、近中倾斜，尤其是正值第二磨牙萌出阶段。上颌第二、第三磨牙未萌或部分萌出病例，除非为弱支抗病例，否则在治疗过程中应早期引入辅助支抗，如横腭杆（图 8-1-7）、Nance 托等。种植支抗因其支抗作用强，舒适度高，亦可作为强支抗引入，辅助牙齿排齐，间隙关闭。

**3. 慎重拔除上颌第三磨牙**　拔除上颌第二前磨牙后，磨牙不可避免地发生部分前移，尤其是上颌第二前磨牙因病变拔除，上前牙轻中度拥挤的骨性Ⅲ类患者可能出现下颌第二磨牙缺少对颌牙的情

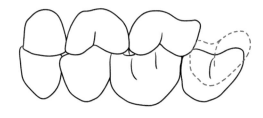

图 8-1-6　因上颌后牙前移后，下颌第二磨牙缺少对颌牙，远期出现下颌第二磨牙的伸长

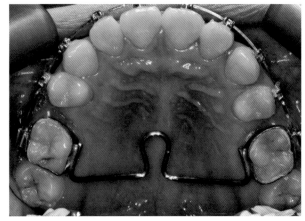

图 8-1-7　拔除上颌第二前磨牙矫治，上颌固定横腭杆增强支抗，防止后牙前移

况，此时通过上颌第三磨牙前移，可一定程度上弥补后牙咬合不足的问题（图 8-1-8）。因此，在做拔牙设计时应注意上颌第三磨牙的保留。

**4. 磨牙区调𬌗**　单颌拔牙，尤其是单颌拔除上颌第二前磨牙，第一磨牙前移，常形成后牙的完全远中咬合关系，治疗过程中应注意早接触及𬌗干扰的存在，适当调𬌗。

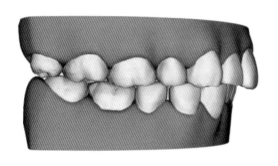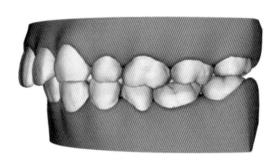

图 8-1-8　上颌第三磨牙建𬌗。患者青少年时期单纯拔除上颌第二前磨牙进行正畸治疗，磨牙完全远中关系，上颌第三磨牙前移与下颌第二磨牙形成咬合

---

**病例介绍**　　**病例一**

患者杜 ×，女，16 岁。

**主诉**　牙列不齐。

**现病史**　否认。

**既往史**　无全身系统性疾病，无过敏史。

**不良习惯**　吐舌习惯。

**家族史**　否认。

**口内检查**　口腔卫生中等，恒牙列，上下牙弓牙槽突欠丰满，前牙浅覆𬌗、覆盖正常，上牙列拥挤。14、24 近中扭转 90°，15、25 腭侧异位伴扭转（已于外院拔除）。上前牙段散在间隙，下前牙唇侧牙龈退缩，临床冠长。磨牙为中性关系，尖牙为中性偏近中关系。

**面部检查**　颜面不对称，左侧丰满，颏中线左偏 2mm，均角骨面型，侧貌突。开口型呈"↓"，开口度正常，颞下颌关节无弹响和疼痛。

**模型测量**　磨牙为中性关系，前牙浅覆𬌗、覆盖正常，上牙列Ⅲ度拥挤，Spee 曲线正常，前牙 Bolton 指数正常。

**X 线及照相检查**　骨性Ⅱ类，均角骨面型。

**诊断**　安氏Ⅰ类错𬌗。

**矫治计划**　①拔除 15、25；②直丝弓矫治技术排齐整平上下牙列，配合使用微种植钉纠正 14、24 扭转；③内收前牙，关闭间隙；④调整覆𬌗、覆盖，调整咬合关系；⑤保持。

**矫治过程**　①序列镍钛丝排齐牙列，配合种植支抗纠正 14、24 扭转 8 个月；②内收上前牙，关闭间隙，调整中线；③精细调整咬合 6 个月；④连续结扎保持 3 个月后拆除；⑤制作保持器。

**矫治效果**　牙齿排列整齐无间隙，上下牙列中线齐，磨牙为完全远中关系，咬合关系良好。

矫治过程见图 8-1-9～图 8-1-12。

治疗前后头影测量结果对比见表 8-1-1。

病例一（续）

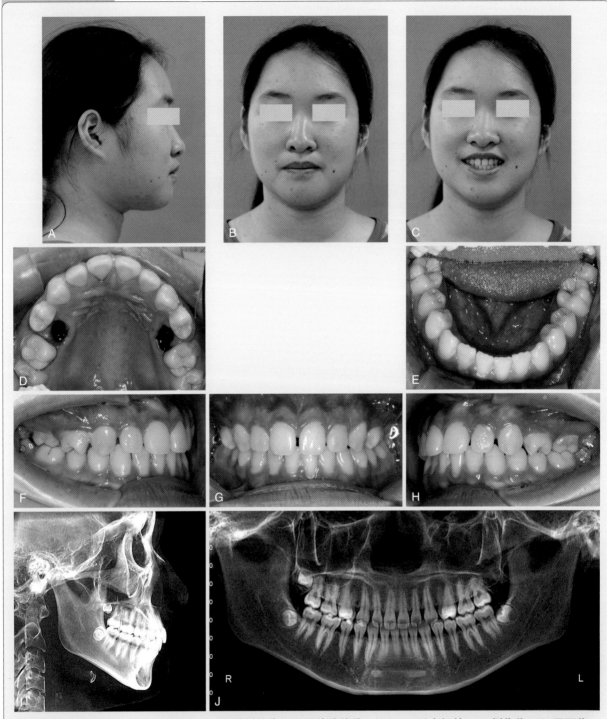

图 8-1-9　初始照和 X 线片。患者 15、25 腭侧异位，已于外院拔除，14、24 近中扭转。A. 侧位像；B. 正面像；C. 正面微笑像；D. 上颌𬌗像；E. 下颌𬌗像；F. 右侧咬合像；G. 正面咬合像；H. 左侧咬合像；I. 侧位片；J. 全景片

病例一（续）

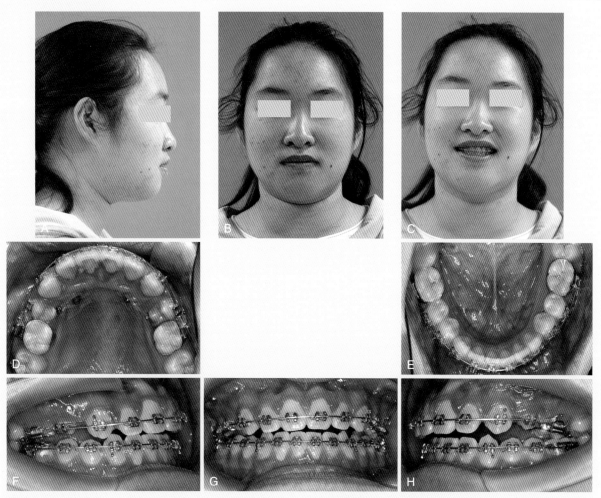

图 8-1-10　阶段照。上颌双侧侧切牙与尖牙腭侧各植入一枚微种植钉，辅助纠正第一前磨牙近中扭转。A. 侧位像；B. 正面像；C. 正面微笑像；D. 上颌𬌗像；E. 下颌𬌗像；F. 右侧咬合像；G. 正面咬合像；H. 左侧咬合像

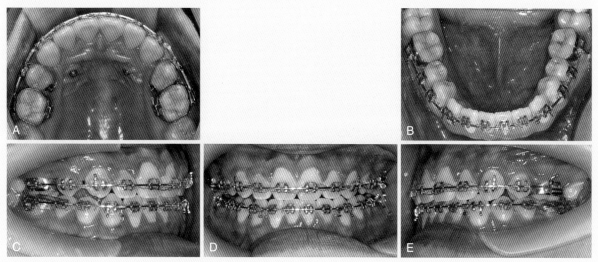

图 8-1-11　阶段照。14、24 扭转已纠正，上下颌排齐整平，上颌剩余少许间隙，尖牙区咬合欠佳。A. 上颌𬌗像；B. 下颌𬌗像；C. 右侧咬合像；D. 正面咬合像；E. 左侧咬合像

病例一（续）

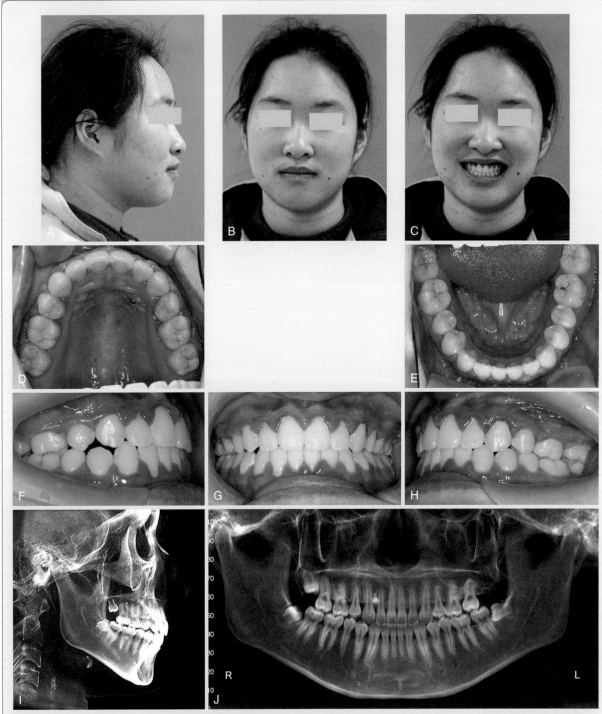

图 8-1-12　结束照和X线片。上下牙列整齐无间隙，中线对齐，磨牙为完全远中关系，右侧尖牙区咬合欠佳。
A.侧位像；B.正面像；C.正面微笑像；D.上颌殆像；E.下颌殆像；F.右侧咬合像；G.正面咬合像；H.左侧咬合像；I.侧位片；J.全景片

**病例一（续）**

表 8-1-1　头影测量结果对比

| 测量项目 | 正常值 | 治疗前 | 治疗后 |
|---|---|---|---|
| SNA（°） | 82.8±4.0 | 86.6 | 85.2 |
| SNB（°） | 80.1±3.9 | 80.7 | 80.2 |
| ANB（°） | 2.7±2.0 | 5.8 | 5.0 |
| NP-FH（°） | 85.4±3.7 | 88.8 | 88.5 |
| NA-PA（°） | 6.0±4.4 | 14.0 | 14.6 |
| U1-NA（mm） | 5.1±2.4 | 4.3 | 4.1 |
| U1-NA（°） | 22.8±5.7 | 20.3 | 20.1 |
| L1-NB（mm） | 6.7±2.1 | 7.3 | 6.3 |
| L1-NB（°） | 30.3±5.8 | 31.4 | 29.7 |
| U1-L1（°） | 125.4±7.9 | 129.2 | 128.2 |
| FMA（°） | 31.5±5.0 | 29.2 | 28.6 |
| FMIA（°） | 54.8±6.1 | 59.0 | 60.4 |
| IMPA（°） | 93.9±6.2 | 91.8 | 91.0 |

**经验分享**

患者主诉是牙列不齐，要求排齐牙齿。

▶ 制订矫治方案时，设计考量如下：

- 患者 15、25 完全腭侧位伴扭转（已于外院拔除），14、24 近中扭转 90°，下颌排列整齐，无拥挤，下前牙直立，磨牙为中性关系，前牙覆𬌗、覆盖正常。因侧貌突，同时考虑协调磨牙关系，可选择拔除 15、25、34、44 排齐牙列，内收前牙，改善侧貌。但下颌骨是个"马蹄形"骨，前牙区唇舌侧骨板薄，前牙整体内收有限，且患者下前牙直立，下前牙内收后易舌倾，稳定性差。同时拔除 2 颗第一前磨牙内收前牙易导致下前牙唇侧"骨开裂""骨开窗"加重，下前牙牙龈退缩加重。

- 患者家属表示可接受凸面型，拒绝下颌的拔牙矫治。因此选择单颌拔除 15、25，排齐上颌牙列，同时后牙适量前移，建立磨牙的完全远中关系，咬合稳定。

▶ 治疗注意事项：

- 患者 14、24 近中扭转 90°，临床上单纯弓丝纠正第一前磨牙的扭转很难实现，易产生邻牙的负效应，发生不必要的扭转失抗。本病例中辅助使用微种植钉来纠正第一前磨牙扭转取得了较好的治疗效果。微种植支抗是临床上切实可行的一种治疗手段，操作简便，便于清洁又可提供足够的骨支抗，矫治效果良好。扭转牙的保持时间长，必要时可辅助牙周手术保持。

- 注意后牙的对刃、反𬌗。拔除上颌第二前磨牙后牙弓前段窄、后段宽，易导致后牙区出现反𬌗、对刃。治疗过程中可用可摘横腭杆或"骑士弓"进行后牙区适量扩弓。

（此病例由赵春洋医生提供）

## 病例介绍　病例二

患者韦×，女，13岁。

**主诉**　牙列不齐。

**现病史**　否认。

**既往史**　无全身系统性疾病，无过敏史，曾因21埋伏阻生行早期阻断性矫治。

**不良习惯**　否认。

**家族史**　否认。

**口内检查**　口腔卫生中等，恒牙列，上下牙弓牙槽突欠丰满，前牙覆𬌗、覆盖正常，上牙列Ⅱ度拥挤，上中线正常，下中线右偏1mm。21埋伏牙治疗术后，32、42先天缺失，13、23近中扭转。尖牙区局部开𬌗，磨牙为近中关系。

**面部检查**　面部对称，平均面型，面中1/3较凸，上颌骨稍突，下颌骨正常。凸面型，开口型呈"↓"，

开口度正常，颞下颌关节无弹响，无疼痛。

**模型测量**　磨牙为近中关系，前牙覆𬌗、覆盖正常，上牙列Ⅱ度拥挤，上中线正常，下中线右偏1mm，Spee曲线正常，前牙Bolton指数小。

**X线及照相检查**　骨性Ⅰ类，均角骨面型。

**诊断**　骨性Ⅰ类，安氏Ⅲ类。

**矫治计划**　①拔除15、25；②直丝弓矫治技术，排齐牙列，纠正13、23扭转；③调整覆𬌗、覆盖，调整咬合关系；④保持。

**矫治效果**　上下颌排齐整平，间隙关闭，左侧咬合可，右侧咬合欠佳，上中线正常，下中线右偏1mm。

矫治过程见图8-1-13～图8-1-16。

治疗前后头影测量结果对比见表8-1-2。

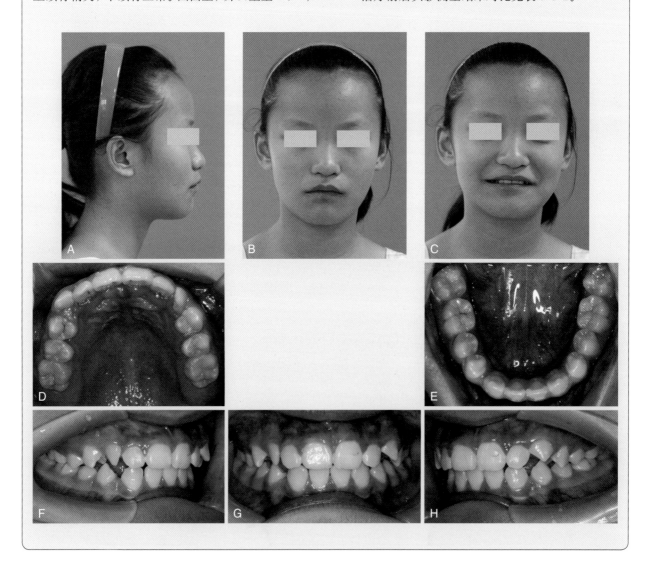

**病例二（续）**

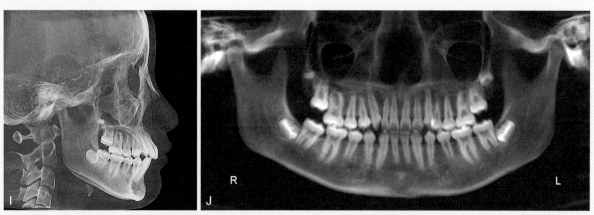

图 8-1-13　初始照和 X 线片。32、42 先天缺失，13、23 远中扭转，磨牙为近中关系，尖牙区局部开𬌗。A. 侧位像；B. 正面像；C. 正面微笑像；D. 上颌𬌗像；E. 下颌𬌗像；F. 右侧咬合像；G. 正面咬合像；H. 左侧咬合像；I. 侧位片；J. 全景片

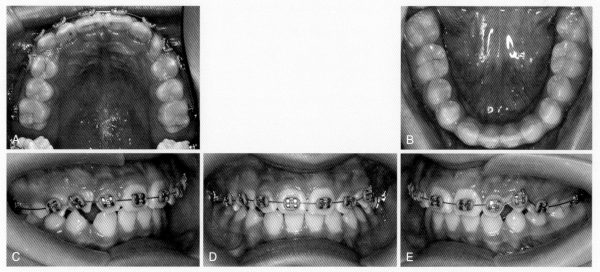

图 8-1-14　阶段照。上颌 0.014 英寸热激活丝排齐上颌牙列。A. 上颌𬌗像；B. 下颌𬌗像；C. 右侧咬合像；D. 正面咬合像；E. 左侧咬合像

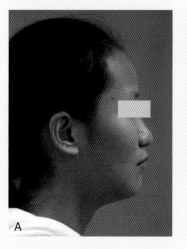
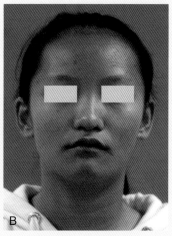
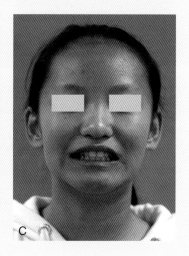

**病例二（续）**

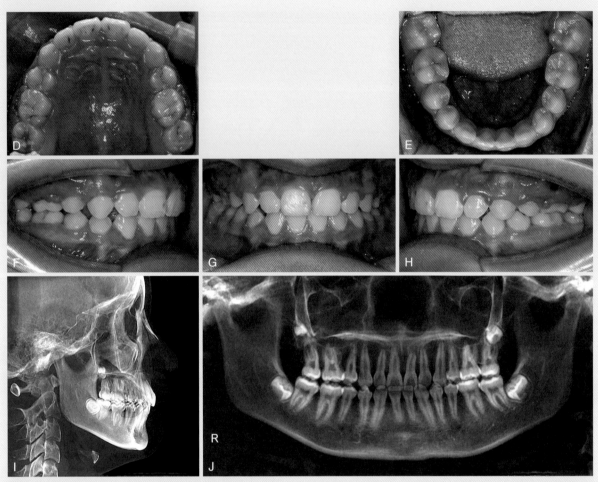

图 8-1-15　结束照和 X 线片。上下颌排列整齐无间隙，左侧尖牙、磨牙为中性关系，右侧尖牙、磨牙为远中尖对尖关系，咬合欠佳。A. 侧位像；B. 正面像；C. 正面微笑像；D. 上颌𬌗像；E. 下颌𬌗像；F. 右侧咬合像；G. 正面咬合像；H. 左侧咬合像；I. 侧位片；J. 全景片

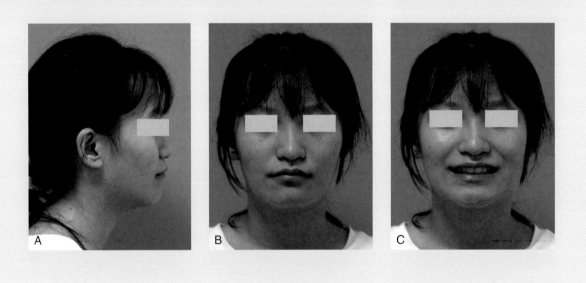

病例二（续）

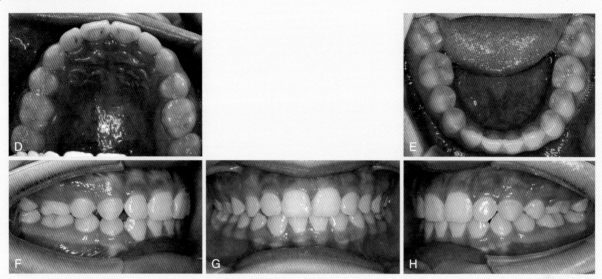

图 8-1-16　结束后保持 1 年。上下颌排列整齐无间隙，咬合适应性调整，左侧尖牙、磨牙为中性关系，右侧前磨牙区咬合改善。A. 侧位像；B. 正面像；C. 正面微笑像；D. 上颌𬌗像；E. 下颌𬌗像；F. 右侧咬合像；G. 正面咬合像；H. 左侧咬合像

表 8-1-2　头影测量结果对比

| 测量项目 | 正常值 | 治疗前 | 治疗后 |
| --- | --- | --- | --- |
| SNA （°） | 82.8±4.0 | 87.1 | 87.1 |
| SNB （°） | 80.1±3.9 | 83.9 | 83.8 |
| ANB （°） | 2.7±2.0 | 3.2 | 3.3 |
| NP-FH （°） | 85.4±3.7 | 92.0 | 92.1 |
| NA-PA （°） | 6.0±4.4 | 9.1 | 7.6 |
| U1-NA （mm） | 5.1±2.4 | 5.3 | 4.8 |
| U1-NA （°） | 22.8±5.7 | 22.5 | 19.0 |
| L1-NB （mm） | 6.7±2.1 | 6.9 | 6.1 |
| L1-NB （°） | 30.3±5.8 | 31.2 | 29.1 |
| U1-L1 （°） | 125.4±7.9 | 127.1 | 129.6 |
| FMA （°） | 31.5±5.0 | 24.7 | 25.5 |
| FMIA （°） | 54.8±6.1 | 65.8 | 62.3 |
| IMPA （°） | 93.9±6.2 | 89.5 | 92.2 |

## 病例二（续）

### 经验分享

患者21埋伏牙牵引治疗术后，主诉是牙列不齐，要求排齐牙齿。

▶ 制订矫治方案时，设计考量如下：

- 下颌中切牙先天缺失临床较为常见，发病率为2.3%~6.0%，影响下颌牙槽突的发育，常造成前牙的深覆𬌗及深覆盖，以及下颌后牙的前移。临床上常采用拔除2颗上颌前磨牙的方法来协调上下牙量，调整上下颌咬合关系。患者32、42先天缺失，上下颌牙齿数量、Bolton指数不调，13、23远中扭转，磨牙为近中关系，尖牙区局部开𬌗，为了排齐上颌牙列，纠正尖牙扭转，同时协调上下牙列Bolton指数，选择拔除上颌2颗前磨牙进行矫治。

- 患者前牙覆𬌗、覆盖正常且21为埋伏牙治疗术后，上前牙不需要内收，磨牙为近中关系，拔除第一前磨牙，可快速为纠正尖牙扭转提供间隙，但后牙前移量大，疗程长，前牙支抗不足；拔除第二前磨牙进行矫治，部分间隙用于纠正

尖牙扭转，拔牙的大部分隙分配给磨牙前移，同时协调磨牙关系，咬合稳定，因此选择拔除15、25进行正畸治疗。

▶ 治疗注意事项：

- 患者32、42先天缺失，全牙列Bolton指数不调，拔除2颗上颌第二前磨牙进行矫治，Bolton指数反向增大，咬合关系无法达到良好的尖窝关系。在治疗开始前应与患者及其家属取得良好沟通，告知其术后咬合不完美，获得患者和家属的理解，可减少医患矛盾的发生。治疗过程中可配合邻面去釉，下尖牙改形，尽量获得磨牙的尖窝关系，同时追求前牙正常的覆𬌗、覆盖关系。

- 21埋伏牙牵引治疗术后，早期牵引治疗的埋伏上颌中切牙预后良好。但矫治过程中仍需要注意21的保护，避免21的过度受力，同时提醒患者尽量避免使用左上前牙切割啃咬食物。

（此病例由赵春洋医生提供）

## 病例介绍　病例三

患者张×，女，20岁。

**主诉**　下颌前突，牙列不齐。

**现病史**　扁桃体肥大。

**既往史**　无全身系统性疾病，无过敏史。

**不良习惯**　吐舌习惯。

**家族史**　否认。

**口内检查**　恒牙列，上牙弓牙槽突欠丰满，下牙弓牙槽突丰满，前牙反覆𬌗、反覆盖，上中线基本居中，下中线左偏1.5mm，上颌纵𬌗曲线平坦。上牙列Ⅱ度拥挤，15腭侧位，14远中扭转，25远中𬌗面见大面积充填物，46远中深龋。上下前牙代偿，上前牙唇倾，下前牙舌倾，牙齿排列紧密无扭转倾斜。尖牙、磨牙为近中关系。

**面部检查**　面部不对称，右侧丰满，均角骨面型，下颌骨前突，上颌骨后缩。凹面型，开口型呈"↓"，开口度正常，颞下颌关节弹响，无疼痛。

**模型测量**　尖牙、磨牙为近中关系，前牙反覆𬌗、反覆盖，上中线正常，下中线左偏1.5mm，上颌纵𬌗曲线平坦。上牙列Ⅱ度拥挤，15腭侧位，14

远中扭转。上前牙唇倾，下前牙舌倾。前牙Bolton指数正常。

**X线及照相检查**　骨性Ⅲ类，均角骨面型，15根尖暗影，22、25、36已行根管治疗，46远中龋坏及髓，近中根周可见低密度暗影，28、38、48阻生。

**诊断**　骨性Ⅲ类；安氏Ⅲ类。15、46根尖周炎，22、25、36根管治疗术后。

**矫治计划**　正畸-正颌联合治疗（46转牙体牙髓科行根管治疗）。1. 术前正畸：①拔除15、25；②直丝弓矫治技术排齐牙列，内收上前牙，去除上下颌前牙代偿，纠正14扭转；③唇肌、舌肌训练。2. 正颌手术。3. 术后正畸：①精细调整咬合关系，去除𬌗干扰、早接触；②保持。

**矫治效果**　下颌前突明显改善，侧貌可，尖牙为中性关系，磨牙为完全远中关系，上下中线基本对齐，前牙覆𬌗、覆盖关系正常。

矫治过程见图8-1-17~图8-1-21。

治疗前后头影测量结果对比见表8-1-3。

病例三（续）

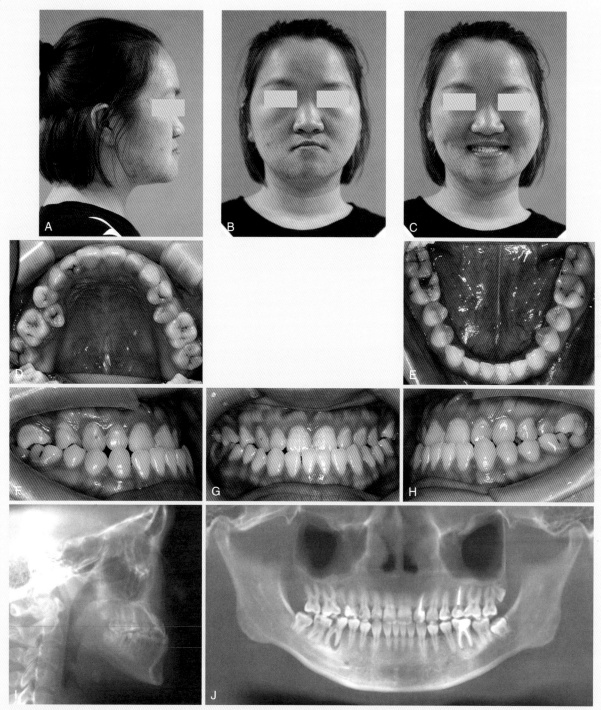

图 8-1-17　初始照和 X 线片。凹面型，骨性 Ⅲ 类，前牙反𬌗，15 腭侧异位，25 远中𬌗面有大面积充填物。
A. 侧位像；B. 正面像；C. 正面微笑像；D. 上颌𬌗像；E. 下颌𬌗像；F. 右侧咬合像；G. 正面咬合像；H. 左侧咬合像；I. 侧位片；J. 全景片

病例三（续）

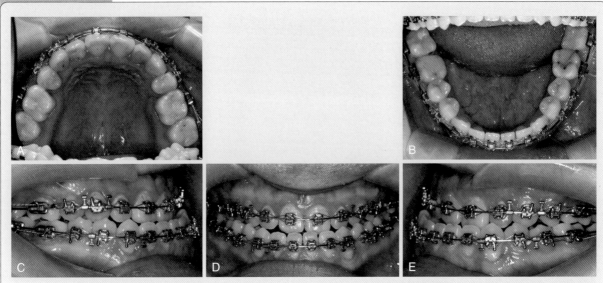

图 8-1-18　正颌术前阶段照。上下颌牙齿排齐整平去代偿，前牙直立，口腔颌面外科会诊，择期行正颌手术治疗。
A. 上颌𬌗像；B. 下颌𬌗像；C. 右侧咬合像；D. 正面咬合像；E. 左侧咬合像

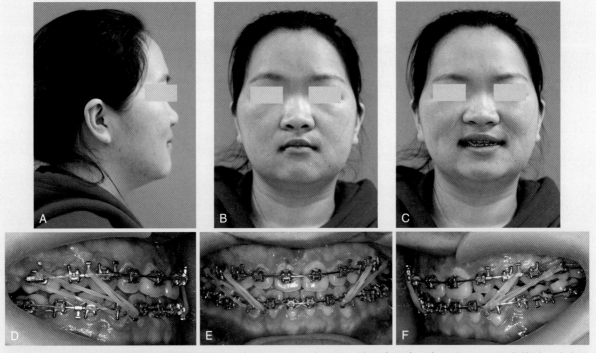

图 8-1-19　正颌术后阶段照。侧貌改善明显，磨牙为完全远中关系，前牙浅覆𬌗、浅覆盖，上下颌点接触，咬合不稳定，辅助颌间Ⅲ类牵引协调上下颌关系，建立稳定咬合。A. 侧位像；B. 正面像；C. 正面微笑像；D. 右侧咬合像；E. 正面咬合像；F. 左侧咬合像

病例三（续）

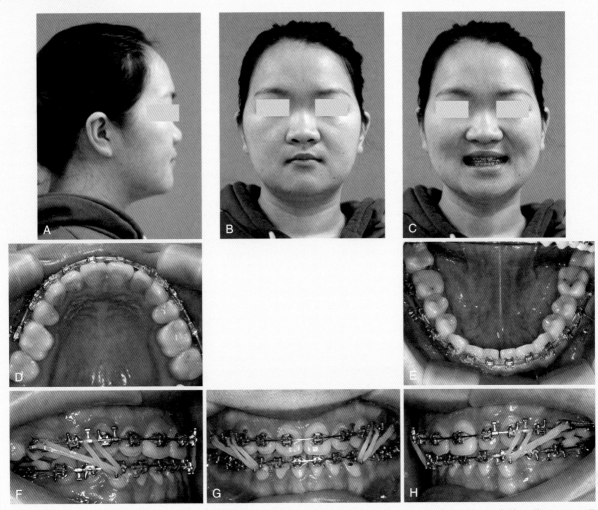

图 8-1-20　术后正畸阶段照。尖牙为中性关系，磨牙为完全远中关系，31、41 少许间隙，下中线左偏 1mm，调整下牙列中线往右。A. 侧位像；B. 正面像；C. 正面微笑像；D. 上颌𬌗像；E. 下颌𬌗像；F. 右侧咬合像；G. 正面咬合像；H. 左侧咬合像

病例三（续）

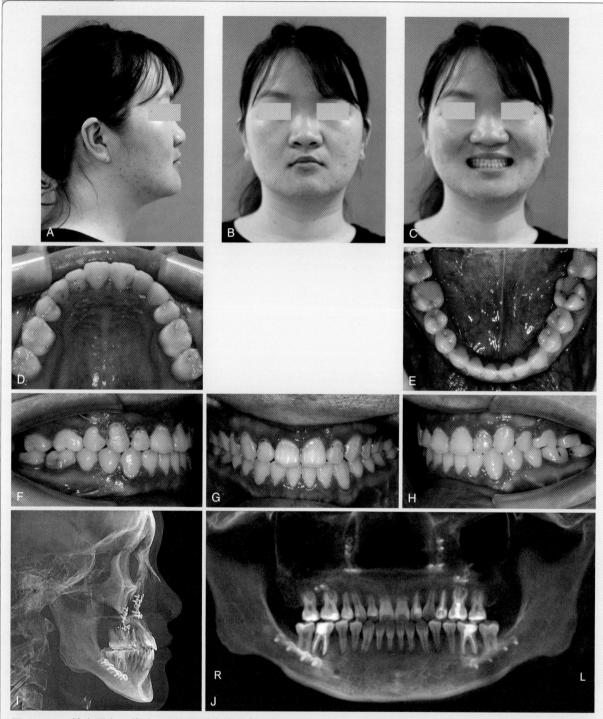

图 8-1-21　结束照和 X 线片。上下牙列中线对齐，尖牙为中性关系，磨牙为完全远中关系，咬合稳定。A. 侧位像；B. 正面像；C. 正面微笑像；D. 上颌𬌗像；E. 下颌𬌗像；F. 右侧咬合像；G. 正面咬合像；H. 左侧咬合像；I. 侧位片；J. 全景片

病例三（续）

表 8-1-3　头影测量结果对比

| 测量项目 | 正常值 | 治疗前 | 治疗后 |
|---|---|---|---|
| SNA（°） | 82.8±4.0 | 80.5 | 82.0 |
| SNB（°） | 80.1±3.9 | 87.0 | 81.0 |
| ANB（°） | 2.7±2.0 | −6.5 | 1.0 |
| NP-FH（°） | 85.4±3.7 | 92.5 | 86.9 |
| NA-PA（°） | 6.0±4.4 | −14.2 | 2.0 |
| U1-NA（mm） | 5.1±2.4 | 10.2 | 6.6 |
| U1-NA（°） | 22.8±5.7 | 32.6 | 28.2 |
| L1-NB（mm） | 6.7±2.1 | 3.9 | 5.9 |
| L1-NB（°） | 30.3±5.8 | 14.5 | 25.6 |
| U1-L1（°） | 125.4±7.9 | 139.5 | 130.9 |
| FMA（°） | 31.5±5.0 | 23.3 | 27.2 |
| FMIA（°） | 54.8±6.1 | 78.3 | 63.1 |
| IMPA（°） | 93.9±6.2 | 78.4 | 87.7 |

经验分享

　　患者为重度骨性Ⅲ类畸形，下颌骨明显前突，上颌骨轻度后缩，ANB 角为 −6.5°，是典型的因下颌骨发育过度导致的骨性Ⅲ类错𬌗畸形，符合正颌手术指征，考虑正畸 - 正颌联合治疗。

▶ 制订矫治方案时，设计考量如下：

• 患者上牙弓牙槽突欠丰满，下牙弓牙槽突丰满，前牙反覆𬌗、反覆盖，上前牙唇倾，下前牙舌倾。上牙列Ⅱ度拥挤，15 腭侧位、根尖周炎，25 远中𬌗面大面积充填物，考虑拔除病变牙 15、25，解除上颌牙列拥挤，同时内收、直立上前牙，去除前牙代偿。下颌牙列排列紧密，无扭转、倾斜，前牙舌倾，唇侧牙槽骨板薄，因此下颌无须拔牙矫治，下前牙唇向扩弓直立下前牙，调整下牙列中线。正颌术后建立磨牙完全远中关系。

▶ 治疗注意事项：

• 术前正畸因患者骨性畸形严重，正颌手术后退下颌有限度，正颌术前上前牙仍保持部分唇倾，下前牙舌倾稍改善，术中少量前移上颌骨、后退下颌骨取得了较好的面型及后牙咬合关系。因下颌截骨线过第三磨牙区，建议正颌术前至少 3 个月拔除第三磨牙，使拔牙区牙槽骨充分改建，为正颌手术创造较好的术区条件，避免劈骨时影响手术劈开。

• 正颌术后患者咬合不稳定，通过长Ⅲ类牵引 + 短Ⅲ类牵引辅助下颌找到较为稳定的咬合位，同时必须对一些早接触及𬌗干扰点进行调磨，最终获得稳定咬合。理想情况下正颌手术前通过模型分析去除早接触，甚至𬌗干扰点，为手术中拼对咬合提供便利。

（此病例由谷妍医生提供）

## 第二节　拔除下颌第一前磨牙的矫治

下颌第一前磨牙是前磨牙中体积最小的一颗前磨牙，其𬌗面的横嵴是辨别下颌第一前磨牙的重要特征。下颌第一前磨牙属于过渡牙，既辅助尖牙对食物进行撕裂，又协同磨牙对食物进行研磨捣碎，同时对于引导组牙功能𬌗的建立和平衡起到重要作用。

### 一、概述

在第 7 章中已详细介绍了常见的拔除 4 颗第一前磨牙的矫治，而单纯拔除下颌第一前磨牙的矫治在临床上较少见，适用于轻中度骨性Ⅲ类错𬌗畸形的掩饰性治疗，以及上颌牙先天缺失、上下牙 Bolton 指数不调，下前牙中度拥挤等拔除 1 颗下中切牙后间隙不够排齐牙列及协调上下颌关系的病例。拔除下颌第一前磨牙可快速解决下颌牙列拥挤问题，同时保持较好的后牙咬合，从而降低矫治难度。本节将就临床上拔除下颌第一前磨牙的矫治进行简要叙述。

### 二、适应证

**1.下颌中重度拥挤且拥挤集中于前牙段**　上颌发育正常，前牙覆𬌗、覆盖正常，拔除下颌第一前磨牙后的间隙主要用于下前牙段的拥挤解除，直立下前牙，剩余间隙可通过下颌后牙的少量前移来关闭（图 8-2-1）。

**2.轻度骨性Ⅲ类错𬌗畸形**　对于轻度骨性反𬌗，Kerr 等确立了 ANB 角和下切牙角的手术治疗界值，分别为 −4° 和 83°。曾祥龙等经研究确定了手术治疗大致的界限：当 ANB 角 <−4°、IDP/MP<69°、CV<201°、L1/MP<82° 时，预示正畸效果受限，须考虑外科正畸。对于 ANB 角 >−4°、下前牙基本直立的轻度骨性Ⅲ类错𬌗畸形患者，通过单纯拔除下颌第一前磨牙，内收下前牙，纠正前牙反𬌗，可取得较好的效果，同时减少了正颌手术给患者带来的更多痛苦和额外费用 (图 8-2-2)。

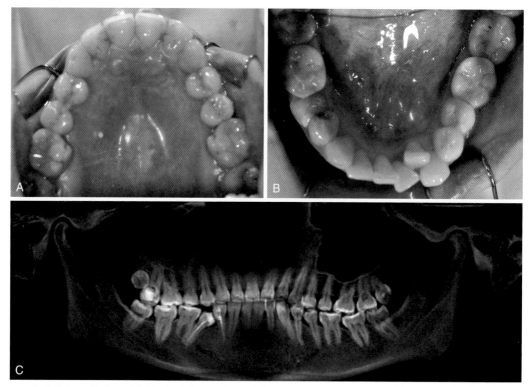

图 8-2-1　口内𬌗像及 X 线片。上颌发育正常，牙齿排列整齐，前牙直立，下颌重度拥挤，牙弓内无间隙，下中线左偏，32 舌侧位，44 远中、45 可见近中大面积充填物，45 近中倾斜。全景片示：44、45 已行根管治疗，考虑单纯拔除 34、44 以解除拥挤，排齐下颌牙列，剩余少许间隙由磨牙前移来关闭

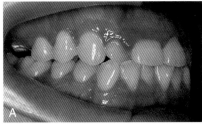
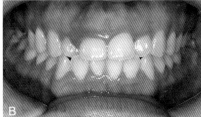
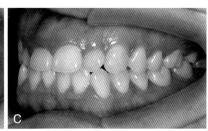

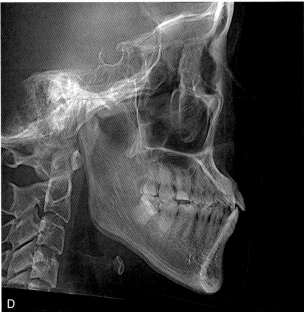

头影测量结果对比

| 测量项目 | 正常值 | 测量值 |
|---|---|---|
| ANB（°） | 2.7±2.0 | −0.2 |
| U1-NA（mm） | 5.1±2.4 | 8.8 |
| U1-NA（°） | 22.8±5.7 | 28.3 |
| L1-NB（mm） | 6.7±2.1 | 7.6 |
| L1-NB（°） | 30.3±5.8 | 33.6 |
| U1-L1（°） | 125.4±7.9 | 118.3 |
| FMA（°） | 31.5±5.0 | 32.6 |
| FMIA（°） | 54.8±6.1 | 57.4 |
| IMPA（°） | 93.9±6.2 | 90.0 |

图 8-2-2　口内咬合像及 X 线片。患者轻度骨性Ⅲ类，高角骨面型，磨牙为完全近中关系，12、22 反𬌗伴近中扭转，下前牙轻度拥挤，上前牙唇倾，下前牙直立，可以选择单纯拔除 34、44，内收下前牙，同时配合上颌邻面去釉行掩饰性矫治

**3. 下颌第一前磨牙颊侧或舌侧异位严重**　牙弓内剩余间隙小，颊（舌）侧错位牙齿的牙槽骨附着差，牙根暴露（图 8-2-3）。

**4. 下颌第一前磨牙病变严重**　下颌第一前磨牙存在严重的牙体病变（如龋坏、大面积充填、残冠、残根），发育不良（如畸形中央尖、短根、弯根），严重的根尖病变、严重的牙周病（如牙周袋深、骨附着差）等，正畸治疗需要减数治疗时，可将病变严重的下颌第一前磨牙拔除，提供间隙以矫治牙齿。

## 三、禁忌证

对于中重度骨性Ⅲ类错𬌗畸形，采用掩饰性治疗，单纯通过拔除下颌第一前磨牙内收下前牙来纠正前牙反𬌗将会导致下前牙过度舌倾，唇侧骨支持缺损，牙齿松动且远期稳定性差，易复发。

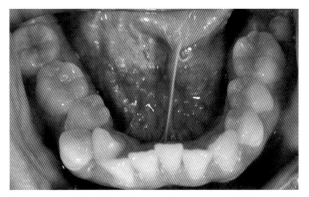

图 8-2-3　下颌重度拥挤，中线右偏，44 颊侧位，颊侧牙槽骨板开裂严重，牙根暴露，考虑拔除双侧第一前磨牙，排齐牙列，调整中线

## 四、矫治过程中的特殊考量

**1. 下前牙转矩的控制**　由于下颌骨为马蹄形，下前牙唇舌侧的牙槽骨板有限，下前牙内收受到了骨界的限制，容易出现骨开裂、骨开窗。为避免或减少这些并发症的发生，拔除下颌第一前磨牙并内收下前牙时应注意防止下前牙过度舌倾。治疗过程中可通过增加冠转矩、摇椅弓、门形辅弓等方法实现对下前牙的转矩控制，促进下前牙整体舌侧移动。

**2. 支抗设计**　拔除下颌第一前磨牙解除下前段拥挤时应注意后牙前移导致的间隙丧失，必要时可引入辅助支抗（如舌弓或微种植钉）以加强支抗（图8-2-4）。

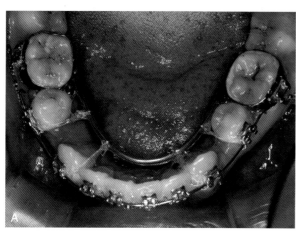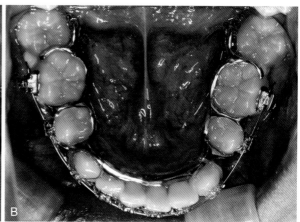

图8-2-4　下颌增强支抗方法。A. 下颌舌弓加强后牙支抗，同时用舌弓提供舌侧支抗，舌向内收下前牙；B. 下颌铸造舌弓，在前牙区打孔隙，配合弹力线内收前牙

## 病例介绍

患者傅×，女，18岁。

**主诉**　牙列不齐，要求单颌矫治。

**现病史**　否认。

**既往史**　无全身系统性疾病，无过敏史。

**不良习惯**　吐舌习惯。

**家族史**　否认。

**口内检查**　恒牙列，上下颌牙槽突丰满，前牙浅覆𬌗、浅覆盖，后牙局部反𬌗，下牙列拥挤。35、45颊侧位。尖牙为中性关系，磨牙为完全近中关系。

**面部检查**　口腔卫生中等，面部不对称，右侧丰满，颏中线右偏1mm，均角骨面型，面中1/3正常，双颌前突。颏部前突，颏唇沟深。直面型，开口型呈"↓"，开口度正常，颞下颌关节无弹响和疼痛。

**模型测量**　尖牙为中性关系，磨牙为完全近中关系。35、45反𬌗，前牙浅覆𬌗、浅覆盖，下牙列Ⅱ度拥挤，Spee曲线平坦，前牙Bolton指数正常。

**X线及照相检查**　骨性Ⅰ类。

**诊断**　骨性Ⅰ类，安氏Ⅲ类错𬌗畸形。

**矫治计划**　下颌单颌矫治。①拔除34、44；②直丝弓矫治技术排齐牙列，纠正局部后牙反𬌗，配合下颌舌弓进行磨牙区段的牙弓缩小，内收下前牙；③调整覆𬌗、覆盖，调整咬合关系；④保持。

**矫治效果**　下颌拥挤解除，无剩余间隙，磨牙为完全近中关系，右侧尖牙为中性关系，左侧尖牙为中性偏远中，前牙覆𬌗、覆盖关系正常。

矫治过程见图8-2-5～图8-2-9。

治疗前后头影测量结果对比见表8-2-1。

病例（续）

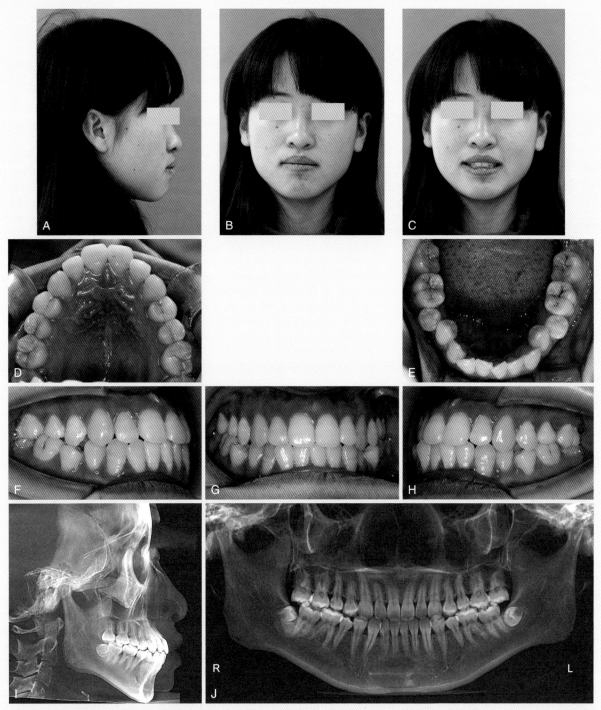

图 8-2-5　初始照和 X 线片。前牙浅覆𬌗、浅覆盖，后牙局部反𬌗，下牙列 Ⅱ 度拥挤，尖牙为中性关系，磨牙为完全近中关系。A. 侧位像；B. 正面像；C. 正面微笑像；D. 上颌𬌗像；E. 下颌𬌗像；F. 右侧咬合像；G. 正面咬合像；H. 左侧咬合像；I. 侧位片；J. 全景片

**病例（续）**

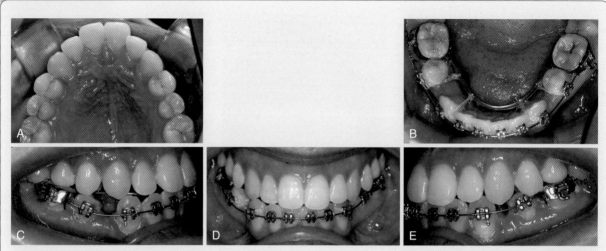

图 8-2-6　阶段照。拔除 34、44，直丝弓矫治器排齐牙齿，配合下颌舌弓内收下前牙，纠正反𬌗。A. 上颌𬌗像；B. 下颌𬌗像；C. 右侧咬合像；D. 正面咬合像；E. 左侧咬合像

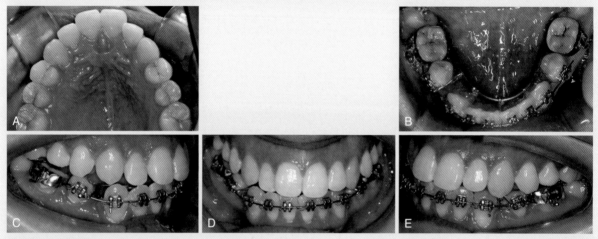

图 8-2-7　阶段照。35、45 反𬌗纠正，34 拔牙间隙部分关闭。A. 上颌𬌗像；B. 下颌𬌗像；C. 右侧咬合像；D. 正面咬合像；E. 左侧咬合像

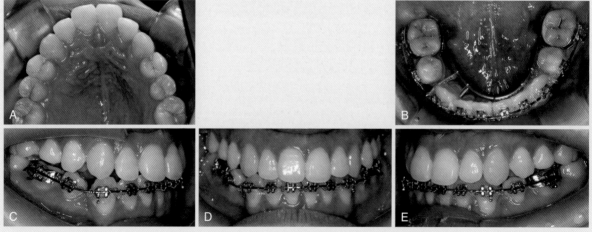

图 8-2-8　阶段照。0.017 英寸 ×0.025 英寸镍钛丝排齐整平下颌，利用舌弓继续内收前牙，尤其注意下颌尖牙的舌向内收。A. 上颌𬌗像；B. 下颌𬌗像；C. 右侧咬合像；D. 正面咬合像；E. 左侧咬合像

病例（续）

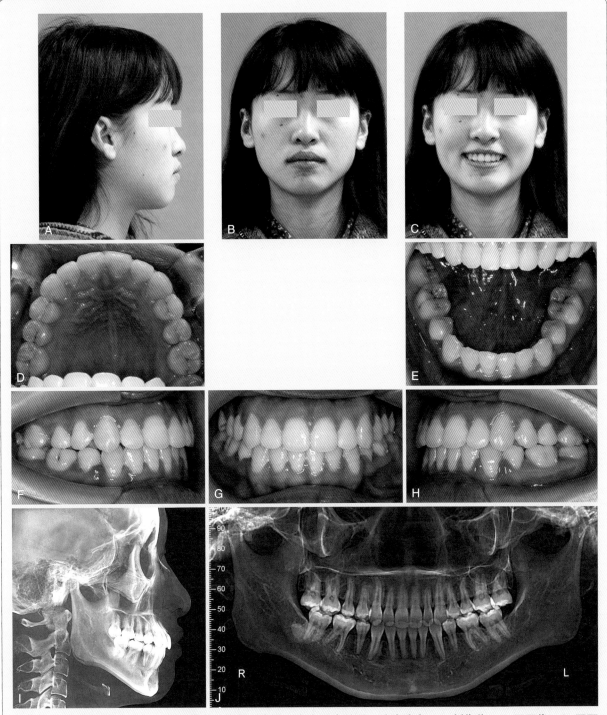

图 8-2-9　结束照和 X 线片。牙列整齐无间隙，磨牙为完全近中关系，咬合稳定。A. 侧位像；B. 正面像；C. 正面微笑像；D. 上颌𬌗像；E. 下颌𬌗像；F. 右侧咬合像；G. 正面咬合像；H. 左侧咬合像；I. 侧位片；J. 全景片

**病例（续）**

表 8-2-1　头影测量结果对比

| 测量项目 | 正常值 | 治疗前 | 治疗后 |
|---|---|---|---|
| SNA（°） | 82.8±4.0 | 87.1 | 87.1 |
| SNB（°） | 80.1±3.9 | 83.9 | 83.8 |
| ANB（°） | 2.7±2.0 | 3.2 | 3.3 |
| NP-FH（°） | 85.4±3.7 | 92.0 | 92.1 |
| NA-PA（°） | 6.0±4.4 | 9.1 | 7.9 |
| U1-NA（mm） | 5.1±2.4 | 5.3 | 5.3 |
| U1-NA（°） | 22.8±5.7 | 22.5 | 22.3 |
| L1-NB（mm） | 6.7±2.1 | 6.9 | 5.1 |
| L1-NB（°） | 30.3±5.8 | 31.2 | 23.9 |
| U1-L1（°） | 125.4±7.9 | 123.1 | 130.9 |
| FMA（°） | 31.5±5.0 | 26.8 | 25.5 |
| FMIA（°） | 54.8±6.1 | 61.8 | 68.3 |
| IMPA（°） | 93.9±6.2 | 91.4 | 86.2 |

**经验分享**

患者为成人，因牙列不齐及后牙咬合不佳求治，要求单颌正畸治疗。

▶ 制订矫治方案时，设计考量如下：

• 患者为骨性Ⅰ类畸形，双颌前突，下牙列Ⅱ度拥挤，下前牙区拥挤伴扭转，35、45颊侧位导致后牙局部反𬌗，前牙浅覆𬌗、浅覆盖。想要纠正下牙列不齐及内收下前牙纠正反𬌗，单纯邻面去釉可提供的间隙不足，故考虑拔牙矫治。拔除34、44后，可有效解除下颌前牙区拥挤，同时为舌向移动35、45，纠正后牙局部反𬌗提供间隙。另一方面，剩余间隙可用于内收下前牙，改善侧貌。

• 正畸弓丝通过形变后恢复初始形态而带动牙齿移动，可实现个别牙的唇舌向移动，对于排列基本整齐的多数牙要通过弓丝来实现舌向移动则"力不从心"，因为下颌舌侧支抗很难获得。对上颌牙齿的舌向移动可通过腭侧种植钉来提供支抗，而下牙弓的舌侧为口底和舌体，无法提供有效的舌向支抗。本病例可以使用下颌舌弓，利用舌弓缩小磨牙宽度。同时舌弓作为舌侧支抗，与主弓丝间采用弹力线结扎加力内收下前牙，实现了对尖牙的精确控制，整体内收下前牙，并避免其他方向上的副作用，从而建立良好的前牙咬合。

▶ 治疗注意事项：

• 因患者只进行下颌单颌矫治，上颌前突不能改善，且无法通过传统方法——交互牵引来调整颊侧位的35、45，纠正后牙反𬌗，本病例配合舌弓舌向移动35、45，主弓丝使用0.014英寸/0.016英寸/0.018英寸镍钛丝，不可使用过硬方丝，避免太硬的丝影响下颌第二前磨牙的舌向移动。下前牙内收时换用方丝，整体内收，防止前牙的不规则移动和扭转。内收过程中，注意轻力牵引，避免前牙过分舌倾，也不建议使用0.019英寸×0.025英寸的方丝，避免转矩的充分表达，加重前牙唇侧骨开裂、骨开窗。

（此病例由赵春洋医生提供）

## 第三节　拔除下颌第二前磨牙的矫治

下颌第二前磨牙是恒牙列中除第三磨牙及上颌侧切牙外最常见的先天缺失牙，也是畸形中央尖的好发牙位，常因畸形中央尖折断而继发牙髓炎症。下颌第二前磨牙与下颌第一前磨牙形状相近但稍大于第一前磨牙，𬌗面根据发育沟形态可分为两种类型：①两尖型：𬌗面为椭圆形，颊、舌尖各一个，两尖均偏近中，发育沟多为 H 形或 U 形；②三尖型：𬌗面为方圆形，有 1 个颊尖和 2 个舌尖，近中舌尖大于远中舌尖，发育沟多为 Y 形。

### 一、概述

拔除第二前磨牙给前牙区牙弓提供的间隙量不大，主要用于解决后牙的拥挤、咬合关系协调等（见第 7 章）。临床上选择拔除第二前磨牙主要基于对面型和𬌗关系的考虑，单纯拔除下颌第二前磨牙进行正畸治疗在临床上并不常见。Schwab 提出"边缘病例"，即牙列拥挤为 2.5~5mm 时，可拔除第二前磨牙，以防止前牙的过度后移。但单纯拔除下颌第二前磨牙矫治常造成磨牙的完全近中关系，临床应注意咬合功能的调整。本节将就拔除下颌第二前磨牙的矫治进行阐述。

### 二、适应证

**1. 单纯下牙列轻中度拥挤或下牙弓前突较轻的骨性Ⅲ类病例**　特别是下颌平面角较大伴有前牙开𬌗或有开𬌗倾向的患者。

**2. 下颌第二前磨牙完全舌向或颊向异位**　形成严重的锁𬌗或反𬌗，牙弓内剩余间隙小，颊（舌）侧错位牙齿的牙槽骨附着差，牙根暴露（图 8-3-1）。

**3. 下颌第二前磨牙牙齿本身病变严重**　下颌第二前磨牙严重的牙体病变（如龋坏、残冠、残根）、发育不良（如畸形中央尖、短根、弯根）、严重的根尖病变、严重的牙周病（如牙周袋深、骨附着差）等（图 8-3-2）。

**4. 上颌第二前磨牙先天缺失，下牙列拥挤需要减数治疗**　下颌为了磨牙关系的调整便利，可补偿性拔除下颌第二前磨牙（图 8-3-3）。

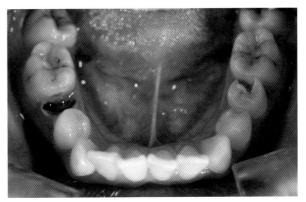

图 8-3-2　患者 45 残根，35 远中大面积龋坏，在设计拔牙方案时优先作为拔牙选择

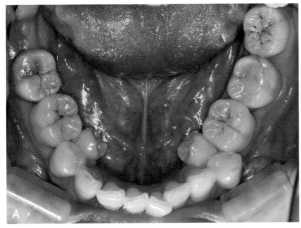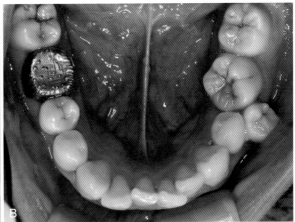

图 8-3-1　下颌第二前磨牙异位。A. 下牙列Ⅲ度拥挤，第二前磨牙完全舌侧异位，设计矫治方案时可考虑拔除第二前磨牙以解除牙列拥挤；B. 下颌重度拥挤，35 颊侧异位，拔除双侧第二前磨牙，排齐牙列，调整下中线

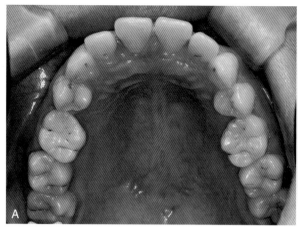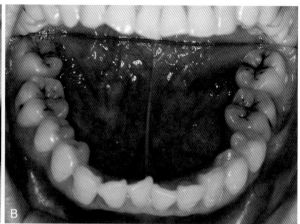

图 8-3-3    上颌第二前磨牙先天缺失，下牙列 I 度拥挤，为协调咬合关系，同时提供便于剩余间隙关闭，选择单纯拔除下颌第二前磨牙进行矫治

5. 下颌后牙牙弓宽度大，缺乏横𬌗曲线，磨牙反𬌗，上颌磨牙直立    通过拔除下颌第二前磨牙，前移磨牙，可有效纠正磨牙反𬌗，但应注意磨牙颊舌侧牙槽骨厚度，避免牙根暴露。

### 三、禁忌证

1. 上颌第二磨牙废用概率大    单纯拔除下颌第二磨牙，会因间隙关闭要求拔牙间隙后的牙齿前移，可能导致上颌第二磨牙失去咬合，成为废用牙，远期易出现上颌第二磨牙伸长、𬌗干扰等，导致上颌第二磨牙的拔除（图 8-3-4）。

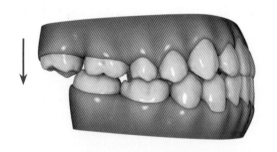

图 8-3-4    上颌第二磨牙与下颌第二磨牙咬合接触少或已无接触。因下颌后牙前移后，上颌第二磨牙缺少对颌牙的咬合，易出现上颌第二磨牙的伸长

2. 低角骨面型病例    因"楔形效应"，下颌后牙的前移可能引起下颌骨逆时针旋转，使下颌平面角进一步减小，导致方面型加重，前牙覆𬌗、覆盖加深。

### 四、矫治过程中的特殊考量

1. 间隙分配    对于后牙段拥挤的患者，拔除下颌第二前磨牙后大部分拔牙间隙用于解除后牙拥挤，协调后牙咬合关系，改善后牙覆𬌗、覆盖；对于下颌拥挤集中于前牙区而第二前磨牙严重病变的患者，拔除第二前磨牙的间隙应主要用于排齐内收前牙，过程中须注意支抗的保护，防止后牙前移，间隙丧失。

2. 磨牙整体移动    下颌骨后牙区骨密度高，成人尤甚。拔除下颌第二前磨牙后，整体近中移动磨牙的难度较高，易出现磨牙的近中倾斜。在排齐过程中可通过后牙支抗预备防止磨牙倾斜；在前移磨牙时，应在较硬的不锈钢丝上滑动，前牙可设计整体支抗，辅助间隙关闭曲关闭拔牙间隙。

3. 慎重拔除下颌第三磨牙    拔除下颌第二前磨牙后，磨牙部分前移关闭拔牙间隙，可能出现上颌第二磨牙缺少对颌牙的情况，此时通过下颌第三磨牙的前移，可一定程度上弥补后牙咬合不足的问题。因此在做拔牙设计时，应注意下颌第三磨牙的保留，尤其当其为垂直位正常萌出时。

## 病例介绍

患者傅 ×，男，12 岁。

**主诉**　牙列不齐。

**现病史**　否认。

**既往史**　无全身系统性疾病，无过敏史。

**既往史**　21 埋伏阻生行牵引治疗术。

**不良习惯**　否认。

**家族史**　否认。

**口内检查**　恒牙列，15、25 未萌，12、16、36、46 龋齿，上牙弓牙槽突欠丰满，下牙弓牙槽突丰满，前牙浅覆𬌗、浅覆盖，上下牙列无拥挤，Spee 曲线正常。尖牙为中性偏远中关系，磨牙为远中关系。

**面部检查**　口腔卫生一般，面部对称，面下 1/3 长。侧貌突，上颌骨前突，下颌骨后缩。开口型呈"↓"，开口度正常，颞下颌关节无弹响和疼痛。

**模型测量**　尖牙中性偏远中，磨牙为远中关系。前牙浅覆𬌗、浅覆盖，上下牙列无拥挤，Spee 曲线正常，前牙 Bolton 指数小。

**X 线及照相检查**　骨性 Ⅱ 类，高角骨面型。15、25 埋伏伴 90°扭转；16 深龋，髓室底穿；25 压迫 26 近中颊根吸收；36 根尖周炎。

**诊断**　骨性 Ⅱ 类，安氏 Ⅱ 类。

**矫治计划**　双期矫治。Ⅰ 期：保留 15、25。①拔除 16、26，15、25 切龈助萌；②直丝弓矫治技术排齐牙列，配合种植支抗对 15、25 牵引治疗。Ⅱ 期：掩饰性治疗。①拔除 35、45；②下颌粘接托槽，排齐牙列，关闭拔牙间隙，协调上下颌咬合关系；③唇肌、舌肌训练；④保持。

**矫治效果**　15、25 牵引到位，扭转纠正，上颌第二、第三磨牙前移，间隙关闭，尖牙为中性关系，磨牙为完全近中关系，前牙覆𬌗、覆盖正常，后牙咬合欠佳，上下中线对齐。

矫治过程见图 8-3-5～图 8-3-9。

治疗前后头影测量结果对比见表 8-3-1。

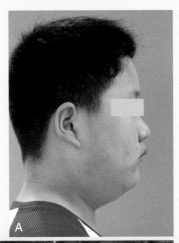
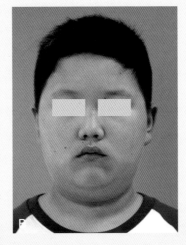
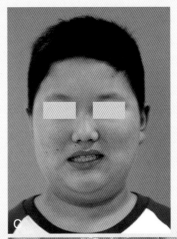
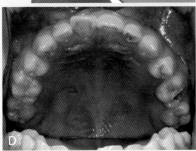
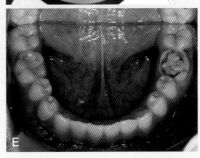

病例（续）

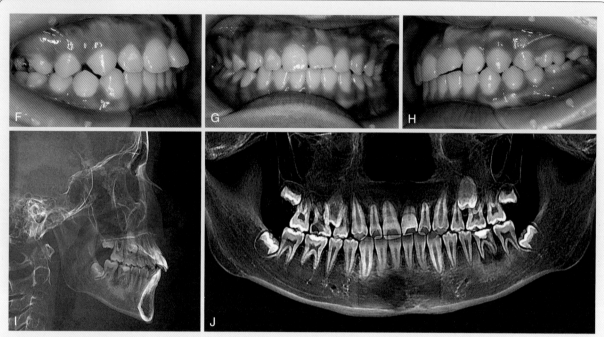

图 8-3-5　初始照和 X 线片。21 因埋伏阻生曾行牵引治疗术，牙根短；15、25 埋伏阻生伴扭转，16 殆面深龋至髓腔底穿，25 压迫 26 近中颊根至牙根吸收，36 残冠，根尖周炎。A. 侧位像；B. 正面像；C. 正面微笑像；D. 上颌殆像；E. 下颌殆像；F. 右侧咬合像；G. 正面咬合像；H. 左侧咬合像；I. 侧位片；J. 全景片

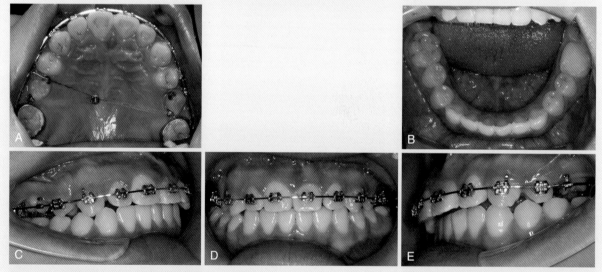

图 8-3-6　阶段照。15、25 不完全萌出，上颌腭中缝植入种植支抗辅助纠正 15、25。A. 上颌殆像；B. 下颌殆像；C. 右侧咬合像；D. 正面咬合像；E. 左侧咬合像

病例（续）

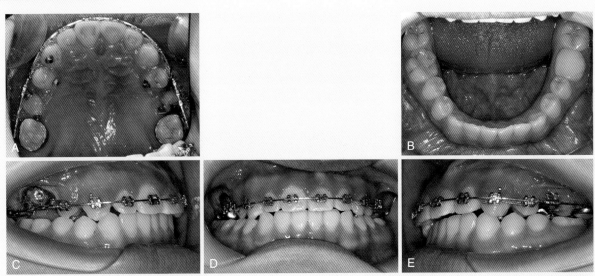

图 8-3-7　阶段照。上颌腭中缝种植支抗脱落，15、25 仍近中扭转，15 颊侧切龈，暴露 15 牙冠唇面，重新粘接舌侧扣，14、24 舌面粘接舌侧扣，联合 17、27 形成力偶，纠正 15、25 扭转。A. 上颌𬌗像；B. 下颌𬌗像；C. 右侧咬合像；D. 正面咬合像；E. 左侧咬合像

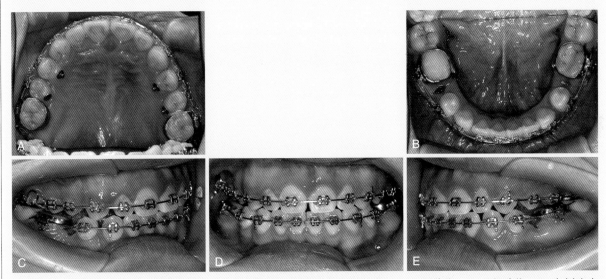

图 8-3-8　阶段照。15、25 扭转纠正，35、45 拔除，协调后牙咬合关系。A. 上颌𬌗像；B. 下颌𬌗像；C. 右侧咬合像；D. 正面咬合像；E. 左侧咬合像

病例（续）

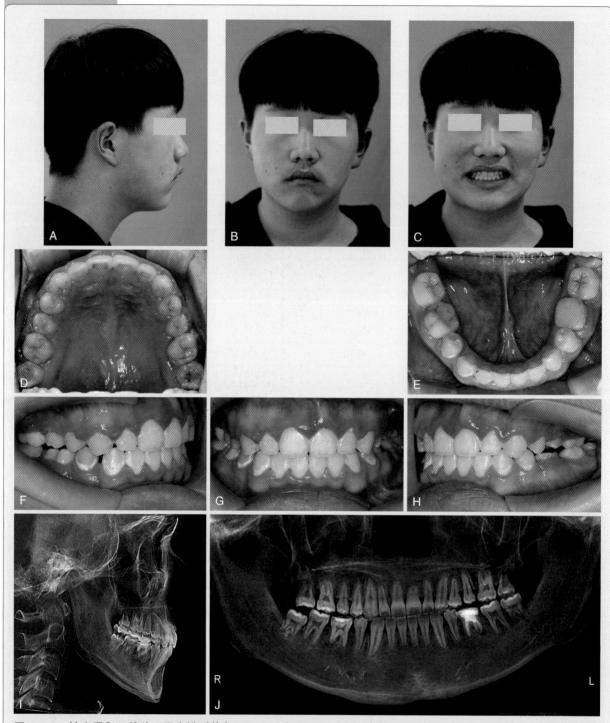

图 8-3-9 结束照和 X 线片。牙齿排列整齐，12、13 间及 43、44 间遗留少许间隙，上下中线对齐，尖牙为中性关系，磨牙为完全近中关系，36 择期行冠修复，恢复外形及大小，建立咬合。A. 侧位像；B. 正面像；C. 正面微笑像；D. 上颌𬌗像；E. 下颌𬌗像；F. 右侧咬合像；G. 正面咬合像；H. 左侧咬合像；I. 侧位片；J. 全景片

**病例（续）**

表 8-3-1　头影测量结果对比

| 测量项目 | 正常值 | 治疗前 | 治疗后 |
|---|---|---|---|
| SNA（°） | 82.8±4.0 | 83.4 | 82.8 |
| SNB（°） | 80.1±3.9 | 77.7 | 76.7 |
| ANB（°） | 2.7±2.0 | 5.7 | 6.0 |
| NP-FH（°） | 85.4±3.7 | 85.0 | 86.6 |
| NA-PA（°） | 6.0±4.4 | 13.8 | 13.5 |
| U1-NA（mm） | 5.1±2.4 | 1.7 | -2.0 |
| U1-NA（°） | 22.8±5.7 | 24.3 | 9.2 |
| L1-NB（mm） | 6.7±2.1 | 5.2 | 4.9 |
| L1-NB（°） | 30.3±5.8 | 26.5 | 21.2 |
| U1-L1（°） | 125.4±7.9 | 123.5 | 143.6 |
| FMA（°） | 31.5±5.0 | 28.7 | 31.6 |
| FMIA（°） | 54.8±6.1 | 59.1 | 65.8 |
| IMPA（°） | 93.9±6.2 | 92.2 | 82.6 |

**经验分享**

　　患者为 21 埋伏牙牵引治疗术后，因后牙未萌及牙列不齐进行下一步治疗。

▶ 制订矫治方案时，设计考量如下：

- 本病例因患者 16 龋坏过深，髓腔底穿，25 埋伏压迫 26 牙根导致 26 牙根吸收无法保存，选择拔除不能保留的 16、26，Ⅰ期保留埋伏的 15、25。
- 患者 15、25 埋伏伴扭转，在第一磨牙拔除后，第二前磨牙萌出，使用微种植钉辅助纠正 15、25 扭转，但因患者年龄偏小，骨密度低，微种植钉脱落风险高，如种植支抗脱落，可考虑换用牙支抗，第一前磨牙和第二磨牙共同形成一对力偶，纠正扭转的 15、25，必要时可行牙周韧带环切术。
- 拔除 16、26，15、25 牵引到位后，患者后牙咬合不良，15、25 与 36、46 点对点接触，影

响咀嚼功能。下颌排列整齐，下前牙直立，前牙覆𬌗、覆盖正常，为避免下前牙过度舌倾，同时协调后牙咬合，选择拔除 35、45。下颌前牙少许舌倾，磨牙近中移动，建立磨牙完全近中的尖窝关系，咬合稳定。

▶ 治疗注意事项：

- 因 15、25 埋伏阻生，上颌排齐阶段应注意支抗控制，防止后牙前移阻碍 15、25 萌出；15、25 部分萌出后进行扭转纠正，主弓丝更换至 0.018 英寸×0.025 英寸的不锈钢方丝，防止支抗牙失抗、近中扭转。
- 35、45 拔除后，早期将 37、47 纳入矫治，防止 36、46 前移过程中磨牙近中倾斜。
- 36 根尖周炎，应完善根管治疗、消除根尖炎症后尽量保留，左侧后牙咬合将最终通过 36 冠修复协调。

（此病例由赵春洋医生提供）

## 第四节　不对称拔除前磨牙的矫治

### 一、概述

　　对称性拔除前磨牙是正畸治疗中一个常规的减数设计原则，但由于错𬌗畸形的多样性，以及患者牙齿的病变情况，制订拔牙方案时需要将多种因素综合考虑。正畸医生有时需要制订出不对称拔牙方案。不对称拔除前磨牙是指正畸拔牙矫治设计时，拔除的前磨牙牙位左右或上下甚至左右和上下均不一致，如上下颌一侧拔除第一前磨牙，另一侧拔除第二前磨牙等。不对称拔牙虽然有时会给医生带来便利，但有时也会给医生带来麻烦，这在被动拔牙中尤为突出。不对称拔牙比对称性拔牙更难做出决定，需要医生具有更多的临床经验与专业知识，方案的制订需要把正畸治疗中可能出现的各种问题都考虑到。临床上要关注对患者咬合的调整，并保证咬合的稳定，还要与患者进行充分的交流，取得患者的知情同意。本节就不对称拔除前磨牙治疗予以介绍。

### 二、适应证

　　**1. 双侧磨牙关系不一致**　不对称拔除前磨牙既可以矫治错𬌗畸形，又可以调整磨牙关系，使矫治后的磨牙建立尖窝关系（图 8-4-1）。

　　**2. 个别前磨牙位置异常**　如阻生、颊（舌）侧错位，甚至完全位于牙弓外，难以牵引入牙列的前磨牙，应首选拔除，因此出现了同一牙弓上的不对称拔牙（图 8-4-2，图 8-4-3）。

　　**3. 一侧前磨牙发育畸形，病变严重**　如牙冠畸形、龋坏严重、残根、牙周病等，无法保留或保留价值不高应首选拔除。或个别前磨牙先天缺失，导致在同一牙弓上的不对称拔牙（图 8-4-4，图 8-4-5）。

　　**4. 单侧尖牙埋伏阻生**　为使埋伏阻生的尖牙顺利牵引到位，拔除第一前磨牙为尖牙提供间隙，而另一侧因正畸需要拔除第二前磨牙（图 8-4-6）。

　　**5. 中线偏斜**　一般是由牙弓不对称造成的，可以通过不对称拔牙纠正，若拥挤主要集中在一侧且中线明显偏斜，确定矫治设计选择拔牙时，可一侧拔除第一前磨牙，另一侧拔除第二前磨牙，在有效解除拥挤的同时调整牙列中线及牙弓对称性（图 8-4-7）。

　　**6. 一侧切牙先天缺失**　可补偿性拔除对侧前磨牙（图 8-4-8）。

　　**7. 后牙反𬌗或锁𬌗**　可采用不对称拔除前磨牙进行治疗。将反𬌗或锁𬌗严重的牙齿拔除以简化治疗（图 8-4-9）。

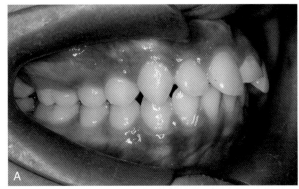
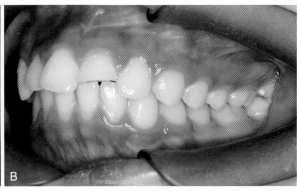

图 8-4-1　恒牙期患者，双牙弓前突，右侧尖牙、磨牙为远中关系，左侧尖牙、磨牙为中性关系，拔除 14、24、34、45，改善牙弓前突，通过右侧上下磨牙的差异化移动调整磨牙关系。A. 右侧咬合像显示右侧尖牙、磨牙为远中关系；B. 左侧咬合像显示左侧尖牙、磨牙为中性关系

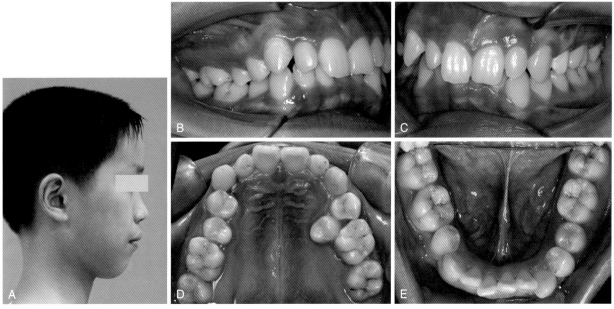

图 8-4-2 青少年男性患者，高角伴凸面型，高角，25 完全腭侧位，24、26 邻面接触无间隙；45 阻生，左侧磨牙为远中关系，上下中线不一致，因此不对称拔除 14、25、35、45。A. 侧面像；B. 右侧咬合像显示右侧磨牙为近中关系，尖牙为远中关系，45 未见；C. 右侧咬合像显示磨牙为远中关系，尖牙为中性关系，25 未见；D. 上颌𬌗面像显示上牙列Ⅲ度拥挤，25 腭侧位；E. 下颌𬌗面像显示下牙列Ⅲ度拥挤，44、46 间无间隙，45 未见

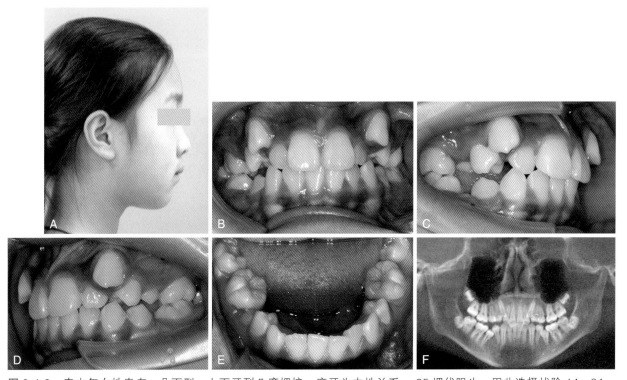

图 8-4-3 青少年女性患者，凸面型，上下牙列Ⅲ度拥挤，磨牙为中性关系，35 埋伏阻生，因此选择拔除 14、24、35、44，简化治疗。因全景片是翻拍的，清晰度欠佳。A. 侧面像；B. 正面咬合像显示 13、23 唇侧低位；C、D. 双侧咬合像显示磨牙为中性关系，尖牙为远中关系；E. 下颌𬌗面像显示 35 未见，34、36 间的间隙为 1.5mm；F. 全景片显示 35 埋伏阻生

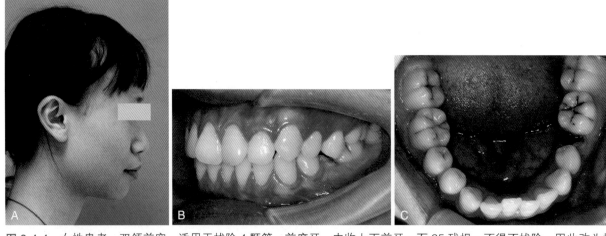

图 8-4-4　女性患者，双颌前突，适用于拔除 4 颗第一前磨牙，内收上下前牙，而 35 残根，不得不拔除，因此改为拔除 14、24、35、44。A. 侧面像；B. 左侧咬合像显示左侧磨牙为近中关系，尖牙为远中关系；C. 下颌𬌗面像显示下牙列拥挤，35 残根

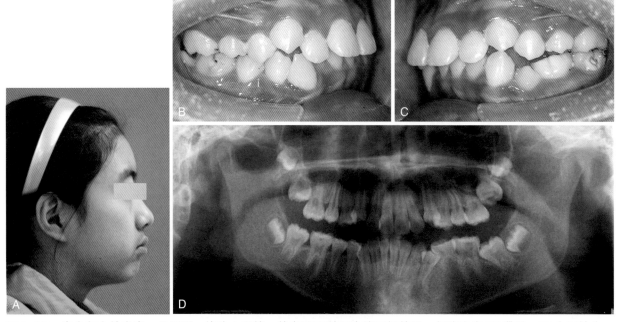

图 8-4-5　青少年女性患者，凸面型，拔除 4 颗第一前磨牙更利于改善面部美观，但该患者 75 滞留，35 先天缺失，因此拔除 14、24、75、44。A. 侧面像；B. 右侧咬合像显示右侧尖牙、磨牙为中性关系；C. 左侧咬合像显示尖牙、磨牙为远中关系，75 滞留，34 低位，阻生；D. 全景片显示 35 先天缺失

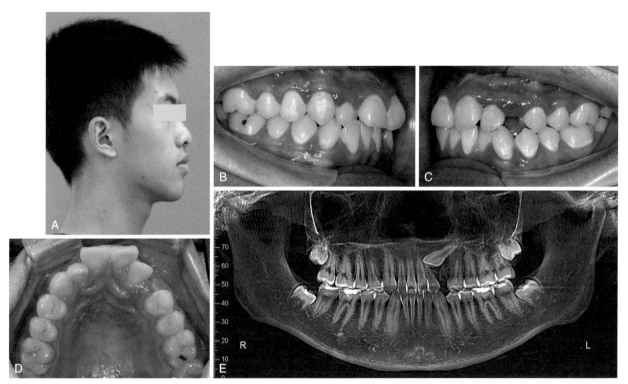

图 8-4-6　男性患者，高角伴轻度凸面型，上下牙列 II 度拥挤，23 埋伏阻生，为解决前突及牵引 23，拔除 15、24、35、45。A. 侧面像，凸面型；B. 右侧咬合像显示右侧尖牙、磨牙为中性关系；C. 左侧咬合像显示左侧磨牙为中性关系，23 未见；D. 上颌𬌗面像显示上牙弓呈尖圆形，22、24 间的间隙为 5mm；E. 全景片显示 23 近中埋伏阻生

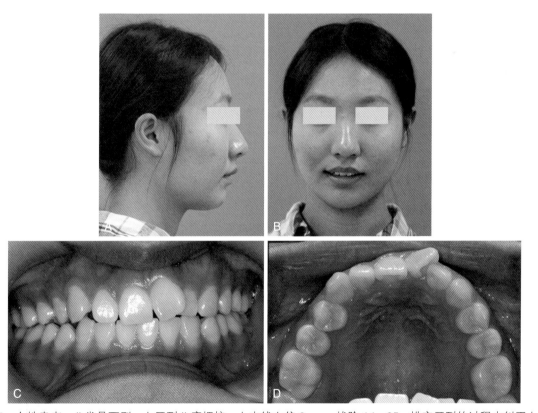

图 8-4-7　女性患者，II 类骨面型，上牙列 II 度拥挤，上中线左偏 2mm，拔除 14、25，排齐牙列的过程中纠正上中线。A. 侧面像；B. 正面微笑像显示上中线左偏 2mm；C. 正面咬合像显示上中线歪斜，上下中线不一致；D. 上颌𬌗面像显示上牙列 II 度拥挤，且拥挤集中于左侧前牙区

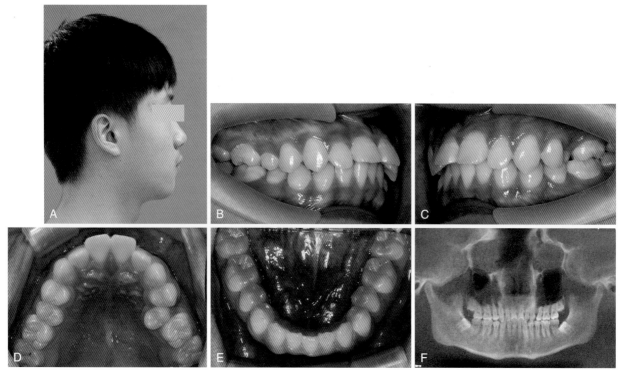

图 8-4-8　男性患者，凸面型，上牙列Ⅱ度拥挤，前牙Ⅱ度深覆盖，31 先天缺失，因此拔除 14、24、44。A. 侧面像；B. 右侧咬合像显示右侧磨牙为中性关系；C. 左侧咬合像显示左侧尖牙、磨牙为中性关系，25、35 反𬌗；D. 上颌𬌗面像显示上牙列Ⅱ度拥挤，牙弓呈尖圆形，25 腭侧位；E. 下颌𬌗面像显示 31 未见；F. 全景片显示 31 先天缺失

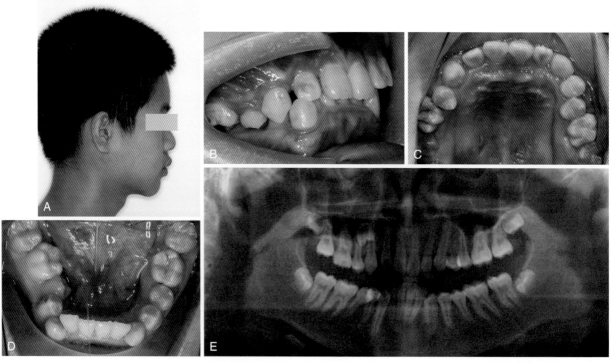

图 8-4-9　青少年男性患者，凸面型，右侧后牙正锁𬌗，上牙弓宽度过大，下牙列Ⅲ度拥挤，为简化治疗及调整咬合关系，拔除 15、24、34 和 45。A. 侧面像；B. 右侧咬合像显示右侧后牙区正锁𬌗；C. 上颌𬌗面像显示 15 未见，上牙弓宽大，16 颊侧倾斜；D. 下颌𬌗面像显示下牙弓狭窄，44、45、46 舌侧倾斜，特别是 45；E. 全景片显示 15 埋伏阻生

### 三、矫治过程中的特殊考量

**1. 牙弓对称性的处理**　采用不对称拔除前磨牙，不能破坏牙弓形态和对称性，特别是前段牙弓弧度；本身存在牙弓不对称的患者，常采用不对称拔牙，下颌可以采用固定舌弓作为支抗和引导，纠正牙弓不对称（图 8-4-10）。

**2. 牙齿自身原因的处理**　如残冠、残根、根尖周炎、先天缺失等原因导致的不对称拔牙，此类情况一般矫治难度大，方案的制订要慎重，矫治过程中要注意中线的控制、对颌牙的情况、咬合情况等，必要时须配合调𬌗及种植支抗的使用（图 8-4-11）。

**3. 控制中线**　不对称拔除前磨牙的患者，上下中线的控制至关重要，需尽量保持或调整至与面中

线一致，特别是上颌中线，对美观的影响更大，即使不能达到与面中线完全一致，偏移也应尽量控制在 2mm 以内，且不能歪斜。早期纠正中线，不要等到精细调整阶段再解决，尽量避免采用不对称牵引，否则可能影响矫治结果的稳定性。必要时配合颌间牵引，甚至种植支抗（图 8-4-12）。

**4. 支抗的设计**　不对称拔除前磨牙时，对两侧牙齿的支抗要求可能存在差异，如不对称拔牙调整远中磨牙关系时，常一侧选择弱支抗，以利于下颌磨牙前移；对侧在关闭拔牙间隙的过程中，维持磨牙关系。若单侧牙齿拥挤度较高，除不对称拔除前磨牙外，还需要使用口外或种植支抗远移单侧磨牙，既可以为前牙区拥挤提供更多间隙，也有利于达到磨牙为中性关系（图 8-4-13）。

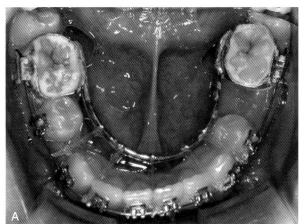
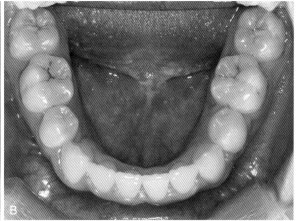

图 8-4-10　成年女性患者，下牙弓不对称，以固定舌弓为支抗，缩窄右侧下牙区宽度。A. 下颌𬌗面像显示下牙弓偏斜，以固定舌弓为支抗，调整牙弓对称性；B. 下颌𬌗面像显示矫治后下牙弓形态对称

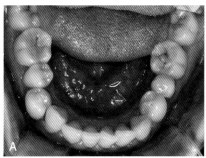
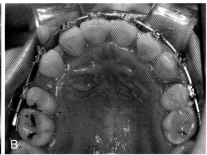
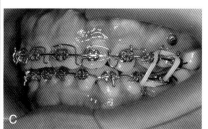

图 8-4-11　成年女性患者，35 根管治疗术后且大面积充填体，预后欠佳，拔除后，颌间牵引调整咬合关系。A. 下颌𬌗面像显示 35 治疗后，34、36 间的间隙缩小；B. 上颌𬌗面像显示矫治过程中检查上下牙齿咬合情况；C. 左侧咬合面像显示颌间牵引调整咬合关系

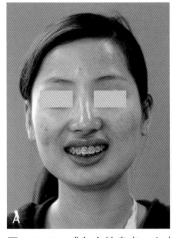
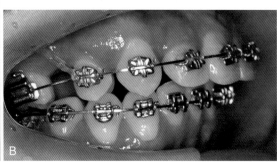
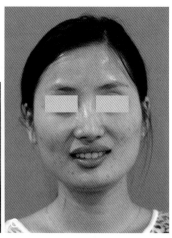

图 8-4-12　成年女性患者，上中线左偏，种植支抗调整中线。A. 正面微笑像显示上中线左偏 1.5mm；B. 右侧咬合像显示种植支抗远移上后牙，调整中线；C. 矫治后正面微笑像显示上中线与面中线一致

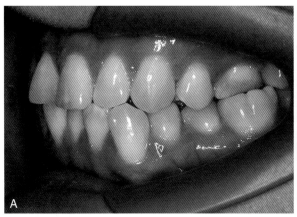
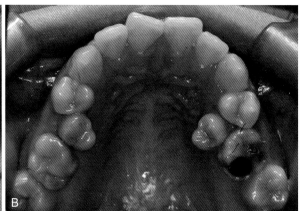

图 8-4-13　成年女性患者，左侧磨牙远中关系，25 腭侧位，拔除 25 后，采用种植支抗内收上前牙及纠正磨牙关系。A. 左侧咬合像显示磨牙为远中关系，反𬌗，尖牙中性关系，25 未见；B. 上颌𬌗面像显示 25 腭侧位，26 近中腭侧扭转

## 病例介绍　病例一

患者陈 ××，女，20 岁。

**主诉**　牙齿不齐，前牙前突。

**现病史**　否认。

**既往史**　无全身系统性疾病，无过敏史。

**不良习惯**　否认。

**家族史**　否认。

**口内检查**　釉质发育不良。恒牙列，双侧磨牙为中性关系，右侧尖牙为远中关系，左侧尖牙为中性关系，前牙 I 度深覆盖，11、12、21 扭转，上前牙唇倾，上牙弓狭窄，腭盖高拱，多颗牙齿龋坏或充填。

**面部检查**　凸面型，颜面部不对称，右侧较丰满，口角右高左低，上颌前突，下唇翻卷。

**模型测量**　上下牙列 II 度拥挤，上下牙弓呈卵圆形。前牙 I 度深覆盖。

**X 线及照相检查**　上前牙唇倾，多颗牙龋坏及充填影像，48 近中阻生，15、36 根管治疗术后。

**诊断**　安氏 I 类。

**矫治计划**　①拔除 15、24、34、45；②直丝弓矫治器排齐上下牙列，内收上下前牙；③保持。

**矫治效果**　①牙列排齐，咬合良好；②前牙内收；③侧貌改善。

矫治过程见图 8-4-14～图 8-4-17。

治疗前后头影测量结果对比见表 8-4-1。

病例一（续）

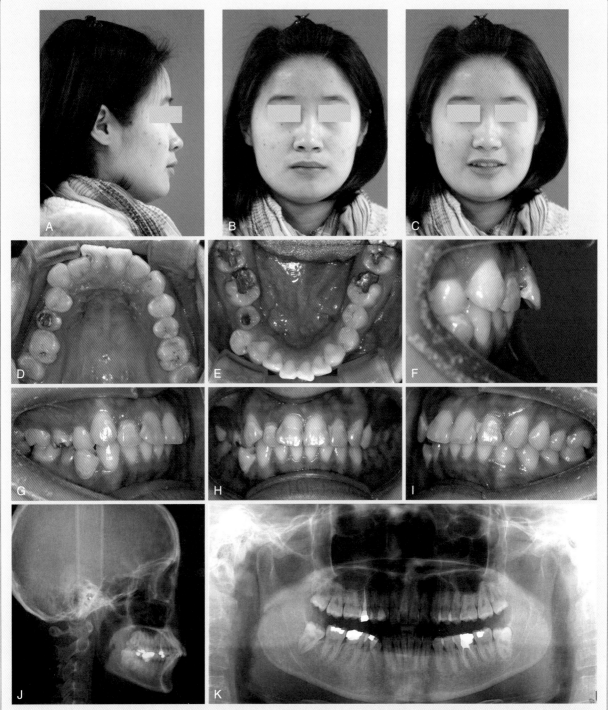

图 8-4-14　初始照和 X 线片。上下前牙唇倾，上下牙列 II 度拥挤，多颗牙齿龋坏及充填。A. 侧位像；B. 正面像；C. 正面微笑像；D. 上颌𬌗像；E. 下颌𬌗像；F. 前牙覆盖像；G. 右侧咬合像；H. 正面咬合像；I. 左侧咬合像；J. 侧位片；K. 全景片

病例一（续）

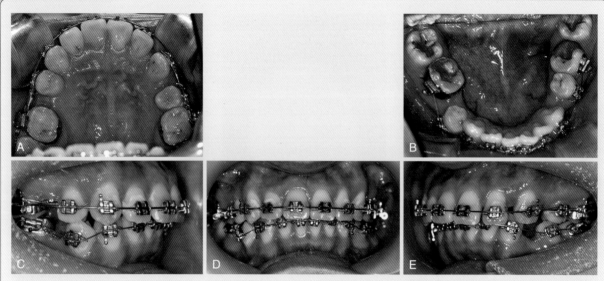

图 8-4-15　阶段照。排齐上牙列，下牙列继续排齐，拔牙间隙缩小。A. 上颌𬌗像；B. 下颌𬌗像；C. 右侧咬合像；
D. 正面咬合像；E. 左侧咬合像

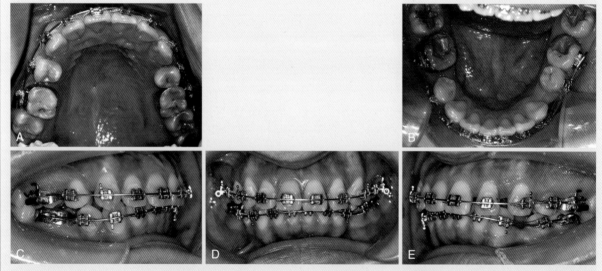

图 8-4-16　阶段照。上下牙列基本排齐，拔牙间隙减小，方丝整平。A. 上颌𬌗像；B. 下颌𬌗像；C. 右侧咬合
像；D. 正面咬合像；E. 左侧咬合像

病例一（续）

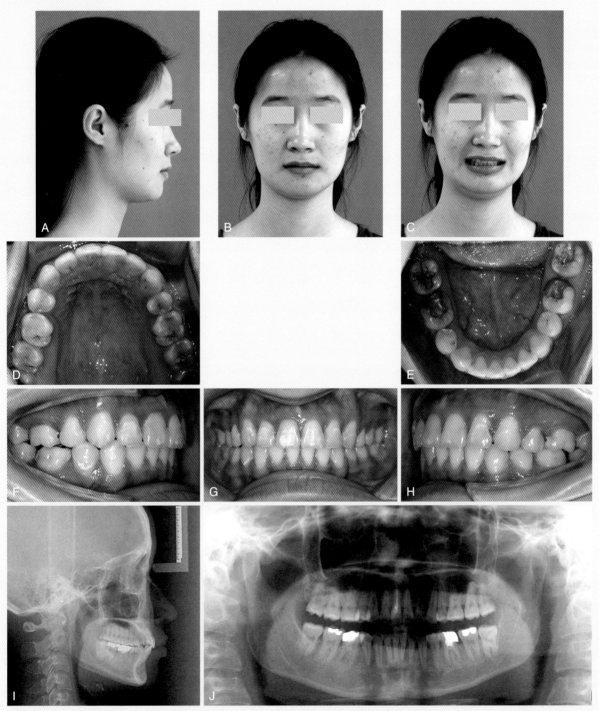

图 8-4-17　结束照和 X 线片。牙齿排列整齐，上下前牙内收，前牙覆𬌗、覆盖正常，面型改善。A. 侧位像；B. 正面像；C. 正面微笑像；D. 上颌𬌗像；E. 下颌𬌗像；F. 右侧咬合像；G. 正面咬合像；H. 左侧咬合像；I. 侧位片；J. 全景片

**病例一（续）**

表 8-4-1　头影测量结果对比

| 测量项目 | 正常值 | 治疗前 | 治疗后 |
|---|---|---|---|
| SNA（°） | 82.8±4.0 | 85.5 | 85.5 |
| SNB（°） | 80.1±3.9 | 82.0 | 82.2 |
| ANB（°） | 2.7±2.0 | 3.5 | 3.3 |
| NP-FH（°） | 85.4±3.7 | 88.2 | 88.9 |
| NA-PA（°） | 6.0±4.4 | 6.9 | 6.0 |
| U1-NA（mm） | 5.1±2.4 | 6.8 | 2.6 |
| U1-NA（°） | 22.8±5.7 | 31.7 | 19.1 |
| L1-NB（mm） | 6.7±2.1 | 6.0 | 4.4 |
| L1-NB（°） | 30.3±5.8 | 27.8 | 25.4 |
| U1-L1（°） | 125.4±7.9 | 117.8 | 131.2 |
| FMA（°） | 31.5±5.0 | 22.5 | 22.8 |
| FMIA（°） | 54.8±6.1 | 60.3 | 62.4 |
| IMPA（°） | 93.9±6.2 | 97.2 | 94.8 |

**经验分享**

患者为成年女性，凸面型。前牙Ⅰ度深覆盖，上前牙唇倾，上下牙列Ⅱ度拥挤，上牙弓狭窄，腭盖高拱，44 颊侧位，多颗牙齿龋坏或充填。拔除 24、34 及严重龋坏的 15、45，排齐牙列，内收上下前牙。

▶ 制订设计方案时，设计考量如下：

• 患者上下牙列Ⅱ度拥挤，为排齐牙列和内收上前牙需要间隙，选择拔牙矫治。

• 考虑到患者上牙列Ⅱ度拥挤，上前牙唇倾，且拥挤主要集中在前牙区，拔除双侧第一前磨牙更利于排齐牙列，内收唇倾的上前牙。15 已行根管治疗术，𬌗面有大面积充填物，矫治难度大，但为保留健康的牙齿，仍选择拔除 15、24。

• 下牙列Ⅱ度拥挤，45 大面积龋补，为保留健康牙齿而拔除 34、45。

• 头帽口外弓加强上颌后牙支抗。

▶ 治疗注意事项：

• 先远中移动 14，再远中移动 13，待前牙区有足够空间，再粘接 12 托槽，辅弓排齐 12。

• 14 远中移动时，𬌗垫垫高，解除与 44 的锁结关系，纠正 14、44 反𬌗。

▶ 反思：

• 矫治后正面微笑像显示上下中线一致，与人中相比，左偏 1mm，这可能与微笑时左侧口角牵拉更多有关，但不影响面部美观。这种情况在临床并不少见。

• 右侧第一磨牙处咬合稍显不紧密，再配合一段时间的颌间牵引则效果更佳，但患者为易患龋体质，左右侧第一磨牙处已再次出现龋坏，因此尽管稍有欠缺，仍选择尽快结束治疗。

（此病例由王珊医生提供）

**病例介绍** **病例二**

患者张××，男，16岁。

**主诉** 牙齿不齐，前突求治。

**现病史** 否认。

**既往史** 无全身系统性疾病，无过敏史。

**不良习惯** 否认。

**家族史** 否认。

**口内检查** 恒牙列，双侧磨牙为中性关系，23缺失，12反覆𬌗、反覆盖，上下牙弓缩窄，上颌中线左偏1mm，下颌中线右偏1mm，36、46可见充填物。

**面部检查** 轻度凸面型，上前牙唇倾，颜面部不对称，上唇短缩，下唇翻卷。

**模型测量** 上牙弓呈尖圆形，下牙弓呈卵圆形，上下颌牙弓缩窄，Ⅱ度拥挤。

**X线及照相检查** 轻度凸面型，上前牙唇倾，23埋伏阻生。

**诊断** 安氏Ⅰ类。

**矫治计划** ①拔除15、24、35、45；②直丝弓矫治器排齐上下牙列，内收上前牙；③种植支抗牵引23；④保持。

**矫治效果** ①牙列排齐，牙齿内收，咬合良好，恢复尖牙保护𬌗功能；②侧貌改善。

矫治过程见图8-4-18～图8-4-23。

治疗前后头影测量结果对比见表8-4-2。

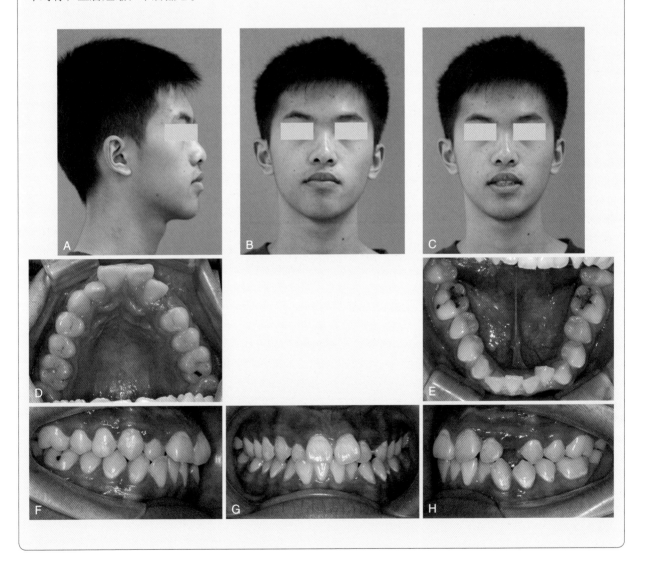

病例二（续）

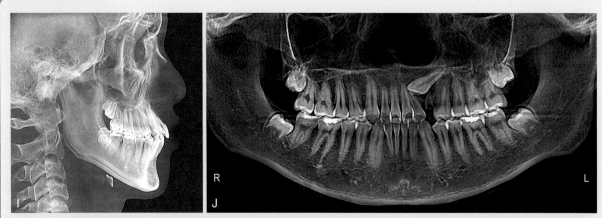

图 8-4-18　初始照和 X 线片。轻度凸面型，上前牙唇倾，上下牙列 II 度拥挤，23 阻生，12 反覆𬌗、反覆盖。A. 侧位像；B. 正面像；C. 正面微笑像；D. 上颌𬌗像；E. 下颌𬌗像；F. 右侧咬合像；G. 正面咬合像；H. 左侧咬合像；I. 侧位片；J. 全景片

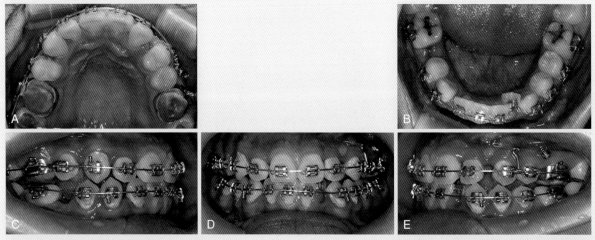

图 8-4-19　阶段照。拔除 15、45，双侧上颌后牙区垫高，解除锁结，纠正 12 反𬌗。暂时未拔 24、35，先种植支抗远移 23 牙冠，排齐整平牙列。A. 上颌𬌗像；B. 下颌𬌗像；C. 右侧咬合像；D. 正面咬合像；E. 左侧咬合像

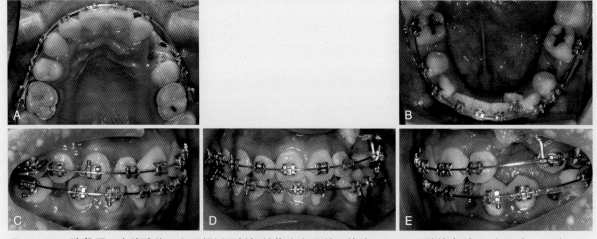

图 8-4-20　阶段照。去除𬌗垫，上下颌以不锈钢丝作为主弓丝，拔除 24、35，继续牵引 13 向远中，远移 34、14、16 间的间隙关闭。A. 上颌𬌗像；B. 下颌𬌗像；C. 右侧咬合像；D. 正面咬合像；E. 左侧咬合像

病例二（续）

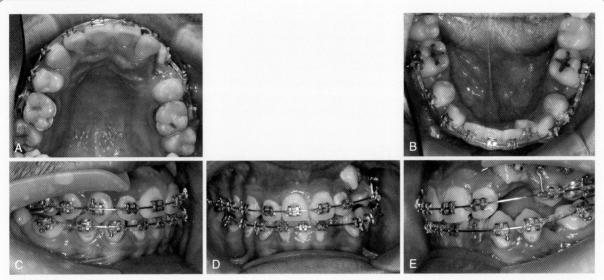

图 8-4-21　阶段照。牵引 23 向远中骀方；远移 34、44，为 32 排齐开拓间隙。A. 上颌骀像；B. 下颌骀像；C. 右侧咬合像；D. 正面咬合像；E. 左侧咬合像

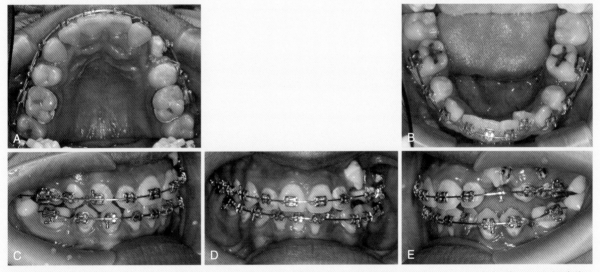

图 8-4-22　阶段照。垂直牵引 23 向骀方，35、45 拔牙间隙减小，继续远移 34、44，为 32 开拓间隙。A. 上颌骀像；B. 下颌骀像；C. 右侧咬合像；D. 正面咬合像；E. 左侧咬合像

病例二（续）

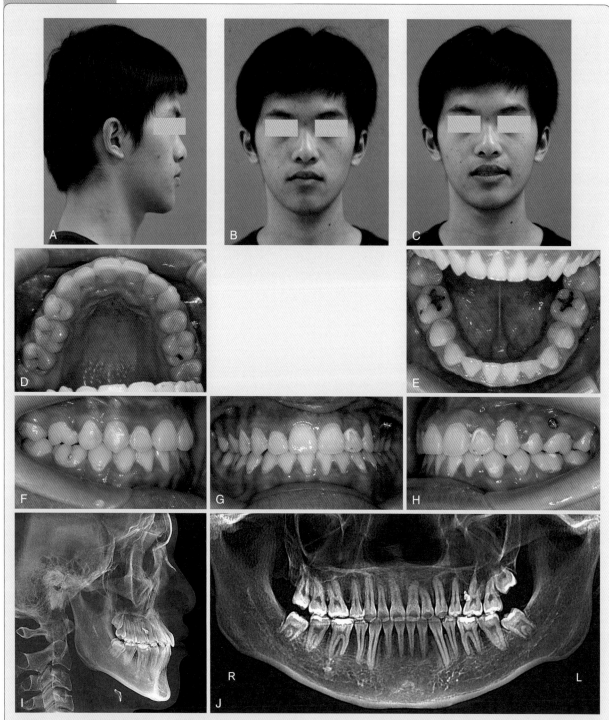

图 8-4-23　结束照和 X 线片。23牵引到位，牙齿排列整齐，咬合关系良好，面型改善。A. 侧位像；B. 正面像；C. 正面微笑像；D. 上颌𬌗像；E. 下颌𬌗像；F. 右侧咬合像；G. 正面咬合像；H. 左侧咬合像；I. 侧位片；J. 全景片

**病例二（续）**

表 8-4-2　头影测量结果对比

| 测量项目 | 正常值 | 治疗前 | 治疗后 |
|---|---|---|---|
| SNA（°） | 82.8±4.0 | 84.0 | 84.0 |
| SNB（°） | 80.1±3.9 | 83.0 | 83.2 |
| ANB（°） | 2.7±2.0 | 1.0 | 0.8 |
| NP-FH（°） | 85.4±3.7 | 87.2 | 88.9 |
| NA-PA（°） | 6.0±4.4 | 1.8 | 2.0 |
| U1-NA（mm） | 5.1±2.4 | 11.0 | 5.9 |
| U1-NA（°） | 22.8±5.7 | 34.2 | 29.1 |
| L1-NB（mm） | 6.7±2.1 | 5.7 | 4.5 |
| L1-NB（°） | 30.3±5.8 | 27.1 | 23.2 |
| U1-L1（°） | 125.4±7.9 | 114.2 | 130.9 |
| FMA（°） | 31.5±5.0 | 31.1 | 31.2 |
| FMIA（°） | 54.8±6.1 | 55.0 | 57.1 |
| IMPA（°） | 93.9±6.2 | 93.9 | 91.7 |

**经验分享**

患者为青少年男性，凸面型。上前牙唇倾，上下牙列Ⅱ度拥挤，23埋伏阻生。

▶ 制订设计方案时，设计考量如下：

- 患者牙列拥挤，上前牙唇倾，须拔除4颗前磨牙。考虑到患者为轻度前突及中度牙列拥挤，解除拥挤及前牙内收需要的间隙量不大，拔除第二前磨牙更为合理。
- 23埋伏阻生，为便于提供间隙牵引23，拔除24。
- 23牵引采用分步牵引法，23近中低位埋伏阻生，位于22牙根唇侧，在25、26间植入微种植支抗，与23牙冠在同一水平面，先水平牵引23牙冠向远中，再垂直牵引入牙列。

▶ 治疗注意事项：

- 23粘接托槽时，需有足够的牙面暴露量、严格隔湿及快速的粘接操作。
- 23牵引初期，暂时保留24，若牵引不成功则拔除23，保留24；23牵引效果明显，再拔除24。
- 由于23低位，很难清洁，因此牵引过程中须特别注意加强清洁，以免发生牙龈炎、脱矿、龋坏等。
- 23垂直牵引过程中，采用不锈钢丝稳定牙弓形态，避免22和25压低、殆平面歪斜。远移34、44时，用带摇椅弓的不锈钢丝为主弓丝，避免下后牙近中倾斜。
- 由于下牙弓左右不对称，先拔除45，远移44、43，缩窄右侧牙弓宽度，待双侧牙弓基本对称后再拔除35，远移34、33，开拓间隙排齐舌侧位的32。

（此病例由赵春洋医生提供）

## 病例介绍　病例三

患者唐××，女，22岁。

**主诉**　牙列不齐、前突求治。

**现病史**　否认。

**既往史**　无全身系统性疾病，无过敏史。

**不良习惯**　口呼吸习惯，否认其他不良习惯。

**家族史**　否认。

**口内检查**　恒牙列。双侧磨牙及尖牙为中性关系，下前牙唇倾，17、47正锁𬌗，17颊侧位，25龋坏已充填，下中线左偏3mm。

**面部检查**　高角骨面型，下颌后缩，颏部发育不足，颜面部不对称，左侧较丰满，下唇翻卷。

**模型测量**　上牙弓呈尖圆形，下牙弓呈方圆形，上下牙弓Ⅱ度拥挤。

**X线及照相检查**　骨性Ⅱ类，高角；25已行根管治疗，根尖可见低密度影。

**诊断**　安氏Ⅰ类。

**矫治计划**　①拔除14、25、35、44；②直丝弓矫治器排齐上下牙列，种植支抗内收上前牙，调整17位置，纠正17、47正锁𬌗；③保持。

**矫治效果**　①牙列排齐，咬合良好；②面型改善。

矫治过程见图8-4-24～图8-4-27。

治疗前后头影测量结果对比见表8-4-3。

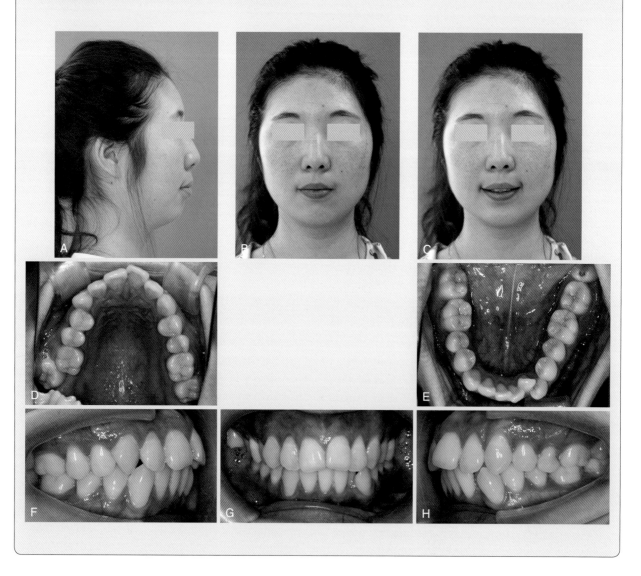

**病例三（续）**

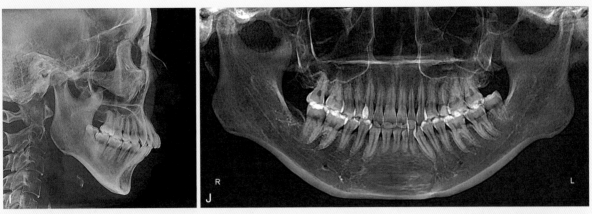

图 8-4-24　初始照和 X 线片。下颌后缩，颏部发育不足，上下牙列 II 度拥挤，17、47 正锁𬌗，17 颊侧位，25 已行根管治疗，根尖可见低密度影。A. 侧位像；B. 正面像；C. 正面微笑像；D. 上颌𬌗像；E. 下颌𬌗像；F. 右侧咬合像；G. 正面咬合像；H. 左侧咬合像；I. 侧位片；J. 全景片

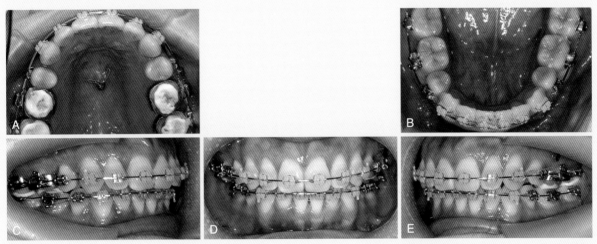

图 8-4-25　阶段照。拔除 14、25、35、44，双侧上颌后牙区垫高，解除锁结关系，种植支抗纠正 17、47 正锁𬌗，内收上前牙。A. 上颌𬌗像；B. 下颌𬌗像；C. 右侧咬合像；D. 正面咬合像；E. 左侧咬合像

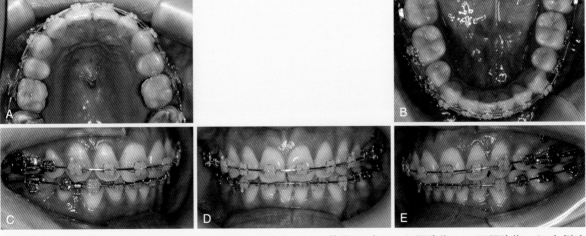

图 8-4-26　阶段照。去除 16、26 𬌗垫，拔牙间隙基本关闭，整平牙列。A. 上颌𬌗像；B. 下颌𬌗像；C. 右侧咬合像；D. 正面咬合像；E. 左侧咬合像

**病例三（续）**

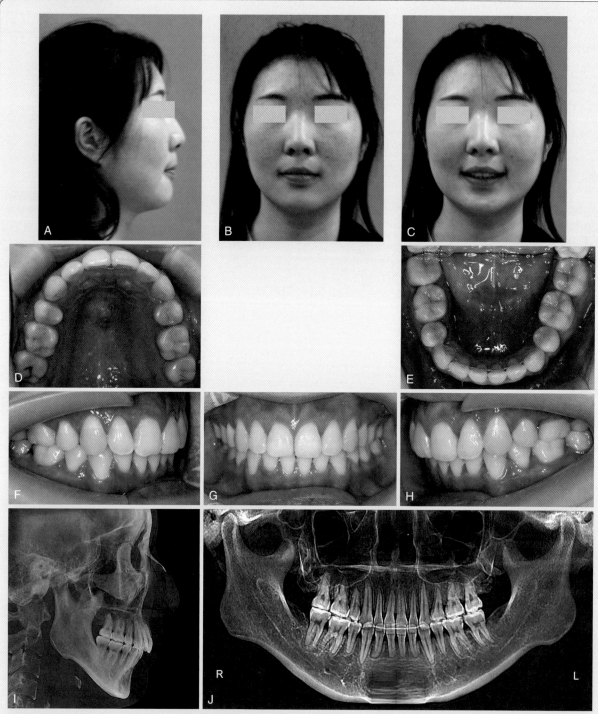

图 8-4-27　结束照和 X 线片。17、47 正锁𬌗已纠正，牙齿排列整齐，咬合关系良好，面型改善，牙根平行度良好。A. 侧位像；B. 正面像；C. 正面微笑像；D. 上颌𬌗像；E. 下颌𬌗像；F. 右侧咬合像；G. 正面咬合像；H. 左侧咬合像；I. 侧位片；J. 全景片

**病例三（续）**

表 8-4-3　头影测量结果对比

| 测量项目 | 正常值 | 治疗前 | 治疗后 |
|---|---|---|---|
| SNA（°） | 82.8±4.0 | 84.2 | 84.2 |
| SNB（°） | 80.1±3.9 | 76.7 | 78.6 |
| ANB（°） | 2.7±2.0 | 7.5 | 5.6 |
| NP-FH（°） | 85.4±3.7 | 81.1 | 83.0 |
| NA-PA（°） | 6.0±4.4 | 15.3 | 11.0 |
| U1-NA（mm） | 5.1±2.4 | 6.4 | 2.8 |
| U1-NA（°） | 22.8±5.7 | 21.2 | 18.1 |
| L1-NB（mm） | 6.7±2.1 | 11.0 | 6.2 |
| L1-NB（°） | 30.3±5.8 | 35.6 | 25.2 |
| U1-L1（°） | 125.4±7.9 | 114.5 | 133.1 |
| FMA（°） | 31.5±5.0 | 38.6 | 36.7 |
| FMIA（°） | 54.8±6.1 | 47.1 | 55.5 |
| IMPA（°） | 93.9±6.2 | 94.3 | 87.8 |

**经验分享**

患者为成年女性，高角骨面型，下颌后缩，颏部发育不足。上下牙弓 Ⅱ 度拥挤，17、47 正锁𬌗。下中线左偏 3mm，面部不对称。

▶ 制订设计方案时，设计考量如下：
- 拔除 4 颗前磨牙掩饰性治疗，上颌拔除第一前磨牙可以最大限度内收上前牙。但考虑到 25 虽已行根管治疗但根尖仍有低密度影，故首选拔除。种植钉加强后牙支抗。
- 下中线左偏 3mm，拥挤主要集中在左侧，不对称拔除 35 和 44，有利于调整中线。

▶ 治疗注意事项：
- 17 腭侧牵引过程中，双侧后牙区垫高或制作𬌗垫式矫治器；由于 17、47 缺乏必要的咬合磨耗，

牵引过程中进行适量调𬌗，可获得更好的牙面接触。
- 下颌采用 0.019 英寸 ×0.025 英寸不锈钢弓丝加摇椅弓，避免关闭拔牙间隙的过程中前牙覆𬌗加深及后牙的近中倾斜。

▶ 治疗后：
- FMA 减小，说明下颌平面发生逆时针旋转，有利于改善骨性 Ⅱ 类畸形。
- 成人掩饰性治疗，上前牙内收，转矩稍小于正常值，在保证良好咬合关系的基础上，可允许剩余少许间隙于尖牙远中，这点间隙对患者的外观和功能没有影响。

（此病例由赵春洋医生提供）

## 病例介绍　病例四

患者孙××，女，18岁。

**主诉**　牙列不齐求治。

**现病史**　否认。

**既往史**　无全身系统性疾病，无过敏史。

**不良习惯**　吐舌习惯，否认其他不良习惯。

**家族史**　否认。

**口内检查**　恒牙列，双侧磨牙为中性关系，23低位，25扭转180°，上牙弓狭窄，腭盖高拱，下颌牙弓不对称，下颌中线右偏2mm，前牙浅覆𬌗、浅覆盖。

**面部检查**　凸面型，颜面部不对称，右侧较丰满，颏中线左偏1.5mm，口角左高右低。

**模型测量**　上下牙弓呈卵圆形，Ⅱ度拥挤。

**X线及照相检查**　下前牙唇倾，下颌骨不对称，髁突不对称、磨损。

**诊断**　安氏Ⅰ类。

**矫治计划**　①拔除14、25、35、44；②直丝弓矫治器排齐上下牙列；③种植支抗辅助内收上前牙，舌弓加强支抗，调整下牙弓形态；④保持。

**矫治效果**　①牙列排齐，咬合良好；②前牙内收；③侧貌改善。

矫治过程见图8-4-28～图8-4-33。

治疗前后头影测量结果对比见表8-4-4。

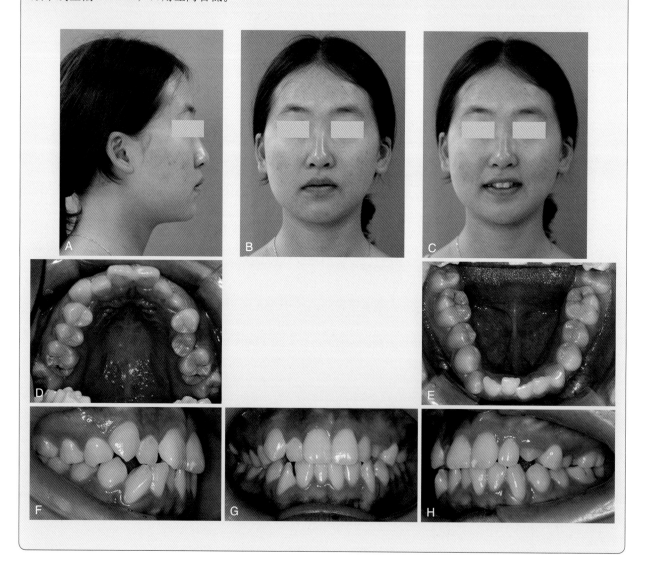

病例四（续）

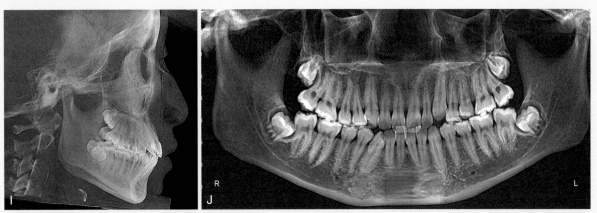

图 8-4-28　初始照和 X 线片。上下牙列 Ⅱ 度拥挤，23 低位，25 扭转 180°。A. 侧位像；B. 正面像；C. 正面微笑像；
D. 上颌𬌗像；E. 下颌𬌗像；F. 右侧咬合像；G. 正面咬合像；H. 左侧咬合像；I. 侧位片；J. 全景片

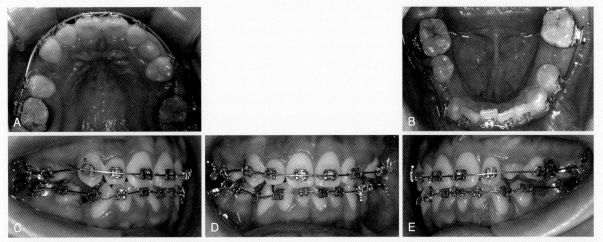

图 8-4-29　阶段照。拔除 14、25、35、44，镍钛丝排齐上下牙列。A. 上颌𬌗像；B. 下颌𬌗像；C. 右侧咬合像；
D. 正面咬合像；E. 左侧咬合像

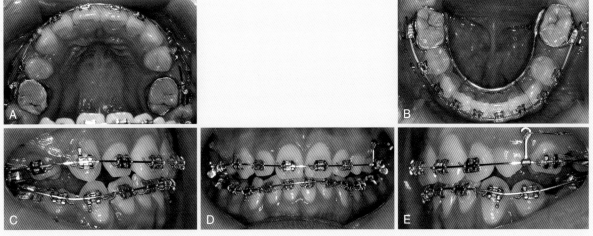

图 8-4-30　阶段照。固定舌弓调整下牙弓形态。种植支抗内收上前牙，调整𬌗平面。A. 上颌𬌗像；B. 下颌𬌗像；
C. 右侧咬合像；D. 正面咬合像；E. 左侧咬合像

**病例四（续）**

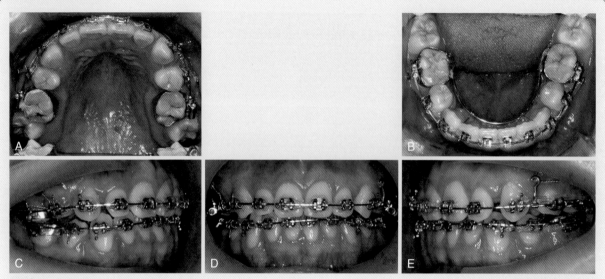

图 8-4-31　阶段照。内收前牙，关闭拔牙间隙。A. 上颌𬌗像；B. 下颌𬌗像；C. 右侧咬合像；D. 正面咬合像；E. 左侧咬合像

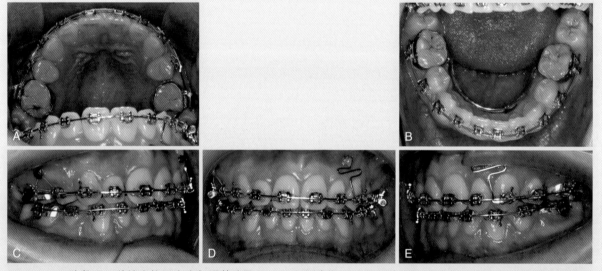

图 8-4-32　阶段照。种植支抗配合支架调整𬌗平面。A. 上颌𬌗像；B. 下颌𬌗像；C. 右侧咬合像；D. 正面咬合像；E. 左侧咬合像

病例四（续）

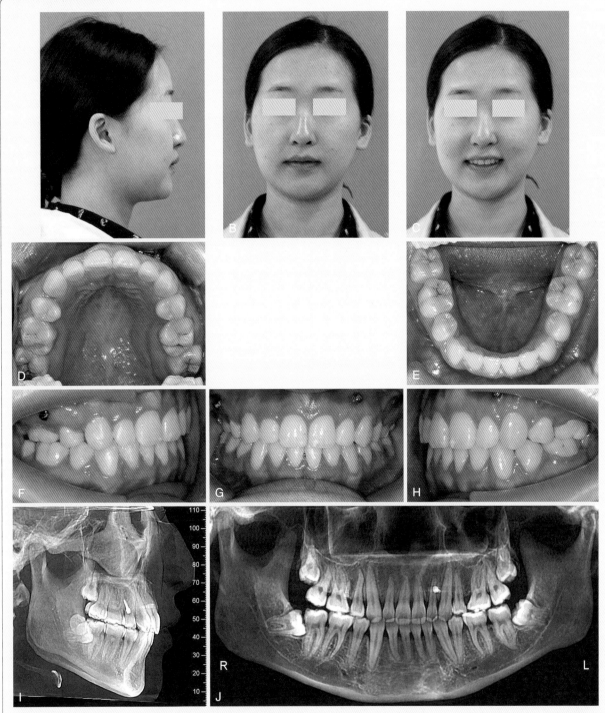

图 8-4-33　结束照和 X 线片。咬合关系良好，面型改善。A. 侧位像；B. 正面像；C. 正面微笑像；D. 上颌殆像；E. 下颌殆像；F. 右侧咬合像；G. 正面咬合像；H. 左侧咬合像；I. 侧位片；J. 全景片

## 病例四（续）

表 8-4-4　头影测量结果对比

| 测量项目 | 正常值 | 治疗前 | 治疗后 |
|---|---|---|---|
| SNA（°） | 82.8±4.0 | 83.0 | 83.0 |
| SNB（°） | 80.1±3.9 | 78.1 | 78.8 |
| ANB（°） | 2.7±2.0 | 4.9 | 4.2 |
| NP-FH（°） | 85.4±3.7 | 86.7 | 86.9 |
| NA-PA（°） | 6.0±4.4 | 9.8 | 9.6 |
| U1-NA（mm） | 5.1±2.4 | 3.7 | 2.5 |
| U1-NA（°） | 22.8±5.7 | 18.3 | 17.8 |
| L1-NB（mm） | 6.7±2.1 | 7.7 | 5.3 |
| L1-NB（°） | 30.3±5.8 | 32.7 | 26.8 |
| U1-L1（°） | 125.4±7.9 | 124.9 | 137.8 |
| FMA（°） | 31.5±5.0 | 29.0 | 28.7 |
| FMIA（°） | 54.8±6.1 | 54.0 | 64.6 |
| IMPA（°） | 93.9±6.2 | 97.0 | 86.7 |

### 经验分享

　　患者为成年女性，凸面型。前牙浅覆𬌗、浅覆盖，上下牙列Ⅱ度拥挤，上牙弓狭窄；23 低位，25 扭转180°。

▶ 制订方案时，设计考量如下：

- 患者牙列拥挤，凸面型，须通过拔牙矫治进行改善。25 因扭转首选拔除，为简化治疗，拔除35。由于牙弓不对称，右侧中段牙弓宽度过大，拔除 14、44，缩窄牙弓宽度的同时排齐牙列。
- 为加强下颌后牙支抗，缩窄右侧牙弓宽度及纠正牙弓不对称，采用固定舌弓作为支抗和引导。
- 种植支抗内收上前牙，配合支架调整上颌左侧𬌗平面偏斜。

▶ 治疗注意事项：

- 种植支抗调整𬌗平面时，配合支架力量更可靠。
- 矫治过程中，远移尖牙和第一前磨牙的过程中，出现了局部轻度开𬌗，这可能与弓丝较软有关，后期通过颌间牵引得到纠正。

（此病例由赵春洋医生提供）

（陈慧霞　赵春洋）

## 第五节　拔除上颌侧切牙的矫治

### 一、概述

对于需要拔牙矫治的患者来说，设计拔除哪颗牙齿要根据患者的具体情况，尤其是对于成年患者，拔牙的牙位应本着"既简便适用而又不丧失"的原则。上颌侧切牙位于上颌中切牙远中，左右各一，形态基本与中切牙相似，但体积较小，功能作用仅次于中切牙，无论在美观、切割食物、语言发音等方面都起着重要的作用，因此不是拔牙矫治常规考虑拔除的牙位。但上颌侧切牙的形态变异较多，常呈锥体，且邻面接触区及舌窝的自洁作用较差，为龋病的好发部位。当上颌侧切牙本身存在严重发育异常或位置异常，或发生根尖周炎、冠折、根折、牙周情况较差等情况时，无法通过正畸治疗矫治到正常位置或病变导致无法保留，此时结合临床错𬌗畸形情况将其拔除，不仅可以简化治疗，也能将矫治中可能发生的风险降到最低，从而降低矫治难度，这对患者和医生来说是双赢的。

上颌侧切牙拔除后可内收上前牙，改善凸面型，排齐上牙列，快速解除上颌前牙区拥挤，但美观也会受到较大影响。矫治过程中需要磨改上颌尖牙外形，使其接近侧切牙以改善前牙区美观，必要时还可以进行龈缘修整甚至冠修复以达到对称、美观的效果；也可预留间隙进行义齿修复。但磨改尖牙使其接近侧切牙外形，对美观仍有一定的影响，而对特殊职业人群或对美观特别在意者应持谨慎态度，

可考虑进行修复改形。青少年儿童一般不考虑拔除上颌侧切牙，成人为简化治疗可以考虑拔除。本节就拔除上颌侧切牙正畸治疗予以介绍。

### 二、适应证

正畸临床很少拔除上颌侧切牙，除非出现以下情况：

**1. 上颌侧切牙严重错位**　多见于侧切牙腭侧错位，尤其牙冠完全位于牙弓腭侧，甚至牙根也位于腭侧，偶可见侧切牙唇侧错位严重，唇侧骨附着丧失，尖牙与中切牙邻接，牙弓内无间隙时；或上前牙拥挤，尖牙被挤出牙列，唇向低位，拔除侧切牙牵引尖牙入牙列，可缩短疗程又不影响后牙咬合关系（图 8-5-1）。若采取常规拔除上颌前磨牙的矫治方案，尖牙远中移动过程中可能会发生倾斜，其牙根可能会对同侧侧切牙排入牙弓造成影响；侧切牙移动距离较大时，整体控根移动非常困难，也多为倾斜移动，易造成牙冠过度唇倾而牙根依然在腭侧，此时常将上颌侧切牙作为拔牙首选，尤其是成年患者。

**2. 侧切牙发育异常**　上颌前牙区严重拥挤或前突而侧切牙过小甚至呈锥形的患者，尽管拔除上颌前磨牙可以解决前牙拥挤或前突，但畸形侧切牙影响前牙正常覆𬌗、覆盖的建立；且过小的侧切牙常伴有牙根发育不足，为了协调 Bolton 指数，可以直接拔除过小的侧切牙，排齐剩余牙齿或内收过度前突的上颌中切牙（图 8-5-2）。

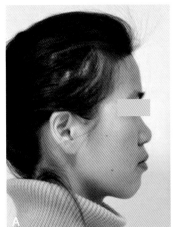
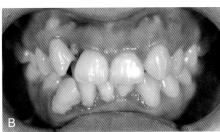
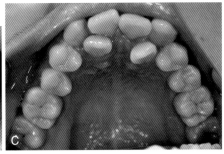

图 8-5-1　成年女性患者，12、22 腭侧位，中切牙与尖牙间无间隙或间隙很小，可选择拔除腭侧错位的侧切牙。A. 侧面像显示凸面型；B. 正面咬合像显示 13 唇侧低位，21、23 间无间隙，11、13 间的间隙为 1mm；C. 上颌𬌗面像显示 12、22 腭侧位，上牙列重度拥挤

**3.上颌侧切牙埋伏阻生**　上颌侧切牙、中切牙、尖牙阻生伴拥挤，侧切牙腭侧位，牙弓内间隙严重不足，甚至侧切牙水平向倾斜，阻碍了中切牙及尖牙的萌出。此时可选择拔除侧切牙，牵引中切牙及尖牙入牙列（图 8-5-3）。

**4.尖牙埋伏阻生，压迫侧切牙致牙根吸收**　上颌尖牙埋伏阻生常见，有时会向近中倾斜，压迫侧切牙牙根，导致其牙根吸收，无法保留；特别是侧切牙为畸形牙时，更应选择拔除。将牙根吸收的侧切牙拔除后，牵引埋伏阻生的尖牙替代侧切牙，恢复功能（图 8-5-4，图 8-5-5）。

**5.侧切牙自身病变严重，无法保留**　如牙冠折断、牙根折断、根尖炎、牙根发育不良、牙周情况不佳等，保留效果欠佳甚至无法保留，且需要拔牙矫治者（图 8-5-6）。

**6.侧切牙与中切牙易位，且需拔牙矫治的患者**　可将易位的侧切牙拔除，以简化治疗，保证疗效（图 8-5-7）。

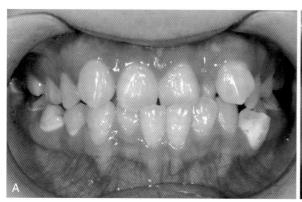
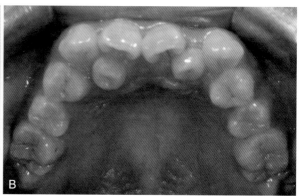

图 8-5-2　女性患者，12、22 腭侧错位，形态偏小，舌侧窝深，上牙列重度拥挤，拥挤主要集中于前牙区，为解除拥挤及协调 Bolton 指数，上颌可选择拔除严重错位的侧切牙。A.正面咬合像显示 11、13 间的间隙为 0.5mm，22 腭侧错位，反𬌗，21、23 间的间隙为 3mm；B.上颌𬌗面像显示上牙列重度拥挤，12、22 为畸形过小牙，舌侧窝深，不易自洁

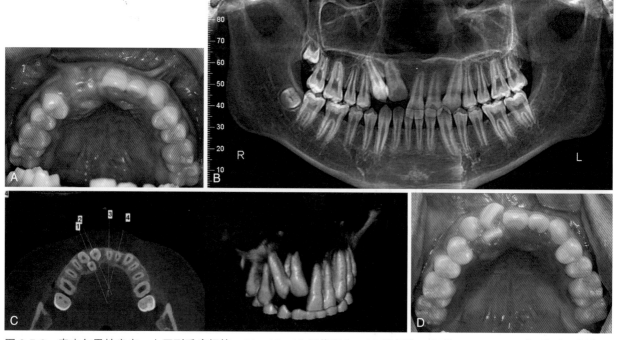

图 8-5-3　青少年男性患者，上牙列重度拥挤，11、12、13 埋伏阻生，12 腭侧位，牵引 11、13 入牙列，拔除腭侧位且间隙不足的 12。A.上颌𬌗面像显示 11、12、13 未见；B.初始 X 线片显示 11、13 埋伏阻生；C.初始 CBCT 显示 11、12、13 阻生，12 重叠于 13 腭侧；D.上颌𬌗面像显示 11、13 牵引入牙列，12 腭侧位，上牙列重度拥挤

**7. 先天缺失 1 颗下切牙**　上前牙拥挤，同侧侧切牙腭侧位，无间隙，拔除腭侧错位的上颌侧切牙，既可以矫治错𬌗畸形，又可以协调 Bolton 指数，当然此时的上颌中线无法完全纠正，可能需增加种植支抗或颌间牵引，否则甚至可能更偏向拔牙侧，必要时另一侧拔除前磨牙矫治（图 8-5-8）。

**8. 同侧中切牙与侧切牙唇舌向重叠**　侧切牙腭侧错位，反𬌗，牙弓内无间隙（图 8-5-9）。

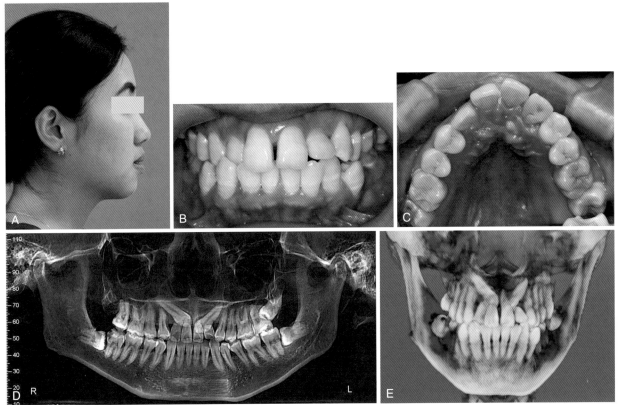

图 8-5-4　成年女性患者，凸面型，13 近中水平阻生，23 牙冠位于 21、22 腭侧之间，22 牙根吸收 2/3，上牙列Ⅲ度拥挤，可选择拔除 13、22，排齐上牙列。A. 侧面像显示凸面型，开唇露齿；B. 正面咬合像显示 22 冠唇侧倾斜，提示 23 有压迫 22 牙根的可能；C. 上颌𬌗面像显示上牙弓呈尖圆形，左右不对称，13 未见，23 牙尖可见于 21、22 腭侧之间；D. 初始 X 线片显示 13、23 近中埋伏阻生，压迫上颌切牙牙根，导致牙根吸收；E. 初始 CBCT 显示 13 牙冠位于 11、12 腭侧，近中水平阻生；23 位于 22 腭侧，22 牙根吸收达颈 1/3

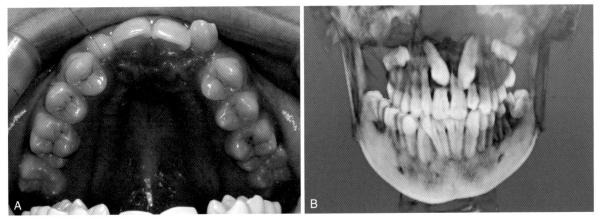

图 8-5-5　青少年男性患者，上牙列Ⅲ度拥挤，12、22 为过小牙，13、23 阻生，13 位于 11 牙根处，23 位于 21、22 之间，11、22 严重牙根吸收，选择拔除，牵引 13、23 入列。A. 上颌𬌗面像显示拥挤度为Ⅲ度，12、22 为过小牙，22 牙冠唇侧倾斜，13、23 未见；B. 初始 CBCT 显示 13 位于 11 牙根处，11 牙根吸收 3/4，23 位于 21、22 之间，22 牙根吸收 2/3

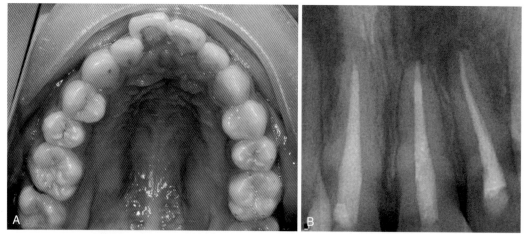

图 8-5-6  11、21、22 外伤根管治疗术后，22 根尖可见低密度影，牙根外吸收，根管治疗预后不佳，可选择拔除 11、22，保留健康牙齿。A. 上颌𬌗面像显示上牙列中度拥挤，上前牙唇倾；B. 根尖片显示 11、21、22 根管治疗术后，22 根尖有低密度影，牙根外吸收

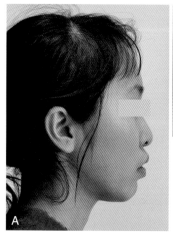

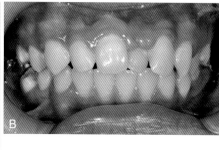

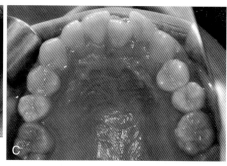

图 8-5-7  青少年患者，凸面型，需拔牙矫治，22 位于 11、21 之间，可选择拔除 22。A. 侧面像显示凸面型，开唇露齿；B. 正面咬合像显示 22 位于 11、21 之间，上下中线不一致；C. 上颌𬌗面像显示上牙列拥挤，上前牙唇倾，22 见于 11、21 之间

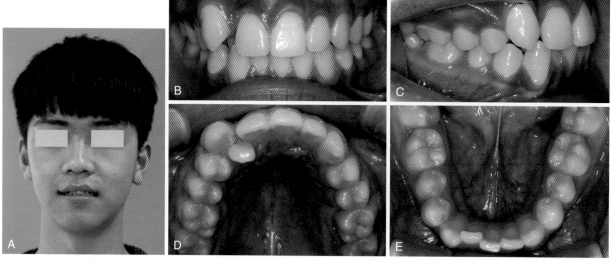

图 8-5-8  成年男性患者，41 先天缺失，12 腭侧位，13 唇侧低位，上牙列 Ⅱ 度拥挤，下牙列 Ⅰ 度拥挤，上下中线基本一致。由于患者及家长对上下中线要求不高，为简化治疗及协调 Bolton 指数，拔除 12，排齐牙列。A. 正面微笑像显示上中线右偏 1.5mm；B. 正面咬合像显示上下中线一致，13 唇侧低位；C. 右侧咬合像显示右侧磨牙为中性关系；D. 上颌𬌗面像显示上牙列中度拥挤，12 腭侧位，11、13 间的间隙为 1mm；E. 下颌𬌗面像显示 41 先天缺失，下牙列轻度拥挤

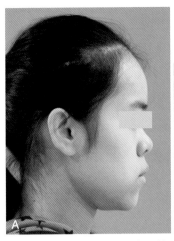
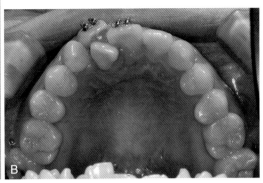

图 8-5-9　青少年患者，凸面型，上牙列Ⅲ度拥挤，11、12 重叠，12 腭侧位，可选择拔除 12。A. 侧面像显示凸面型；B. 上颌𬌗面像显示上牙列Ⅲ度拥挤，11、12 重叠，12 腭侧位

## 三、禁忌证

上颌侧切牙对口唇微笑美观有很大的影响，很少拔除，特别是存在以下情况时：

**1. 对美观要求严格者**　拔除侧切牙对美观有一定的影响，对特殊职业人群，如播音员、演员、文艺工作者等，应持谨慎态度，特别是单侧拔除上颌侧切牙，左右侧不可能达到完全一致（图 8-5-10）。

**2. 上前牙区唇侧骨板薄者**　应谨慎拔除侧切牙。侧切牙拔除后，尖牙需移动到侧切牙的位置。

由于尖牙牙根粗壮、呈圆锥形，唇侧骨板较薄的患者，牙根外形较明显，影响美观，特别是高位笑线者；还可能形成骨开窗、骨开裂（图 8-5-11）。

**3. 其他牙位存在更加严重的病变且无法保留者**　如中切牙外伤、牙根吸收等（图 8-5-12）。

**4. 侧切牙错位严重，但牙齿发育良好的青少年患者**　此时可以考虑不拔除上颌侧切牙，而选择拔除前磨牙，将侧切牙排齐，保留双侧侧切牙更利于牙齿对称及美观，这对青少年来说是"终身大事"（图 8-5-13，图 8-5-14）。

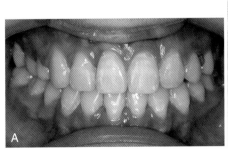
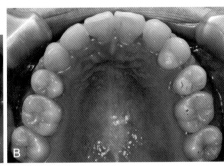
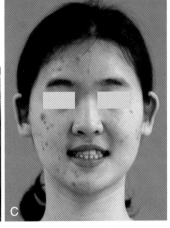

图 8-5-10　22 拔除后，21 与 23 直接接触，磨改后的 23 无法与 12 达到完全一致。A. 正面咬合像显示 12、23 间存在色差，13 与 24 唇面凸度、牙冠长度、龈缘高度间存在差异；B. 上颌𬌗面像显示 23、24 唇面凸度大于 12、13，前牙区牙弓对称性有所欠缺；C. 正面微笑像显示低位笑线，上前牙区的些许不对称对面部美观影响有限，对高位笑线患者的美观影响更大

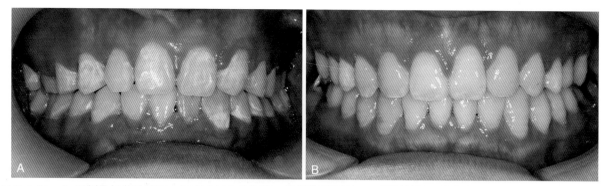

图 8-5-11　A.唇侧骨板薄的患者，23 位于 22 的位置，牙根外形明显；B.唇侧骨板厚的患者，13、23 牙根外形不明显

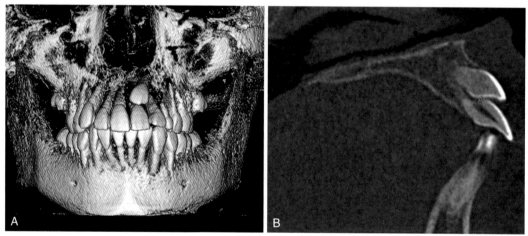

图 8-5-12　23 近中倾斜阻生，尽管与 22 有干扰，也不能拔除 22，只能选择拔除牙根吸收仅剩颈 1/3 的 21。A.CBCT 正面像显示 23 位于 21、22 唇侧，压迫 21、22 牙根；B. 矢状面截图显示 21 发生严重的牙根吸收，仅剩颈 1/3

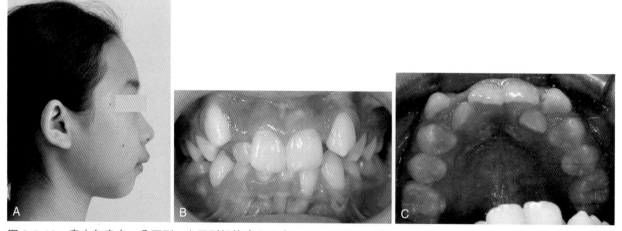

图 8-5-13　青少年患者，凸面型，上牙列拥挤度为 Ⅲ 度，13、23 唇侧低位，12、22 大小、形态正常，12 在牙弓内位置基本正常，保留更利于美观。A. 侧面像；B. 正面咬合像显示 13、23 唇侧低位，22 反𬌗；C. 上颌𬌗面像显示 12、22 形态、大小均正常，12 位置正常，11、13 间的间隙为 5mm

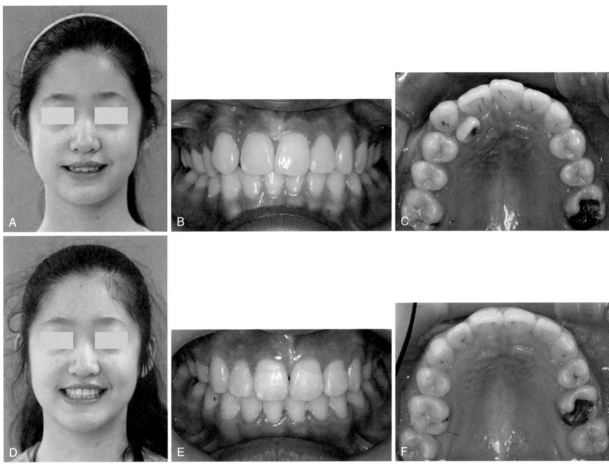

图 8-5-14　青少年女性患者，上中线右偏 3.5mm，12 腭侧位，大小及形态正常，拔除上颌第一前磨牙，牵引 12 入牙列，保存牙列美观及对称性。A. 矫治前正面微笑像显示上中线右偏 3.5mm；B. 矫治前正面咬合像显示 11、13 间的间隙为 1mm；C. 矫治前上颌𬌗面像显示牙弓不对称，12 腭侧位，大小及形态正常；D. 矫治后正面微笑像显示上中线与面中线一致；E. 矫治后正面咬合像显示 12、22 对称、美观；F. 矫治后上颌𬌗面像显示牙弓对称性良好

## 四、矫治过程中的特殊考量

**1. 美学考量**　上颌侧切牙是仅次于上颌中切牙对面部美观影响最大的牙齿，因不得已的原因拔除后，须采取一定的补救措施，将其对美观的影响降到最低。拔除侧切牙后，尖牙替代侧切牙，可以磨改尖牙使其外形接近侧切牙，必要时行树脂、贴面甚至全冠修复。此外，还可通过龈缘修整、牙齿美白使替代的尖牙更自然美观。相对而言，拔除侧切牙对低位笑线甚至中位笑线患者的颜面美观影响较小，对高位笑线患者的影响则更加明显。

（1）拔除双侧侧切牙，以同侧尖牙替代侧切牙，由于尖牙体积较侧切牙大，唇面较侧切牙圆钝，磨改后，对称性尚可，但美观性欠佳，矫治结束可以选择修复治疗（图 8-5-15，图 8-5-16）。

（2）单侧拔除侧切牙，矫治器置于尖牙牙冠偏近中，以使尖牙近中面更偏唇侧，与同侧中切牙形成良好的邻接点（图 8-5-17）。

（3）第一前磨牙位于尖牙的位置，托槽应该较偏远中龈方，使第一前磨牙的颊侧向近中扭转，从外观上更加接近尖牙的形态；且腭侧尖在患者微笑时可能暴露明显，需调磨，以尽量减少对美观的影响（图 8-5-18）。

（4）对美观要求高，侧切牙无法保留必须拔除者，也可以预留间隙行义齿修复（图 8-5-19）。

（5）由于尖牙唇舌径大于侧切牙，不利于前牙正常覆𬌗、覆盖的建立，需磨改减少唇舌径或维持稍大的前牙覆盖（图 8-5-20）。

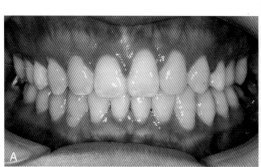
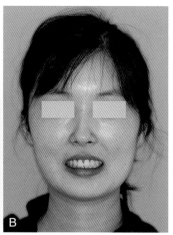

图 8-5-15　成年女性患者，拔除双侧上颌侧切牙后排齐牙齿，调整咬合关系。A. 正面咬合像可见 13、23 唇面圆钝，色泽较深，左右侧中切牙、尖牙龈缘均不在同一水平；B. 正面微笑像显示该患者为中位笑线，尖牙近中移动代替侧切牙对美观的影响较小

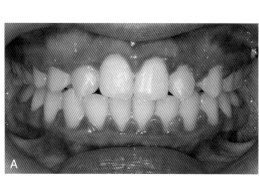
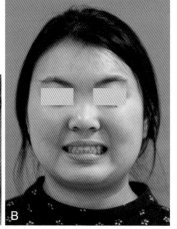

图 8-5-16　成年女性患者，拔除牙根严重吸收的 12、22，牵引低位的 13 及埋伏阻生的 23 入牙列。13、23 牙冠外形欠佳，正畸治疗结束后行贴面或全冠修复将更美观。A. 正面咬合像显示 13、23 尖牙外形明显，且由于埋伏阻生或低位，缺乏必要的牙尖磨耗，牵引到位后与同侧中切牙邻接点偏腭侧，特别是 23；B. 正面微笑像显示尽管患者为低位笑线，但牙冠外形欠佳，对微笑美观仍有一定的影响

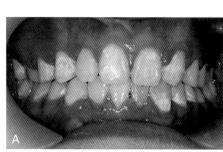
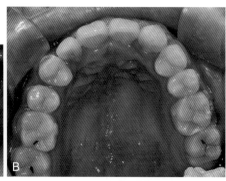
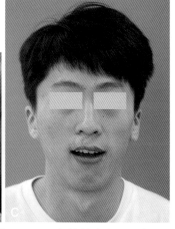

图 8-5-17　成年男性患者，拔除 13、22 后，排齐上牙列。A. 正面咬合像显示上下中线齐，12、23 龈缘基本在同一水平；B. 上颌𬌗面像显示 21、23 邻接良好，腭侧在牙弓弧度上，有利于建立正常的前牙覆𬌗、覆盖；C. 正面微笑像显示患者为低位笑线，微笑协调美观

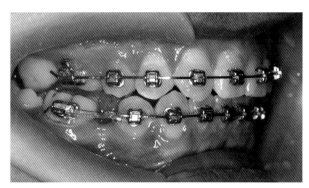

图 8-5-18　右侧咬合像显示 14 托槽位置稍偏牙冠远中

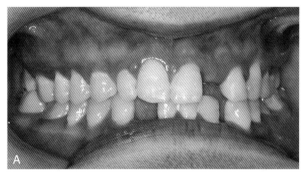

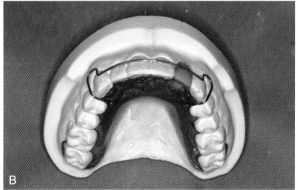

图 8-5-19　上颌侧切牙预留间隙义齿修复。A. 22 预留间隙义齿修复；B. 哈雷保持器附义齿保持侧切牙间隙

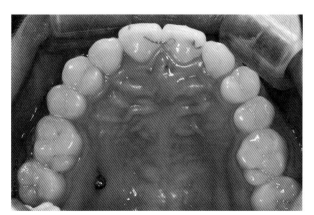

图 8-5-20　上颌𬌗面像显示 13、23 近中腭侧面需磨改，以减小可能的咬合干扰

**2. 尖牙引导𬌗的考虑**　对青少年来说，第一前磨牙处于尖牙的位置，须磨改第一前磨牙腭侧尖，去除咬合干扰，尽量形成尖牙引导𬌗，但由于年轻恒牙牙髓腔大，牙齿敏感，应注意控制调磨量或分次调磨（图 8-5-21），有时可以选择对第一前磨牙进行根管治疗＋冠修复。而对于已由尖牙引导𬌗过渡到组牙功能𬌗的成年患者，不太需要考虑这个问题。

**3. 支抗设计**　支抗设计时，要综合考虑各方面的因素。关闭拔牙间隙时控制支抗，避免在牙齿移动的同时造成上下颌牙齿咬合不良；前牙维持现有位置，后牙近中移动关闭拔牙间隙时，须采用额外支抗；或前牙前突、内收间隙不足者，须采用额外支抗远移牙列，内收前牙（图 8-5-22）。

**4. 控制中线**　尽量保持上中线与面中线一致，特别是单侧拔除侧切牙的患者，左右侧牙量的不一致很容易导致中线不正。中线偏移最好不超过 2mm，且需患者知情同意；不能出现歪斜，因为歪斜更加影响口颌系统的美观，可以配合种植支抗或颌间牵引调整中线或避免中线不正（图 8-5-23）。

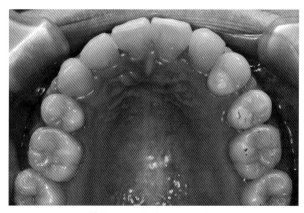

图 8-5-21　24 替代 23，磨改 24 腭侧尖，以去除咬合干扰，左侧后牙区调𬌗

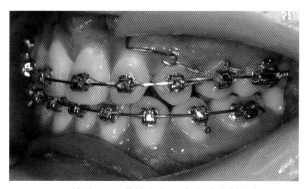

图 8-5-22　拔除 22，种植支抗近中移动左侧上颌后牙以关闭拔牙间隙

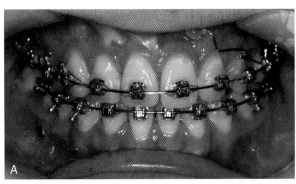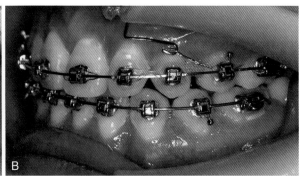

**图 8-5-23** 拔除 12，上中线左偏 2mm，种植支抗近中移动左侧上颌后牙的过程中调整中线，避免上中线更加左偏。A. 正面咬合像显示上下中线不一致；B. 左侧咬合像显示种植支抗近中移动后牙关闭拔牙间隙，调整上中线

5. **尖牙的控根** 拔除侧切牙，尖牙代替侧切牙，由于尖牙牙根为粗壮的圆锥形，唇侧牙根外观较侧切牙明显，需注意控根，特别是唇侧骨板较薄的患者，以避免牙根外形暴露影响美观。

6. **协调 Bolton 指数** 若仅上颌单颌拔牙，需要考虑到 Bolton 指数的协调，必要时可配合邻面去釉或余留少量间隙置于上颌尖牙或第一前磨牙远中（图 8-5-24）。

7. **拔牙间隙的合理分配** 拔牙前须对间隙的分配有个合理的预测。矫治过程中实时监控拔牙间隙的关闭，以免因间隙分配不合理造成后期精细调整或中线调整困难。

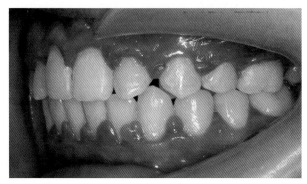

**图 8-5-24** 左侧咬合像显示上颌拔除 22，后牙咬合关系良好，余留 1mm 间隙置于 23、24 之间

## 病例介绍　病例一

患者蒋 ×，男，14 岁。

**主诉** "地包天"求治。

**现病史** 慢性扁桃体炎。

**既往史** 否认与正畸相关的全身系统性疾病，否认过敏史及颌面部外伤史。

**不良习惯** 否认。

**口内检查** 口腔卫生一般，下前牙牙结石Ⅰ度。恒牙列，右侧磨牙为中性关系，左侧磨牙为近中关系，前牙反覆𬌗、反覆盖，11、12、13 未见，上下前牙舌倾，上颌中线右偏 1mm，下颌中线左偏 1.5mm。舌体偏大，扁桃体肿大。

**面部检查** 凹面型，上颌后缩，面部不对称，左侧面部丰满，颏中线左偏 2mm，微笑时口角左低右高。上唇短缩，下唇翻卷。开口型偏向右下，开口度 3 指，右侧颞下颌关节弹响，无疼痛。

**模型测量** 上牙列Ⅲ度拥挤（10mm），下牙列

Ⅰ度拥挤（1.6mm），Spee 曲线深 2.5mm。

**X 线及照相检查** 骨性Ⅲ类，上颌后缩；11、12、13 阻生，12 位于 13 腭侧。

**诊断** ①安氏Ⅲ类亚类；②11、12、13 埋伏阻生。

**矫治计划** 双期矫治。①Ⅰ期生长改良治疗，先解决骨性畸形，𬌗垫式矫治器配合前方牵引促进上颌骨发育，抑制下颌骨发育，纠正前牙反𬌗；同时以前方牵引支架为支抗，开窗牵引埋伏阻生的 11、13 唇向、𬌗方进入牙列。②Ⅱ期固定矫治，拔除 12，直丝弓矫治器排齐上下牙列，头帽颏兜抑制下颌骨发育。③保持。

**矫治效果** ①牙列排齐，咬合良好。②前牙覆𬌗、覆盖正常。③侧貌改善。

矫治过程见图 8-5-25～图 8-5-32。

治疗前后头影测量结果对比见表 8-5-1。

病例一（续）

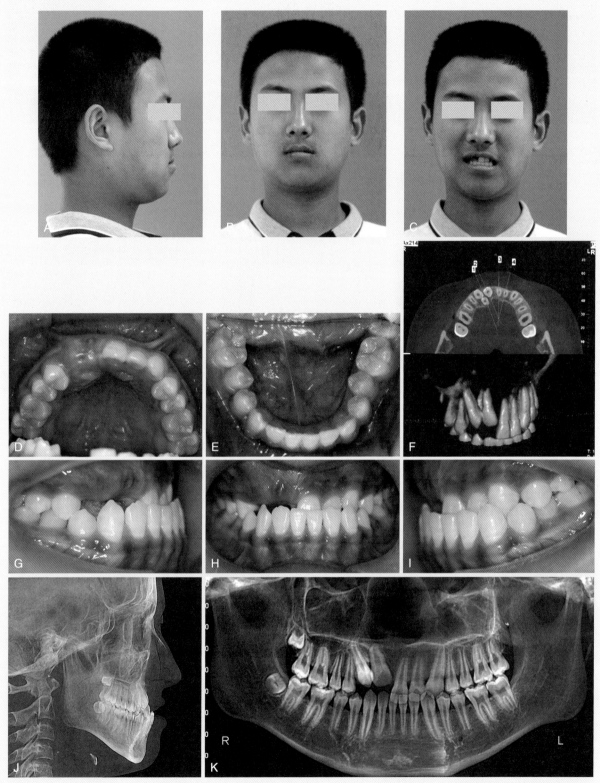

图 8-5-25　初始照和 X 线片。前牙反𬌗，上颌骨发育不足。11、12、13 埋伏阻生，12 腭侧位。A. 侧位像；B. 正面像；C. 正面微笑像；D. 上颌𬌗像；E. 下颌𬌗像；F. CBCT 正面像及横断面像；G. 右侧咬合像；H. 正面咬合像；I. 左侧咬合像；J. 侧位片；K. 全景片

**病例一（续）**

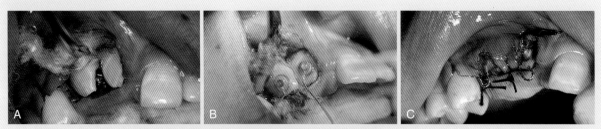

图 8-5-26　阶段照。A. 切开暴露 11、13；B. 粘接舌侧扣；C. 缝合

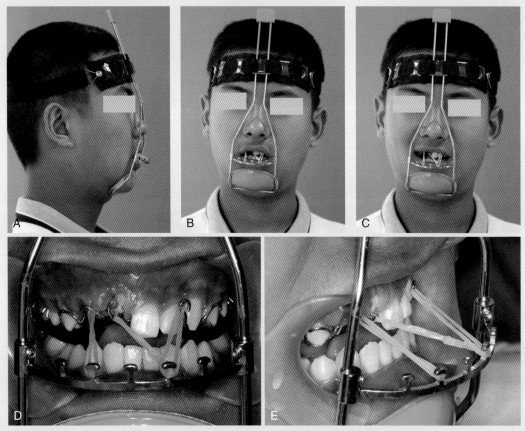

图 8-5-27　阶段照。殆垫式矫治器上颌前方牵引纠正前牙反殆；以前方牵引支架为支抗，牵引 11、13 唇向殆方移动。A. 侧位像；B. 正面像；C. 正面微笑像；D. 正面咬合像；E. 前牙覆盖像

**病例一（续）**

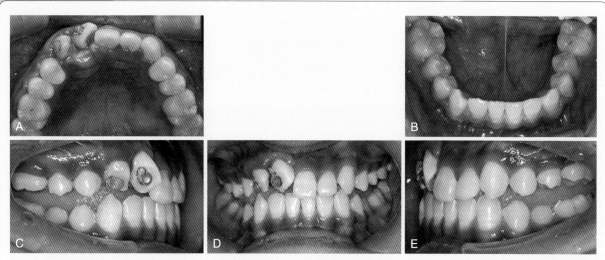

图 8-5-28　阶段照。前牙反𬌗解除，11、13 入牙列，此时牙列拥挤，无间隙容纳 12。A. 上颌𬌗像；B. 下颌𬌗像；C. 右侧咬合像；D. 正面咬合像；E. 左侧咬合像

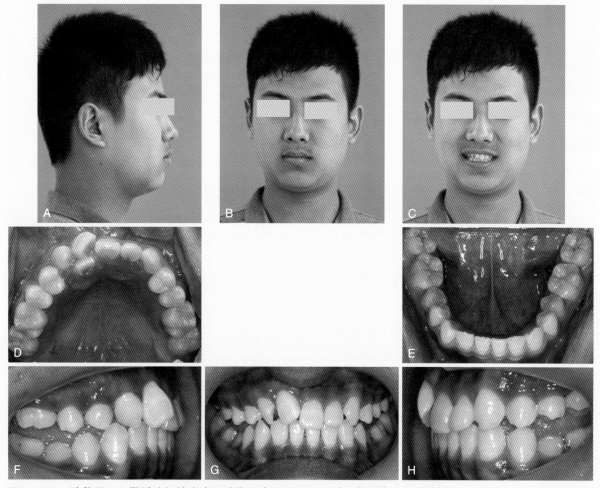

图 8-5-29　阶段照。Ⅱ期矫治初始患者面𬌗像，直面型，上牙列Ⅲ度拥挤，12 腭侧萌出，双侧尖牙、磨牙为远中关系。A. 侧位像；B. 正面像；C. 正面微笑像；D. 上颌𬌗像；E. 下颌𬌗像；F. 右侧咬合像；G. 正面咬合像；H. 左侧咬合像

病例一（续）

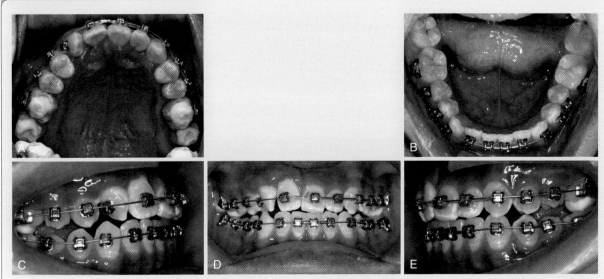

图 8-5-30　阶段照。拔除 12，双侧上颌后牙区殆垫，解除锁结关系，排齐上下牙列。A. 上颌殆像；B. 下颌殆像；C. 右侧咬合像；D. 正面咬合像；E. 左侧咬合像

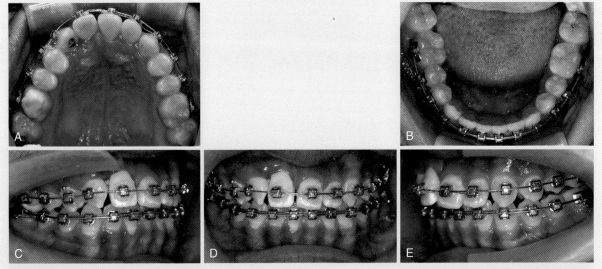

图 8-5-31　阶段照。上下牙列基本排齐，前牙覆殆、覆盖正常，上颌少量散在间隙。A. 上颌殆像；B. 下颌殆像；C. 右侧咬合像；D. 正面咬合像；E. 左侧咬合像

病例一（续）

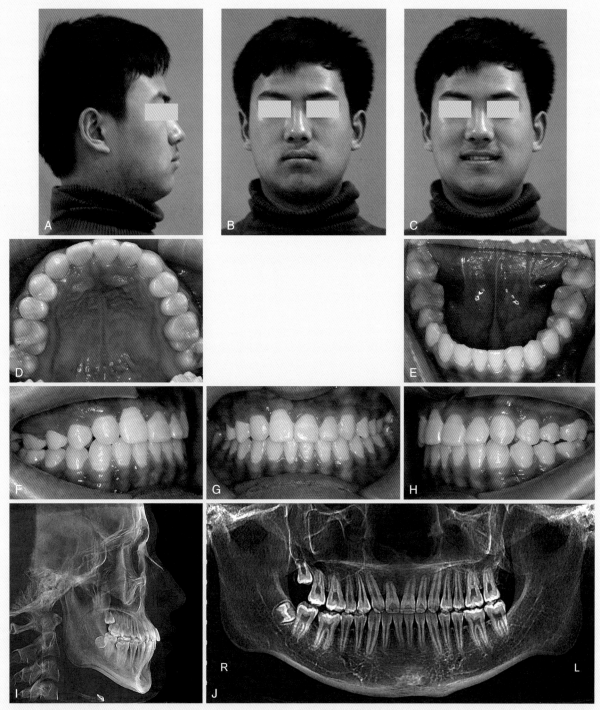

图 8-5-32 结束照和 X 线片。13 替代 12，前牙覆𬌗、覆盖关系正常。A. 侧位像；B. 正面像；C. 正面微笑像；D. 上颌𬌗像；E. 下颌𬌗像；F. 右侧咬合像；G. 正面咬合像；H. 左侧咬合像；I. 侧位片；J. 全景片

## 病例一（续）

表 8-5-1 头影测量结果对比

| 测量项目 | 正常值 | 治疗前 | 治疗后 |
|---|---|---|---|
| SNA（°） | 82.8±4.0 | 77.0 | 80.6 |
| SNB（°） | 80.1±3.9 | 78.9 | 78.9 |
| ANB（°） | 2.7±2.0 | −1.9 | 1.7 |
| NP-FH（°） | 85.4±3.7 | 89.6 | 87.8 |
| NA-PA（°） | 6.0±4.4 | −3.4 | 4.1 |
| U1-NA（mm） | 5.1±2.4 | 2.2 | 6.0 |
| U1-NA（°） | 22.8±5.7 | 14.2 | 28.0 |
| L1-NB（mm） | 6.7±2.1 | 3.2 | 5.3 |
| L1-NB（°） | 30.3±5.8 | 20.8 | 24.8 |
| U1-L1（°） | 125.4±7.9 | 144.3 | 128.1 |
| FMA（°） | 31.5±5.0 | 25.3 | 28.1 |
| FMIA（°） | 54.8±6.1 | 72.9 | 64.2 |
| IMPA（°） | 93.9±6.2 | 81.8 | 87.7 |

**经验分享**

患者为恒牙列，正处于生长发育高峰期，面部为低角伴凹面型，鼻唇沟深，上颌发育不足，前牙反覆𬌗、反覆盖；11、12、13埋伏阻生，牙列拥挤，12腭侧位；上下前牙舌倾；下颌Spee曲线深。设计双期矫治，Ⅰ期行生长改良治疗，促进上颌骨发育，协调上下颌骨关系，牵引埋伏阻生的11、13入牙列；Ⅱ期固定矫治排齐牙列，调整咬合关系。

▶ 制订设计方案时，设计考量如下：

• 考虑到患者11、12、13牙根发育基本完成，埋伏阻生牙治疗的时机稍晚，须及时牵引到位，前方牵引支架能够为埋伏阻生牙的牵引提供足够的支抗。

• 考虑到患者颌骨仍有一定的生长量，且遵循骨性畸形优先的原则，先行生长改良治疗，前方牵引促进上颌骨发育，抑制下颌骨发育，协调上下颌骨关系。

• 基于患者11、12、13均埋伏阻生，牙列拥挤，12腭侧位，无法牵引，且牙弓内无间隙，只能先牵引11、13，视情况决定12的去留。

• 经过第一阶段的治疗，上前牙唇倾，12腭侧低位，11、12、13相互干扰，且11、13间的间隙不足以容纳12。统筹考虑，拔除12，排齐牙列，以13代替12，14代替13。

• 下牙列排列整齐，采取非拔牙矫治，上颌单侧拔牙，矫治结束后形成右侧磨牙为远中关系。

▶ 注意事项：

• 针对存在骨性畸形的青少年患者，遵循骨性畸形优先的原则，即若存在骨性畸形，必须先解决骨性畸形，再考虑解决牙齿异常。该患者经过双期矫治，先行生长改良治疗纠正上颌骨发育不足，牵引埋伏阻生的11、13；固定矫治阶段，根据实际牙列情况，综合考虑，拔除腭侧位且无间隙容纳的12，排齐牙列，获得了良好的前牙覆𬌗、覆盖，面型极大改善。保持过程须定期观察，头帽颏兜抑制下颌骨发育，若后期颌骨出现不利的生长型，不排除成年后正颌手术的可能。

（此病例由赵春洋医生提供）

## 病例介绍　病例二

患者黄××，男，20岁。

**主诉**　牙齿不齐求治。

**现病史**　慢性鼻炎。

**既往史**　否认与正畸相关的全身系统性疾病，否认过敏史及颌面部外伤史。

**不良习惯**　否认。

**家族史**　父亲有相似症状。

**口内检查**　口腔卫生一般，前牙牙龈炎，下前牙区牙结石Ⅰ度。恒牙列，双侧尖牙、磨牙为中性关系，12腭侧位，反𬌗，13唇侧低位，41先天缺失，上牙弓狭窄，腭盖高拱。

**面部检查**　上颌轻度前突，高角，颜面部不对称，左侧较丰满，上中线右偏1.5mm。开口型偏向右下，开口度3指，颞下颌关节有弹响和疼痛。

**模型测量**　上牙列Ⅱ度拥挤，下牙列Ⅰ度拥挤。

**X线及照相检查**　18、28、38、48阻生，41未见。

**诊断**　①安氏Ⅰ类；②41先天缺失。

**矫治计划**　①拔除12；②直丝弓矫治器排齐上下牙列，扩大上牙弓宽度；③保持。

**矫治效果**　①牙列排齐，咬合良好；②面型维持。

矫治过程见图8-5-33～图8-5-37。

治疗前后头影测量结果对比见表8-5-2。

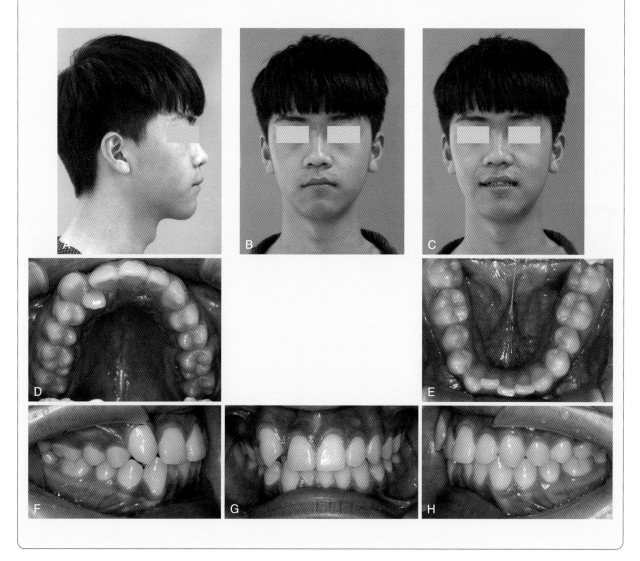

**病例二（续）**

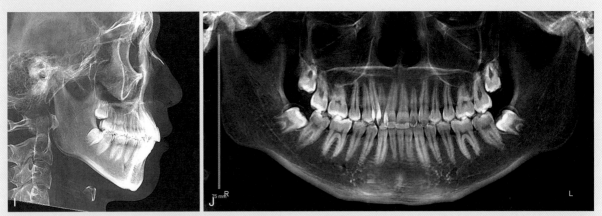

图 8-5-33　初始照和 X 线片。轻度凸面型，41 先天缺失，12 腭侧位、反𬌗，13 唇侧低位。A. 侧位像；B. 正面像；C. 正面微笑像；D. 上颌𬌗像；E. 下颌𬌗像；F. 右侧咬合像；G. 正面咬合像；H. 左侧咬合像；I. 侧位片；J. 全景片

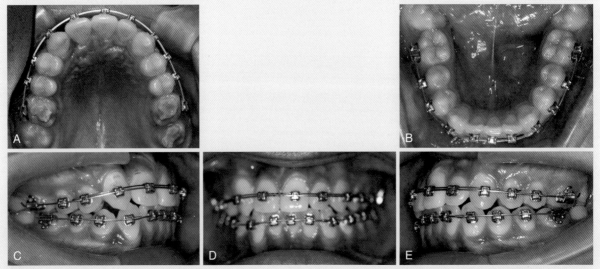

图 8-5-34　阶段照。拔除 12，双侧上颌磨牙区垫高，解除锁结关系，排齐辅弓排齐牙列。A. 上颌𬌗像；B. 下颌𬌗像；C. 右侧咬合像；D. 正面咬合像；E. 左侧咬合像

**病例二（续）**

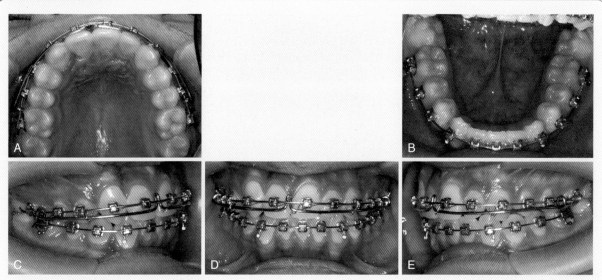

图 8-5-35　阶段照。骑士弓扩大上颌后牙区牙弓宽度。A. 上颌𬌗像；B. 下颌𬌗像；C. 右侧咬合像；D. 正面咬合像；E. 左侧咬合像

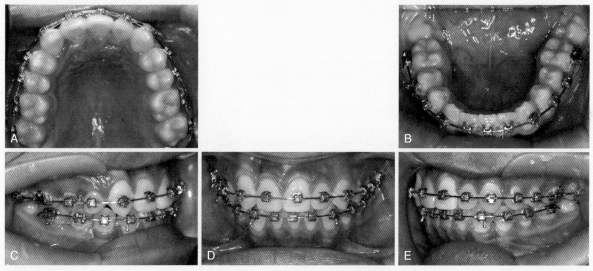

图 8-5-36　阶段照。关闭散在间隙，精细调整。A. 上颌𬌗像；B. 下颌𬌗像；C. 右侧咬合像；D. 正面咬合像；E. 左侧咬合像

**病例二（续）**

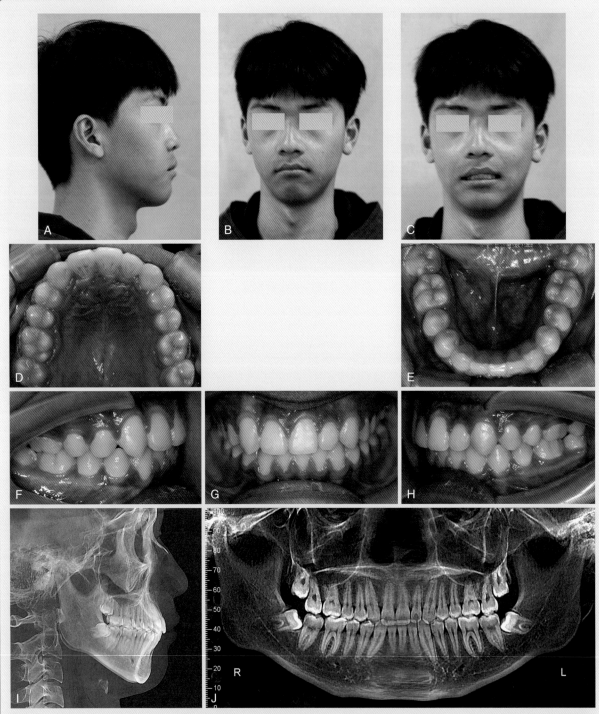

图8-5-37 结束照和X线片。上下牙列排齐，后牙咬合关系良好。A.侧位像；B.正面像；C.正面微笑像；D.上颌𬌗像；E.下颌𬌗像；F.右侧咬合像；G.正面咬合像；H.左侧咬合像；I.侧位片；J.全景片

**病例二（续）**

表 8-5-2　头影测量结果对比

| 测量项目 | 正常值 | 治疗前 | 治疗后 |
| --- | --- | --- | --- |
| SNA（°） | 82.8±4.0 | 81.1 | 81.1 |
| SNB（°） | 80.1±3.9 | 77.2 | 77.5 |
| ANB（°） | 2.7±2.0 | 3.9 | 3.6 |
| NP-FH（°） | 85.4±3.7 | 86.2 | 86.8 |
| NA-PA（°） | 6.0±4.4 | 10.0 | 9.1 |
| U1-NA（mm） | 5.1±2.4 | 4.6 | 4.2 |
| U1-NA（°） | 22.8±5.7 | 19.3 | 18.1 |
| L1-NB（mm） | 6.7±2.1 | 5.4 | 6.8 |
| L1-NB（°） | 30.3±5.8 | 25.9 | 29.9 |
| U1-L1（°） | 125.4±7.9 | 131.7 | 129.8 |
| FMA（°） | 31.5±5.0 | 32.2 | 32.0 |
| FMIA（°） | 54.8±6.1 | 59.6 | 57.9 |
| IMPA（°） | 93.9±6.2 | 88.2 | 90.1 |

**经验分享**

　　患者为成年男性，轻度凸面型，上牙列Ⅱ度拥挤，下牙列Ⅰ度拥挤，41 先天缺失，12 腭侧位，11、13 间的间隙为 1mm。患者不介意上中线的偏斜，无意改善面型，经与患者及家长沟通，选择仅拔除 12，排齐上下牙列。

▶ 制订设计方案时，设计考量如下：

- 患者 41 先天缺失，拔除其他象限的 3 颗牙齿可以更好地排齐牙齿，改善面型；但患者对面型要求不高，且反对为改善面型而拔牙，而 12 腭侧位，且无足够的牙弓间隙容纳，因此为解除上牙列拥挤及协调 Bolton 指数，仅拔除了 12，13 近中移动替代 12。上中线右偏 1.5mm，对美观影响不大，患者能接受。
- 下牙列Ⅰ度拥挤，磨牙为中性关系，不需要内收下前牙的情况下，可以非拔牙矫治，扩大牙弓宽度，排齐下牙列。
- 上牙弓狭窄，腭盖高拱，配合骑士弓扩大上牙弓，可以更好地协调上下牙弓宽度。临床正畸过程中，常出现后牙区宽度不调的问题，此时辅助可摘横腭杆、骑士弓扩大上颌后牙区牙弓宽度是理想的选择。

▶ 注意事项：

- 注意牙弓对称性的调整，防止拔牙侧牙弓过度塌陷。
- 分次调磨 13 牙尖及 14 腭侧尖，以改善 13 外形及去除 14 的咬合干扰。
- 基于患者诉求及实际情况，上颌右侧单侧拔除腭侧位的 12，中线的控制是矫治的难点及重点。

（此病例由赵春洋医生提供）

## 病例介绍　病例三

患者苏××，男，12岁。

**主诉**　牙列不齐、前牙突求治。

**现病史**　否认。

**既往史**　无全身系统性疾病，无过敏史。

**不良习惯**　否认。

**家族史**　否认。

**口内检查**　口腔卫生不良，软垢沉积。恒牙列，双侧尖牙、磨牙为远中关系，双侧后牙区反𬌗，下牙弓宽度过大，下前牙唇倾；12腭侧位、反𬌗，11、13间无间隙，上中线右偏3mm，下中线左偏1.5mm。

**面部检查**　凸面型，颜面部不对称，左侧较丰满，微笑时口角左高右低。

**模型测量**　上下颌牙弓呈卵圆形，12腭侧位，上牙列Ⅱ度拥挤。

**X线及照相检查**　骨性Ⅱ类，下前牙唇倾。

**诊断**　安氏Ⅱ类错𬌗。

**矫治计划**　①拔除12、24、35、45；②直丝弓矫治器排齐上下牙列，协调上下牙弓宽度；③保持。

**矫治效果**　①牙列整齐，咬合良好；②上中线与面中线一致；③侧貌改善。

矫治过程见图8-5-38~图8-5-40。

治疗前后头影测量结果对比见表8-5-3。

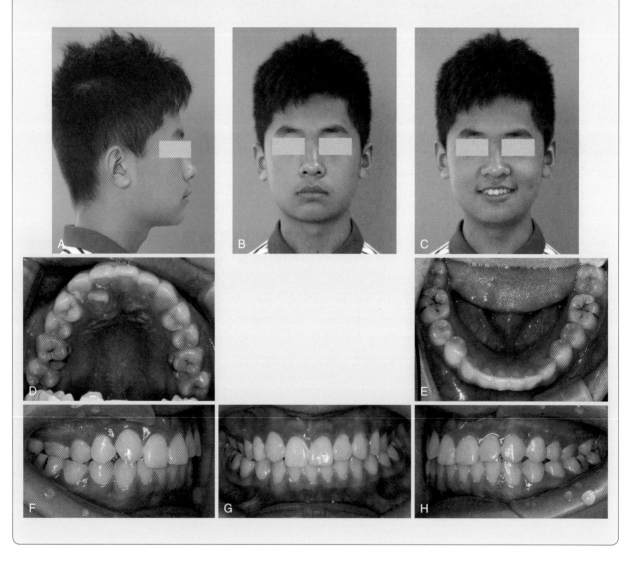

病例三（续）

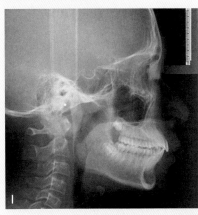

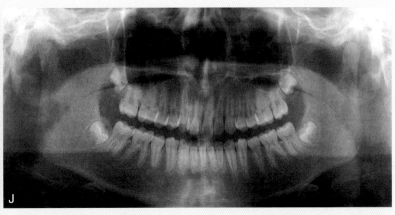

图 8-5-38　初始照和 X 线片。凸面型，上牙列中度拥挤，12 腭侧位，下牙弓宽大，上中线右偏 3mm。A. 侧位像；B. 正面像；C. 正面微笑像；D. 上颌𬌗像；E. 下颌𬌗像；F. 右侧咬合像；G. 正面咬合像；H. 左侧咬合像；I. 侧位片；J. 全景片

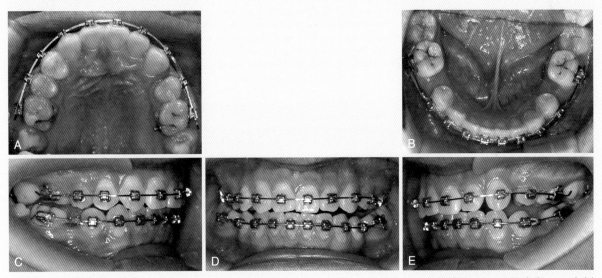

图 8-5-39　阶段照。双侧上颌后牙区垫高，解除锁结关系，排齐上下牙列。A. 上颌𬌗像；B. 下颌𬌗像；C. 右侧咬合像；D. 正面咬合像；E. 左侧咬合像

病例三（续）

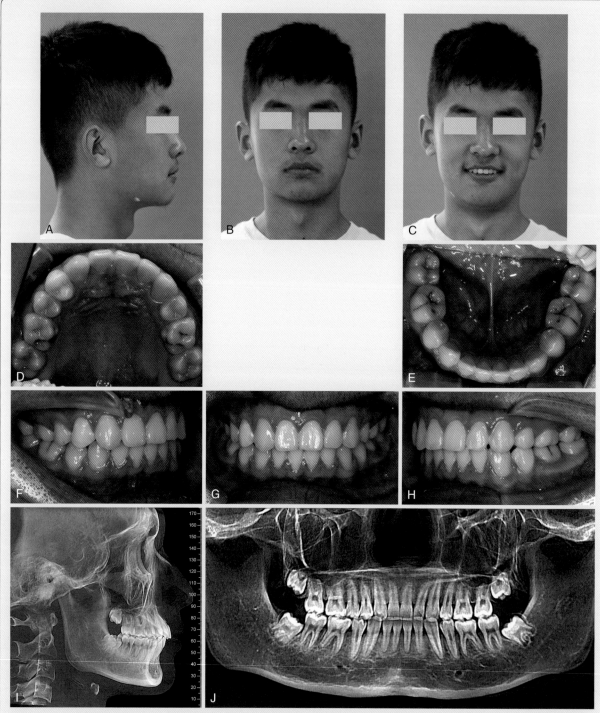

图 8-5-40 结束照和 X 线片。后牙宽度协调，上中线与面中线一致。A. 侧位像；B. 正面像；C. 正面微笑像；D. 上颌𬌗像；E. 下颌𬌗像；F. 右侧咬合像；G. 正面咬合像；H. 左侧咬合像；I. 侧位片；J. 全景片

**病例三（续）**

表 8-5-3　头影测量结果对比

| 测量项目 | 正常值 | 治疗前 | 治疗后 |
|---|---|---|---|
| SNA（°） | 82.8±4.0 | 84.0 | 84.1 |
| SNB（°） | 80.1±3.9 | 79.1 | 80.2 |
| ANB（°） | 2.7±2.0 | 4.9 | 3.9 |
| NP-FH（°） | 85.4±3.7 | 88.9 | 90.8 |
| NA-PA（°） | 6.0±4.4 | 9.8 | 6.1 |
| U1-NA（mm） | 5.1±2.4 | 6.1 | 5.3 |
| U1-NA（°） | 22.8±5.7 | 25.6 | 24.1 |
| L1-NB（mm） | 6.7±2.1 | 8.3 | 5.6 |
| L1-NB（°） | 30.3±5.8 | 35.1 | 27.0 |
| U1-L1（°） | 125.4±7.9 | 117.2 | 125.0 |
| FMA（°） | 31.5±5.0 | 25.0 | 24.7 |
| FMIA（°） | 54.8±6.1 | 48.4 | 57.2 |
| IMPA（°） | 93.9±6.2 | 106.6 | 98.1 |

**经验分享**

　　患者为青少年男性，凸面型，鼻唇沟浅，上牙列Ⅱ度拥挤，12 腭侧位，11、13 间无间隙；下牙弓过宽，双侧后牙区反𬌗，上中线右偏 3mm，下中线左偏 1.5mm。可以选择拔除上颌第一前磨牙及下颌第二前磨牙，经与患者家长沟通，家长选择拔除 12、24、35、45 的矫治方案。

▶ 制订设计方案时，设计考量如下：
- 患者自觉牙齿不齐、前突，因此采取拔牙矫治。
- 患者上牙列Ⅱ度拥挤，12 完全腭侧位，11、13 间无间隙，拔除 12 治疗更便捷。
- 上中线右偏 3mm，为调整上中线，拔除 24，纠正上中线的同时提供间隙内收上前牙，改善牙齿前突。

- 双侧后牙反𬌗，下牙弓宽大，下前牙唇倾，为缩窄下牙弓宽度及内收下前牙，需拔除牙齿提供所需间隙。
- 患者为Ⅱ类骨面型，且磨牙为远中关系，拔除 35、45 更利于调整磨牙关系；磨牙近中移动，下颌逆时针旋转也利于改善Ⅱ类骨性关系。

▶ 注意事项：
- 分次磨除 13 牙尖及 14 腭侧尖，以改善 13 外形及去除 14 咬合干扰，有利于建立组牙功能𬌗。
- 针对完全腭侧位且无牙弓间隙的上颌侧切牙，依据家长的选择拔除后，利用尖牙替代侧切牙行使美观及功能。

（此病例由赵春洋医生提供）

**病例介绍** **病例四**

患者刘××，女，23 岁。

**主诉** "地包天"求治。

**现病史** 患者自觉"地包天"，影响咀嚼、美观，遂来就诊。

**既往史** 46 有根管治疗史，否认与正畸相关全身系统性疾病、过敏史及颌面部外伤史。

**不良习惯** 口呼吸、舔牙、偏侧咀嚼及下颌前伸习惯。

**家族史** 家族遗传反𬌗。

**口内检查** 恒牙列，右侧尖牙、磨牙为中性关系，左侧磨牙为近中关系，前牙反𬌗、反覆盖；12、22 腭侧位，11、13 间的间隙为 0.5mm，21、23 间无间隙，下前牙舌倾，上前牙唇倾，上中线右偏 1mm。

**面部检查** 凹面型，上颌骨发育不足，下颌骨发育过度，低角骨面型，颜面不对称，左侧较丰满，颏部左偏 1mm，口角左低右高，上颌后缩，下颌前突、

歪斜，上唇短缩。开口度 3 指，否认颞下颌关节疼痛。

**模型测量** 上下牙弓呈方圆形，上牙列Ⅲ度拥挤。

**X 线及照相检查** 骨性Ⅲ类，低角骨面型，上颌后缩，下颌前突，下颌骨不对称，髁突不对称、磨损，上前牙区唇侧骨板薄，18、28 阻生。

**诊断** 安氏Ⅲ类亚类。

**矫治计划** 正畸 - 正颌联合治疗。①术前正畸：拔除上颌侧切牙，直丝弓矫治器内收上前牙、唇倾下前牙去代偿，种植支抗缩窄上颌后牙牙弓宽度；②正颌手术：双颌手术 + 颏成形术；③术后正畸：精细调整咬合；④固定保持，配合头帽颏兜，纠正下颌前伸习惯。

**矫治效果** ①前牙覆𬌗、覆盖正常；②牙列排齐，纠正下颌前伸习惯，协调肌位与牙位，咬合良好；③侧貌改善。

矫治过程见图 8-5-41～图 8-5-45。

治疗前后头影测量结果对比见表8-5-4。

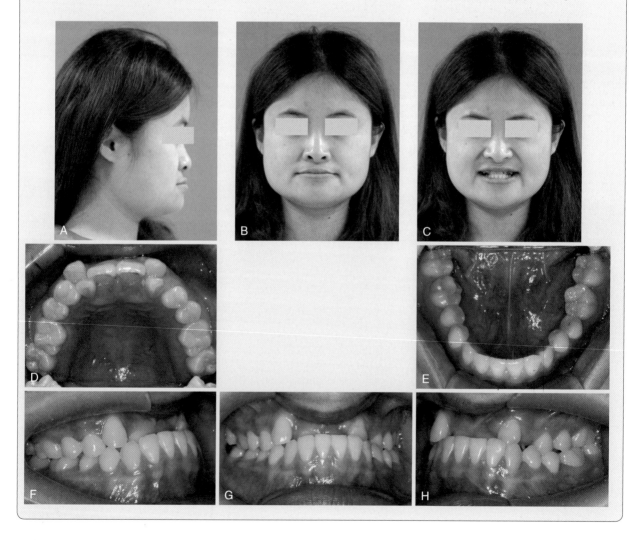

病例四（续）

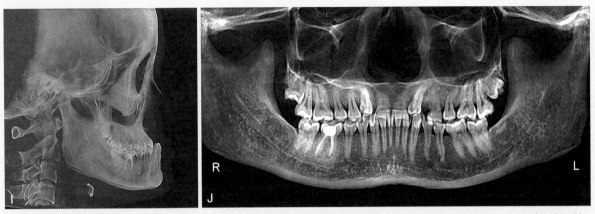

图 8-5-41　初始照和 X 线片。凹面型，上颌骨发育不足，下颌骨发育过度，前牙反覆𬌗、反覆盖，上牙列Ⅲ度拥挤，12、22 腭侧位，分别与 13、23 重叠。A. 侧位像；B. 正面像；C. 正面微笑像；D. 上颌𬌗像；E. 下颌𬌗像；F. 右侧咬合像；G. 正面咬合像；H. 左侧咬合像；I. 侧位片；J. 全景片

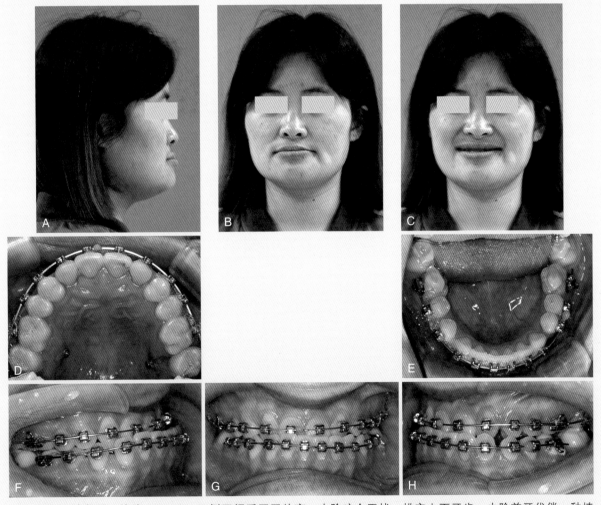

图 8-5-42　阶段照。拔除 12、22，双侧下颌后牙区垫高，去除咬合干扰，排齐上下牙齿，去除前牙代偿；种植支抗缩窄上颌后牙区宽度。A. 侧位像；B. 正面像；C. 正面微笑像；D. 上颌𬌗像；E. 下颌𬌗像；F. 右侧咬合像；G. 正面咬合像；H. 左侧咬合像

**病例四（续）**

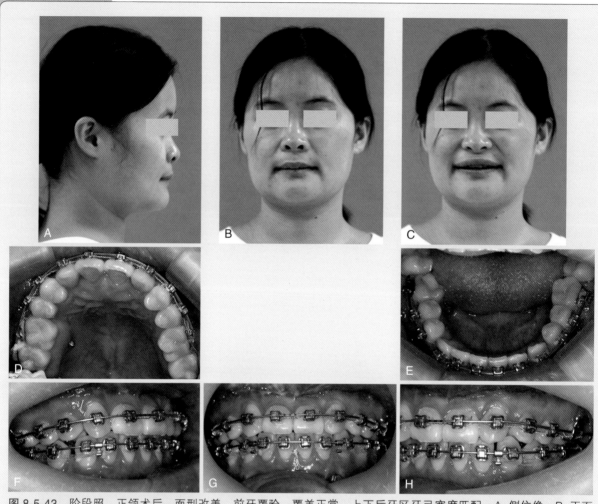

图 8-5-43　阶段照。正颌术后，面型改善，前牙覆𬌗、覆盖正常，上下后牙区牙弓宽度匹配。A. 侧位像；B. 正面像；C. 正面微笑像；D. 上颌𬌗像；E. 下颌𬌗像；F. 右侧咬合像；G. 正面咬合像；H. 左侧咬合像

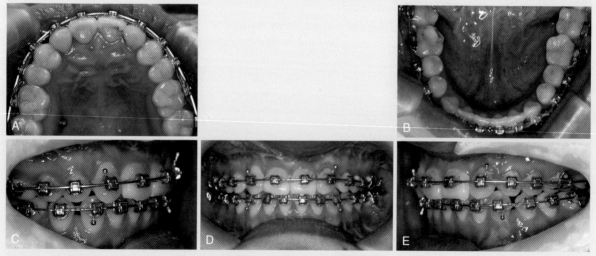

图 8-5-44　阶段照。精细调整，颌间牵引稳定咬合关系。A. 上颌𬌗像；B. 下颌𬌗像；C. 右侧咬合像；D. 正面咬合像；E. 左侧咬合像

病例四（续）

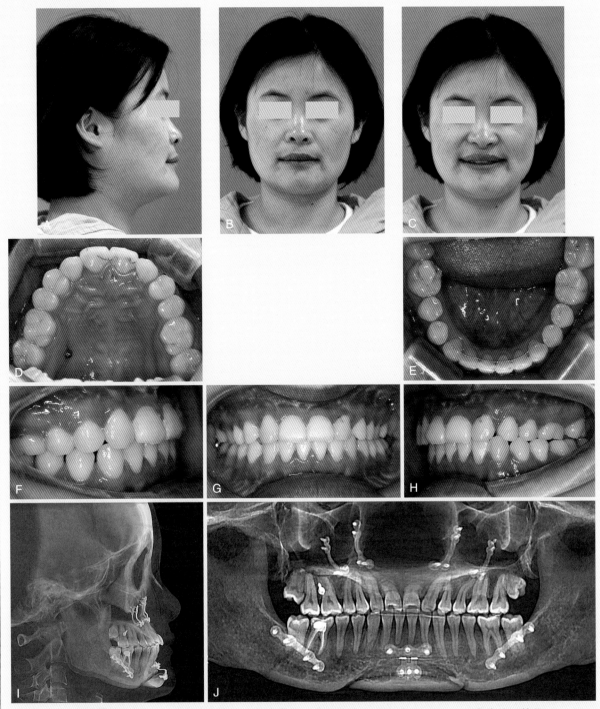

图 8-5-45　结束照和 X 线片。咬合关系良好，前牙覆𬌗、覆盖正常，面型改善，13、23 磨改外形替代 12、22。
A. 侧位像；B. 正面像；C. 正面微笑像；D. 上颌𬌗像；E. 下颌𬌗像；F. 右侧咬合像；G. 正面咬合像；H. 左侧咬合像；I. 侧位片；J. 全景片

**病例四（续）**

表 8-5-4　头影测量结果对比

| 测量项目 | 正常值 | 治疗前 | 治疗后 |
|---|---|---|---|
| SNA（°） | 82.8±4.0 | 79.0 | 82.0 |
| SNB（°） | 80.1±3.9 | 88.5 | 81.8 |
| ANB（°） | 2.7±2.0 | −9.5 | 0.2 |
| NP-FH（°） | 85.4±3.7 | 96.1 | 92.2 |
| NA-PA（°） | 6.0±4.4 | −25.8 | −7.2 |
| U1-NA（mm） | 5.1±2.4 | 5.8 | 5.2 |
| U1-NA（°） | 22.8±5.7 | 41.1 | 33.8 |
| L1-NB（mm） | 6.7±2.1 | −0.5 | 2.6 |
| L1-NB（°） | 30.3±5.8 | 5.9 | 19.8 |
| U1-L1（°） | 125.4±7.9 | 142.7 | 134.2 |
| FMA（°） | 31.5±5.0 | 17.6 | 20.7 |
| FMIA（°） | 54.8±6.1 | 90.3 | 69.2 |
| IMPA（°） | 93.9±6.2 | 72.1 | 90.1 |

**经验分享**

患者为成年女性，低角伴凹面型，严重骨性Ⅲ类畸形。鼻唇沟深，上颌骨发育不足，下颌骨发育过度；前牙反覆𬌗、反覆盖，患者对面型要求较高，单纯正畸治疗无法达到矫治效果，只能采用正畸-正颌联合治疗。

▶ 制订方案时，设计考量如下：

• 患者上颌骨发育不足，上前牙代偿性唇倾，为去除前牙代偿，内收上前牙，需要间隙，故选择拔牙矫治。

• 患者为低角伴凹面型，上牙列Ⅲ度拥挤，拥挤主要集中在前牙区，12、22腭侧位，11、13间的间隙为0.5mm，21、23间无间隙，为排齐上牙列及简化治疗，选择拔除双侧位置严重异常的侧切牙，牵引双侧尖牙入牙列。

• 患者颏部前突，颏唇沟深，加重凹面型，正颌手术时配合颏成形术，对改善面型效果更好。

• 口腔不良习惯的存在影响矫治效果及稳定，因此不良习惯的纠正及持续的肌功能训练须伴随整个治疗过程。

▶ 注意事项：

• 下颌双侧磨牙区𬌗垫，解除锁结关系，排齐上下牙齿，去除前牙代偿，使上下牙齿直立于基骨。

• 种植支抗缩窄上颌后牙区牙弓宽度的过程中，须及时检查分析上下牙弓匹配度，避免缩窄过度或不足；左右侧施力尽量保持一致，以免造成牙弓不对称，从而增加后期精细调整的时间及难度。

▶ 治疗后：

• 经过正畸-正颌联合治疗，获得了良好的前牙覆𬌗、覆盖关系，后牙牙弓宽度协调，面型得到极大改善；后期的保持阶段也至关重要，不良习惯的纠正及肌功能训练可有效避免复发。手术后及保持期间一定要配合头帽颏兜，帮助协调肌位和牙位。

（此病例由赵春洋医生提供）

患者宛 ×× ，女，18 岁。

**主诉**　牙列不齐求治。

**现病史**　否认。

**既往史**　慢性鼻炎史，否认与正畸相关全身系统性疾病及颌面部外伤史。

**不良习惯**　口呼吸及偏侧咀嚼习惯。

**家族史**　否认。

**口内检查**　口腔卫生一般，前牙区牙结石 I 度；恒牙列，双侧磨牙为远中关系，前牙覆𬌗正常、I 度深覆盖；12、13 易位，12 II 度松动、牙冠唇侧倾斜；23 未见，22 为过小牙。

**面部检查**　直面型，下颌稍显后缩，颏唇沟深；颜面部不对称，左侧丰满，颏中线左偏 2mm；轻度开唇露齿，上唇短缩，开口型偏向右下，开口度 2 指，颞下颌关节有弹响，无疼痛；微笑时口角左高右低。

**模型测量**　上牙弓呈尖圆形，III 度拥挤；下牙弓呈卵圆形，I 度拥挤。

**X 线及照相检查**　均角，12、13 易位萌出，12 牙根吸收至牙颈部；23 近中水平阻生，压迫 21、22 致牙根吸收，22 牙根吸收至近颈部；18、28、38、48 可见。

**诊断**　①安氏 II 类；②23 阻生；③12、21、22 牙根吸收。

**矫治计划**　①拔除双侧上颌侧切牙，直丝弓矫治器排齐上下牙齿。②种植支抗牵引 23 入牙列。③保持。

**矫治效果**　① 23 牵引到位。②牙列排齐，咬合良好。

矫治过程见图 8-5-46～图 8-5-54。

治疗前后头影测量结果对比见表 8-5-5。

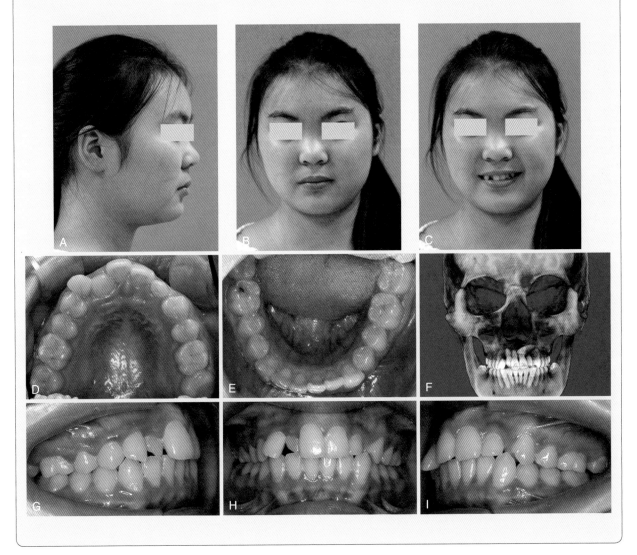

病例五（续）

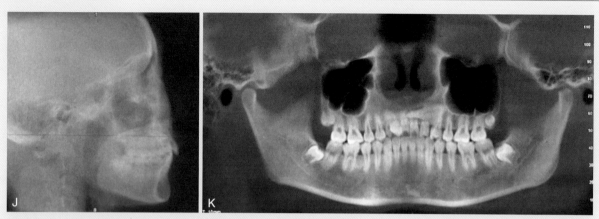

图 8-5-46　初始照和 X 线片。上下牙列拥挤，12、13 易位，23 阻生，12、22 牙根吸收至颈 1/3。因 X 线片为胶片翻拍，所以清晰度欠佳。A. 侧位像；B. 正面像；C. 正面微笑像；D. 上颌𬌗像；E. 下颌𬌗像；F. CBCT 正面像；G. 右侧咬合像；H. 正面咬合像；I. 左侧咬合像；J. 侧位片；K. 全景片

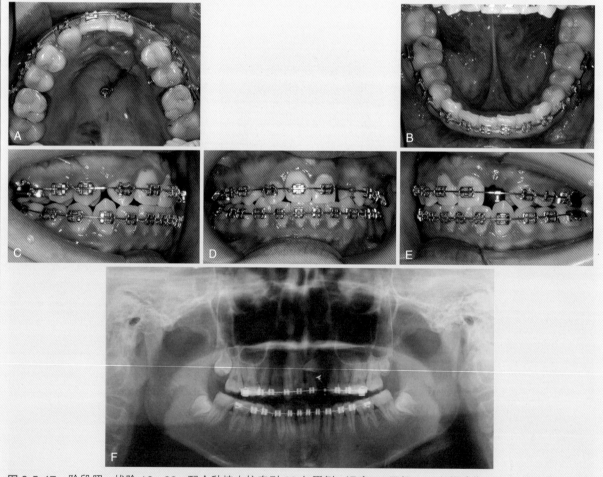

图 8-5-47　阶段照。拔除 12、22，配合种植支抗牵引 23 向腭侧，远离 21 牙根。A. 上颌𬌗像；B. 下颌𬌗像；C. 右侧咬合像；D. 正面咬合像；E. 左侧咬合像；F. 全景片

病例五（续）

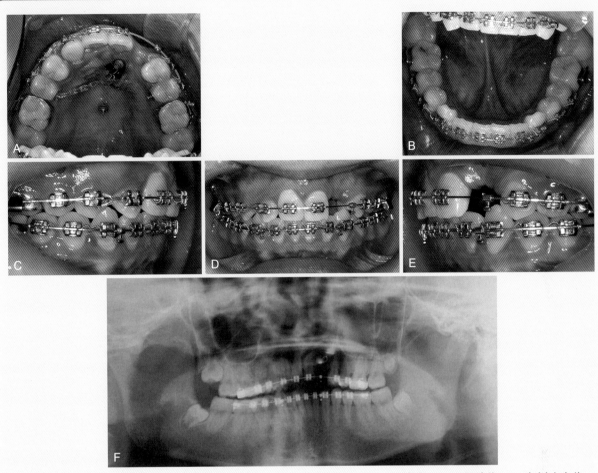

图 8-5-48　阶段照。根据牙齿位置调整牵引力大小及方向牵引 23。A. 上颌𬌗像；B. 下颌𬌗像；C. 右侧咬合像；D. 正面咬合像；E. 左侧咬合像；F. 全景片

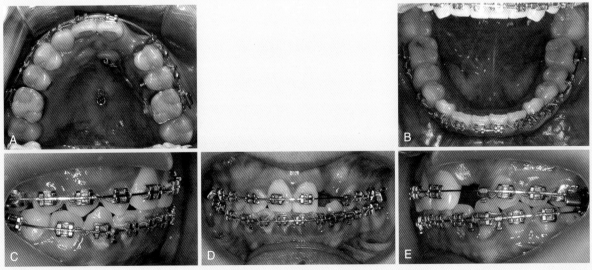

图 8-5-49　阶段照。两个方向的合力牵引 23 向远中颊侧。A. 上颌𬌗像；B. 下颌𬌗像；C. 右侧咬合像；D. 正面咬合像；E. 左侧咬合像

**病例五（续）**

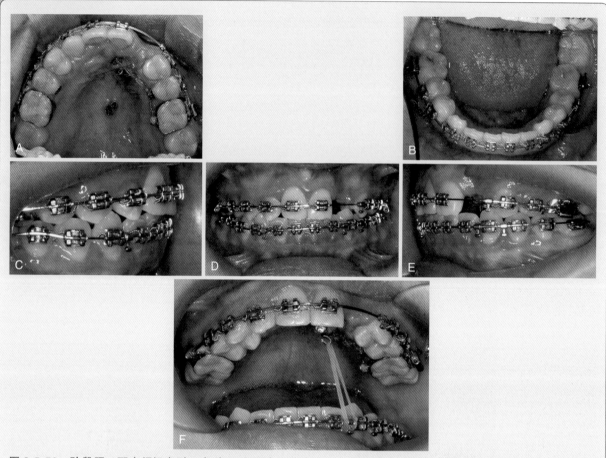

图 8-5-50 阶段照。配合颌间牵引，牵引 23 向远中、龈方。A. 上颌𬌗像；B. 下颌𬌗像；C. 右侧咬合像；D. 正面咬合像；E. 左侧咬合像；F. 颌间牵引像

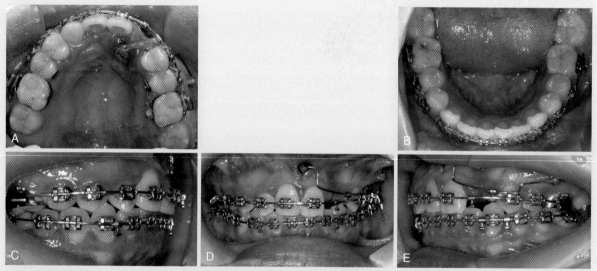

图 8-5-51 阶段照。种植支抗加片段辅弓牵引 23 向远中唇侧，避免用中切牙做支抗，保护根已吸收的中切牙。A. 上颌𬌗像；B. 下颌𬌗像；C. 右侧咬合像；D. 正面咬合像；E. 左侧咬合像

病例五（续）

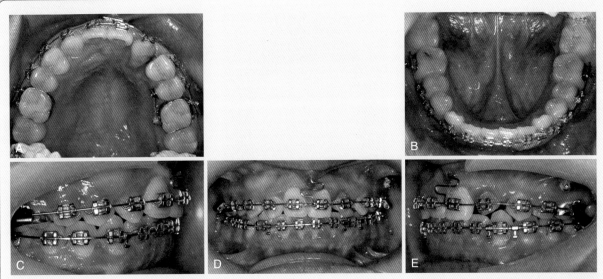

图 8-5-52　阶段照。23 弓丝入槽，前牙区用种植钉配合支架保护中切牙。A. 上颌𬌗像；B. 下颌𬌗像；C. 右侧咬合像；D. 正面咬合像；E. 左侧咬合像

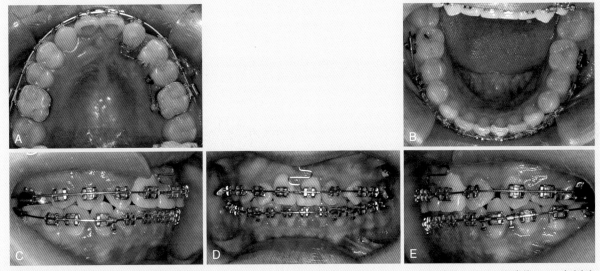

图 8-5-53　阶段照。23 唇侧𬌗方移动时，用种植钉配合支架保护中切牙。A. 上颌𬌗像；B. 下颌𬌗像；C. 右侧咬合像；D. 正面咬合像；E. 左侧咬合像

**病例五（续）**

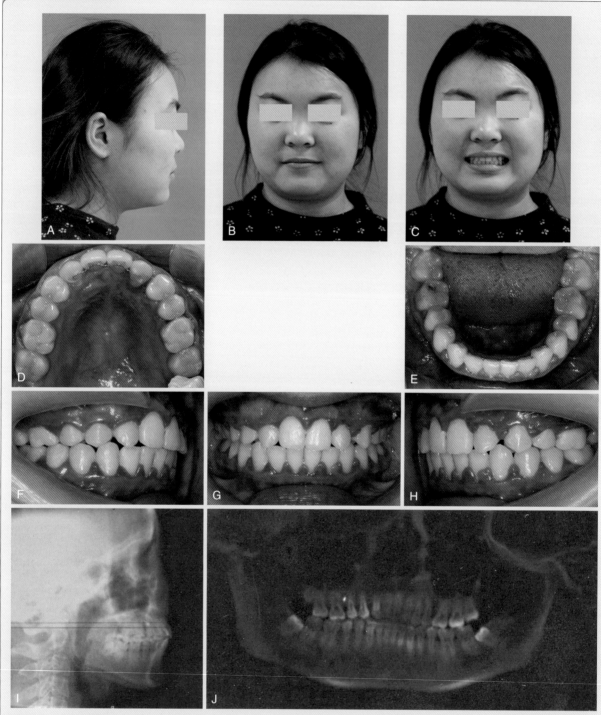

图 8-5-54    结束照和 X 线片。23 牵引入牙列，13、23 替代 12、22。A. 侧位像；B. 正面像；C. 正面微笑像；D. 上颌𬌗像；E. 下颌𬌗像；F. 右侧咬合像；G. 正面咬合像；H. 左侧咬合像；I. 侧位片；J. 全景片

病例五（续）

表 8-5-5　头影测量结果对比

| 测量项目 | 正常值 | 治疗前 | 治疗后 |
| --- | --- | --- | --- |
| SNA（°） | 82.8±4.0 | 84.1 | 84.1 |
| SNB（°） | 80.1±3.9 | 77.6 | 78.0 |
| ANB（°） | 2.7±2.0 | 6.5 | 6.1 |
| NP-FH（°） | 85.4±3.7 | 78.8 | 79.2 |
| NA-PA（°） | 6.0±4.4 | 15.0 | 14.0 |
| U1-NA（mm） | 5.1±2.4 | 3.8 | 3.5 |
| U1-NA（°） | 22.8±5.7 | 18.1 | 17.8 |
| L1-NB（mm） | 6.7±2.1 | 5.4 | 5.2 |
| L1-NB（°） | 30.3±5.8 | 27.8 | 26.2 |
| U1-L1（°） | 125.4±7.9 | 126.5 | 130.2 |
| FMA（°） | 31.5±5.0 | 35.7 | 34.9 |
| FMIA（°） | 54.8±6.1 | 52.5 | 53.7 |
| IMPA（°） | 93.9±6.2 | 91.8 | 91.4 |

经验分享

患者为成年女性，均角骨面型，下颌稍显后缩，双侧磨牙为远中关系；22 为过小牙，23 近中水平阻生，12、13 易位，12 松动，12、21、22 牙根吸收，12、22 牙根吸收至近牙颈部。上牙弓Ⅲ度拥挤，为排齐上牙列，拔除了严重牙根吸收的 12、22，种植支抗牵引 23 入牙列。

▶ 制订设计方案时，设计考量如下：
- 考虑到患者因埋伏牙导致邻牙牙根吸收，上牙弓Ⅲ度拥挤，需拔牙治疗；而拥挤主要集中于前牙区，拔除靠前的牙齿更利于解除拥挤。
- 尽管 23 近中阻生，牵引难度大，但 22 牙根严重吸收，预后更差，且 12 牙根也严重吸收，因此只能选择拔除 12、22。
- 患者下牙列Ⅰ度拥挤，下颌轻度后缩，且面部饱满，牙齿不宜过量内收，以免口唇部塌陷，影响面型，因此下颌采取非拔牙矫治。

- 23 近中水平阻生，牙冠位于 21 腭侧，紧贴 21 牙根处，导致 21 在舌侧已发生牙根吸收，为避免 23 移动过程中 21 牙根吸收加重，借助种植支抗采用分步法牵引埋伏阻生的 23，第一步远中移动，解除 23 对 21 的压迫；第二步牵引 23 向后移动；第三步牵引 23 向远中、向唇侧移动；第四步牵引 23 唇向移动；第五步牵引 23 胎方移动。

▶ 注意事项：
- 排齐上牙列的过程中，扩大螺簧开展 21、24 间的间隙，以容纳 23。
- 为保护牙根已吸收的 21，在牵引 23 的过程中，用种植钉及辅弓作为支抗牵引，治疗过程中要密切观察上颌中切牙的牙根吸收情况。

（此病例由赵春洋医生提供）

（陈慧霞　王　珊）

## 第六节　拔除上下颌第二磨牙的矫治

### 一、概述

在𬌗发育过程中，第二磨牙是除第三磨牙外最后萌出的牙齿，其龋坏和釉质发育不全的发生率远低于第一磨牙。第二磨牙与第一磨牙同样是行使咀嚼功能的重要牙齿。第二磨牙萌出时间晚，龋病发病率较低，正畸治疗通常不会考虑拔除第二磨牙提供间隙矫正错𬌗畸形。首先，第二磨牙作为重要的功能牙不能轻易拔除；此外，第二磨牙位置在牙弓的后端，拔除后的间隙很难提供给前部的牙弓作矫治使用。除非极端情况下会拔除单颗第二磨牙，否则不会考虑拔除第二磨牙矫正错𬌗畸形，更很少对称性双侧拔除。

无论是主动拔除还是被动拔除第二磨牙，需要第三磨牙替代第二磨牙时，均要求第三磨牙形态和位置基本正常。

### 二、适应证

1. **第二磨牙严重病变**　第二磨牙严重的牙体病变（如龋坏、大面积充填、残根、残冠），或因严重的根尖病变或根分叉病变等无法保留。依据病变牙优先拔除原则，将病变牙拔除为前部牙齿提供矫治间隙，并将远中第三磨牙近中移动，替代第二磨牙（图 8-6-1～图 8-6-3）。

2. **由于对颌牙缺失导致的第二磨牙过度萌出**　对颌磨牙先天缺失或拔除，导致第二磨牙伸长，根分叉暴露，牙周状况差，保留价值不高，拔除后可简化治疗，为前部牙齿矫治提供间隙，并用第三磨牙代替第二磨牙（图 8-6-4）。

3. **第三磨牙压迫第二磨牙导致其牙根吸收**　临床罕见第三磨牙近中异位，压迫近中第二磨牙牙根，导致牙根吸收，无法保留，此时可将牙根吸收的第二磨牙拔除，牵引第三磨牙替代第二磨牙（图 8-6-5）。

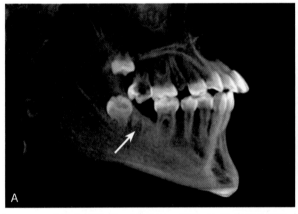
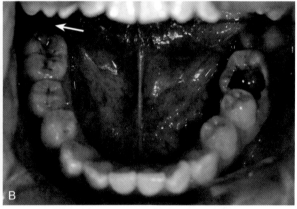

图 8-6-1　成年女性患者，47 残根，拟行 48 近中移动替代 47。A. 47 残根，48 垂直位；B. 下颌牙列轻度拥挤，47 残根

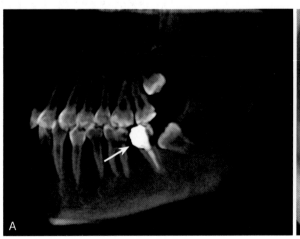
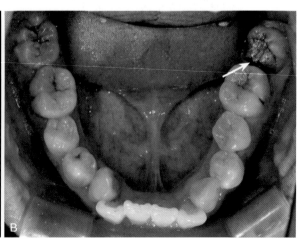

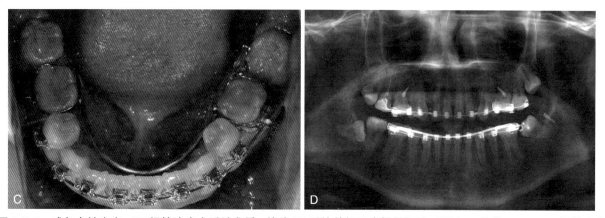

图 8-6-2 成年女性患者，37 根管治疗术后继发龋，拔除 37 后给前部牙齿提供间隙，同时 38 替代 37。A. 37 根管治疗后，牙颈部继发龋，38 近中倾斜，根发育完成；B. 口内照显示 37 牙冠大面积充填物；C. 配合下颌舌弓近中移动 38；D. 全景片示 38 牙冠近中倾斜移动替代 37，配合种植钉直立 38

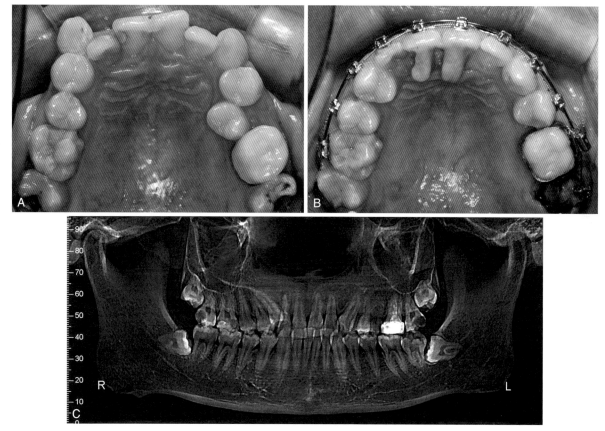

图 8-6-3 成年男性患者，上下牙列拥挤，27 残冠，拔除后 28 近中移动替代 27。A. 上牙列Ⅲ度拥挤，左侧后牙段拥挤严重，27 远中𬌗面大面积龋坏；B. 上牙列基本排齐，开窗牵引 28；C. 全景片示 27 龋坏及髓，冠位于 27 远中颈部下方，28 垂直位

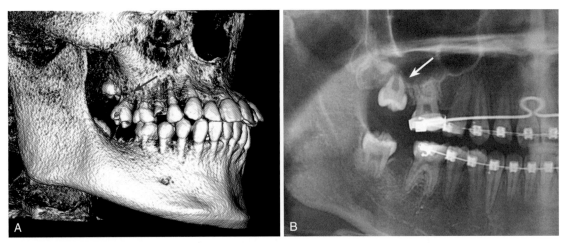

图 8-6-4　47残根，17伸长，根暴露，颊面龋坏。A. CT示17伸长，牙槽骨附着差，颊面龋坏；B.拔除17后18开窗助萌，18自行近中移动，𬌗方萌出

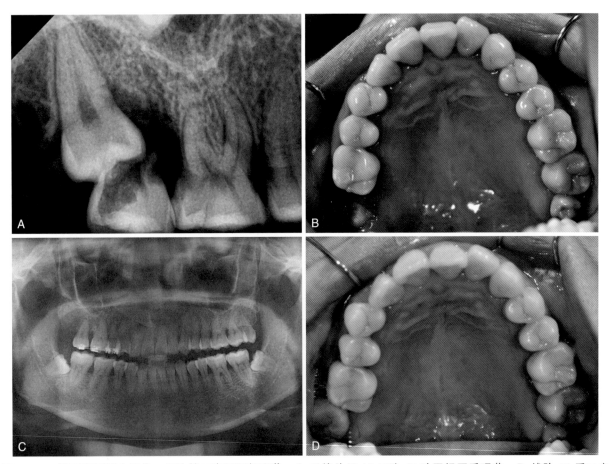

图 8-6-5　第三磨牙近中异位，压迫第二磨牙牙根吸收。A. X线片示18压迫17致牙根严重吸收；B.拔除17后口内可见部分18牙冠；C.片段弓牵引18替代17；D.治疗结束后18替代17

4. 牙弓后段重度拥挤，第二磨牙间隙不足　第二磨牙颊向错位、正锁𬌗、颊侧牙槽骨缺失，且第三磨牙形态和位置良好。拔除第二磨牙可简化治疗，利用远中第三磨牙替代第二磨牙（图 8-6-6，图 8-6-7）。

5. Ⅱ类错𬌗畸形须远中移动上颌磨牙　临床上可推上颌第一磨牙向远中以解决Ⅱ类磨牙关系，第三磨牙牙胚存在且牙胚位置形态正常时，拔除第二磨牙有利于第一磨牙的远移，建立良好的中性关系，获得间隙矫治前部的错𬌗畸形。当然需要第三磨牙

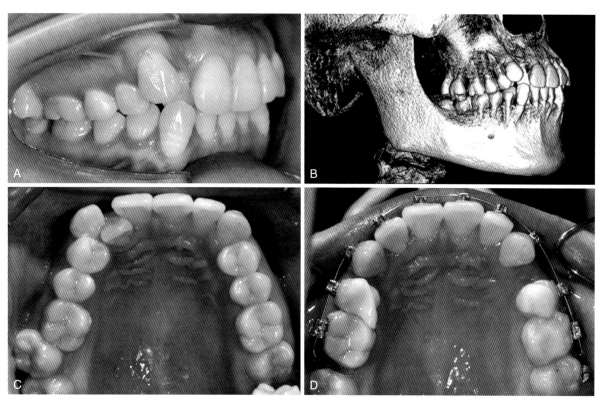

图 8-6-6　成年患者，17、47 锁𬌗，右上牙列 Ⅲ 度拥挤，需减数治疗。将拥挤部位牙周条件差的 17 拔除，简化治疗。
A. 17、47 锁𬌗，前牙直立；B. CBCT 显示 17 颊侧牙槽骨退缩严重，18 形态及位置均较好；C. 上颌口内像显示 17 颊侧位，
右上磨牙区拥挤；D. 拔除 17，18 近中移动，替代 17

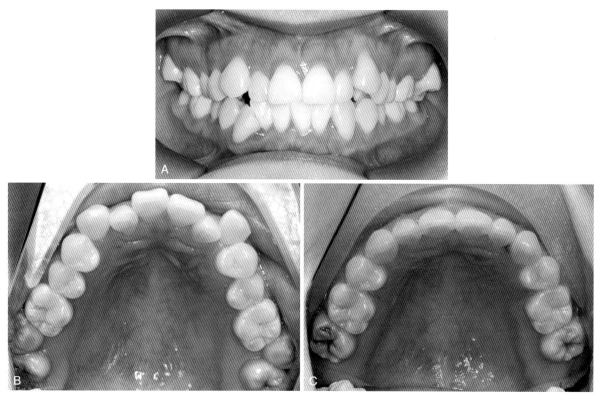

图 8-6-7　成年患者，17、27 颊侧位、正锁𬌗，牙列 Ⅲ 度拥挤，需减数治疗，将牙周条件差、错位严重的 17、27 拔
除，既提供了间隙又简化了治疗。A. 双侧第二磨牙正锁𬌗；B. 口内像示 17、27 颊侧位，牙弓内像剩余间隙严重不足，
18、28 可见；C. 拔除 17、27 后，用 18 代替 17，28 代替 27

替代第二磨牙。

**6. 骨性开𬌗畸形**　因磨牙近中倾斜导致前牙开𬌗的患者，适时拔除第二磨牙可以解除后部牙弓拥挤，直立磨牙，降低后部牙的牙槽骨高度，有利于前牙开𬌗的矫治。

**7. 4颗前磨牙拔除的病例治疗结束后复发，牙弓仍前突、拥挤**　此类情况在临床较为常见。Ⅱ类患者矫治后复发，需要间隙矫治，此时千万不能再拔除剩余的前磨牙矫治，可拔除第二磨牙，推第一磨牙向后获取间隙（图 8-6-8）。

**8. 轻中度骨性Ⅲ类错𬌗畸形**　掩饰性治疗需要推下牙弓向后，排齐、内收下前牙，矫正前牙反𬌗，建立正常的前牙覆𬌗、覆盖关系。若患者为高角骨面型，或下颌第二磨牙存在严重牙体病变且下颌第三磨牙形态基本正常，异位不严重，首选拔除下颌第二磨牙（图 8-6-9）。

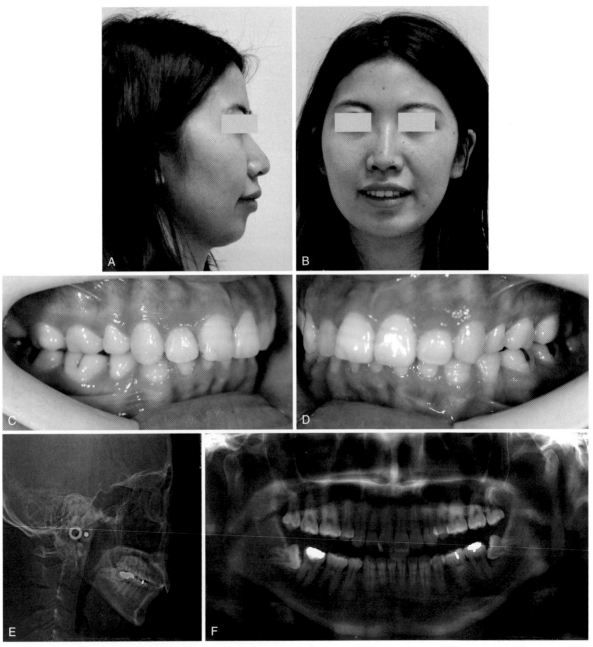

图 8-6-8　成年患者，曾于外院拔除 4 颗第一前磨牙矫治，支抗丧失，现觉上颌前突要求进一步治疗，磨牙为远中关系，前牙深覆𬌗、深覆盖，牙列轻度拥挤，可见 18、28，拔除 17、27、38、48，推上颌磨牙向后，改善面型，改善咬合关系。A. 侧貌突；B. 正面微笑像显示上前牙稍突；C. 右侧磨牙远中尖对尖关系；D. 左侧磨牙远中尖对尖关系；E. 侧位片显示骨性Ⅱ类，高角；F. 全景片示 18、28、38、48 存在

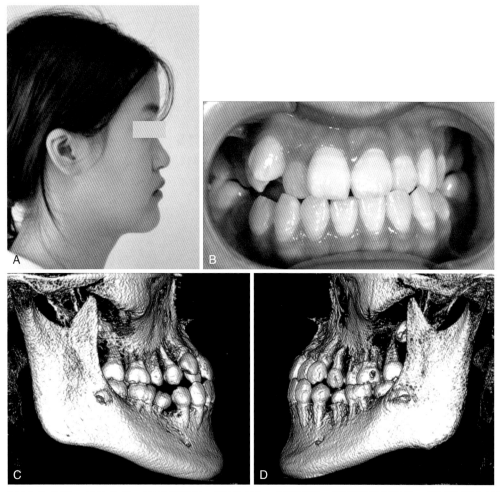

图 8-6-9　成年女性患者，骨性Ⅲ类，高角骨面型，前牙对刃，后牙对𬌗，下牙列轻度拥挤，磨牙为近中关系，拔除下颌第二磨牙，既能远移磨牙，调整磨牙关系，又能提供间隙以排齐下牙列，舌倾下前牙以纠正前牙反𬌗。A. 侧面像；B. 上前牙稍唇倾，前牙对刃、反𬌗，后牙对𬌗；C. CBCT 显示右侧下颌升支前缘间隙不足；D. CBCT 显示左侧下颌升支前缘间隙不足

## 三、禁忌证

**1. 第二磨牙是健康牙，第三磨牙存在病变或位置不佳时**　上颌第二磨牙没有牙体牙髓病变或牙周病变，且上颌第三磨牙在上颌结节的位置过高，此时须慎重决定拔除第二磨牙。当上颌第三磨牙牙根与上颌窦下壁的距离非常近或已伸入上颌窦内，或因上颌第三磨牙牙胚发育不佳等无法替代第二磨牙，如第三磨牙牙根发育不良，下颌第三磨牙出现颊舌向严重错位，甚至水平向时，禁止主动拔除正常的第二磨牙，遇到此类情况可拔除第三磨牙。

**2. 拔牙后间隙过大的成年患者**　第二磨牙拔除后剩余间隙大，第三磨牙移动距离大，不宜用第三磨牙近中移动替代第二磨牙，尤其是下颌。

总之，不能将第三磨牙近中移动替代第二磨牙作为一个常规治疗方法，这是不现实的。

## 四、拔除第二磨牙的最佳时机

第三磨牙牙冠已完全形成但牙根尚未发育的青少年；第三磨牙牙轴与第二磨牙牙轴相交成的角不超过 30°，第三磨牙已与第二磨牙牙根紧密相邻。上述时机拔除第二磨牙有利于第三磨牙的近中移动。第三磨牙在萌出力作用下，可自行近中移动，且倾斜角度小、可简化治疗，同时也利于第一磨牙的远中移动。对第三磨牙已萌出且建𬌗的患者，应视年龄、牙周状况、第二磨牙剩余的间隙大小、第三磨牙的位置及方向等综合考虑。

## 五、矫治过程中的特殊考量

第二磨牙位于牙弓的后端，正如第6章所述，第二磨牙的拔牙间隙很少能被前段牙弓利用，在不增加额外支抗控制措施的情况下，其拔牙间隙主要被第三磨牙萌出移动或正畸牵引移动所关闭。拔除第二磨牙能有效解除牙弓中段和末段（即前磨牙区和磨牙区）的拥挤，但对于改善前牙区的拥挤和前突状况很有限。骨性开𬌗患者适时拔除第二磨牙，可以解除后部牙弓拥挤，降低后部牙牙槽骨高度，从而利于前牙开𬌗的矫治。

临床矫治过程中应注意以下几点。

**1. 合理分配第二磨牙的拔牙间隙**　根据错𬌗情况明确第二磨牙拔除后前段牙弓是否需要间隙，需要多少间隙。治疗伊始就必须将第一磨牙远移到位，确保前部牙弓需要的间隙量。

**2. 支抗控制**　对拔除第二磨牙的病例需要考虑以下4个方面的支抗：矢状向支抗、垂直向支抗、水平向支抗及竖直第三磨牙时所需的支抗。众所周知，正畸治疗矢状向上的支抗有时是不足的，水平向支抗和垂直向支抗也常有缺乏，而恰恰拔除第二磨牙矫治时对这三个方向的支抗要求都很高。对拔除第二磨牙的矫治，增强支抗的方法有Nance托、横腭杆、舌弓、口外弓，传统支抗对于上颌的手段更多，有了微种植支抗后，上下颌就没什么差异了，而且垂直向支抗也获得了很好的弥补，水平向支抗也能得到很好的补充，即便在不对称扩弓时，种植支抗的加入也能够取得很好的效果，下颌后牙的舌向移动用铸造支架为支抗，可以收到良好的效果。

（1）矢状向支抗：一方面是推第一磨牙向后，为前部牙弓提供足够的间隙，种植支抗比较可靠，如果第三磨牙已萌出，可配合磨牙间牵引，一举两得。另一方面是单纯地牵引第三磨牙向近中，在第一磨牙上做横腭杆（上颌）或舌弓（下颌）是较为常规的颌内支抗，必要时可配合种植支抗。

（2）垂直向支抗：对于未萌出的第三磨牙，除自行萌出力外还需施加额外牵引，一般先向近中、𬌗向斜形牵引，待牙冠完全暴露后再用细的弓丝入槽，主弓丝用硬丝（图8-6-10）。如果下颌第三磨牙是水平向的，可先在下颌升支上植入种植体，竖直第三磨牙至60°（与𬌗平面）以上，再行垂直牵引（𬌗向）（图8-6-11）。支抗设计同样也是在第

一磨牙上做横腭杆（上颌）或舌弓（下颌）。

（3）第三磨牙的竖直：较为困难，主要是远中游离端很难使上力，可辅助水平曲竖直，此时必须做上颌横腭杆和下颌舌弓维持磨牙稳定，避免第一磨牙在反作用力作用下发生移位（图8-6-12）。

（4）水平向支抗：第三磨牙的颊舌向支抗设计在下颌比较常见，下颌第三磨牙牵引建𬌗后，如颊

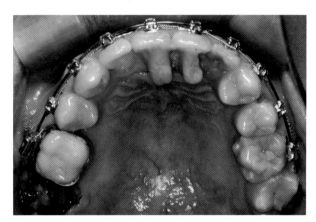

**图8-6-10**　18牙冠完全暴露后用细的弓丝入槽，主弓丝用硬丝

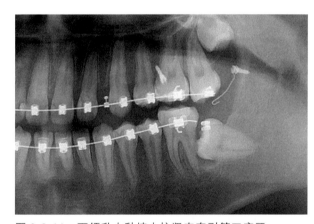

**图8-6-11**　下颌升支种植支抗竖直牵引第三磨牙

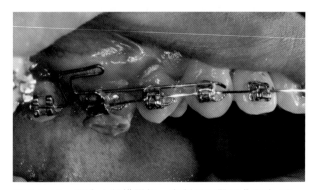

**图8-6-12**　配合上颌横腭杆，弯制后牙靴形曲竖直18

向错位可能与对颌的第二磨牙形成反𬌗，上颌第三磨牙颊向位会出现覆盖大，此时可在腭弓（舌弓）上向远中伸出钢丝，牵引第三磨牙向舌向（图 8-6-13）。如果上颌第三磨牙舌侧错位，可配合第一序列弯曲调整。支抗设计也是常规在第一磨牙上做横腭杆（上颌）或舌弓（下颌）。

如果需要将第二磨牙的拔牙间隙较多地提供给前方牙段，以解决拥挤和前突问题，则需要采取有效的支抗控制措施。对于拔除上颌第二磨牙的Ⅱ类错𬌗病例，Ⅱ类颌间牵引、口外力、微种植支抗等方法，可以使上颌牙列更好地远中移动，占据较多的第二磨牙拔牙间隙，从而建立磨牙的中性关系。种植支抗配合铸造支架是较好的方法，第一磨牙远移较多，前牙不会在反作用力的作用下唇倾。对于拔除下颌第二磨牙的骨性Ⅲ类错𬌗病例，希望将拔牙间隙更多地提供给下颌前段牙弓，以解决下牙弓的前突和拥挤，此时可以考虑应用Ⅲ类颌间牵引、微种植支抗等方法。下颌口外力在临床上已很少使用，目前一般多用微种植支抗。拔除下颌第二磨牙后，第三磨牙一般会有不同程度的近中倾斜，在排

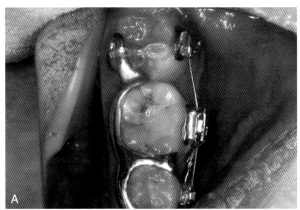

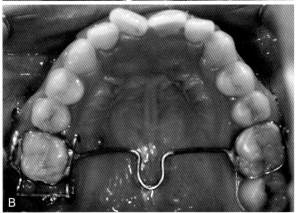

图 8-6-13 A. 铸造支架舌向支抗牵引下颌第三磨牙舌向移动；B. 上颌固定横腭杆牵引上颌第三磨牙使其舌向移动

齐阶段会加深前牙覆𬌗，随着弓丝硬度的增加，这种情况会逐渐改善。

值得提醒的是存在严重前牙拥挤和前突情况下，仅仅被动拔除病理状态下的第二磨牙，对于治疗往往是不够的，根据患者的实际情况，还须配合拔除前磨牙进行矫治。

**3. 调整第三磨牙的外形** 第三磨牙为人类的退化牙齿，冠、根形态异常多，单个粗壮牙根移动困难，牙冠外形不佳，需要调磨，帮助建𬌗。

## 六、拔牙间隙的关闭

关闭第二磨牙拔牙间隙是这类正畸患者治疗成功的一个重要内容，也往往是困扰正畸医生的一个临床问题。对于青少年患者来说，磨牙拔牙间隙一般都能关闭，而对于拔除第二磨牙的成年患者，关闭拔牙间隙则比较困难。关键在于第三磨牙近中移动能否到位、第三磨牙骨附着是否充分，以及对远中游离端的第三磨牙的竖直和颊舌侧位置的调整。显然年龄是一个关键因素，因此不能把成人的第三磨牙近中移动替代第二磨牙作为常规治疗方法。

**1. 弓丝的选择及相关问题** 在牙列的排齐整平阶段，初期的弓丝由于较细且弹性较好，通过拔牙间隙时跨度较大，容易从末端颊管脱出，对软组织造成刺激和损伤。采用以下方法可以有效避免这种不良作用的发生：①有效的弓丝末端回弯。②配合使用第一磨牙与第三磨牙的连续结扎。③弓丝跨越拔牙间隙部位使用塑料套管。④若第三磨牙和前磨牙排列较齐，弓丝只到第一磨牙远中末端回弯，使其暂不进入第三磨牙颊面管，待弓丝逐渐加粗足够稳定时再将第三磨牙纳入矫治系统。

第三磨牙近中倾斜较大时，初期弓丝在磨牙区的变形会使其发生远中倾斜的副作用，可通过尖牙至第一磨牙的连续结扎或颌间垂直牵引来拮抗这种副作用。

在关闭第二磨牙拔牙间隙时，需要特别注意控制第三磨牙的近中倾斜、近中旋转和舌向倾斜等不良反应发生。可采取以下措施：

（1）在牙列未完全排齐整平时不要急于使用弹性牵引关闭间隙。

（2）关闭间隙时使用 0.018 英寸 ×0.025 英寸或 0.019 英寸 ×0.025 英寸的不锈钢方丝。

（3）弹性牵引力量应使用轻力。

（4）在第一前磨牙和第三磨牙舌侧加弹性牵引。

**2. 第二磨牙间隙的关闭**　上颌第三磨牙很容易近中移动关闭第二磨牙的拔牙间隙，不能提供足够的间隙用于前方牙段，此时可以使用口外力、微型种植支抗等方法增强支抗，配合使用铸造支架更稳定（图8-6-14）。

在临床也有一些情况，尖牙和磨牙关系都良好，没有拥挤，第二磨牙由于龋坏而拔除，考虑到第三磨牙的形态和位置良好，希望拔牙间隙基本为第三磨牙近中移动占据，以避免修复治疗。为保护和增强上颌前牙的支抗，可以利用对颌支抗进行Ⅲ类牵引；口外力牵引和种植钉也可以保护上前牙支

抗；而铸造支架因为将前磨牙及磨牙作为整体支抗，所以是最稳定的支抗，需要时可以配合种植钉（图8-6-14）。

下颌第二磨牙间隙的关闭，由于第三磨牙的移动阻力大，经常需要Ⅱ类颌间牵引。有时为了使拔牙间隙完全由第三磨牙占据，可采用种植支抗前移磨牙，保护前牙支抗，同时防止磨牙倾斜，现可将前段牙弓的铸造支架作为首选。

在骨性Ⅲ类病例中，拔牙间隙大多由前牙占据，此时可采用种植支抗加Ⅲ类牵引加强后牙支抗，以实现下牙列的远移。

**3. 实现牙根平行移动**　可以在粘接第一磨牙及第三磨牙颊面管时，将其向拔牙间隙侧倾斜5°，在关闭间隙时使用粗的钢丝且使用持续的轻力，可适度弯制磨牙后倾曲，或靴形曲竖直第三磨牙（图8-6-12），拔牙间隙关闭后应连续结扎弓丝稳定2~3个月。

**4. 第三磨牙的处理**　治疗前第三磨牙尚未萌出的患者，在矫治过程中如果第三磨牙在萌出过程中出现近中倾斜，应及时将其纳入矫治。如果治疗前第三磨牙已经萌出，应尽早将其纳入矫治。第三磨牙近中移动替代第二磨牙的矫治过程中可能会出现反𬌗或覆盖过大，在临床上均要及时处理。由于第三磨牙位于牙弓最远中，口腔卫生较难保持，复诊期间要注意关注第三磨牙的牙周情况，做好监督，及时治疗（图8-6-15）。

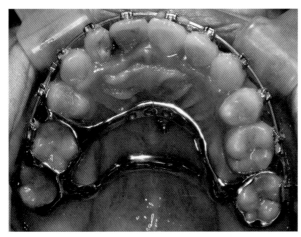

图8-6-14　拔除27后，28近中移动代替27到位后，铸造支架配合种植钉增强后牙支抗，关闭第二磨牙间隙

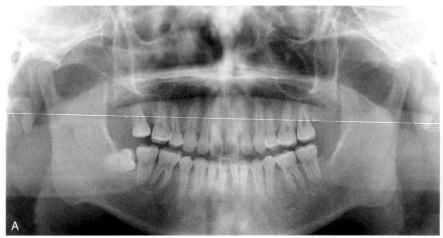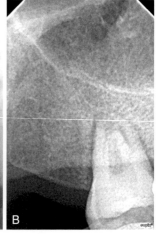

图8-6-15　成年患者，18压迫17牙根吸收，拔除17后，18替代17，18在近中𬌗向移动过程中出现牙周炎，牙齿Ⅱ度松动，及时进行了牙周治疗后稳定。A. 全景片显示17拔除，18近中倾斜，18牙槽骨高度不足，尤其是近中角型吸收；B. 根尖片显示18牙周治疗后牙槽骨情况有所改善

## 病例介绍　病例一

患者陈 × ，女，33 岁。

**主诉**　外科转诊。

**现病史**　否认。

**既往史**　无全身系统性疾病，无过敏史。

**不良习惯**　无。

**家族史**　否认。

**口内检查**　恒牙列，上下牙弓牙槽突丰满，前牙覆𬌗、覆盖正常，上下牙列Ⅰ度拥挤，21 缺失，可摘局部义齿修复。

**面部检查**　口腔卫生中等，上下颌骨正常。开口型呈"↓"，开口度正常，颞下颌关节有弹响和疼痛。

**模型测量**　磨牙为中性关系，前牙覆𬌗、覆盖正常。

**X 线及照相检查**　骨性Ⅱ类，均角骨面型。18 近中阻生，压迫 17 根尖，17 牙根吸收。

**诊断**　安氏Ⅰ类，17 牙根吸收。

**矫治计划**　①拔除 17；②上颌固定横腭杆配合种植钉牵引 18 替代 17；③调整 18 与 17 的咬合关系；④保持。

**矫治过程**　①拔除 17，18 外科开窗；②上颌固定横腭杆配合种植钉牵引 18；③精细调整咬合；④固定保持。

**矫治效果**　18 牵引到位。

矫治过程见图 8-6-16～图 8-6-18。

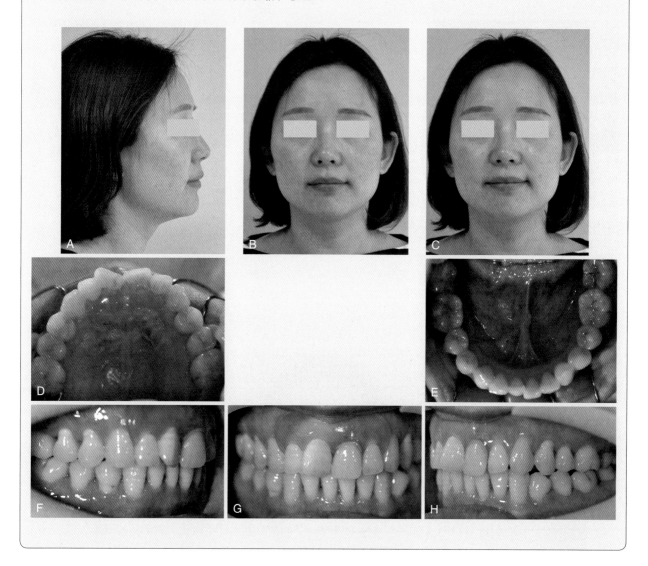

病例一（续）

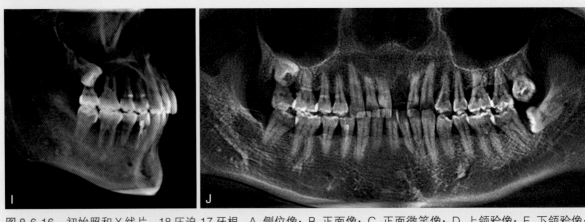

图 8-6-16 初始照和 X 线片，18 压迫 17 牙根。A. 侧位像；B. 正面像；C. 正面微笑像；D. 上颌𬌗像；E. 下颌𬌗像；F. 右侧咬合像；G. 正面咬合像；H. 左侧咬合像；I. 侧位片；J. 全景片

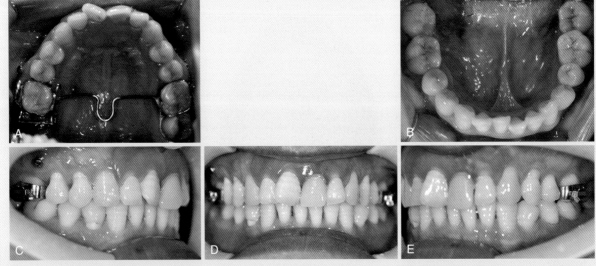

图 8-6-17 阶段照。拔除 17，15、16 间种植钉配合固定横腭杆增强支抗，腭杆带牵引钩，牵引 18。A. 上颌𬌗像；B. 下颌𬌗像；C. 右侧咬合像；D. 正面咬合像；E. 左侧咬合像

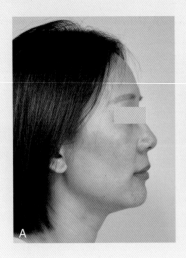
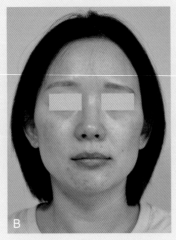
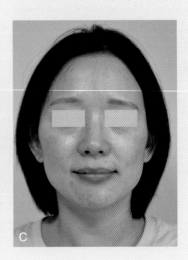

**病例一（续）**

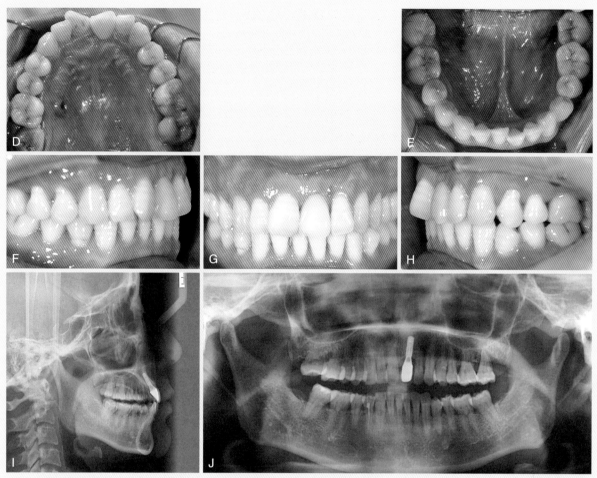

图 8-6-18　结束照和 X 线片。A. 侧位像；B. 正面像；C. 正面微笑像；D. 上颌殆像；E. 下颌殆像；F. 右侧咬合像；G. 正面咬合像；H. 左侧咬合像；I. 侧位片；J. 全景片

**经验分享**

　　成年女性患者，18 近中阻生压迫 17 牙根吸收，试行 18 的牵引保留，替代 17 的治疗，只进行右上后牙的局部治疗。

▶ 治疗注意事项：

- 埋伏牙牵引前应根据 CBCT 对牙齿进行精准的定位，判断埋伏牙的牵引方向。
- 游离后牙的牵引治疗需要足够的支抗，牵引过程要注意支抗的保护。在本病例中，通过在颊、腭侧植入种植体联合固定横腭杆进行埋伏牙的牵引，能够提供足够的支抗及有效地保护支抗。

- 在牙齿的牵引过程中应注意及时改变牵引方向，改变附件位置，采用间歇牵引力。在 18 殆面偏近中处粘接附件，牵引方向略偏远中用于远中直立 18，在 18 远中竖直以后，将牵引附件粘接于 18 的殆面中央，用于殆向牵引 18，待 18 萌出足够的牙冠，在 18 的颊面粘接颊面管。
- 牙周护理。后牙牵引时，口腔卫生不易到位，且成人牙周组织改建缓慢，须注意及时进行牙周刮治及冲洗上药。

（此病例由李婉婉医生提供）

病例介绍　病例二

患者方××，女，24岁。

**主诉**　"地包天"求治。

**现病史**　否认。

**既往史**　无全身系统性疾病，无过敏史。

**不良习惯**　幼时至今有下颌前伸习惯。

**家族史**　父亲"地包天"。

**口内检查**　前牙反𬌗，前牙反覆盖大，Ⅰ度开𬌗，上下牙列Ⅰ度拥挤，上前牙唇倾，下前牙舌倾。Spee曲线平坦，𬌗平面陡。

**面部检查**　凹面型，下颌左偏。长面型，面中1/3较凹，上颌后缩，下颌前突。开口型呈"↓"，开口度正常，颞下颌关节无弹响，无疼痛。

**模型测量**　磨牙为近中关系，前牙反𬌗，Ⅰ度开𬌗，上下牙列Ⅰ度拥挤，Spee曲线平坦，Bolton指数正常。

**X线及照相检查**　骨性Ⅲ类。

**诊断**　安氏Ⅲ类。

**治疗计划**　正畸-正颌联合治疗。1.术前正畸：①拔除15、25、37、47；②直丝弓矫治器排齐牙列，配合固定横腭杆、下颌舌弓；③唇舌肌训练。2.正颌手术。3.术后正畸，调整咬合关系，精细调整。4.固定保持，下颌舌侧保持器保持，配合头帽颏兜保持。

**矫治过程**　①序列弓丝排齐牙列，择期拔除15、25、37、47，内收上前牙，直立下前牙，去代偿；②上颌固定横腭杆、下颌舌弓缩小下牙弓，配合种植钉压低后牙；③舌肌训练；④正颌手术；⑤精细调整咬合；⑥保持。

**矫治效果**　①牙列排齐，咬合良好；②反𬌗、开𬌗纠正；③侧貌改善。

矫治过程见图8-6-19～图8-6-23。

治疗前后头影测量结果对比见表8-6-1。

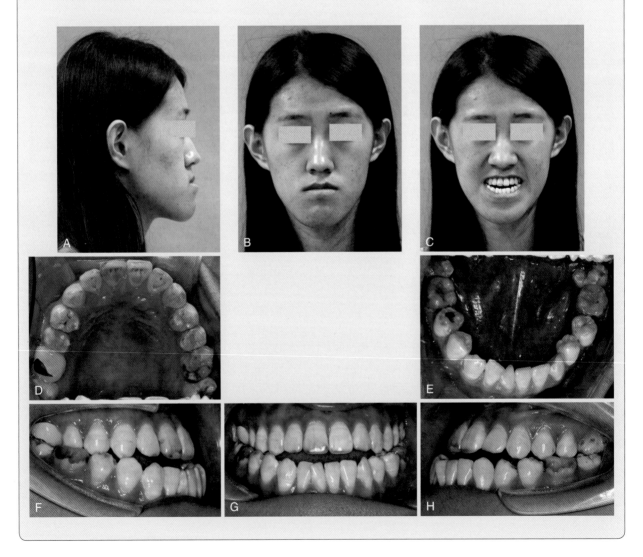

病例二（续）

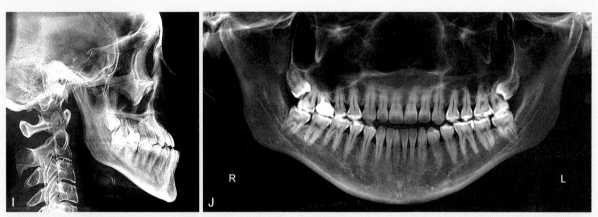

图 8-6-19　初始照和X线片。A.侧位像；B.正面像；C.正面微笑像；D.上颌𬌗像；E.下颌𬌗像；F.右侧咬合像；G.正面咬合像；H.左侧咬合像；I.侧位片；J.全景片

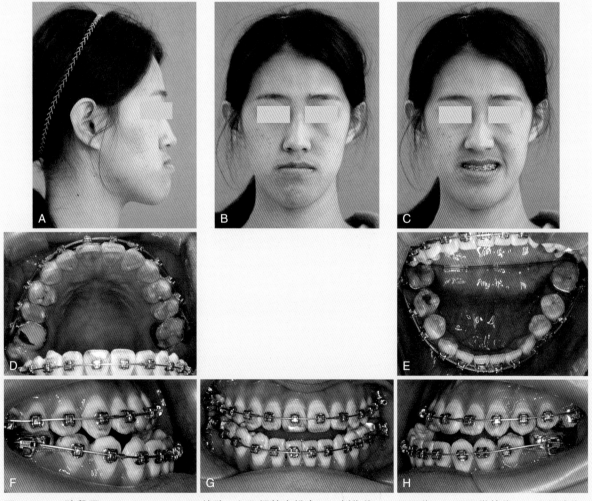

图 8-6-20　阶段照。15、25、37、47 已拔除，上下颌基本排齐。A.侧位像；B.正面像；C.正面微笑像；D.上颌𬌗像；E.下颌𬌗像；F.右侧咬合像；G.正面咬合像；H.左侧咬合像

## 病例二（续）

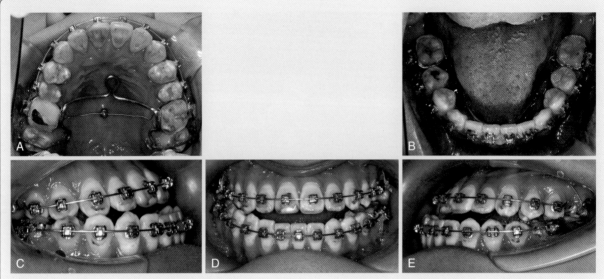

图 8-6-21　阶段照。上颌配合种植钉压低后牙。A. 上颌𬌗像；B. 下颌𬌗像；C. 右侧咬合像；D. 正面咬合像；E. 左侧咬合像

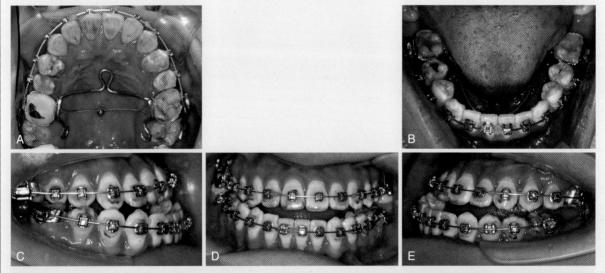

图 8-6-22　阶段照。后牙压低。A. 上颌𬌗像；B. 下颌𬌗像；C. 右侧咬合像；D. 正面咬合像；E. 左侧咬合像

病例二（续）

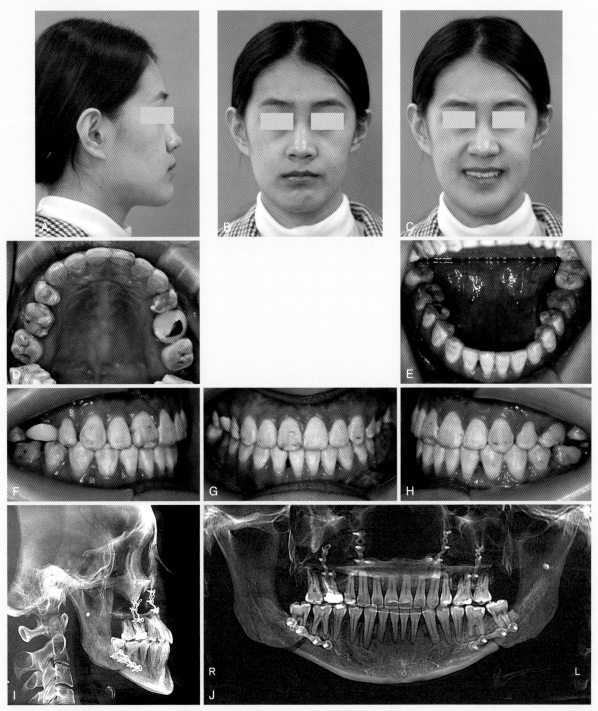

图 8-6-23　结束照和 X 线片。A. 侧位像；B. 正面像；C. 正面微笑像；D. 上颌𬌗像；E. 下颌𬌗像；F. 右侧咬合像；G. 正面咬合像；H. 左侧咬合像；I. 侧位片；J. 全景片

## 病例二（续）

表 8-6-1　头影测量结果对比

| 测量项目 | 正常值 | 治疗前 | 治疗后 |
|---|---|---|---|
| SNA（°） | $82.8\pm4.0$ | 80.8 | 83.5 |
| SNB（°） | $80.1\pm3.9$ | 89.6 | 84.0 |
| ANB（°） | $2.7\pm2.0$ | $-8.8$ | $-0.5$ |
| NP-FH（°） | $85.4\pm3.7$ | 97.2 | 92.6 |
| NA-PA（°） | $6.0\pm4.4$ | $-17.2$ | 2.8 |
| U1-NA（mm） | $5.1\pm2.4$ | 13.2 | 5.1 |
| U1-NA（°） | $22.8\pm5.7$ | 40.0 | 24.1 |
| L1-NB（mm） | $6.7\pm2.1$ | 3.7 | 1.4 |
| L1-NB（°） | $30.3\pm5.8$ | 19.2 | 18.2 |
| U1-L1（°） | $125.4\pm7.9$ | 127.6 | 138.2 |
| FMA（°） | $31.5\pm5.0$ | 27.5 | 23.9 |
| FMIA（°） | $54.8\pm6.1$ | 74.6 | 78.9 |
| IMPA（°） | $93.9\pm6.2$ | 78.0 | 77.1 |

**经验分享**

　　患者为成年女性，严重骨性Ⅲ类伴前牙开𬌗畸形，治疗方法为正畸-正颌联合治疗。

▶ 术前正畸：排齐牙列，上前牙去代偿，内收上前牙需要间隙，前牙段需要的间隙量不大，起初没有上颌减数治疗计划，治疗过程中上前牙内收、去代偿不够，治疗中选择拔除 15、25。上颌固定横腭杆配合种植支抗压低上颌后牙。

▶ 手术部位的选择决定下颌拔牙牙位。下颌拥挤度不大且下前牙需要唇倾去代偿，下颌前部需要的间隙量少，而下牙弓经过模型模拟比对显示后段牙弓过宽，为了方便正颌手术，简化治疗，故选择拔除 37、47。

▶ 手术骨移动及旋转。该患者上颌骨发育不足，下

颌骨向前下方向发育过度，通过手术前移上颌骨，下颌在 37、47 处进行矢状劈开。

▶ 术前正畸后期，临近手术时，必须事先配好头帽颏兜，因为在正颌术后会有较长一段时间的肿胀期无法进行精确取模制作颏兜，而术后这段时间骨块稳定性欠佳，且存在神经肌肉的记忆性，需要及时佩戴头帽颏兜，减少下颌的复发。

▶ 正畸-正颌联合治疗是成人严重骨性Ⅲ类错𬌗有效的治疗方法，既能纠正牙齿的咬合关系，又能大大改善患者的脸型。

▶ 此病例由于 38、48 的压低缺乏支抗，故在治疗结束时 38 与 36，48 与 46 间仍有台阶，36、46 与对颌牙的咬合较差，影响了疗效。

（此病例为赵春洋医生提供）

## 病例介绍　病例三

患者刘 ××，女，17 岁。

**主诉**　上牙突，牙列不齐，求治。

**现病史**　否认。

**既往史**　无全身系统性疾病，无过敏史。

**不良习惯**　否认。

**家族史**　否认。

**口内检查**　恒牙列，口腔卫生一般，覆𬌗正常、覆盖 4mm，上下前牙唇倾，尖牙为远中关系，磨牙右侧远中尖对尖，左侧完全远中。上下中线左偏 2mm。23 唇侧低位，22、36、46 龋坏，11、21、22 冠唇面轻度脱矿。

**面部检查**　面部不对称，右侧丰满，颏左偏 2mm；颏肌紧张。凸面型，上颌前突。开口型呈 " ↓ "，开口度正常，颞下颌关节无弹响，无疼痛。

**模型测量**　上牙弓不对称，前牙覆𬌗正常、覆盖 4mm。尖牙为远中关系，磨牙右侧远中尖对尖，左侧完全远中。上下中线左偏 2mm。Spee 曲线 2mm。上牙列Ⅲ度拥挤（14mm），下牙列Ⅰ度拥挤（3mm）。Bolton 指数偏小。

**X 线及照相检查**　①骨性Ⅱ类；② 18、28、38、48 在位，18 为过小牙；③ 36、46 龋坏（已充填治疗）。

**诊断**　安氏Ⅱ类 1 分类，骨性Ⅱ类。

**矫治计划**　①拔除 14、24、35、45 和 27；择期拔除 38、48；②直丝弓矫治器，排齐整平上下牙列，摆式矫治器推 26 向远中，Nance 弓＋横腭杆维持，配合种植支抗内收、压低上前牙；③唇舌肌训练；④保持。

**矫治效果**　①上下牙列排齐，磨牙为中性关系。②覆𬌗、覆盖良好，咬合良好。

矫治过程见图 8-6-24～图 8-6-28。

治疗前后头影测量结果对比见表 8-6-2。

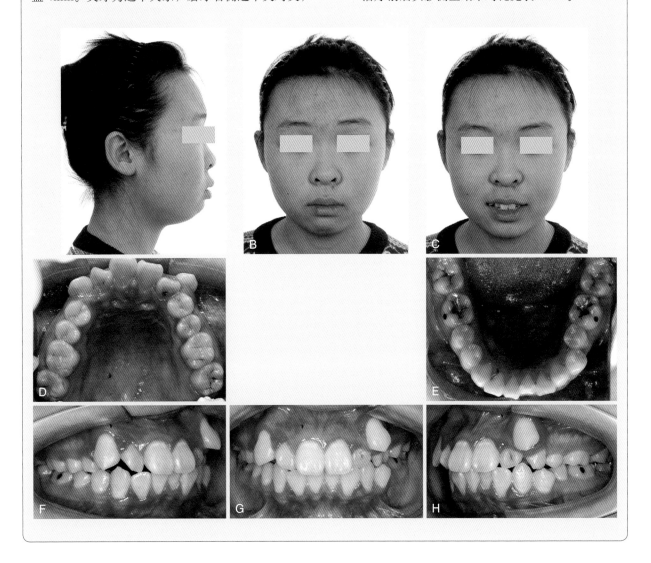

病例三（续）

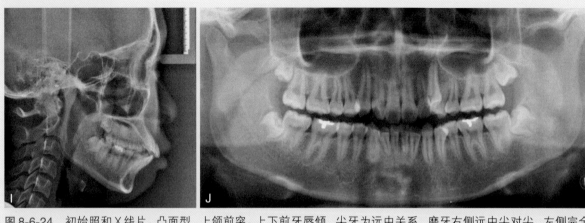

图 8-6-24    初始照和 X 线片。凸面型，上颌前突。上下前牙唇倾，尖牙为远中关系，磨牙右侧远中尖对尖，左侧完全远中。A. 侧位像；B. 正面像；C. 正面微笑像；D. 上颌𬌗像；E. 下颌𬌗像；F. 右侧咬合像；G. 正面咬合像；H. 左侧咬合像；I. 侧位片；J. 全景片

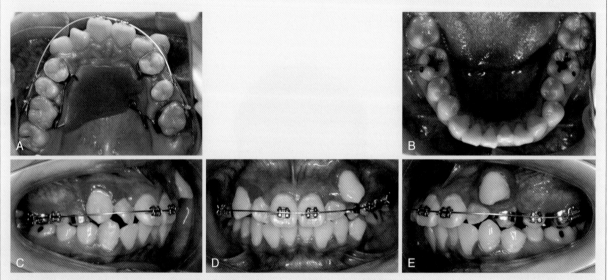

图 8-6-25    阶段照。拔除 27，采用摆式矫治器推 26 向远中。A. 上颌𬌗像；B. 下颌𬌗像；C. 右侧咬合像；D. 正面咬合像；E. 左侧咬合像

病例三（续）

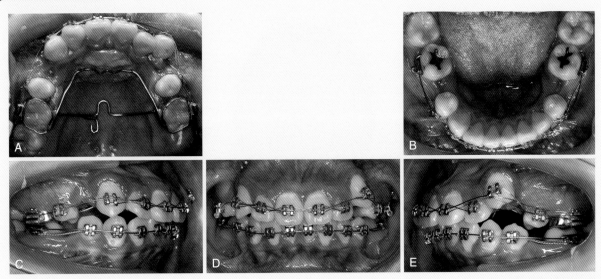

图 8-6-26　阶段照。26 远移到位，采用 Nance 弓 + 横腭杆维持 26 位置；拔除 14、24、35、45，排齐牙列。A. 上颌𬌗像；B. 下颌𬌗像；C. 右侧咬合像；D. 正面咬合像；E. 左侧咬合像

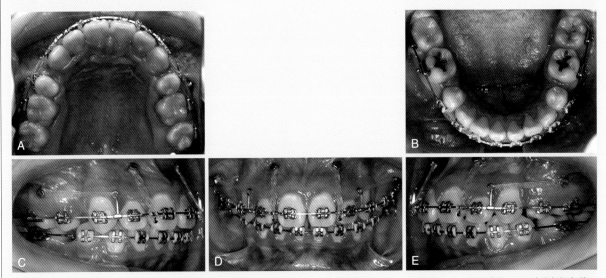

图 8-6-27　阶段照。牙列排齐，种植支抗压低、内收上前牙，改善侧貌。A. 上颌𬌗像；B. 下颌𬌗像；C. 右侧咬合像；D. 正面咬合像；E. 左侧咬合像

病例三（续）

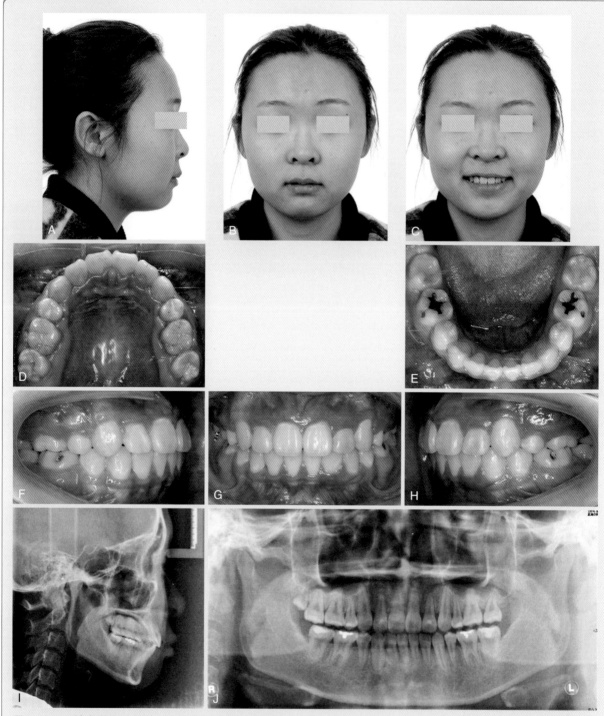

图 8-6-28    结束照和 X 线片。上下牙列排齐，前牙覆𬌗、覆盖正常，磨牙为中性关系，咬合关系良好。A. 侧位像；B. 正面像；C. 正面微笑像；D. 上颌𬌗像；E. 下颌𬌗像；F. 右侧咬合像；G. 正面咬合像；H. 左侧咬合像；I. 侧位片；J. 全景片

**病例三（续）**

表 8-6-2 　头影测量结果对比

| 测量项目 | 正常值 | 治疗前 | 治疗后 |
|---|---|---|---|
| SNA（°） | 82.8±4.0 | 86.8 | 85.9 |
| SNB（°） | 80.1±3.9 | 80.9 | 81.2 |
| ANB（°） | 2.7±2.0 | 5.8 | 4.7 |
| NP-FH（°） | 85.4±3.7 | 82.6 | 82.7 |
| NA-PA（°） | 6.0±4.4 | 13.8 | 11.1 |
| U1-NA（mm） | 5.1±2.4 | 8.5 | 4.0 |
| U1-NA（°） | 22.8±5.7 | 30.9 | 22.5 |
| L1-NB（mm） | 6.7±2.1 | 11.7 | 7.6 |
| L1-NB（°） | 30.3±5.8 | 30.6 | 32.2 |
| U1-L1（°） | 125.4±7.9 | 103.7 | 120.6 |
| FMA（°） | 31.5±5.0 | 29.1 | 29.1 |
| FMIA（°） | 54.8±6.1 | 43.2 | 50.6 |
| IMPA（°） | 93.9±6.2 | 107.7 | 100.3 |

**经验分享**

患者女性，凸面型，覆𬌗正常，Ⅰ度深覆盖。23 近中唇侧位，牙弓内无间隙。上下前牙唇倾，尖牙为远中关系，右侧磨牙为远中尖对尖关系，左侧为完全远中关系。上下中线左偏 2mm。上牙弓不对称。上牙列Ⅲ度拥挤，下牙列Ⅰ度拥挤。18、28、38、48 在位，18 为过小牙。

▶ 制订矫治方案时，设计考量如下：

- 患者面型突，上牙列Ⅲ度拥挤，下牙列Ⅰ度拥挤，磨牙、尖牙Ⅱ类关系。考虑拔除上颌第一前磨牙、下颌第二磨牙。但上颌拔除 2 颗第一前磨牙后提供的间隙不够解决上颌牙列的拥挤和上前牙的唇倾和前突，仍需再获得额外间隙，考虑采用推磨牙向后获得间隙。左侧磨牙为完全远中关系，为了建立第一磨牙的中性关系，决定左侧推磨牙向后。28 冠外形无明显畸形，可拔除 27，简化治疗。
- 患者上牙弓不对称，磨牙右侧远中尖对尖，左侧完全远中，28 在位，形态良好。考虑推 26 向远中，调整上牙弓对称性。28 形态良好，拔除 27 后，28 可代替 27 发挥良好功能。尖牙唇

侧位，在尖牙矫治过程中对邻牙的反作用力也有利于上牙弓不对称的调整。

▶ 治疗注意事项：

- 先行上颌左侧单侧推磨牙向后，可使用摆式矫治器。上颌第一前磨牙暂不拔除，可用作摆式矫治器的前方支抗，同时防止推磨牙向远中过程中因前磨牙拔除后的磨牙前移。
- 推磨牙向远中到位后，拔除第一前磨牙，磨牙位置不稳定。为了防止上颌磨牙的前移，可使用 Nance 托、上颌横腭杆等加强后牙支抗，保持上颌磨牙位置不改变。
- 牵引唇侧低位尖牙入牙弓时注意保护前牙，防止切牙的倾斜、局部开𬌗。
- 强支抗内收上前牙要注意前牙转矩的控制，防止前牙舌倾及 "钟摆效应" 加深前牙覆𬌗。可配合前牙 J 钩高位牵引、使用前牙高转矩托槽或前牙区使用微种植钉唇倾、压低上前牙。
- 应早期将下颌第二磨牙纳入矫治，防止第二磨牙近中倾斜，同时可打开咬合。

（此病例由刘璐玮医生提供）

**病例介绍**　　**病例四**

患者庞××，女，22岁。

**主诉**　正畸治疗后双侧后牙松动。

**现病史**　患者自觉双侧后牙松动，咬合痛。无全身系统性疾病，无过敏史。

**既往史**　为纠正双侧第二磨牙区锁𬌗，曾行正畸治疗，半年前结束。治疗时因橡皮筋滑入龈沟内导致牙周炎，后经牙周手术取出。

**不良习惯**　偏侧咀嚼、口呼吸。

**家族史**　否认。

**口内检查**　恒牙列，上下牙弓牙槽突丰满，前牙覆𬌗正常、覆盖正常，上下牙列无拥挤。右侧磨牙为中性关系，左侧磨牙为远中关系。17、27伸长，17Ⅰ度松动，27Ⅲ度松动。

**面部检查**　凸面型，颜面部不对称，上颌前突，下颌后缩，颏部发育不足。上唇短缩，下唇翻卷。

**模型测量**　右侧磨牙为中性关系，左侧磨牙为远中关系，前牙覆𬌗正常、覆盖正常，上下牙列无拥挤。Bolton指数正常。

**X线及照相检查**　①骨性Ⅱ类；②17牙槽骨吸收至根1/2；③27牙槽骨吸收至根尖部1/3。

**诊断**　安氏Ⅱ类。

**矫治计划**　①拔除18、27；②单颌矫治，直丝弓矫治器（先行后牙区片段弓）弓丝上弯垂直台阶压低17，前移28代替27；③调整咬合关系；④保持。

**矫治效果**　①牙列排齐；②17压低，28牵引到位。

矫治过程见图8-6-29～图8-6-35。

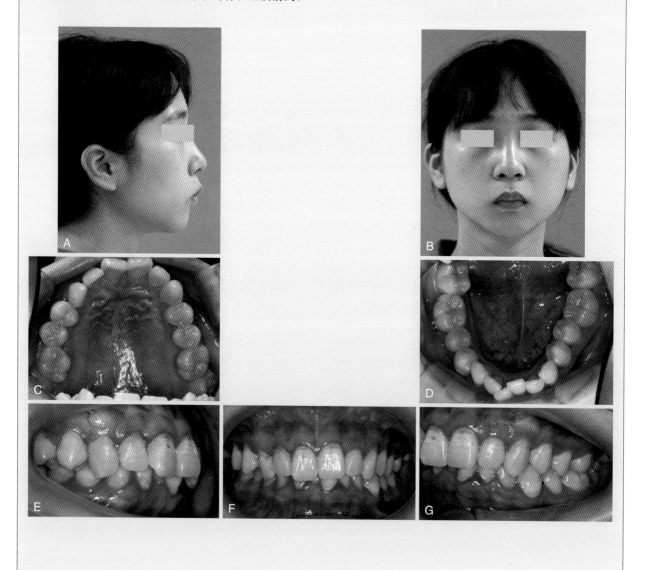

病例四（续）

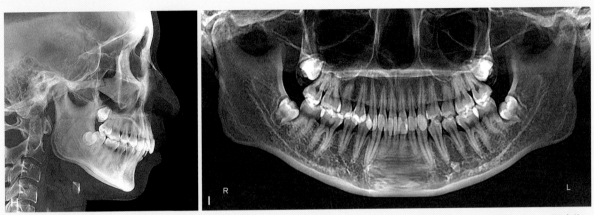

图 8-6-29　首次正畸初始照和 X 线片。牙列不齐，17、47 及 27、27 正锁𬌗。A. 侧位像；B. 正面像；C. 上颌𬌗像；D. 下颌𬌗像；E. 右侧咬合像；F. 正面咬合像；G. 左侧咬合像；H. 侧位片；I. 全景片

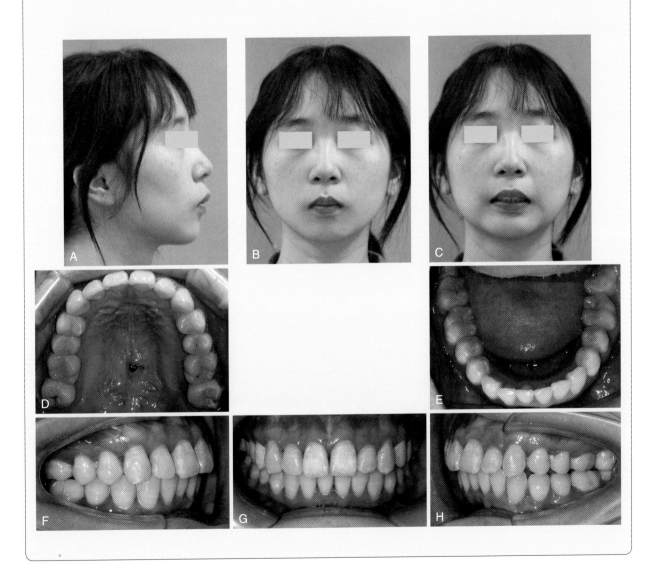

**病例四（续）**

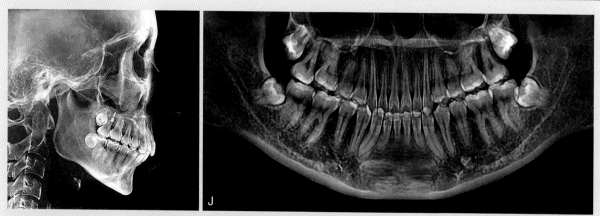

图 8-6-30　首次正畸治疗结束照和 X 线片。双侧后牙正锁𬌗解除。A. 侧位像；B. 正面像；C. 正面微笑像；D. 上颌𬌗像；E. 下颌𬌗像；F. 右侧咬合像；G. 正面咬合像；H. 左侧咬合像；I. 侧位片；J. 全景片示 17、27 牙槽骨吸收，但未引起重视

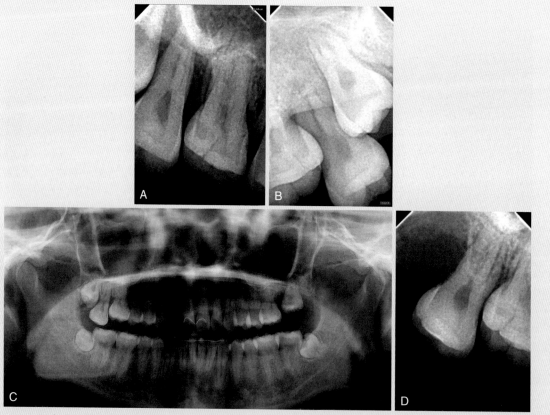

图 8-6-31　再次正畸治疗初始 X 线片。A. 右侧后牙牙片，17 牙槽骨吸收至根 1/2，牙伸长；B. 左侧后牙牙片，27 牙槽骨吸收至根尖部 1/3，牙伸长；C. 27 拔除；D. 18 拔除，保留 17

病例四（续）

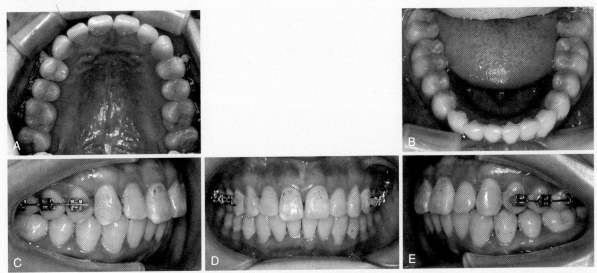

图 8-6-32　阶段照。上颌双侧后牙片段弓，矫治 17、28。A. 上颌𬌗像；B. 下颌𬌗像；C. 右侧咬合像；D. 正面咬合像；E. 左侧咬合像

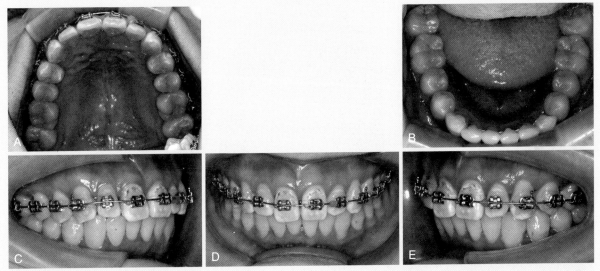

图 8-6-33　阶段照。上颌 17 压低完成，28 代替 27。A. 上颌𬌗像；B. 下颌𬌗像；C. 右侧咬合像；D. 正面咬合像；E. 左侧咬合像

**病例四（续）**

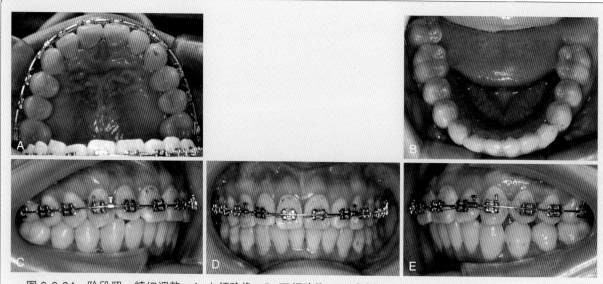

图 8-6-34 阶段照。精细调整。A. 上颌𬌗像；B. 下颌𬌗像；C. 右侧咬合像；D. 正面咬合像；E. 左侧咬合像

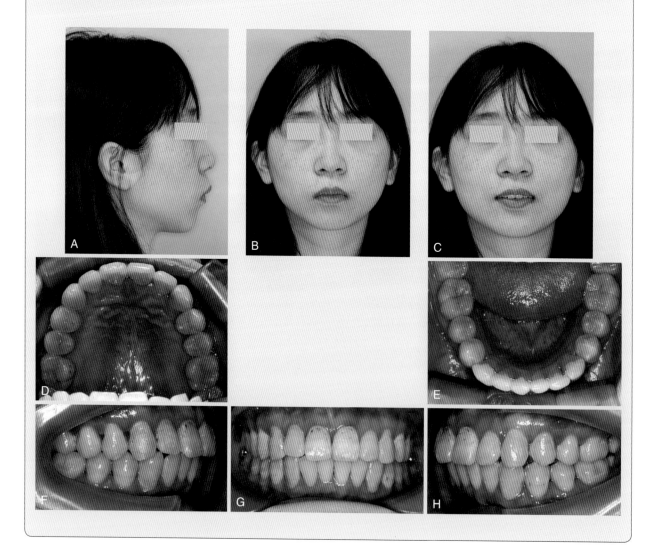

**病例四（续）**

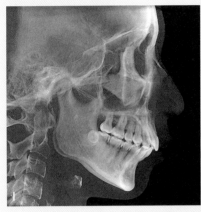
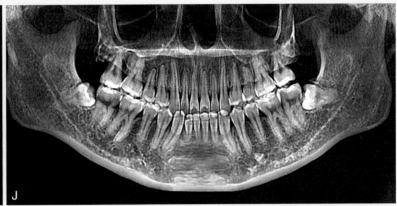

图 8-6-35　结束照和 X 线片。前牙覆𬌗覆、盖可。双侧上下颌尖窝关系良好。A.侧位像；B.正面像；C.正面微笑像；D.上颌𬌗像；E.下颌𬌗像；F.右侧咬合像；G.正面咬合像；H.左侧咬合像；I.侧位片；J.全景片

**经验分享**

　　患者为成年女性，凸面型，上颌前突，下颌后缩。为纠正双侧第二磨牙正锁𬌗，曾行正畸治疗，半年前结束，曾因橡皮筋滑入龈沟内导致了异物性牙周炎，经牙周手术取出。

▶ 制订矫治方案时，设计考量如下：

• 该患者 17 伸长，Ⅰ度松动，17 牙槽骨吸收至根 1/2，决定拔除 18，保留 17。

• 27 伸长，Ⅲ度松动，27 牙槽骨吸收至根尖部 1/3，已无法保留，拔除 27，28 代替 27。

▶ 治疗注意事项：

• 该患者正畸治疗纠正双侧第二磨牙正锁𬌗时，橡皮筋滑入龈沟内，但患者及医生均未注意。治疗结束后半年 17、27 松动，引起关注，牙周手术取出橡皮圈（左侧取出 3 根，右侧取出 1 根）。橡皮筋的长期压迫导致牙槽骨重度吸收，所以正畸医生在橡皮筋牵引中须谨防橡皮圈滑脱。

• 由于第三磨牙冠根比、形态较为不佳，治疗时常需要进行调磨。

（此病例由赵春洋医生提供）

（周明智　王笑辰　赵春洋）

## 第七节　拔除上颌尖牙的矫治

### 一、概述

上颌尖牙形态特殊，位置也特别，位于前后牙弓拐角处，因其可支撑口角，对颜面部美观极为重要。尖牙缺失会导致口角塌陷（图 8-7-1），造成面部不对称。对于青少年而言，尖牙还具有引导恒牙列建𬌗的作用，尖牙保护𬌗被认为是自然状态下功能咬合的最佳形式。上颌尖牙作为牙列中牙根最粗壮、最长的牙齿，牙冠表面光滑无窝沟，不易罹患龋齿，在口内保留时间最长，是修复治疗中重要的基牙。不到迫不得已的情况，正畸治疗一般不会选择拔除上颌尖牙，但是有些病例，比如尖牙埋伏阻生无法牵引、尖牙唇侧骨板缺失、保留预后不佳等情况时，可以策略性拔除上颌尖牙，简化矫治疗程。

### 二、适应证

**1. 埋伏上颌尖牙**　上颌尖牙发育初期位于眶下，萌出路径长，而萌出顺序又晚于邻牙，故阻生发生率高。鉴于上颌尖牙对于美观及功能的重要性，对于埋伏尖牙应该注意"三早"——早期发现、早期预防、早期治疗。尽可能地保留尖牙，尤其对于青少年而言，即使牙弓内间隙不足，也应选择牵引埋伏尖牙，而不轻易拔除。对于成人而言，尖牙的引导作用已经逐渐淡化，为简化治疗可以选择拔除埋伏尖牙，将第一前磨牙调磨后替代尖牙。

以下情况下可以拔除埋伏尖牙：

（1）尖牙牙胚位置严重异常，水平向或者出现倒置、严重扭转等，萌出方向离开正常范围，因邻牙干扰正畸无法牵引或者牵引会损坏邻牙等（图8-7-2）。

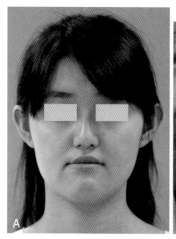
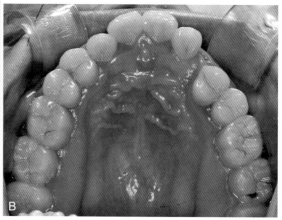

图 8-7-1　成年女性，上颌尖牙埋伏阻生。A. 正面像示口角塌陷；B. 上颌双侧尖牙未萌

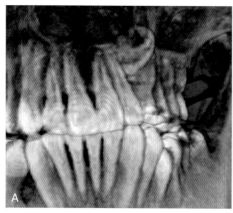
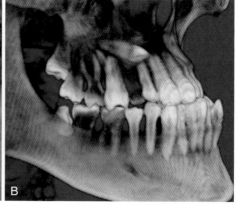

图 8-7-2　成年患者，尖牙埋伏。A. 成年女性，23 弯根、舌向埋伏，牙根弯曲，牙弓内间隙不足，牵引难度大，即使牵引成功颊侧牙槽骨预后也不佳；B. 成年男性，13 水平埋伏，牙根位于 14 根尖，牙冠位于 12 根尖，牵引难度大，强行牵引可能会损伤邻牙

（2）尖牙自身病变，尖牙本身或周围颌骨存在病理性囊肿波及尖牙，不处理可能会造成邻牙牙根吸收（图 8-7-3）。

（3）尖牙埋伏，第一前磨牙完全占据尖牙位置，牙弓长度严重不足，牙弓内无剩余间隙，其余牙齿排列整齐，咬合功能良好（图 8-7-4）。

（4）患者年龄较大，尖牙不能顺利牵引到位，本身的矫治需要减数（图 8-7-5）。

（5）因根骨粘连无法进行牵引治疗（图 8-7-6）。

**2. 尖牙牙周状况不佳**　尖牙唇侧长期错位严重，唇侧牙槽骨丧失，骨板薄弱，牙龈退缩，临床冠长，需要减数治疗，尖牙保留预后不佳（图 8-7-7）。

**3. 尖牙牙体状况不佳**　严重龋坏、外伤折断、剩余牙体无法保留或者保留效果不佳等失去正常功能的尖牙（图 8-7-8）。

### 三、矫治过程中的特殊考量

**1. 尖牙引导𬌗的考虑**　对于青少年而言，尖牙具有引导建𬌗的作用，应该调磨第一前磨牙的形态，然而由于年轻恒牙牙髓腔大，牙齿敏感，调磨时应注意量的控制，在有些情况下可以选择对第一前磨牙进行根管治疗 + 冠修复，以更好地建立尖牙引导𬌗。

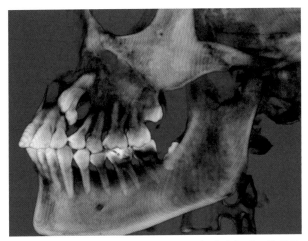

图 8-7-3　左上颌颌骨囊肿波及 23，囊肿手术时一并拔除

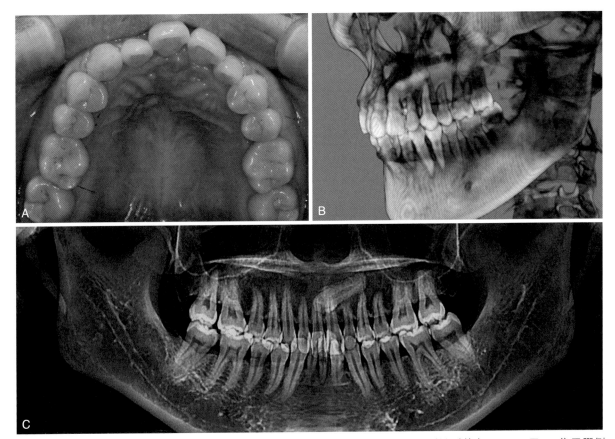

图 8-7-4　成年女性患者，上颌 23 近中水平埋伏阻生。A. 23 未见，上牙弓剩余牙列排列整齐；B. CT 示 23 位于腭侧；C. 全景片显示 23 牙冠位于上颌中切牙根方

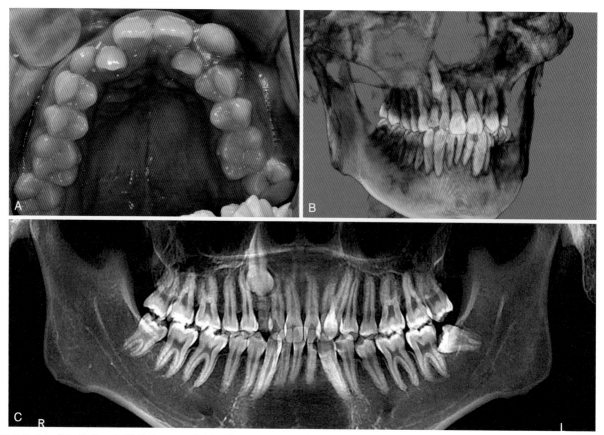

图 8-7-5　成年患者，年龄较大，13 垂直埋伏阻生。A.53 滞留，上牙列 Ⅲ 度拥挤，需要减数治疗；B. CBCT 显示 13 位于鼻旁底；C. 全景片示 23 位于鼻旁

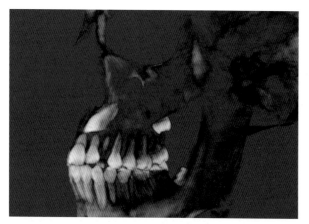

图 8-7-6　23 埋伏阻生，因根骨粘连牵引失败后拔除

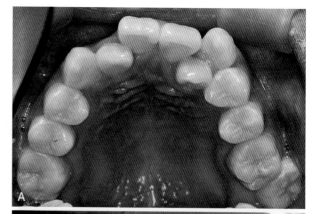

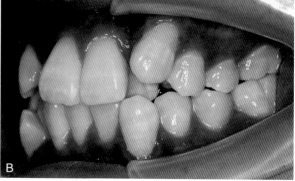

图 8-7-7　成年男性患者，上牙列重度拥挤，正畸治疗需减数拔除牙槽骨退缩严重的 23。A. 上颌前牙唇倾，牙列 Ⅲ 度拥挤。22、23 重叠；B. 23 唇侧牙槽骨薄弱，骨开裂，近中倾斜，临床冠长

**2. 组牙功能𬌗的建立**　对于成人而言，由于已经从尖牙引导𬌗过渡到组牙功能𬌗，此时只要没有咬合干扰，可以不对第一前磨牙进行过多的磨改。

**3. 拔除尖牙时对牙槽骨及邻牙的保护**　尖牙拔除尤其是埋伏尖牙拔除过程中应该注意尖牙区牙槽骨的保护，在拔除过程中尽量少去骨，以免造成该区牙槽骨塌陷（图 8-7-9）。

**4. 牙齿竖直及邻接关系**　已经萌出的尖牙，选择拔除多是由于尖牙唇腭侧的牙槽骨薄弱，在用第一前磨牙代替尖牙时应该注意牙根在牙槽骨内的位置，避免牙齿的反复移动，同时在治疗过程中要注意口腔卫生，防止牙周炎症导致牙槽骨进一步丧失。

**5. 外观处理技巧**　因为第一前磨牙与尖牙的牙冠形态、轴倾度及托槽参数不一样，在粘接第一前磨牙的托槽时，托槽位置应该较牙冠中心偏龈方，近远中向上应该较牙轴偏远中，使第一前磨牙的颊侧向近中扭转，避免第一前磨牙近中面的暴露，使其从外观上更加接近尖牙的形态。

**6. 尽量避免口角塌陷**　在前移第一前磨牙关闭尖牙拔牙间隙时尽可能使用螺旋推簧进行加力，推第一前磨牙向近中，如果使用链圈近中牵引、关闭间隙可能会导致牙弓的塌陷，但是要注意力量的控制，力值过大会导致第一前磨牙颊倾。

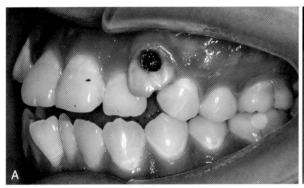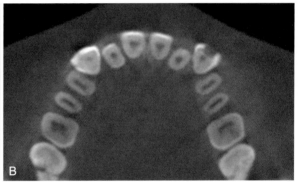

图 8-7-8　成年女性患者，牙列拥挤，Ⅱ度开𬌗，前牙唇倾，需要减数治疗。A. 口内像显示 23 近中唇侧位，唇面深龋；B. X 线片示 23 龋坏近髓，唇侧位

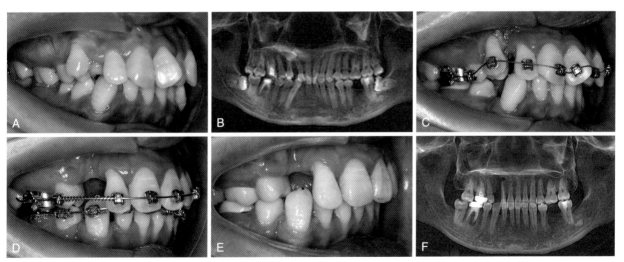

图 8-7-9　成年女性患者，13 水平埋伏阻生，拔除时去骨太多，致邻牙无法保留。A. 13 未萌，14 颊倾；B. 全景片显示 13 埋伏阻生于 14、12 根尖，11、21 根尖多生牙；C. 13 及多生牙拔除时去骨量多，该区牙槽骨退缩，14 牙根暴露；D. 拔除 14 后进行矫治；E. 治疗结束时尖牙区牙槽骨塌陷；F. 全景片示尖牙区牙槽骨低密度影像

## 病例介绍　病例一

患者张××，男，14岁。

**主诉**　牙齿不齐，尖牙未换。

**现病史**　否认。

**既往史**　无全身系统性疾病，无过敏史。

**不良习惯**　口呼吸习惯。

**家族史**　否认。

**口内检查**　替牙列，右侧磨牙为中性关系，左侧磨牙远中尖对尖关系，前牙浅覆𬌗、浅覆盖，上颌中线左偏2.0mm，63滞留，63、33反𬌗。

**面部检查**　凸面型，面部不对称，下颌歪斜，颏部左偏，开口度正常，颞下颌关节无弹响及疼痛。

**模型测量**　上下牙列Ⅰ度拥挤，Bolton指数不调。

**X线及照相检查**　骨性Ⅲ类，均角；23近中阻生于21、22根尖唇侧，牙周膜不清晰，怀疑有根部粘连；18、28、38、48存在，35根尖骨岛。

**诊断**　安氏Ⅱ类亚类，23近中阻生。

**矫治计划**　①拔除14、63、34、44，视埋伏尖牙牵引情况决定是否拔除24；②直丝弓矫治器排齐牙列，种植钉支抗牵引埋伏尖牙；③保持。

**矫治过程**　①拔除14、63、34、44，24暂不拔除；②直丝弓矫治器排齐整平牙列；③外科开窗牵引23，后因根骨粘连，拔除23；④近中移动24替代23，精细调整咬合；⑤保持。

矫治过程见图8-7-10～图8-7-14。

治疗前后头影测量结果对比见表8-7-1。

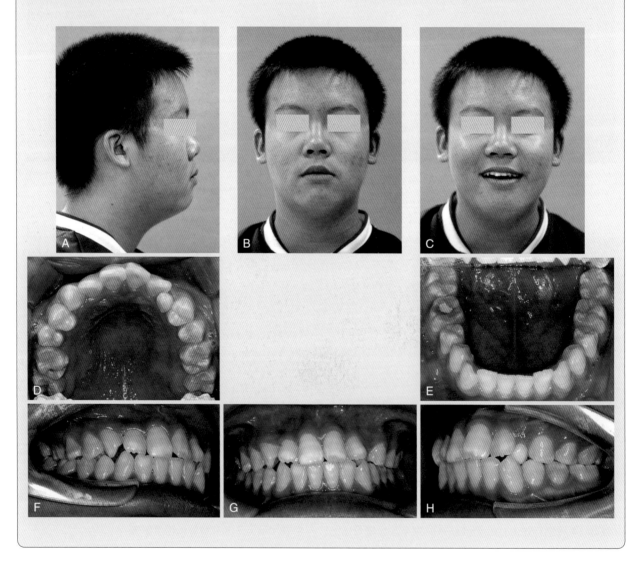

病例一（续）

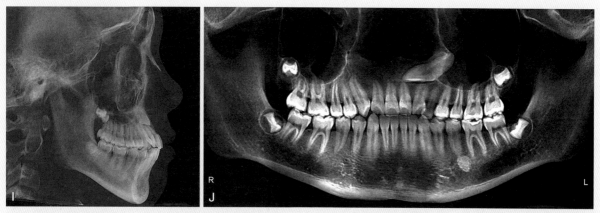

图 8-7-10　初始照和 X 线片。A. 侧位像；B. 正面像；C. 正面微笑像；D. 上颌𬌗像；E. 下颌𬌗像；F. 右侧咬合像；G. 正面咬合像；H. 左侧咬合像；I. 侧位片；J. 全景片

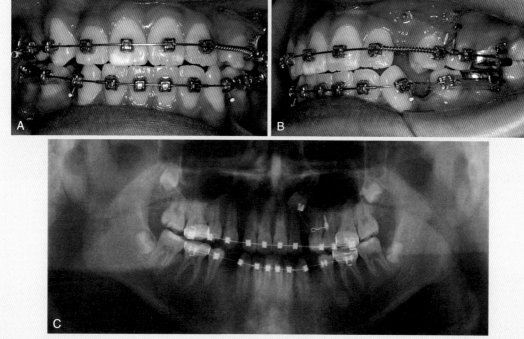

图 8-7-11　阶段照。拔除 14、63、34、44。微种植支抗先牵引尖牙向远中移动。A. 正面咬合像；B. 左侧咬合像；C. 全景片

**病例一（续）**

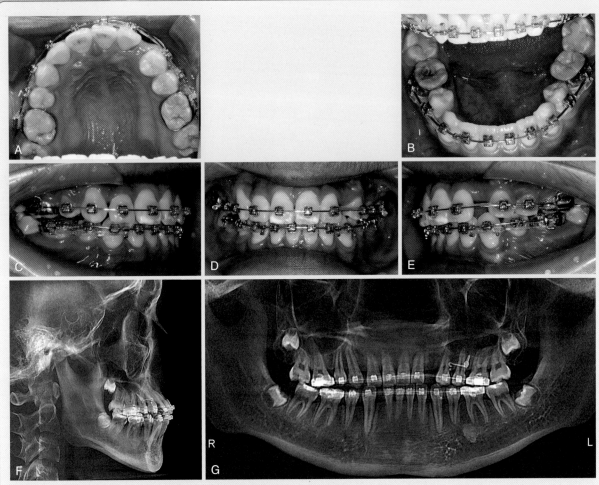

图 8-7-12 阶段照。23 牵引过程中发现牙齿无法移动，CBCT 显示 23 发生根骨粘连，拔除 23 后，行 24 代替 23 治疗。A. 上颌𬌗像；B. 下颌𬌗像；C. 右侧咬合像；D. 正面咬合像；E. 左侧咬合像；F. 侧位片；G. 全景片

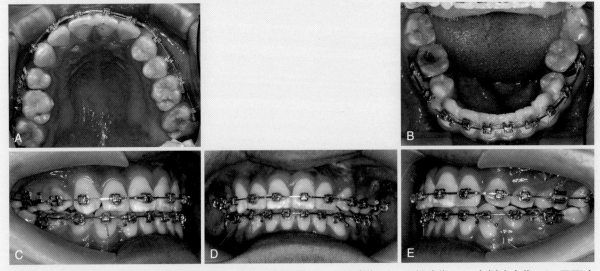

图 8-7-13 阶段照。前移 24 关闭 23 间隙，调整上颌中线。A. 上颌𬌗像；B. 下颌𬌗像；C. 右侧咬合像；D. 正面咬合像；E. 左侧咬合像

病例一（续）

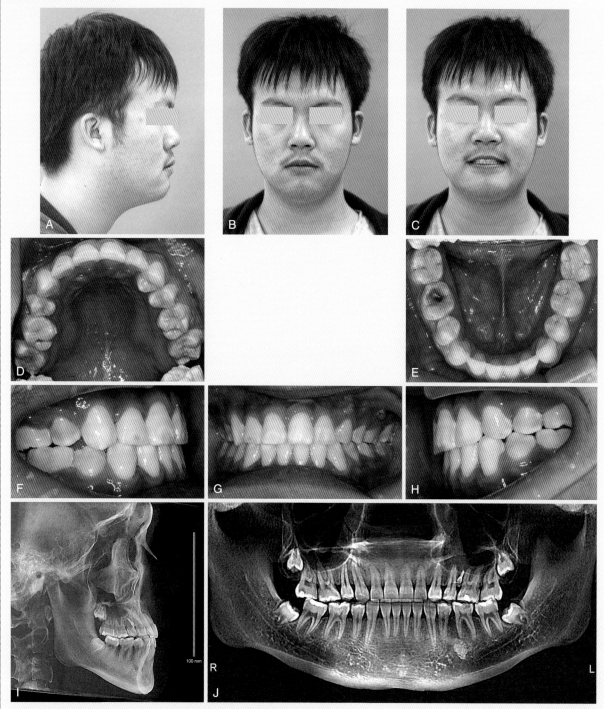

图 8-7-14　结束照和 X 线片。A. 侧位像；B. 正面像；C. 正面微笑像；D. 上颌𬌗像；E. 下颌𬌗像；F. 右侧咬合像；G. 正面咬合像；H. 左侧咬合像；I. 侧位片；J. 全景片

## 病例一（续）

表 8-7-1　头影测量结果对比

| 测量项目 | 正常值 | 治疗前 | 治疗后 |
|---|---|---|---|
| SNA（°） | 82.8±4.0 | 83.3 | 83.6 |
| SNB（°） | 80.1±3.9 | 82.7 | 84.7 |
| ANB（°） | 2.7±2.0 | 0.5 | −1.1 |
| NP-FH（°） | 85.4±3.7 | 90.1 | 92.6 |
| NA-PA（°） | 6.0±4.4 | 1.3 | −2.8 |
| U1-NA（mm） | 5.1±2.4 | 8.8 | 6.0 |
| U1-NA（°） | 22.8±5.7 | 30.3 | 26.9 |
| L1-NB（mm） | 6.7±2.1 | 7.4 | 1.6 |
| L1-NB（°） | 30.3±5.8 | 26.9 | 13.9 |
| U1-L1（°） | 125.4±7.9 | 122.3 | 140.2 |
| FMA（°） | 31.5±5.0 | 25.5 | 21.0 |
| FMIA（°） | 54.8±6.1 | 63.3 | 78.4 |
| IMPA（°） | 93.9±6.2 | 91.3 | 80.6 |

### 经验分享

该患者为青少年男性，凸面型，前牙浅覆𬌗、浅覆盖，63 滞留，23 近中阻生于 21、22 根尖唇侧，位于梨状孔下方偏侧面，上下前牙唇倾，上颌中线左偏。

▶ 制订矫治方案时，设计考量如下：

- 患者前牙浅覆𬌗、浅覆盖，上下牙列拥挤，拔除滞留 63 后，牙弓内剩余间隙不足以排列 23，推磨牙向后会导致前牙开𬌗，综合考虑需要减数治疗。

- 患者为青少年，鉴于尖牙引导𬌗的重要性，尝试牵引 23，考虑到患者上下前牙唇倾，设计拔除 14、24、34、44，排齐牙列，内收前牙。但是任何埋伏牙的牵引都有失败的可能性，而该患者尖牙埋伏于鼻旁底，呈水平向阻生，牵引难度较大，故在治疗初始未将 24 拔除，而是暂缓拔牙。

▶ 治疗注意事项：

- 矫治过程中牵引力方向及支抗等的考量：在 23 的牵引过程中，考虑到 23 埋伏位置，牵引需要强支抗，如果只使用牙支抗可能会导致邻牙倾斜，因此使用种植钉进行牵引。先拉 23 往远中移动，在拉 23 往牙弓方向移动时发现 23 一直无法继续移动，拍摄 CT 后发现 23 根骨粘连，无法继续牵引，于是选择拔除 23，行 24 替代 23 的治疗。

- 对于埋伏尖牙的处理，通过拔除远中的第一前磨牙提供间隙。但牵引保留须慎重对待，对牵引保留成功概率大的尖牙，可将远中的第一前磨牙拔除，提供间隙牵引尖牙；对肯定无法保留的尖牙，可义无反顾地将埋伏尖牙拔除；介于两者之间的尖牙，且患者年龄偏大，可选择试行牵引埋伏尖牙，效果不好则将其拔除。

- 该患者为骨性Ⅲ类，治疗结束后下前牙舌倾掩饰骨性畸形。

- 埋伏牙开窗注意事项：在开窗牵引埋伏牙时，应该去除牙冠方的牙囊，减少牙齿萌出的阻力，但是注意不要去除牙根部的牙囊，否则容易造成根骨粘连，导致牵引失败。

（此病例由赵春洋医生提供）

**病例介绍**　**病例二**

患者龚 ×，女，22 岁。

**主诉**　牙齿不齐。

**现病史**　否认。

**既往史**　无全身系统性疾病，无过敏史。

**不良习惯**　口呼吸习惯。

**家族史**　否认。

**口内检查**　恒牙列，磨牙为中性关系，前牙浅覆盖，14、15、44、45 对刃，左侧后牙反𬌗，12、43、22、32 反𬌗，12、13 异位重叠，13 位于 12 唇侧，13 临床冠长，17、27 颊倾，上颌牙弓较下颌牙弓缩窄，上颌中线右偏 3.0mm，下颌中线右偏 1.5mm。

**面部检查**　凹面型，面部不对称，下颌歪斜，颏部左偏，开口度正常，颞下颌关节无弹响及疼痛。

**模型测量**　上牙列Ⅲ度拥挤，下牙列Ⅰ度拥挤，Bolton 指数不调。

**X 线及照相检查**　均角骨面型；13 近中倾斜，位于 12 唇侧，唇侧骨开窗、骨开裂严重；18、28、38、48 在位。

**诊断**　安氏Ⅰ类，13 唇侧位。

**矫治计划**　患者不介意上中线的偏斜，试行掩饰性治疗。①拔除 13、41；②直丝弓矫治器排齐整平牙列；③扩大上颌牙弓，压低上颌后牙，纠正 17、27 颊倾；④保持。

**矫治过程**　①拔除 13、41；②直丝弓矫治器排齐整平牙列，上颌横腭杆扩大牙弓；③配合种植钉压低上颌后牙，纠正 17、27 颊倾；④精细调整咬合；⑤保持。

矫治过程见图 8-7-15～图 8-7-18。

治疗前后头影测量结果对比见表 8-7-2。

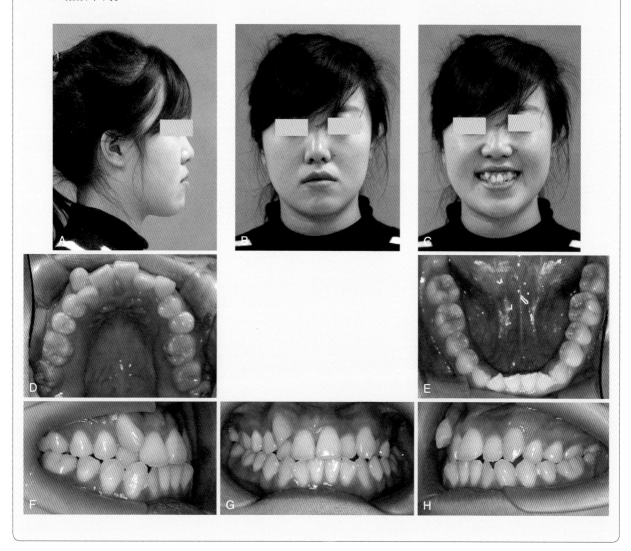

**病例二（续）**

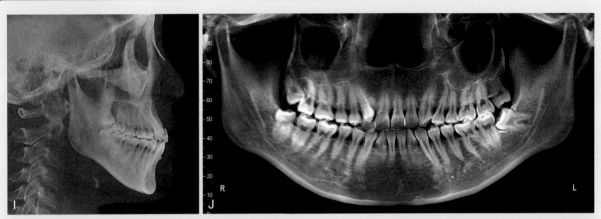

图 8-7-15 初始照和 X 线片，CT 片示 13 唇侧牙槽骨丧失。A. 侧位像；B. 正面像；C. 正面微笑像；D. 上颌𬌗像；E. 下颌𬌗像；F. 右侧咬合像；G. 正面咬合像；H. 左侧咬合像；I. 侧位片；J. 全景片

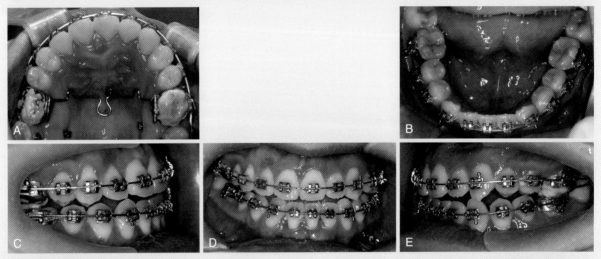

图 8-7-16 阶段照。拔除 13、41。上颌横腭杆扩大上颌牙弓。A. 上颌𬌗像；B. 下颌𬌗像；C. 右侧咬合像；D. 正面咬合像；E. 左侧咬合像

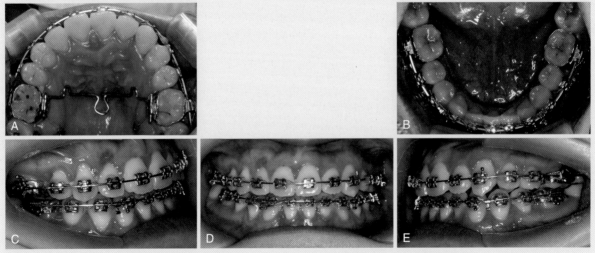

图 8-7-17 阶段照。种植钉＋横腭杆压低后牙。A. 上颌𬌗像；B. 下颌𬌗像；C. 右侧咬合像；D. 正面咬合像；E. 左侧咬合像

病例二（续）

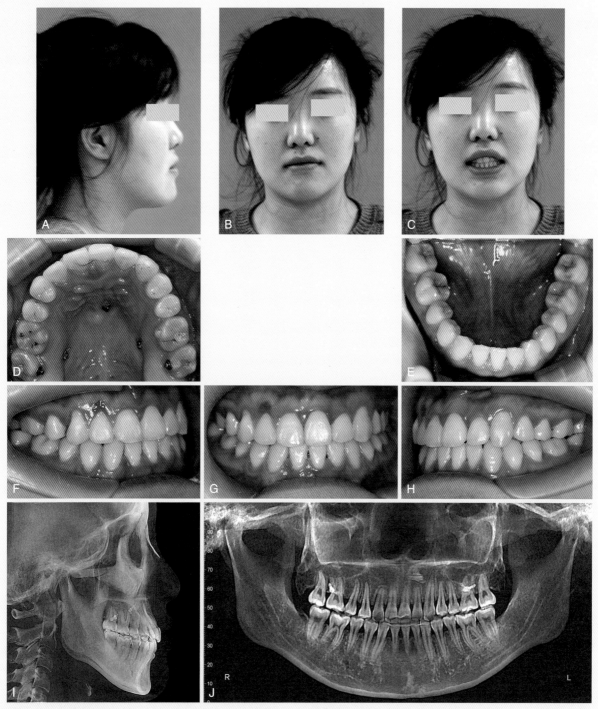

图 8-7-18　结束照和 X 线片。A. 侧位像；B. 正面像；C. 正面微笑像；D. 上颌𬌗像；E. 下颌𬌗像；F. 右侧咬合像；G. 正面咬合像；H. 左侧咬合像；I. 侧位片；J. 全景片

## 病例二（续）

表 8-7-2　头影测量结果对比

| 测量项目 | 正常值 | 治疗前 | 治疗后 |
|---|---|---|---|
| SNA（°） | 82.8±4.0 | 78.4 | 77.7 |
| SNB（°） | 80.1±3.9 | 76.5 | 75.8 |
| ANB（°） | 2.7±2.0 | 1.9 | 1.9 |
| NP-FH（°） | 85.4±3.7 | 92.1 | 91.9 |
| NA-PA（°） | 6.0±4.4 | 3.8 | 3.3 |
| U1-NA（mm） | 5.1±2.4 | 6.5 | 4.7 |
| U1-NA（°） | 22.8±5.7 | 21.8 | 15.7 |
| L1-NB（mm） | 6.7±2.1 | 7.2 | 5.1 |
| L1-NB（°） | 30.3±5.8 | 26.4 | 17.6 |
| U1-L1（°） | 125.4±7.9 | 129.8 | 144.8 |
| FMA（°） | 31.5±5.0 | 28.8 | 28.2 |
| FMIA（°） | 54.8±6.1 | 65.6 | 73.9 |
| IMPA（°） | 93.9±6.2 | 85.7 | 77.8 |

**经验分享**

患者为成年女性，面中部凹陷，前牙浅覆盖，14、15、44、45 对刃，左侧后牙反𬌗，12、43、22、32 反𬌗，12、13 异位重叠，13 位于 12 唇侧，13 临床冠长，17、27 颊倾，上颌牙弓较下颌牙弓缩窄，上颌中线右偏 3.0mm，下颌中线右偏 1.5mm。

▶ 制订矫治方案时，设计考量如下：

- 患者诉求：要求排齐牙齿，不介意上中线偏斜。
- 该患者上颌骨发育不足，面型较凹，如果减数 2 颗牙进行矫治可能会导致"瘪嘴"。上牙列拥挤集中在 13、12 位置，而 12、13 异位重叠，13 完全位于牙弓外，唇侧骨开窗，临床冠长，龈缘形态不佳影响美观，考虑拔除 13，有利于牙周健康。而减数 13 后配合扩弓可以排齐上颌牙列，且上颌前牙适度唇倾可以掩饰Ⅲ类面型。
- 基于上颌拔除了 13，前牙 Bolton 指数不调，拔除同侧的 1 颗下切牙协调上下颌前牙 Bolton 指数，解除下颌拥挤，同时适度内收下颌前牙解除前牙的对刃与反𬌗。

▶ 治疗注意事项：

- 该患者选择了单侧拔牙矫治，对上下颌中线的考量是个挑战，尽管患者不介意上中线右偏，但不能加重右偏，23、24 适当邻面去釉可以减少中线的偏斜。上颌由于拔除了 13，上中线右偏较为严重，治疗最后在 14 的远中剩余了少许间隙，改善上中线偏移量的同时使右侧咬合达到尖窝关系。
- 尖牙位于口角部位，因长期唇侧错位，导致口角隆起，一旦拔除会引起口角塌陷，尤其该病例需单侧拔除尖牙，此时处理好替代的第一前磨牙临床意义更大。粘接第一前磨牙的托槽时，托槽位置应该较牙冠中心偏龈方，近远中向应该较牙轴偏远中，使第一前磨牙的颊侧向近中扭转，使其从外观上更加接近尖牙的形态。同时在排齐牙列时选择将第一前磨牙往颊侧移动一点，可以更好地支撑口角。

（此病例由赵春洋医生提供）

患者顾××，女，24 岁。

**主诉**　牙齿不齐。

**现病史**　否认。

**既往史**　无全身系统性疾病，无过敏史。

**不良习惯**　口呼吸习惯。

**家族史**　否认。

**口内检查**　恒牙列，磨牙为远中关系，前牙Ⅱ度深覆𬌗，Ⅱ度深覆盖，上下牙槽骨前突，13 未萌，53 残根，36 缺失，16、37、46 𬌗面可见充填物，16、46 根管治疗中，16 根尖有阴影，14、45 正锁𬌗。

**面部检查**　凸面型，面部不对称，上颌骨前突，开口度正常，颞下颌关节无弹响及疼痛。

**模型测量**　上下牙列Ⅲ度拥挤，Bolton 指数不调。

**X 线及照相检查**　骨性Ⅱ类，均角骨面型；11、21 根尖可见倒置的多生牙，13 近中水平阻生，牙冠位于 14、12 根尖，与多生牙紧密相接，牙根位于鼻腔底；18、28、38、48 存在，38、48 水平阻生。

**诊断**　安氏Ⅱ类，13 近中水平阻生，11、21 间多生牙。

**矫治计划**　①拔除多生牙、13、24、34、44、53；②直丝弓矫治器排齐整平牙列；③保持。

**矫治过程**　①拔除多生牙、13、24、34、44、53；②直丝弓矫治器排齐整平牙列；③矫治过程中 14 因牙周退缩严重松动而拔除；④精细调整咬合；⑤保持。

矫治过程见图 8-7-19～图 8-7-22。

治疗前后头影测量结果对比见表 8-7-3。

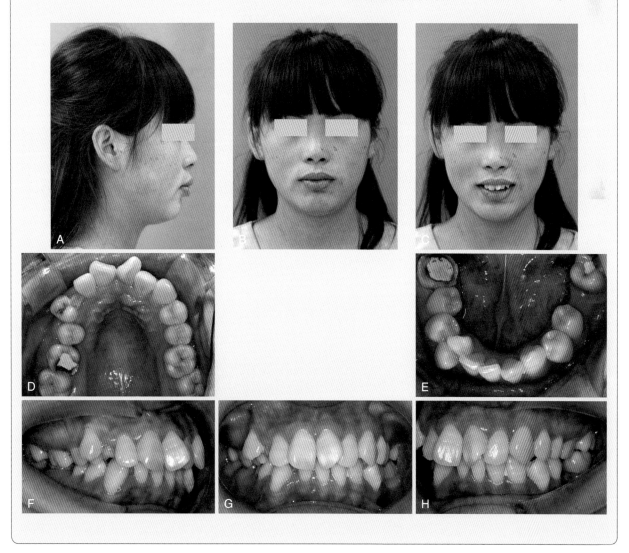

病例三（续）

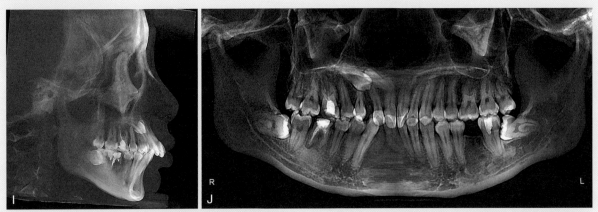

图 8-7-19 初始照和 X 线片。A. 侧位像；B. 正面像；C. 正面微笑像；D. 上颌𬌗像；E. 下颌𬌗像；F. 右侧咬合像；G. 正面咬合像；H. 左侧咬合像；I. 侧位片；J. 全景片

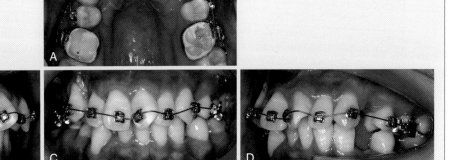

图 8-7-20 阶段照。多生牙、13、24、34、44、53 已拔除，粘接上颌托槽。A. 上颌𬌗像；B. 右侧咬合像；C. 正面咬合像；D. 左侧咬合像

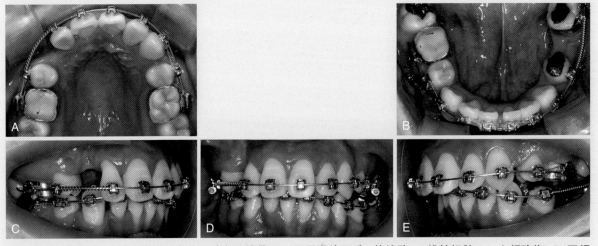

图 8-7-21 阶段照。因 13 拔除时去除了过多牙槽骨，14 牙周退缩严重，故拔除 14 维持间隙。A. 上颌𬌗像；B. 下颌𬌗像；C. 右侧咬合像；D. 正面咬合像；E. 左侧咬合像

病例三（续）

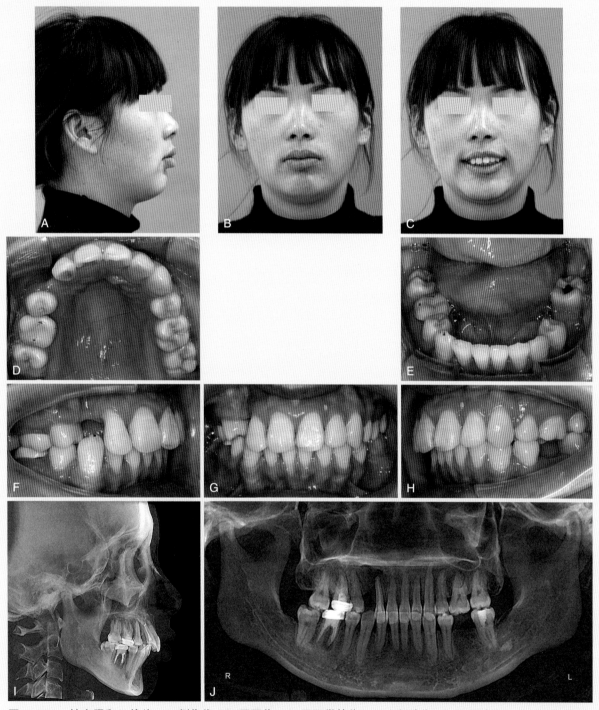

图 8-7-22　结束照和 X 线片。A. 侧位像；B. 正面像；C. 正面微笑像；D. 上颌𬌗像；E. 下颌𬌗像；F. 右侧咬合像；G. 正面咬合像；H. 左侧咬合像；I. 侧位片；J. 全景片

**病例三（续）**

表 8-7-3　头影测量结果对比

| 测量项目 | 正常值 | 治疗前 | 治疗后 |
|---|---|---|---|
| SNA（°） | 82.8±4.0 | 77.9 | 78.5 |
| SNB（°） | 80.1±3.9 | 73.2 | 72.0 |
| ANB（°） | 2.7±2.0 | 4.7 | 6.5 |
| NP-FH（°） | 85.4±3.7 | 89.2 | 87.4 |
| NA-PA（°） | 6.0±4.4 | 8.5 | 13.9 |
| U1-NA（mm） | 5.1±2.4 | 9.2 | 1.8 |
| U1-NA（°） | 22.8±5.7 | 27.3 | 15.0 |
| L1-NB（mm） | 6.7±2.1 | 8.0 | 6.6 |
| L1-NB（°） | 30.3±5.8 | 28.4 | 25.2 |
| U1-L1（°） | 125.4±7.9 | 119.7 | 132.1 |
| FMA（°） | 31.5±5.0 | 21.7 | 26.4 |
| FMIA（°） | 54.8±6.1 | 60.2 | 61.1 |
| IMPA（°） | 93.9±6.2 | 98.1 | 92.5 |

**经验分享**

患者为成年女性，凸面型，磨牙为远中关系，前牙Ⅱ度深覆𬌗、Ⅱ度深覆盖，上下牙槽突前突。14、45 正锁𬌗，上下牙列Ⅲ度拥挤。11、21 根尖可见倒置的多生牙。13 近中水平阻生，牙冠位于 14、12 根尖，与多生牙紧密相接，牙根位于鼻腔底。

▶ 制订矫治方案时，设计考量如下：

- 患者面型较凸，上下牙列Ⅲ度拥挤，需要减数治疗，而 13 近中水平阻生，牙冠位于 14、12 根尖，与 11、21 根尖间多生牙紧密相接，牙根位于鼻腔底，加上患者年龄较大，埋伏牙牵引成功率较低，选择在开窗拔除多生牙的同时拔除 13。

▶ 治疗注意事项：

- 该患者在拔除多生牙和 13 时，因为位置接近于鼻底，去骨量较多，导致该区牙槽骨缺失、塌陷，14 牙周退缩严重导致牙齿松动，将其拔除，将来此处种植修复难度较大。
- 在拔除埋伏尖牙时应该注意保护该区的牙槽骨，因为牙齿拔除后牙槽骨都会有所吸收，此时如果去骨量较多会造成牙槽骨塌陷，导致邻近牙齿无法移动。

▶ 反思：

- 14 在治疗初始因尖牙埋伏压迫牙根导致吸收，其次 14 颊倾，颊侧牙槽骨很薄弱，甚至存在骨开裂，预后不佳，此时是否可以选择尝试牵引 13，如果能够牵引成功，可以选择拔除 14。

（此病例由赵春洋医生提供）

（周明智）

## 第八节　拔除下颌尖牙的矫治

### 一、概述

下颌尖牙正常萌出后，下颌骨宽度将不再增加。对于青少年而言，上下颌尖牙具有引导建𬌗的作用，尖牙引导𬌗被认为是自然状态下功能咬合的最佳形式。下颌尖牙牙尖斜嵴在引导建𬌗中发挥主要作用，下颌第一前磨牙的舌尖较小，颊尖与下颌尖牙的外形相近，因此相比于上颌尖牙而言，下颌尖牙的生理意义及临床功能较小，在尖牙本身条件差时拔除可以简化矫治疗程。

### 二、适应证

**1. 下颌尖牙埋伏**　下颌尖牙萌出时间较第二磨牙早，较少受到萌出间隙不足的影响，阻生发生率低于上颌尖牙，与对待阻生的上颌尖牙一样，治疗时一样要注意"三早"——早期发现、早期预防、早期治疗，尽可能地保留尖牙。对于青少年而言，应尽可能选择牵引埋伏尖牙，而不轻易拔除；对于成人而言，尖牙的引导作用已经逐渐淡化，为简化治疗可以选择拔除埋伏尖牙，第一前磨牙调磨后替代尖牙。由于下颌尖牙的生理意义及临床功能与上颌相比相对较弱，如果需要减数矫治时，可以优先考虑拔除埋伏尖牙。

（1）埋伏尖牙牙胚严重异常：如出现倒置、扭转等萌出方向离开正常范围，正畸无法牵引或者牵引会损坏邻近组织（图 8-8-1，图 8-8-2）。

（2）尖牙本身或周围颌骨存在病理性病变：如囊肿波及尖牙，不处理可能会造成邻牙牙根吸收；

患者年龄较大需要减数治疗，或因为根骨粘连，埋伏尖牙不能牵引到位。

（3）牙弓长度严重不足：尖牙埋伏阻生，第一前磨牙完全占据尖牙位置，但全口牙齿排列整齐，功能良好。

**2. 尖牙严重唇侧位或完全位于牙弓外**　唇侧牙槽骨板极其薄弱，其余牙齿排列整齐，咬合功能良好，或者需要减数治疗者，为了简化治疗及牙周健康可以选择拔除异位尖牙（图 8-8-3）。

**3. 尖牙严重舌侧位或完全位于牙弓外**　舌侧牙槽骨板极其薄弱，其余牙齿排列整齐，咬合功能良好，或者需要减数治疗者，为了简化治疗及牙周健康可以选择拔除异位尖牙（图 8-8-4）。

**4. 尖牙存在严重的牙体病变**　严重龋坏或外伤折断导致剩余牙体无法保留或者保留效果不佳等失去正常功能的尖牙，临床这种情况非常少见。

**5. 尖牙形态异常，需要减数治疗者**　如牙釉质粘连且牙列严重拥挤（图 8-8-5）。

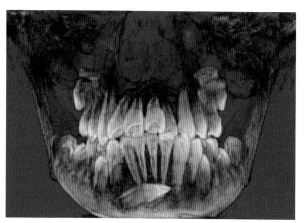

图 8-8-1　43 水平位阻生于下切牙根尖部，无法牵引治疗

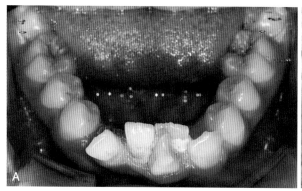
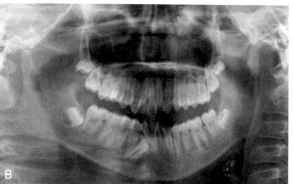

图 8-8-2　成人，43 埋伏阻生。A.43 未萌，前牙拥挤；B. 全景片示 43 近中埋伏，牙冠位于右下侧切牙根尖部

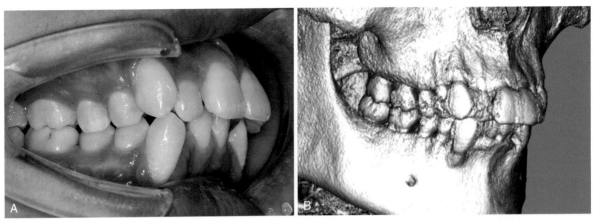

图 8-8-3　成人男性患者，双颌前突，正畸需要减数治疗，下颌尖牙唇侧错位，牙龈退缩，牙根暴露。A.43 完全位于牙弓唇侧；B. CBCT 显示 43 唇侧牙槽骨骨开裂

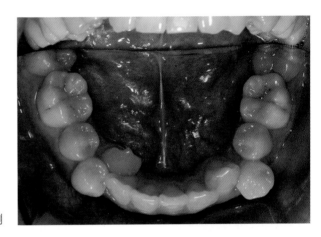

图 8-8-4　43 完全位于牙弓舌侧

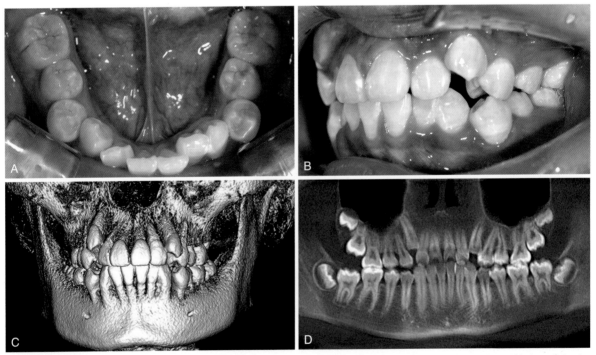

图 8-8-5　年轻患者，上牙列严重拥挤，需要减数治疗。32、33 牙釉质粘连，考虑到减数治疗后的咬合，对粘连牙进行劈开，保护 32 牙冠，破坏 33 牙冠，拔除 33。A. 下颌像显示下颌牙列严重拥挤；B. 左侧咬合像显示 32、33 粘连，咬合不佳；C. CT 截图显示 32、33 粘连牙；D. 全景片显示 32、33 牙釉质粘连

## 三、矫治过程中的特殊考量

**1. 尖牙引导𬌗及组牙功能𬌗的考虑**　对于下颌而言，下颌第一前磨牙的颊尖与下颌尖牙的形态相似，在行第一前磨牙代替尖牙时，只要咬合没有干扰，可以不对第一前磨牙进行调磨。

**2. 拔除尖牙时对牙槽骨及邻牙的保护**　尖牙拔除尤其是埋伏尖牙拔除过程中应该注意对尖牙区牙槽骨的保护，在拔除过程中应该尽量少去骨，以免造成该区牙槽骨退缩。

**3. 牙齿竖直**　已经萌出的尖牙，拔除通常是由于尖牙唇侧或腭侧的牙槽骨薄弱，在行第一前磨牙代替尖牙时应该注意牙根在牙槽骨内的位置，避免牙齿反复移动，同时在治疗过程中要注意口腔卫生。相邻的侧切牙和第一前磨牙在粘接托槽时，将托槽龈方向拔牙间隙倾斜 5°。

| **病例介绍** | **病例一** |

患者张 ××，女，12 岁。

**主诉**　牙齿未换。

**现病史**　否认。

**既往史**　无全身系统性疾病，无过敏史。

**不良习惯**　否认。

**家族史**　否认。

**口内检查**　替牙列，右侧磨牙为近中关系，左侧磨牙为中性关系，前牙浅覆𬌗、Ⅱ度深覆盖，53、63、73 滞留，65、75 残根，11、12、21、22 扭转，34、43 近中倾斜，45 扭转 90°，上下中线基本对齐。

**面部检查**　直面型，面部不对称，下颌歪斜，颏部右偏，开口度正常，颞下颌关节无弹响及疼痛。

**X 线及照相检查**　23 近中阻生于 22 根尖唇侧，33、25 近中倾斜阻生，35 唇向埋伏阻生。

**诊断**　安氏Ⅲ类亚类，23、33、25 近中阻生，35 颊向埋伏阻生。

**矫治计划**　双期治疗。Ⅰ期矫治：①拔除 53、63、65、73、75、33；②尝试牵引 23、35。Ⅱ期矫治：视Ⅰ期治疗情况再定。

**矫治过程**　①拔除 53、63、65、73、75、33；②直丝弓矫治器排齐整平牙列；③拔除 25，上颌配合 Nance 托、下颌配合舌弓牵引复位 23、35；④精细调整咬合；⑤保持。

矫治过程见图 8-8-6～图 8-8-10。

治疗前后头影测量结果对比见表图 8-8-1。

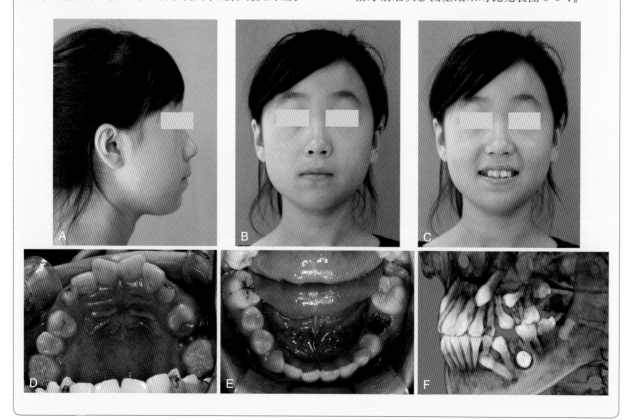

**病例一（续）**

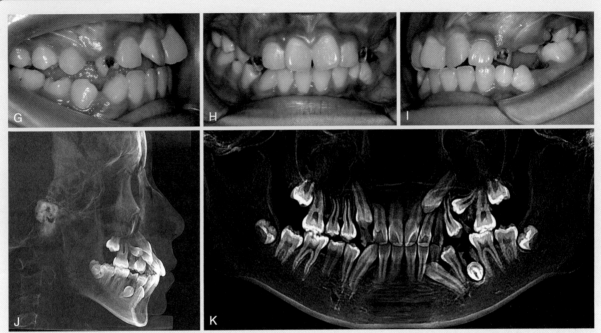

图 8-8-6　初始照和 X 线片。A. 侧位像；B. 正面像；C. 正面微笑像；D. 上颌𬌗像；E. 下颌𬌗像；F. CT 截图显示 23、25、33、35 阻生；G. 右侧咬合像；H. 正面咬合像；I. 左侧咬合像；J. 侧位片；K. 全景片

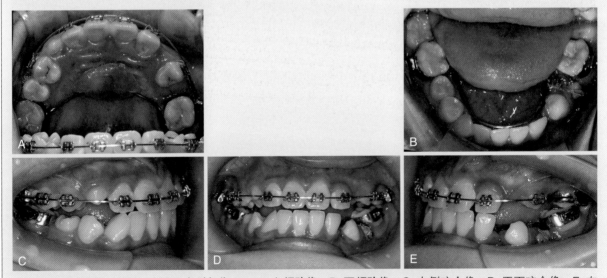

图 8-8-7　阶段照。下颌配合舌弓牵引复位 35。A. 上颌𬌗像；B. 下颌𬌗像；C. 右侧咬合像；D. 正面咬合像；E. 左侧咬合像

病例一（续）

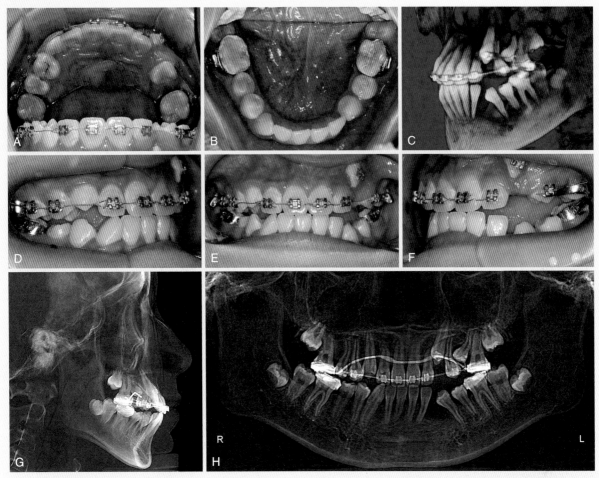

图 8-8-8　阶段照。23 粘接托槽，准备远中拾向移动。A. 上颌拾像；B. 下颌拾像；C. CT 截图显示 23 扭转；D. 右侧咬合像；E. 正面咬合像；F. 左侧咬合像；G. 侧位片；H. 全景片

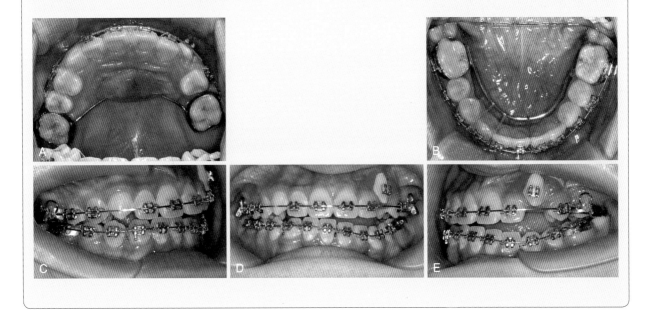

病例一（续）

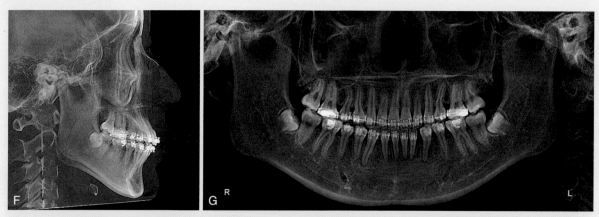

图 8-8-9　阶段照。牙齿基本排齐。A.上颌殆像；B.下颌殆像；C.右侧咬合像；D.正面咬合像；E.左侧咬合像；F.侧位片；G.全景片

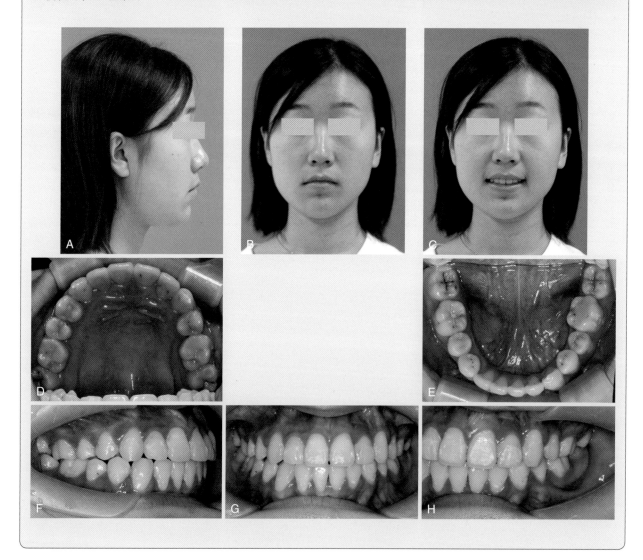

**病例一（续）**

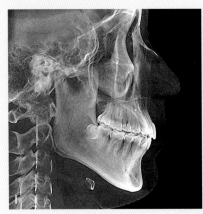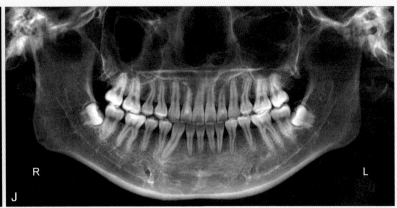

图 8-8-10　结束照和 X 线片。A. 侧位像；B. 正面像；C. 正面微笑像；D. 上颌𬌗像；E. 下颌𬌗像；F. 右侧咬合像；G. 正面咬合像；H. 左侧咬合像；I. 侧位片；J. 全景片

表 8-8-1　头影测量结果对比

| 测量项目 | 正常值 | 治疗前 | 治疗后 |
| --- | --- | --- | --- |
| SNA（°） | 82.8±4.0 | 80.5 | 80.0 |
| SNB（°） | 80.1±3.9 | 74.8 | 75.1 |
| ANB（°） | 2.7±2.0 | 5.8 | 4.8 |
| NP-FH（°） | 85.4±3.7 | 87.4 | 89.2 |
| NA-PA（°） | 6.0±4.4 | 12.5 | 9.1 |
| U1-NA（mm） | 5.1±2.4 | 5.9 | 3.2 |
| U1-NA（°） | 22.8±5.7 | 25.0 | 16.1 |
| L1-NB（mm） | 6.7±2.1 | 11.0 | 7.3 |
| L1-NB（°） | 30.3±5.8 | 32.4 | 29.4 |
| U1-L1（°） | 125.4±7.9 | 116.9 | 129.6 |
| FMA（°） | 31.5±5.0 | 30.8 | 29.3 |
| FMIA（°） | 54.8±6.1 | 55.3 | 59.3 |
| IMPA（°） | 93.9±6.2 | 93.9 | 91.4 |

**经验分享**

　　患者为青少年儿童，直面型，前牙浅覆𬌗、Ⅱ度深覆盖，53、63、73 滞留，65、75 残根，11、12、21、22 扭转，34、43 近中倾斜，45 扭转 90°，23 近中阻生于 22 根尖唇侧，33、25 近中倾斜阻生，35 颊向埋伏阻生。

▶ 制订矫治方案时，设计考量如下：

- 患者要求牵引"虎牙"，排齐牙齿。
- Ⅰ 期先试行埋伏牙的牵引治疗。

- Ⅱ 期治疗。①患者前牙浅覆𬌗、Ⅱ度深覆盖，23 近中阻生于 22 根尖唇侧，33、25 近中倾斜阻生，35 颊向埋伏阻生，23、33、35 萌出间隙不足，需要减数治疗；② 35 颊向阻生，如果拔除，该区域牙槽骨必定会破坏，造成牙槽骨吸收，且患者年龄较小，故尽量牵引复位，而 33 近中阻生，倾斜角度超过 45°，其𬌗方牙槽骨缺失，强行将其竖直，牵引复位可能会导致

## 病例一（续）

骨开裂和严重的牙周缺损预后不佳，且牵引方向容易造成邻牙牙根吸收，故选择拔除 33。

▶ 治疗注意事项：

• 左上颌牙弓内剩余间隙不足以排列 23，同时左下颌已经拔除 33，综合考虑选择拔除 25 以提供间隙排列 23。

• 埋伏牙阻生于牙骨质内，牵引阻力大，且移动距离长，需要较强支抗。在进行牵引之前应该排齐牙列，配合使用高硬度弓丝，避免牵引过程中牙弓塌陷。在治疗过程中应注意支抗的保护，采用增强支抗的手段。对于下颌而言，下颌舌弓是牵引下颌埋伏牙常用的支抗增强手段。

（此病例由赵春洋医生提供）

## 病例介绍 病例二

患者陈 ××，女，28 岁。

**主诉** 牙齿不齐。

**现病史** 否认。

**既往史** 无全身系统性疾病，无过敏史。

**不良习惯** 否认。

**家族史** 否认。

**口内检查** 恒牙列，磨牙为远中关系，前牙浅覆𬌗、Ⅰ度深覆盖，13、23 唇侧位，43、44 重叠，44 近中倾斜，43 位于舌侧，34 颊侧位、唇倾，上颌中线左偏 1.0mm，下颌中线右偏 1.0mm。

**面部检查** 直面型，面部不对称，下颌歪斜，颏部右偏，开口度正常，颞下颌关节无弹响及疼痛。

**模型测量** 上下颌重度拥挤，Bolton 指数不调。

**X 线及照片检查** 骨性Ⅰ类，18、28、38、48 在位。

**诊断** 安氏Ⅱ类。

**矫治计划** ①拔除 14、24、34、43；②直丝弓矫治器排齐整平牙列，使 44 替代 43；③保持。

**矫治过程** ①拔除 14、24、34、43；②直丝弓矫治器排齐整平牙列；③配合Ⅲ类牵引直立 44，使 44 替代 43；④精细调整咬合；⑤保持。

矫治过程见图 8-8-11～图 8-8-15。

治疗前后头影测量结果对比见表 8-8-2。

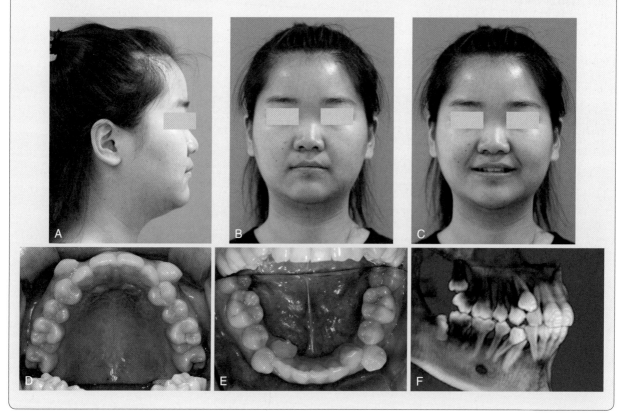

病例二（续）

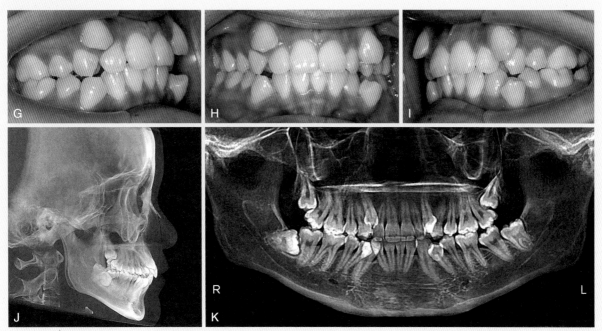

图 8-8-11　初始照和 X 线片。A. 侧位像；B. 正面像；C. 正面微笑像；D. 上颌𬌗像；E. 下颌𬌗像；F. CT 截图显示 43 区牙槽骨弧形吸收；G. 右侧咬合像；H. 正面咬合像；I. 左侧咬合像；J. 侧位片；K. 全景片

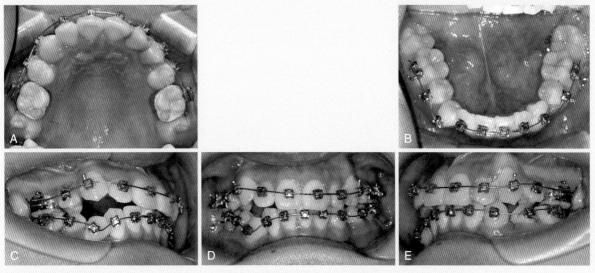

图 8-8-12　阶段照。拔除 14、24、34、43。上下颌初步排齐。A. 上颌𬌗像；B. 下颌𬌗像；C. 右侧咬合像；D. 正面咬合像；E. 左侧咬合像

病例二（续）

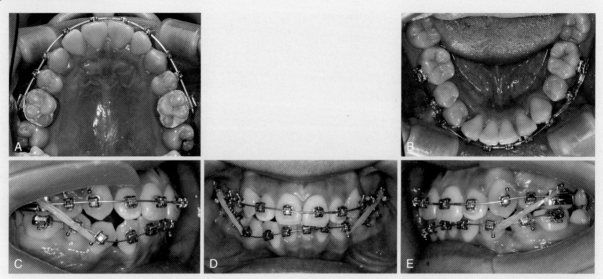

图 8-8-13　阶段照。Ⅲ类牵引竖直 44，远移 33。A.上颌𬌗像；B.下颌𬌗像；C.右侧咬合像；D.正面咬合像；E.左侧咬合像

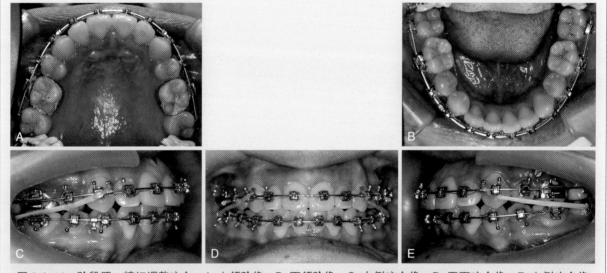

图 8-8-14　阶段照。精细调整咬合。A.上颌𬌗像；B.下颌𬌗像；C.右侧咬合像；D.正面咬合像；E.左侧咬合像

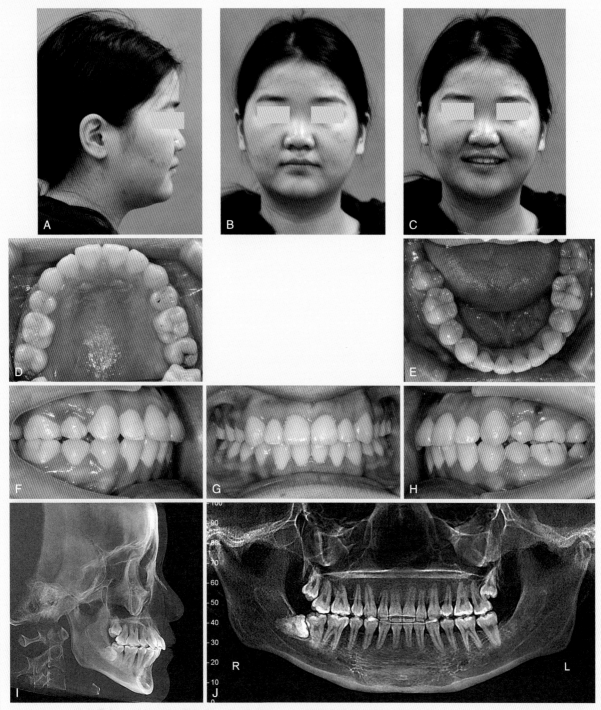

图 8-8-15　结束照和 X 线片。A. 侧位像；B. 正面像；C. 正面微笑像；D. 上颌𬌗像；E. 下颌𬌗像；F. 右侧咬合像；G. 正面咬合像；H. 左侧咬合像；I. 侧位片；J. 全景片

**病例二（续）**

表 8-8-2 头影测量结果对比

| 测量项目 | 正常值 | 治疗前 | 治疗后 |
|---|---|---|---|
| SNA（°） | 82.8±4.0 | 81.9 | 82.0 |
| SNB（°） | 80.1±3.9 | 77.9 | 77.4 |
| ANB（°） | 2.7±2.0 | 4.0 | 4.6 |
| NP-FH（°） | 85.4±3.7 | 86.5 | 84.1 |
| NA-PA（°） | 6.0±4.4 | 6.0 | 5.6 |
| U1-NA（mm） | 5.1±2.4 | 4.0 | 6.5 |
| U1-NA（°） | 22.8±5.7 | 23.0 | 25.6 |
| L1-NB（mm） | 6.7±2.1 | 6.4 | 8.2 |
| L1-NB（°） | 30.3±5.8 | 27.0 | 31.8 |
| U1-L1（°） | 125.4±7.9 | 126.1 | 118.1 |
| FMA（°） | 31.5±5.0 | 26.1 | 26.1 |
| FMIA（°） | 54.8±6.1 | 58.5 | 52.0 |
| IMPA（°） | 93.9±6.2 | 95.4 | 101.9 |

**经验分享**

患者为成年女性，直面型，前牙浅覆𬌗、Ⅰ度深覆盖，13、23唇侧位，43、44重叠，44近中倾斜，43位于舌侧，34颊侧位、唇倾，上颌中线左偏1.0mm，下颌中线右偏1.0mm。

▶ 制订矫治方案时，设计考量如下：

- 患者面型较直，法令纹深，但是上下牙列Ⅲ度拥挤，需要减数治疗。
- 13、23、43位于牙弓外，34颊侧位、唇倾，患者牙槽突欠丰满，CBCT检查发现13的牙根位于12、14之间，23的牙根位于22、24之间，唇侧牙槽骨尚可，故选择保留13、23；而43位于舌侧，舌侧牙槽骨薄弱，且43、44重叠，如果选择拔除44复位43，不仅增加了治疗难度，而且43唇侧牙槽骨可能会塌陷，牙周及美观性预后均不佳，故选择拔除43。

▶ 治疗注意事项：

- CT显示患者13、23牙根位于远中，拔除14、24后，在初始细丝排齐阶段，13、23能够很快排入牙弓。
- 与上颌相反，患者42、44牙冠向43倾斜，牙根分别往近远中向倾斜，在拔除43排齐整平过程中要特别注意42、44的倾斜移动，在治疗过程中注意控根。

▶ 反思：

- 上颌拔除2颗第一前磨牙，下颌拔除1~2颗尖牙，在正畸临床是常用的拔牙模式，可以简化治疗，取得良好效果。该患者上下牙列重度拥挤，无论是上颌还是下颌，拔牙后提供给切牙的间隙均十分有限，而患者初始磨牙为中性偏远中关系，即使矫治后也没有调整为稳定的尖窝咬合，如果再拔除上颌第三磨牙后推磨牙向后则能够获得较好的咬合，只是治疗时间会延长，患者往往无法接受。

（此病例由赵春洋医生提供）

患者韩 ×，男，22 岁。

**主诉** 牙齿不齐。

**现病史** 否认。

**既往史** 无全身系统性疾病，无过敏史。

**不良习惯** 否认。

**家族史** 否认。

**口内检查** 恒牙列，右侧磨牙为远中关系，左侧磨牙为中性关系，前牙Ⅰ度深覆𬌗、Ⅲ度深覆盖，13、33、43 唇侧位，12、32、42 舌侧位，上下颌中线右偏。

**面部检查** 凸面型，面部不对称，开口度正常，颞下颌关节无弹响及疼痛。

**模型测量** 上下牙列Ⅲ度拥挤，下颌 Spee 曲线深，Bolton 指数不调。

**X 线及照相检查** 骨性Ⅱ类，均角骨面型。

**诊断** 安氏Ⅱ类亚类。

**矫治计划** ①拔除 14、24、33、43；②直丝弓矫治器排齐整平牙列，下颌 34、44 替代 33、43；③保持。

**矫治过程** ①拔除 14、24、33、43；②直丝弓矫治器排齐整平牙列；③上颌横腭杆扩大上颌牙弓，配合种植钉压低上颌前牙，纠正 17、27 颊倾；④精细调整咬合；⑤保持。

矫治过程见图 8-8-16～图 8-8-20。

治疗前后头影测量结果对比见表 8-8-3。

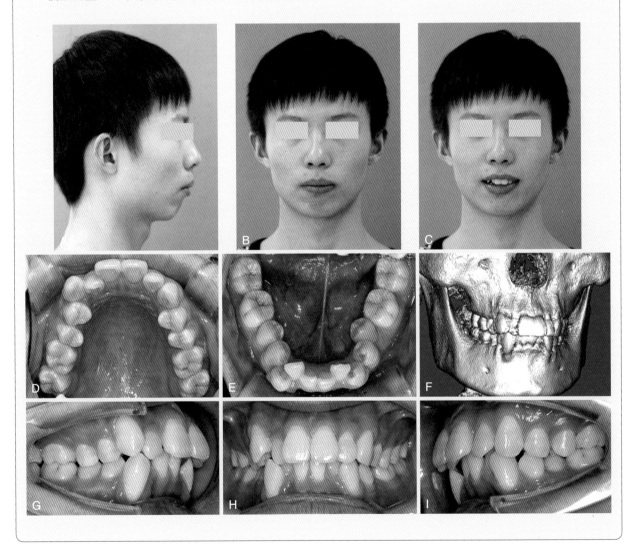

病例三（续）

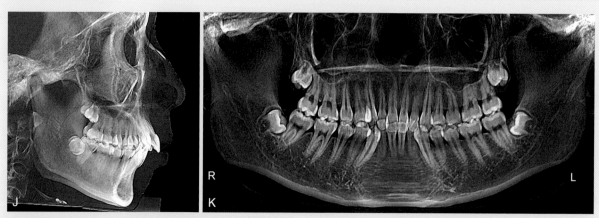

图 8-8-16　初始照和 X 线片。A. 侧位像；B. 正面像；C. 正面微笑像；D. 上颌𬌗像；E. 下颌𬌗像；F. CT 截图显示 43 唇侧牙槽骨退缩；G. 右侧咬合像；H. 正面咬合像；I. 左侧咬合像；J. 侧位片；K. 全景片

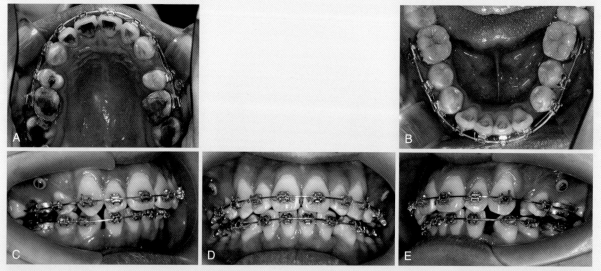

图 8-8-17　阶段照。拔除 14、24、33、43 后，上下颌基本排齐。A. 上颌𬌗像；B. 下颌𬌗像；C. 右侧咬合像；D. 正面咬合像；E. 左侧咬合像

**病例三（续）**

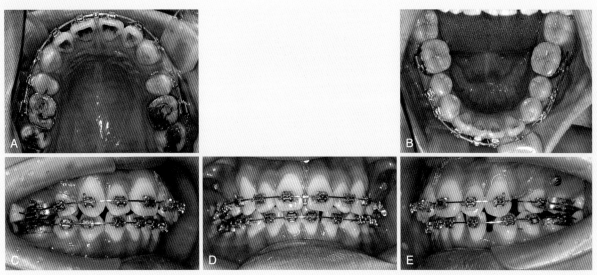

图 8-8-18　阶段照。配合种植钉压低、内收前牙。A. 上颌𬌗像；B. 下颌𬌗像；C. 右侧咬合像；D. 正面咬合像；E. 左侧咬合像

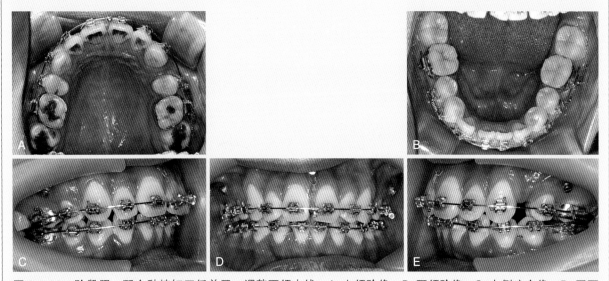

图 8-8-19　阶段照。配合种植钉压低前牙，调整下颌中线。A. 上颌𬌗像；B. 下颌𬌗像；C. 右侧咬合像；D. 正面咬合像；E. 左侧咬合像

**病例三（续）**

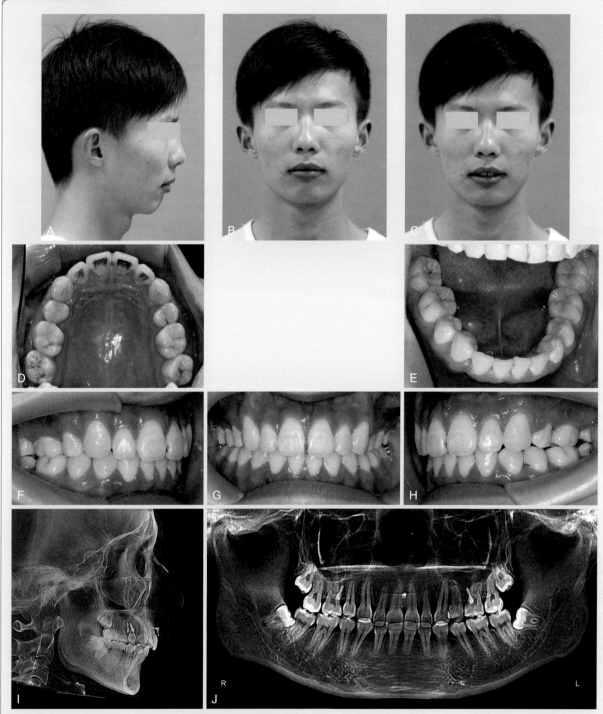

图 8-8-20　结束照和 X 线片。A. 侧位像；B. 正面像；C. 正面微笑像；D. 上颌𬌗像；E. 下颌𬌗像；F. 右侧咬合像；G. 正面咬合像；H. 左侧咬合像；I. 侧位片；J. 全景片

**病例三（续）**

表 8-8-3　结头影测量结果对比

| 测量项目 | 正常值 | 治疗前 | 治疗后 |
|---|---|---|---|
| SNA（°） | 82.8±4.0 | 82.3 | 81.1 |
| SNB（°） | 80.1±3.9 | 74.4 | 73.9 |
| ANB（°） | 2.7±2.0 | 7.9 | 7.2 |
| NP-FH（°） | 85.4±3.7 | 84.5 | 83.7 |
| NA-PA（°） | 6.0±4.4 | 15.7 | 13.2 |
| U1-NA（mm） | 5.1±2.4 | 5.5 | 1.3 |
| U1-NA（°） | 22.8±5.7 | 23.1 | 10.7 |
| L1-NB（mm） | 6.7±2.1 | 9.0 | 5.6 |
| L1-NB（°） | 30.3±5.8 | 30.8 | 25.9 |
| U1-L1（°） | 125.4±7.9 | 121.4 | 136.2 |
| FMA（°） | 31.5±5.0 | 23.7 | 23.5 |
| FMIA（°） | 54.8±6.1 | 53.3 | 57.0 |
| IMPA（°） | 93.9±6.2 | 103.0 | 99.5 |

**经验分享**

患者为成年男性，凸面型，下颌后缩，前牙 I 度深覆𬌗、Ⅲ度深覆盖，13、33、43 唇侧位，12、32、42 舌侧位，上下颌中线右偏，上下牙列Ⅲ度拥挤，下颌 Spee 曲线深，Bolton 指数不调。

▶ 制订矫治方案时，设计考量如下：

- 患者面型较凸，前牙Ⅲ度深覆盖，上下牙列Ⅲ度拥挤，需要减数治疗。
- 临床及模型检查发现患者下颌拥挤主要存在于前牙区，43 唇侧位，且唇侧牙槽骨退缩，33 扭转，临床冠长，加上该患者已经成年，已建立组牙功能𬌗，此时选择下颌拔除 33、43 可以简化治疗，快速排齐下前牙的同时避免 Spee 曲线进一步加深。上颌拔除 14、24 可以适当内收前牙。

▶ 治疗注意事项：

- 该患者前牙深覆𬌗严重，拔牙内收需要注意切牙内收时的"钟摆效应"，注意前牙转矩的控制及后牙的支抗控制。该患者在上颌第二前磨牙与第一磨牙之间各植入一枚种植钉，保护后牙支抗，利用颌内支抗内收前牙。
- 在内收过程中发现上颌前牙有伸长倾向，故在上颌中切牙之间植入了一枚种植钉，对上颌前牙段进行压低。同时用上颌第二前磨牙与第一磨牙之间的种植钉进行前牙内收，相对于颌内牵引而言可以减少内收时候产生的"钟摆效应"。

▶ 反思：

- 该患者最后结束时后牙咬合关系欠佳，相对于拔除前磨牙进行矫治而言，拔除尖牙排齐牙列，虽然对于前牙拥挤解除更有利，但是对于后牙咬合关系的调整较为困难，在选择时要慎重，只有尖牙条件不佳时才可策略性拔除，以简化治疗。

（此病例由赵春洋医生提供）

（周明智　赵春洋）

## 第九节　单侧拔牙的矫治

### 一、概述

在可摘矫治器时代，由于矫治器控制牙齿性能不够，单侧拔牙矫治是常选择的拔牙模式。而到了固定矫治器成熟发展的现在，由于其能够高效定向控制牙齿移动，为了追求矫治效果的完美性，一般多选择对称拔牙模式，尤其是在上颌，目前临床设计时多为双侧对称性拔牙。但在成人的一些特殊病例，为了简化治疗亦会选择单侧拔牙这样的便利拔牙模式。另外，有些既往已行单侧拔牙矫治的病例，二次矫治时会选择拔除另一侧牙齿，一些先天单侧缺失牙的患者也会选择单侧拔牙。选择单侧拔牙矫治，调整左右两侧的磨牙关系及保持均衡的咬合力是这类患者的矫治目标。本节就单侧拔牙相关的一些问题做一阐述。单独拔除下颌切牙的病例不在本节论述范围内，详见第7章第七节。

### 二、适应证

**1.单侧牙弓个别牙严重错位**　对于覆𬌗及覆盖正常、后牙咬合关系良好或只需要微小调整，并且上下中线基本居中、髁突基本对称的患者可选择单侧拔牙，在设计拔牙模式时不强调拔牙的对称性和补偿性，而是考虑拔牙少、牙齿移动距离小、疗程

短等因素。单侧单颌拔牙的病例中，一侧磨牙关系为Ⅰ类，另一侧则为完全Ⅱ类或完全Ⅲ类。如伴有对颌同侧拥挤或个别牙错位可选择补偿性双颌单侧拔牙模式，这类患者都可达到磨牙Ⅰ类关系的矫治目标（图8-9-1）。

**2.单侧牙先天缺失导致中线明显偏斜**　对于覆𬌗及覆盖正常、单颌单侧因先天缺失侧切牙、第一前磨牙或第二前磨牙等导致中线明显偏斜的病例，可拔除对侧前磨牙或同名牙，调整中线及磨牙关系。这类成年患者中有时可伴有开口型偏斜、颜面不对称、髁突不对称等。选择单侧拔牙矫治，调整左右两侧的磨牙关系，保持均衡的咬合力是这类患者的矫治目标（图8-9-2）。先天缺失侧切牙的病例常会选择拔除对侧前磨牙，调整中线，缺失的侧切牙用尖牙替代。

**3.单侧拔牙矫治后二次矫治**　临床经常见到有些患者在第一次矫治时由于矫治技术限制或当时医生方案设计的原因只做了单侧拔牙，造成中线偏斜、拔牙侧牙弓塌陷，颜面不对称等，甚至导致偏颌，在二次矫治时可选择拔除对侧的牙齿来调整弓形，实现左右对称的矫治目标（图8-9-3，图8-9-4），获得均衡的咬合力。

**4.成人矫治的便利性治疗**　在成人的一些特殊病例，为了简化治疗亦会选择单侧拔牙这样的便利拔牙模式，拔牙少、牙齿移动距离小、疗程短等是该拔牙模式的优点（图8-9-5）。

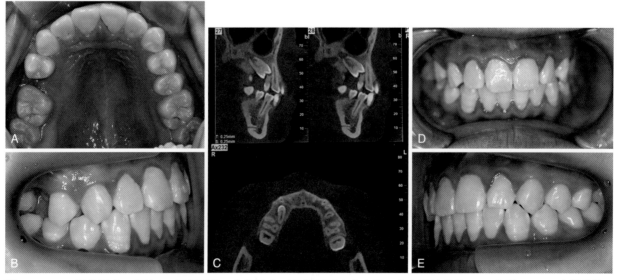

图8-9-1　15埋伏阻生，压迫14牙根吸收，中线居中，两侧后牙咬合良好，方案设计拔除14，牵引15。A.上颌𬌗像；B.右侧咬合像；C.X线片；D.正面咬合像；E.左侧咬合像

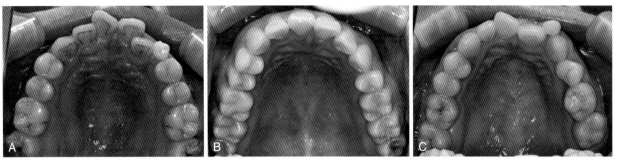

图 8-9-2 单颌单侧先天缺失牙齿。A. 23 先天缺失，中线左偏；B. 24 先天缺失，中线左偏；C. 25 先天缺失，中线左偏

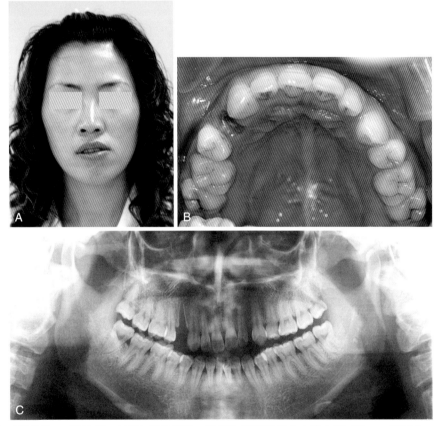

图 8-9-3 青少年时期拔除 24 矫治后，出现了牙弓塌陷、颏部偏斜及下颌升支发育不对称。A. 正面像；B. 上颌𬌗像；C. 全景片

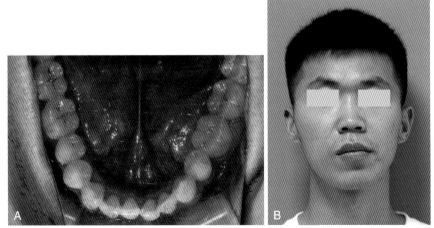

图 8-9-4 青少年时期拔除 35 矫治后造成颏部偏斜及下颌升支发育不对称。A. 下颌𬌗像；B. 正面像

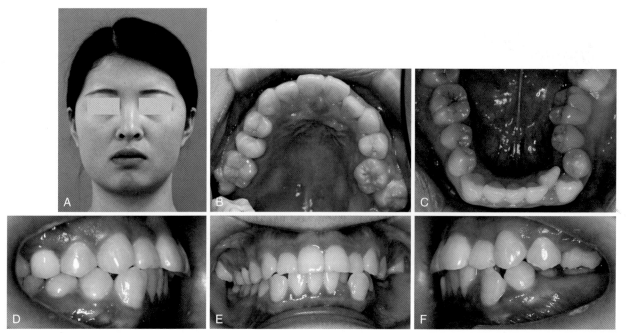

图 8-9-5 患者中线居中，右侧咬合关系良好，25 先天缺失，左下后牙舌向倾斜、正锁𬌗，重度拥挤，设计方案时考虑单侧单颌拔除 35，以简化治疗。A. 正面像；B. 上颌𬌗像；B. 下颌𬌗像；D. 右侧咬合像；E. 正面咬合像；F. 左侧咬合像

## 三、禁忌证

在目前矫治技术日益成熟、牙齿控制更加精准的时代，原则上应尽量避免单侧拔牙。对下颌升支及髁突发育不对称的青少年患者要避免单侧拔牙，这类患者中下颌升支发育欠佳的那一侧往往有严重错位的个别牙，选择单侧拔牙会加重下颌升支及髁状突发育的不对称，造成左右咬合力不平衡，颜面不对称甚至颏部偏斜（图 8-9-6），从而加重颞下颌关节负担，增加 TMD 的风险。对于已经出现 TMD 症状的患者要进一步检查，关节盘前移造成髁突吸收时要通过保守或关节镜手术行关节盘复位，再联合正畸治疗。

## 四、矫治过程中的特殊考量

**1. 中线** 大多数单侧拔牙矫治的病例为成人，而成人对中线又非常介意，有时甚至对下颌中线也有要求。选择单侧拔牙的矫治两侧需要设计不同的支抗，对于中线基本对齐或向非拔牙侧偏斜的患者，拔牙侧的支抗在设计时要大于非拔牙侧，以利于中线的维持或调整。在矫治过程中要保证前牙平行移动，中线歪斜比偏斜更不能让人接受。对最终的中线位置，矫治前必须跟患者充分沟通，得到患者的认可。

**2. 牙弓对称性** 单侧拔牙容易导致牙弓塌陷，在设计拔牙时就必须考虑牙弓塌陷的可能性。设计时有时为了避免塌陷，会保留唇侧错位的尖牙，拔除远中的前磨牙，利用反作用力将侧切牙和第二前磨牙唇颊向移动。如果患者存在先天性牙弓塌陷，根据模型分析和对颌牙的咬合关系，调整中线的同时将塌陷的牙弓局部唇向展开，另一侧切牙舌向内收，来调整牙弓对称性。下颌牙弓不对称的调整难度在支抗的获得，铸造舌弓可作为下颌舌侧稳定可靠的支抗来源之一。

**3. 𬌗平面偏斜** 单侧拔牙有时会并发有𬌗平面的偏斜，甚至出现下颌骨发育不对称、下颌歪斜等问题，青少年患者的青春期给了正畸医生矫治的便利，同时也可能给正畸医生挖一个"坑"。在矫治过程中随着生长发育可能出现下颌歪斜，这点必须在治疗时提前考虑到，对于这类患者应避免单侧拔牙矫治。牙弓塌陷的病例有时合并𬌗平面偏斜，在诊断设计时要从三维来考量。对于合并𬌗平面偏斜的患者可利用种植支抗来调整，严重时只有通过正颌才能达到满意效果。

**4. 支抗**　单侧拔牙矫治的病例要做好拔牙间隙的合理分配和足够的支抗准备，调整中线时需要设计两侧不同的支抗。实际操作过程中拔牙侧的第二磨牙应尽早纳入矫治系统，后牙长扎加强支抗，或者采用种植支抗等增加该侧的支抗，也可采用过矫治，防止中线偏斜的复发。

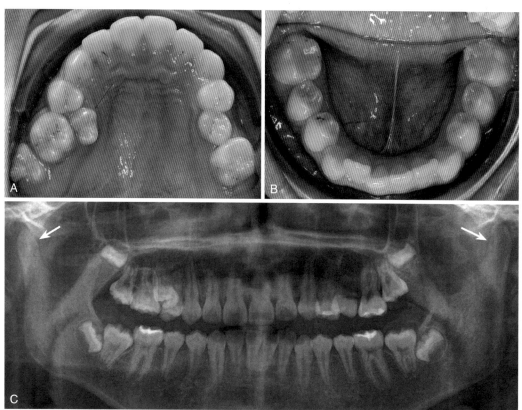

图 8-9-6　15 严重错位（腭侧位），牙弓内无间隙，左右下颌升支发育不对称，该病例不可单独拔除此错位牙齿，应该把追求左右咬合力平衡当作矫治目标。A. 上颌𬌗像；B. 下颌𬌗像；C. 全景片

**病例介绍**　**病例一**

患者伊 ×，女，14 岁。

**主诉**　上前牙扭转。

**现病史**　否认。

**既往史**　无全身系统性疾病，无过敏史。

**不良习惯**　无。

**家族史**　否认。

**口内检查**　恒牙列，上下牙弓牙槽突丰满，前牙浅覆𬌗、浅覆盖，21 扭转外翻，上下牙列 Ⅱ 度拥挤，15、45 反𬌗。

**面部检查**　口腔卫生尚可，面部对称性尚可，上中线左偏，上下颌骨正常，直面型，开口型呈"↓"，开口度正常，颞下颌关节无弹响及疼痛。

**模型测量**　磨牙为中性关系，前牙浅覆𬌗、浅覆盖，上下牙列 Ⅱ 度拥挤，Spee 曲线深 2.5mm，Bolton 指数正常。

**X 线及照相检查**　骨性 Ⅰ 类，均角骨面型，下颌升支及髁突发育基本对称；18、38、48 牙胚在位。

**诊断**　安氏 Ⅰ 类。

**矫治计划**　①拔除 14、45；②直丝弓矫治技术排齐整平上下牙列；③调整中线，关闭间隙；④维持前牙覆𬌗、覆盖，维持后牙咬合关系；⑤保持。

**矫治过程**　①片段弓扩展 21 间隙，21 交互牵引后序列镍钛丝整平上下牙弓 15 个月；②调整中线，关闭间隙；③精细调整牙位及尖窝关系；④连扎保持 3 个月后拆除；⑤制作保持器。

矫治过程见图 8-9-7～图 8-9-9。

治疗前后头影测量结果对比见表 8-9-1。

病例一（续）

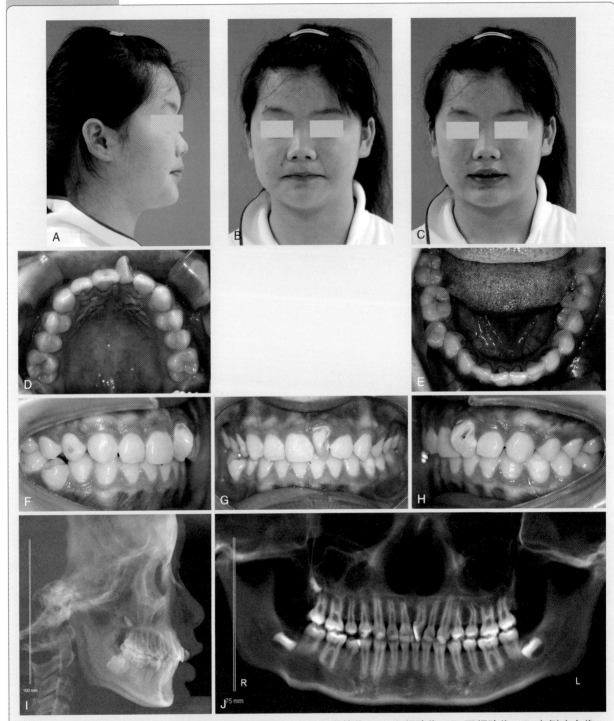

图 8-9-7 初始照和 X 线片。A. 侧位像；B. 正面像；C. 正面微笑像；D. 上颌𬌗像；E. 下颌𬌗像；F. 右侧咬合像；G. 正面咬合像；H. 左侧咬合像；I. 侧位片；J. 全景片

病例一（续）

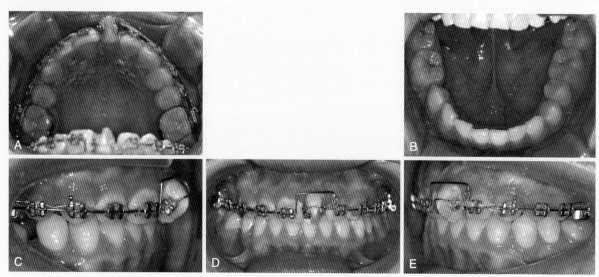

图 8-9-8　阶段照。拔除 14、45，高硬度澳丝维持弓形，镍钛辅弓纠正 21 扭转。A. 上颌𬌗像；B. 下颌𬌗像；C. 右侧咬合像；D. 正面咬合像；E. 左侧咬合像

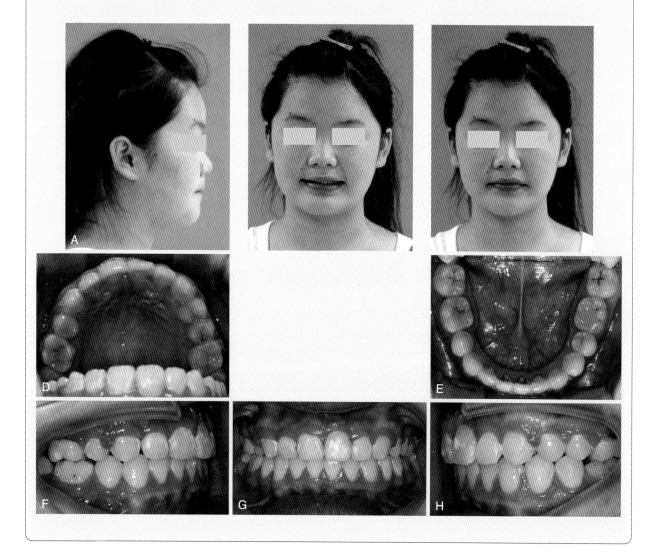

**病例一（续）**

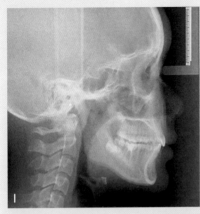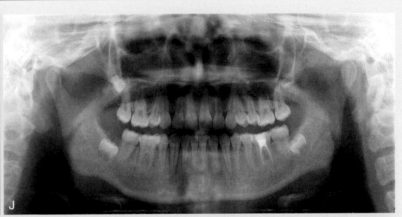

图 8-9-9　结束照和 X 线片。中线纠正，上下牙列排齐，前牙覆𬌗、覆盖正常，左右尖窝关系稍欠佳，可自动调整。
A. 侧位像；B. 正面像；C. 正面微笑像；D. 上颌𬌗像；E. 下颌𬌗像；F. 右侧咬合像；G. 正面咬合像；H. 左侧咬合像；I. 侧位片；J. 全景片

表 8-9-1　头影测量结果对比

| 测量项目 | 正常值 | 治疗前 | 治疗后 |
| --- | --- | --- | --- |
| SNA（°） | 82.8±4.0 | 85.6 | 84.9 |
| SNB（°） | 80.1±3.9 | 82.2 | 81.2 |
| ANB（°） | 2.7±2.0 | 3.4 | 3.7 |
| NP-FH（°） | 85.4±3.7 | 85.1 | 83.6 |
| NA-PA（°） | 6.0±4.4 | 9.1 | 8.9 |
| U1-NA（mm） | 5.1±2.4 | 12.3 | 6.2 |
| U1-NA（°） | 22.8±5.7 | 31.3 | 23.7 |
| L1-NB（mm） | 6.7±2.1 | 7.6 | 8.2 |
| L1-NB（°） | 30.3±5.8 | 26.9 | 27.4 |
| U1-L1（°） | 125.4±7.9 | 121.7 | 130.9 |
| FMA（°） | 31.5±5.0 | 29.2 | 30.2 |
| FMIA（°） | 54.8±6.1 | 63.6 | 58.1 |
| IMPA（°） | 93.9±6.2 | 87.2 | 91.2 |

**经验分享**

▶ 患者为 14 岁女性，骨性 I 类错𬌗畸形，侧貌尚可，后牙咬合关系良好，前牙覆𬌗、覆盖正常，下颌升支及髁突发育基本对称，在设计拔牙模式时可考虑单侧拔牙。单侧拔牙可简化治疗，缩短疗程。此患者 21 严重扭转，上中线左偏，同时下颌右侧后牙段拥挤。两侧磨牙咬合关系良好，在考虑拔牙时选择右侧单侧拔牙，在上颌可提供间隙调整上中线，同时纠正 21 扭转，在下颌可解决右侧后牙段的拥挤。

▶ 该拔牙方案中，由于上下颌均为单侧拔牙，对于支抗的设计在上颌主要考虑为维持拔牙侧的支抗，将拔牙间隙最大程度用于上中线的调整和纠正 21 的扭转，故在治疗过程中先将尖牙远移到位，之后使用高硬度的澳丝维持弓形，调整中线的同时结合镍钛辅弓纠正 21 的扭转，尽可能不消耗磨牙支抗，而在下颌由于拔除的是颊侧位的第二前磨牙，故需要注意的是防止第一磨牙近中倾斜导致右侧咬合关系不佳。此病例为早年病例，尚未普及种植支抗，从现在的观点重新审视，上颌可以结合种植钉来加强支抗，应该可以使治疗效果更佳。

（此病例由王珊医生提供）

## 病例介绍　病例二

患者姚 ×，女，35 岁。

**主诉**　纠正上颌中线不正。

**现病史**　否认。

**既往史**　无全身系统性疾病，无过敏史。青少年时期单侧拔牙矫治史。

**不良习惯**　无。

**家族史**　否认。

**口内检查**　恒牙列，上下牙弓牙槽突丰满，前牙深覆𬌗、深覆盖，14 缺失，上牙列 I 度拥挤，下牙列 II 度拥挤。

**面部检查**　口腔卫生尚可，面部对称性尚可，上中线右偏，下颌后缩，凸面型，开口型呈"↓"，开口度正常，颞下颌关节无弹响，无疼痛。

**模型测量**　左侧磨牙为中性关系，右侧磨牙为远中尖对尖关系。前牙 II 度深覆𬌗、I 度深覆盖，上牙列 I 度拥挤，下牙列 II 度拥挤，Spee 曲线深

4mm，Bolton 指数正常。

**X 线及照相检查**　骨性 II 类，高角骨面型，下颌升支及髁突发育基本对称，14 缺失；18、28、38、48 牙胚在位。

**诊断**　安氏 II 类亚类。

**矫治计划**　①拔除 24、32；②直丝弓矫治技术；③排齐整平上下牙列；④调整中线，关闭间隙；⑤改善前牙覆𬌗、覆盖，调整后牙咬合关系；⑥保持。

**矫治过程**　①序列镍钛丝整平上下牙弓 6 个月；②调整上中线，关闭间隙；③精细调整牙位及尖窝关系；④连扎保持 3 个月后拆除；⑤制作保持器。

**矫治效果**　①牙列排齐，上中线对齐；②咬合关系良好。

矫治过程见图 8-9-10～图 8-9-12。

治疗前后头影测量结果对比见表 8-9-2。

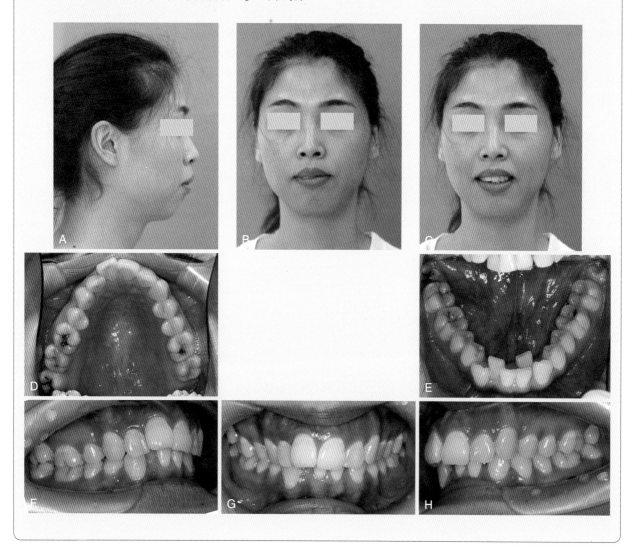

病例二（续）

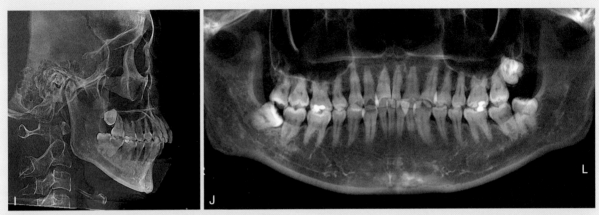

图 8-9-10　初始照和X线片。A.侧位像；B.正面像；C.正面微笑像；D.上颌𬌗像；E.下颌𬌗像；F.右侧咬合像；G.正面咬合像；H.左侧咬合像；I.侧位片；J.全景片

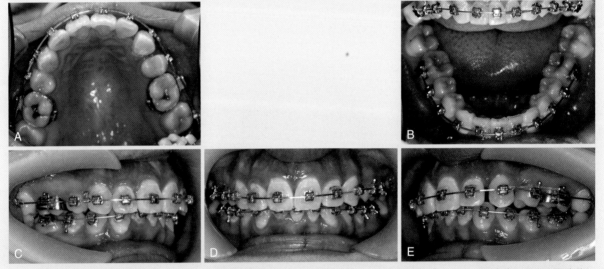

图 8-9-11　阶段照。拔除24、32，上下颌牙列排齐，咬合还未打开，上颌中线偏右。A.上颌𬌗像；B.下颌𬌗像；C.右侧咬合像；D.正面咬合像；E.左侧咬合像

病例二（续）

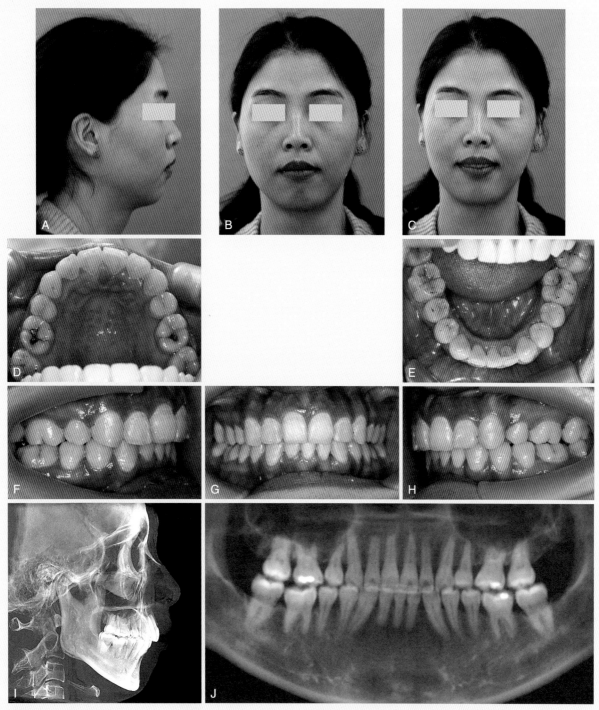

图 8-9-12　结束照和 X 线片。前牙覆𬌗、覆盖关系正常，双侧后牙尖窝关系稍欠缺。A. 侧位像；B. 正面像；C. 正面微笑像；D. 上颌𬌗像；E. 下颌𬌗像；F. 右侧咬合像；G. 正面咬合像；H. 左侧咬合像；I. 侧位片；J. 全景片

## 病例二（续）

表 8-9-2　头影测量结果对比

| 测量项目 | 正常值 | 治疗前 | 治疗后 |
|---|---|---|---|
| SNA（°） | 82.8±4.0 | 87.1 | 86.9 |
| SNB（°） | 80.1±3.9 | 79.0 | 79.1 |
| ANB（°） | 2.7±2.0 | 8.1 | 7.8 |
| NP-FH（°） | 85.4±3.7 | 89.1 | 88.7 |
| NA-PA（°） | 6.0±4.4 | 22.0 | 21.9 |
| U1-NA（mm） | 5.1±2.4 | 9.5 | 8.3 |
| U1-NA（°） | 22.8±5.7 | 19.0 | 18.7 |
| L1-NB（mm） | 6.7±2.1 | 5.9 | 6.4 |
| L1-NB（°） | 30.3±5.8 | 25.9 | 27.0 |
| U1-L1（°） | 125.4±7.9 | 135.8 | 136.9 |
| FMA（°） | 31.5±5.0 | 35.6 | 35.3 |
| FMIA（°） | 54.8±6.1 | 56.6 | 56.0 |
| IMPA（°） | 93.9±6.2 | 87.8 | 88.7 |

### 经验分享

对于单侧缺失第一前磨牙致中线偏斜的成年患者，在设计拔牙模式时可选择拔除对侧第一前磨牙。

▶ 此病例为二次矫治，14 在第一次矫治时拔除，且只矫治了上颌，这种矫治模式在过去和欠发达地区较为常见，医生的职业素养不够，牺牲了患者的中线。此次矫治患者主诉中线偏斜，上颌前突。中线偏斜是成人无法忍受的。此病例拔除 24 提供间隙，既可纠正中线，又可内收上前牙，解决前突问题。下颌拔除 32 可简化治疗，提供间隙，整平牙弓，平行下前牙，还有利于牙周健康和上前牙的内收。

▶ 对于成年患者，从牙周健康的角度出发，在设计拔牙模式时多考虑拔牙少、牙齿移动距离小、疗程短等因素。另外此患者是高角骨面型，上颌支抗更容易丧失，故需要加强上颌左侧的支抗。下颌拔除 1 颗下切牙，在矫治过程中需关注牙周健康，尽可能避免"黑三角"的出现。

（此病例由赵春洋医生提供）

病例介绍　病例三

患者刘××，女，14 岁。

**主诉**　右上后牙阻生。

**现病史**　否认。

**既往史**　无全身系统性疾病，无过敏史。

**不良习惯**　无。

**家族史**　否认。

**口内检查**　恒牙列，上下牙弓牙槽突丰满，前牙浅覆𬌗、浅覆盖，15 阻生，上下牙列Ⅰ度拥挤。

**面部检查**　口腔卫生中等，面部对称性尚可，中线居中，上下颌骨正常，直面型，开口型呈"↓"，开口度正常，颞下颌关节无弹响和疼痛。

**模型测量**　左侧磨牙为中性关系，右侧磨牙为远中关系。前牙浅覆𬌗、浅覆盖，上下牙列Ⅰ度拥挤，Spee 曲线深 2mm，Bolton 指数正常。

**X 线及照相检查**　骨性Ⅰ类，均角骨面型，下颌升支及髁突发育基本对称，15 纵向水平埋伏阻生，

15 颊尖与 14 牙根紧贴，14 牙根吸收 1/2；18、28、38、48 牙胚在位。

**诊断**　安氏Ⅱ类。

**矫治计划**　①拔除 14；②直丝弓矫治技术将 15 牵引至牙列，排齐整平上下牙列；③维持中线，关闭间隙；④维持前牙覆𬌗、覆盖，调整右侧磨牙关系至完全Ⅱ类；⑤保持。

**矫治过程**　①序列镍钛丝整平上下牙弓；②15 开窗，腭中缝种植支抗辅助牵引至牙列；③精细调整牙位及尖窝关系；④连扎保持 3 个月后拆除；⑤制作保持器。

**矫治效果**　①牙列排齐，关闭间隙；②咬合良好。

矫治过程见图 8-9-13～图 8-9-17。

治疗前后头影测量结果对比见表 8-9-3。

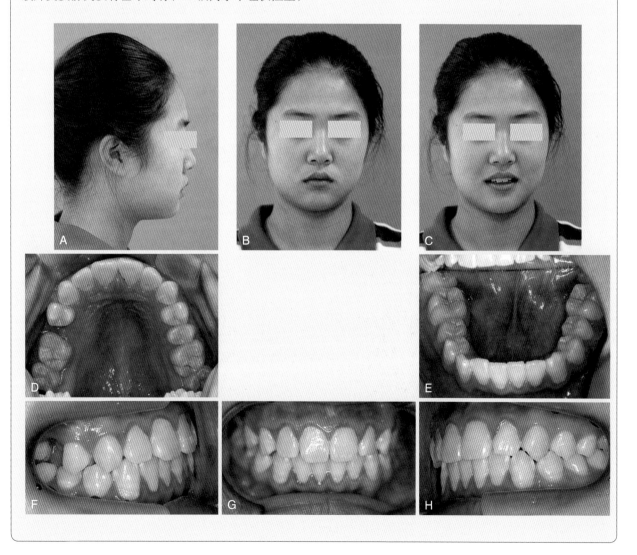

病例三（续）

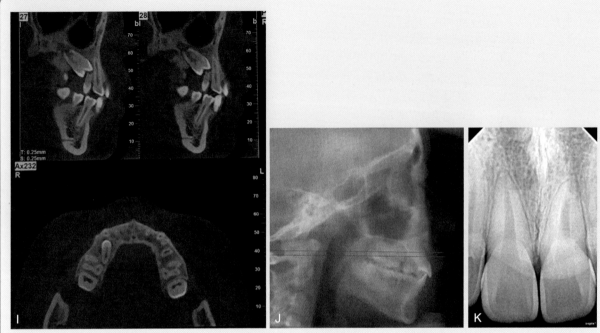

图 8-9-13　初始照和X线片。A. 侧位像；B. 正面像；C. 正面微笑像；D. 上颌𬌗像；E. 下颌𬌗像；F. 右侧咬合像；G. 正面咬合像；H. 左侧咬合像；I. CBCT；J. 侧位片；K. 中切牙牙片

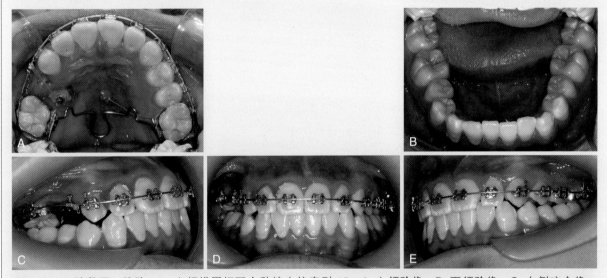

图 8-9-14　阶段照。拔除 14，上颌横腭杆配合种植支抗牵引 15。A. 上颌𬌗像；B. 下颌𬌗像；C. 右侧咬合像；D. 正面咬合像；E. 左侧咬合像

病例三（续）

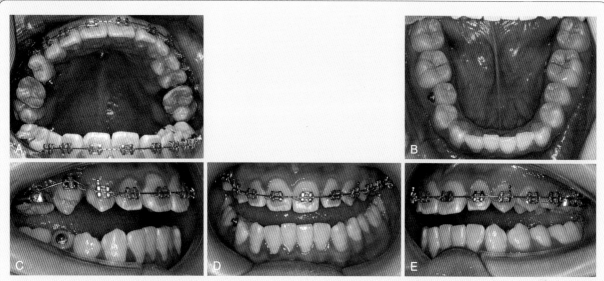

图 8-9-15　阶段照。15 牵引至上牙列，腭尖下垂，15、45 交互牵引解除正锁𬌗。A. 上颌𬌗像；B. 下颌𬌗像；C. 右侧咬合像；D. 正面咬合像；E. 左侧咬合像

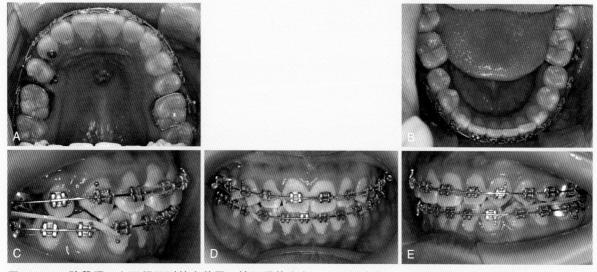

图 8-9-16　阶段照。上下颌牙列基本整平，精细调整咬合。A. 上颌𬌗像；B. 下颌𬌗像；C. 右侧咬合像；D. 正面咬合像；E. 左侧咬合像

病例三（续）

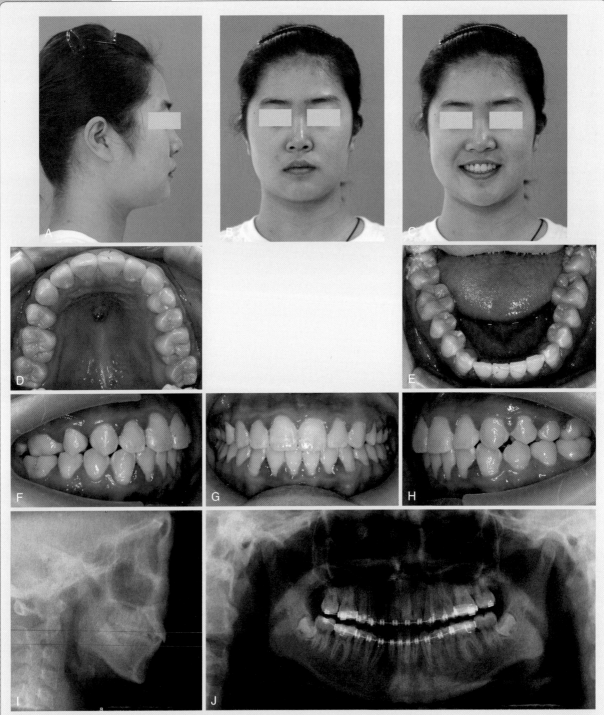

图 8-9-17　结束照和 X 线片。前牙覆𬌗、覆盖关系正常，双侧后牙尖窝关系稍欠缺，15 与 13 间余留少量间隙，但患者可以接受。A. 侧位像；B. 正面像；C. 正面微笑像；D. 上颌𬌗像；E. 下颌𬌗像；F. 右侧咬合像；G. 正面咬合像；H. 左侧咬合像；I. 侧位片；J. 全景片

病例三（续）

表 8-9-3　头影测量结果对比

| 测量项目 | 正常值 | 治疗前 | 治疗后 |
| --- | --- | --- | --- |
| SNA（°） | 82.8±4.0 | 84.5 | 84.3 |
| SNB（°） | 80.1±3.9 | 80.2 | 80.6 |
| ANB（°） | 2.7±2.0 | 4.3 | 3.7 |
| NP-FH（°） | 85.4±3.7 | 87.8 | 88.2 |
| NA-PA（°） | 6.0±4.4 | 8.9 | 8.7 |
| U1-NA（mm） | 5.1±2.4 | 5.7 | 5.4 |
| U1-NA（°） | 22.8±5.7 | 30.5 | 30.4 |
| L1-NB（mm） | 6.7±2.1 | 6.7 | 6.0 |
| L1-NB（°） | 30.3±5.8 | 36.2 | 35.9 |
| U1-L1（°） | 125.4±7.9 | 115.3 | 117.2 |
| FMA（°） | 31.5±5.0 | 29.6 | 30.2 |
| FMIA（°） | 54.8±6.1 | 59.5 | 61.6 |
| IMPA（°） | 93.9±6.2 | 90.9 | 88.2 |

经验分享

　　此病例的主要问题在右上颌牙列，左上颌牙列及下颌无明显异常。右上牙列拥挤无法获得足够间隙排齐 14、15。患者双侧下颌升支发育对称，颜面对称，咬合平面无偏斜，故考虑单侧单颌拔牙，以简化治疗，建立拔牙侧磨牙的完全远中关系。拔除 15 可以简化治疗，但由于 14 牙根已吸收，预后不佳。本病例选择拔除 14 保留 15，牵引 15 至牙列，腭中缝种植支抗联合横腭杆加强后牙支抗，此病例要注意 15 的控根移动，15 偏腭侧位，牵引至牙列后牙根偏腭侧，精细调整时要增加 15 牙根的根颊向转矩。防止 15 腭尖下垂至咬合干扰甚至锁𬌗。拔牙侧磨牙前移过程中需要加强前牙支抗，维持中线不动。本病例在 15 牵引到位后去除横腭杆，并将 13 至 26 的牙齿长扎作为一个整体来对抗 16 的近中移动。

（此病例由赵春洋医生提供）

（曹云娟　赵春洋）

# 第 9 章

# 特殊牙位的拔牙矫治

正畸医生在制订矫治方案时，不仅需要考虑到错𬌗畸形的诊断和治疗结果，还需要考虑个体错𬌗畸形的特殊性、牙齿自身病变等，同时也为了简化治疗，有时不得不首选拔除无法保留的病变牙，保留健康牙齿。如：①拔除上颌中切牙。上颌中切牙对于美观有着直接的影响，但如果遇到骨内埋伏阻生并弯根严重、外伤折断至龈下等极端情况无法保留者，只能拔除，正畸治疗可尝试将拔牙后的间隙用来矫治错𬌗畸形，但会增加矫治难度。②拔除第一磨牙。第一磨牙与上颌中切牙均为正畸重点关注的牙齿，一般情况下不考虑拔除。但是如果第一磨牙因龋坏致牙冠严重缺损甚至已是残根，或有明显根尖病变无法保留等，在制订治疗计划时可优先考虑拔除残留的第一磨牙，将拔牙间隙部分用于近中的牙齿矫治。③拔除第三磨牙。第三磨牙俗称智齿，在口腔临床常规拔除。正畸矫治设计时，有时需要主动拔除第三磨牙以方便第二磨牙的矫治和推磨牙向远中。本章针对特殊牙位的拔牙矫治做总结介绍。

## 第一节　拔除上颌中切牙的矫治

### 一、概述

上颌中切牙俗称"门牙"，位于上颌牙弓前部、中线的两侧，其外形、色泽、位置乃至转矩对外观尤为重要，因此它的位置及转矩是正畸医生重点关注的指标。牙冠唇面形态有方圆形、卵圆形、尖圆形，常与人的面型相协调。上颌中切牙在口腔中发挥着重要作用：咀嚼时，能切割食物；辅助发音，与"f"等类型的发音关系密切；微笑时，中切牙牙冠的暴露和对称性对美观影响很大。中切牙的埋伏阻生、缺损或缺失等，常引起上牙弓的不对称、牙弓偏斜等（9-1-1），对发音及面容美观等有直接影响。所以，一般情况下，即使上颌中切牙出现龋坏、变色等情况，正畸医生也会选择将其保留，而拔除

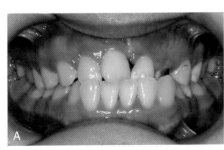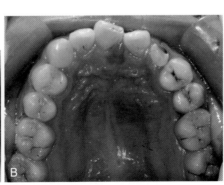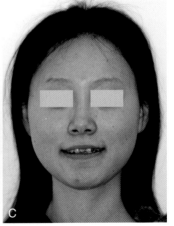

图 9-1-1　成年女性患者，21、23 埋伏阻生。A. 正面咬合像显示上颌牙弓中线向左偏斜；B. 上颌𬌗面像显示上颌左侧牙弓前牙区塌陷，上颌牙弓不对称；C. 正面像示左侧口角塌陷，上颌中线向左偏斜

其他牙齿以提供间隙，待正畸治疗完成后再行修复治疗。但在某些特殊情况下，上颌中切牙无法保留，矫治设计时只能选择拔除，以使患者的利益最大化。拔除上颌中切牙矫治的设计以解决错𬌗畸形、治疗结束后的美观为原则。上颌中切牙的拔除多为单侧，极少双侧。拔除后，治疗过程中需要注意保持上牙弓中线及牙弓两侧的对称性，防止出现𬌗平面偏斜、两侧𬌗平面不平等情况。拔除中切牙的后期间隙处理主要有两种模式：①保留间隙，后期行义齿修复；②侧切牙或尖牙磨改或修复改型，替代

中切牙。本节就对拔除上颌中切牙治疗的一些原则问题予以介绍。

## 二、适应证

**1. 成年患者上颌中切牙位置异常**　上颌中切牙骨内埋伏阻生，或唇、舌向错位严重，且牙周状况差，牙齿松动，剩余间隙很小，复位困难，预后不佳，可拔除错位严重的上颌中切牙，保留健康牙齿（图9-1-2，图 9-1-3）。

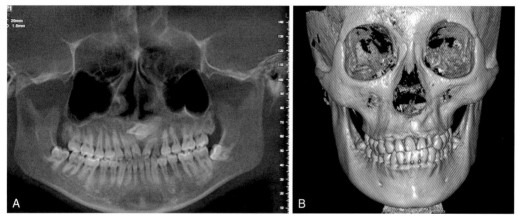

**图 9-1-2**　成年女性患者，21、23 埋伏阻生，无法保留而选择拔除。A. 全景片示 21、23 水平阻生，位置重叠；B. CBCT 显示 21、23 唇侧骨板薄弱

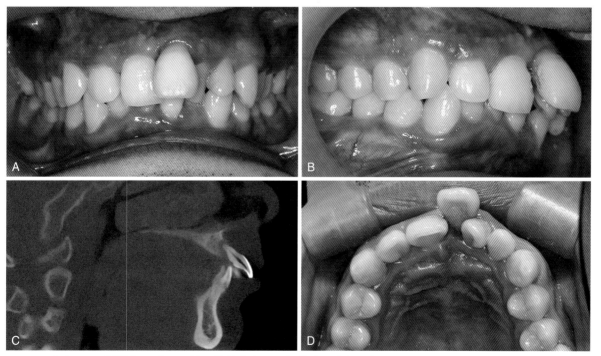

**图 9-1-3**　患者 21 唇侧错位严重，唇侧牙槽骨丧失、牙龈萎缩、临床冠长。牙弓内剩余间隙 3mm。A. 正面咬合像示 21 唇侧牙龈退缩，临床冠长；B. 右侧咬合像示 21 唇侧错位严重；C. CBCT 显示 21 唇侧牙槽骨丧失；D. 上颌𬌗面像示上颌牙弓内剩余间隙 3mm

**2. 上颌中切牙因外伤无法保留**　牙外伤引起根折或者冠折后，未得到完善治疗，导致根尖炎症、残根、根骨粘连等，应选择拔除（图 9-1-4 ~ 图 9-1-7）。

**3. 其他原因导致上颌中切牙牙根吸收**　牙齿埋伏阻生并压迫上颌中切牙牙根，导致上颌中切牙牙根吸收严重，无法保留（图 9-1-8）。

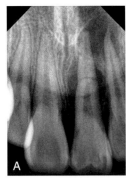
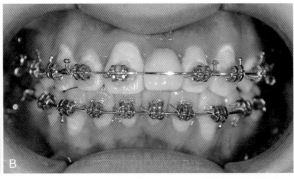

图 9-1-4　21 根中 1/3 折断，根尖阴影、波及侧切牙。A. 根尖片显示 21 根中 1/3 折断；B. 正畸治疗时的口内正面咬合像，21 缺失处临时修复体改善外观

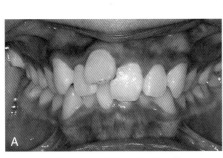
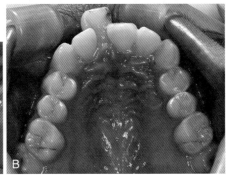
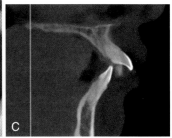

图 9-1-5　11 外伤唇倾，牙根发育不足，牙弓内间隙不足。A. 正面像显示 11 唇倾；B. 𬌗面像显示 11 间隙不足；C. CT 截图显示 11 外伤后牙根发育不足

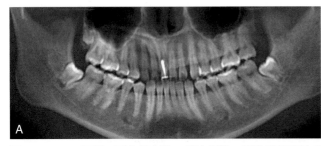
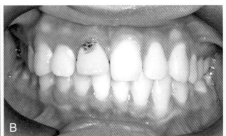
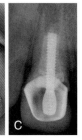

图 9-1-6　11 冠折、不良修复体，无法保留，拔除后正畸治疗，后期行种植牙修复。A. 全景片显示 11 桩冠修复；B. 正面咬合像示 11 牙冠唇面牙颈部继发龋；C. 根尖片显示 11 根尖部髓腔内吸收

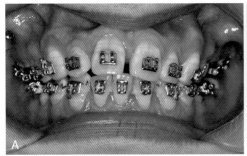
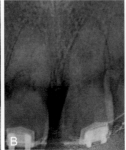
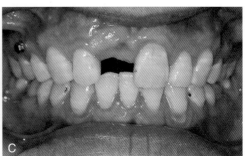

图 9-1-7　成年患者，外院转诊，11 有外伤史，11 外伤后根骨粘连。A. 外院转诊时正面咬合像；B. 根尖片显示 11 根骨粘连；C. 结束时正面咬合像，后期义齿修复

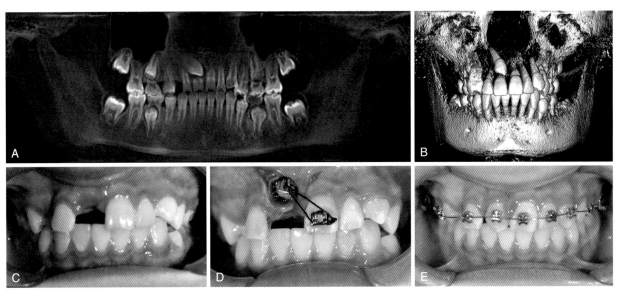

图 9-1-8　患者 13 易位、阻生，压迫 11 牙根，导致牙根吸收，已接近牙颈部。A. 全景片显示 13 埋伏阻生，压迫 11 牙根；B. CBCT 显示 13 近中倾斜，11 牙根吸收至牙颈部；C. 11 拔除后的正面咬合像；D. 13 开窗助萌；E. 13 牵引治疗纳入上牙弓

## 三、禁忌证

考虑到上颌中切牙对美观的重要性，临床在选择拔除上颌中切牙矫治时必须特别慎重，如有下列情况，不建议拔除。

**1. 年轻恒牙牙外伤引起的冠折或根折**　可以行根尖诱导术保留牙齿，或完善的根管治疗后，正畸牵引到上牙列，成年以后行冠修复，也有年轻恒牙根折，但是没有症状，牙髓仍为活髓的，不建议拔除（图 9-1-9）。

**2. 上颌中切牙因牙周炎或牙齿咬合创伤导致 Ⅱ 度以下松动**　经过完善的牙周治疗并解除咬合创伤后，可以保留的上颌中切牙（图 9-1-10）。

**3. 替牙期的上颌中切牙埋伏阻生**　替牙期上颌中切牙埋伏阻生的不能一律拔除，应根据牙齿的发育状况、间隙情况进行综合考虑，尽量保留埋伏阻生的上颌中切牙（图 9-1-11）。

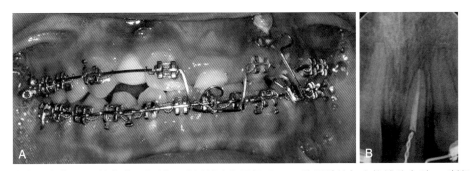

图 9-1-9　年轻的成人患者，21 外伤史，根折，舌侧断端位于龈下。A. 使用种植钉支抗辅助牵引 21 断根；B. 21 牵引成功后，根尖片显示断端位于牙槽嵴 方，后期行义齿修复

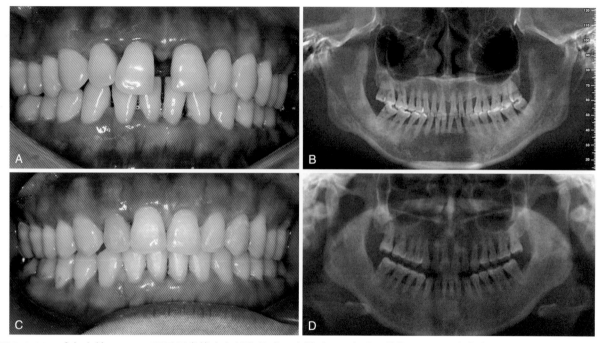

图 9-1-10　成年女性，11、21 因牙周炎伴咬合创伤导致 Ⅱ 度松动，牙齿明显伸长。A. 正面咬合像显示 11、21 远中倾斜，牙龈退缩，临床冠长；B. 全景片显示全口牙槽骨水平吸收至根中 1/2；C. 经过牙周 - 正畸联合治疗后，11、21 松动度明显改善，临床牙冠变短；D. 全景片显示全口牙槽骨吸收没有改变

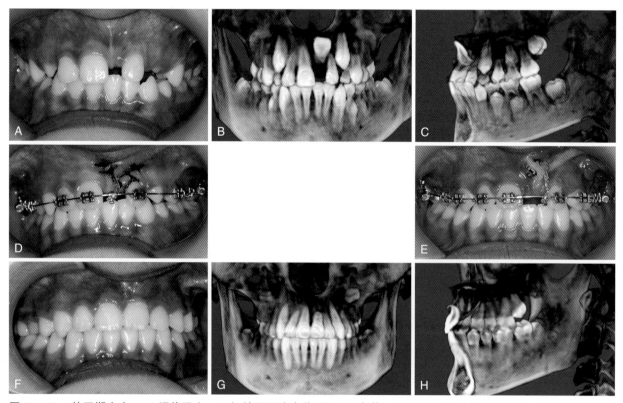

图 9-1-11　替牙期患者，21 埋伏阻生。A. 初始正面咬合像显示 21 未萌，22 近中移动占据部分间隙；B. CBCT 正面像显示 21 水平倒置阻生；C. CBCT 侧面观显示 21 倒置，弯根，短根；D. 2×4 技术排齐上颌牙列，开拓 21 间隙后，21 开窗，粘接附件牵引治疗；E. 一段时间的牵引治疗，口内可见 21，扭转 45°，调整附件粘接位置继续牵引；F. Ⅰ期结束，21 纳入牙弓内，牙龈形态尚可，牙列排列整齐，咬合关系尚可，无须 Ⅱ 期治疗；G. CBCT 正面像显示 21 牙根稍短，冠根比接近 1∶1；H. CBCT 侧面观显示 21 牙根弯曲向唇侧，牙根未见吸收

## 四、矫治过程中的特殊考量

### 1. 拔除上颌中切牙后的矫治方案

（1）侧切牙替代中切牙：侧切牙近中移动替代中切牙，矫治结束后，侧切牙进行冠修复，恢复成中切牙外形及大小；尖牙将牙冠改形成侧切牙形状，第一前磨牙调磨或改形至与尖牙相似；保持中线对齐（图 9-1-12）。

（2）保留间隙、修复治疗：上颌中切牙义齿修复需要的间隙，与对侧同名牙大小一致，后期行种植牙修复（图 9-1-13）。

（3）尖牙替代中切牙：尖牙近中易位阻生，压迫上颌中切牙根吸收，导致中切牙牙根吸收无法保留，可选择拔除中切牙，牵引尖牙替代上颌中切牙，矫治结束后尖牙通过磨改或修复改形（图 9-1-14）。

### 2. 拔牙间隙的合理分配

上颌中切牙拔除后的间隙，不管是以侧切牙替代，还是保留间隙，均应注意与对侧同名牙及侧切牙的大小相协调。如果是侧切牙近中移动替代中切牙，除了侧切牙需要进行修复改形，尖牙也往往需要进行磨改，以利于外观及上下颌的良好咬合。同时需要由第一前磨牙替代尖牙，这将在拔除尖牙的有关章节重点介绍。须尽量维持上颌两侧牙弓宽度一致，以恢复良好的咬合关系。用侧切牙替代中切牙时，由于两者宽度的差异需保留合适的上颌中切牙间隙，此时需要分析侧切牙近远中宽度及对侧同名牙宽度，确定两侧留置间隙的大小；保留上颌中切牙间隙以备后期修复用，预留间隙必须与对侧同名牙宽度一致，维持以后冠修复时与对侧中切牙的对称性。

### 3. 尽量维持上颌中线

上颌中线对外观至关重要，故须尽量维持中线与面部的正中矢状面基本一致，偏移不能超过 2.5mm，避免造成前牙𬌗平面不平、歪斜。矫治过程中可借助微种植体等支抗，调整上颌中线。尽量维持上颌两侧牙弓的对称性，恢复矢状向的咬合关系。

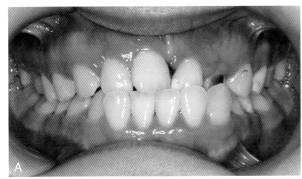
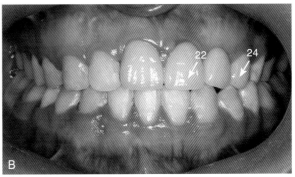

图 9-1-12　成年女性患者，21、23 埋伏阻生。A. 21、23 埋伏阻生，正畸治疗时拔除；B. 拔除埋伏 21、23，拔除 31 及滞留 63。22 近移、改形替代 21，11、22、24 烤瓷冠桥修复，恢复 21、22、23

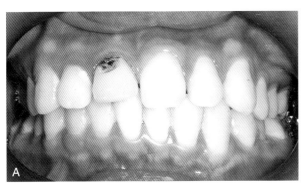
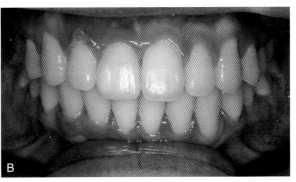

图 9-1-13　11 冠折、不良修复体，无法保留，拔除后正畸治疗，后期种植修复。A. 正面咬合像显示 11 牙冠唇面牙颈部继发龋；B. 11 拔除后正畸治疗，11 间隙后期种植修复

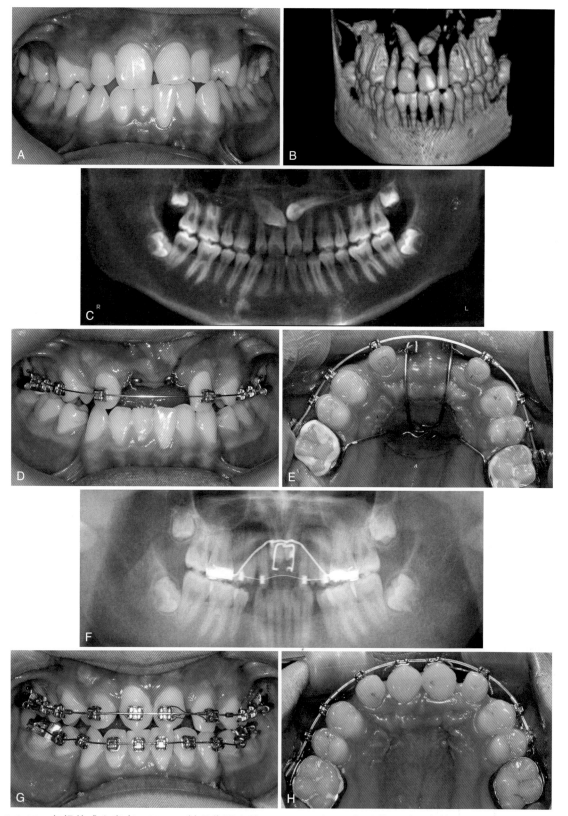

图 9-1-14　年轻的成人患者，11、21 被易位阻生的 13、23 压迫，牙根吸收严重，尤其是 11，拔除 11、21 后，用 13、23 代替。A. 初始正面咬合像显示 13、23 未萌出；B. CBCT 显示 13、23 位于 11、21 根方腭侧，压迫 11、21 致牙根吸收；C. 全景片显示 13、23 水平阻生，13、23 压迫 11、21 牙根；D. 拔除 11、21，13、23，转外科开窗助萌，粘接附件；E. Nance 托 + 牵引钩的口内装置，牵引 13 和 23；F. 全景片显示 13、23 近中倾斜改善；G. 13、23 已纳入牙弓内，外形需后期改形或行冠修复；H. 13、23 牵引到牙弓 11、21 位置，上颌牙弓未见变形

**4. 前牙的控根**　如果是以侧切牙或者尖牙替代上颌中切牙，矫治后期需要做好牙齿的控根，使得两侧切牙保持转矩协调，以便于改形和冠修复。但在保留间隙修复上颌中切牙的病例中，由于上颌中切牙缺失，弓丝托槽的间距太长，弓丝数据不能很好表达，不仅转矩表达不好，冠的轴倾角也不易控制，影响疗效。

**5. 临时牙改善外观**　对保留间隙修复上颌中切牙的患者，长时间缺失上颌中切牙对患者外观影响较大，在矫治过程中可以用塑料做临时义齿附着在固定矫治器上，改善外观及发音（图 9-1-15）；保持阶段在保持器上可用临时牙保持间隙并兼顾美观。为方便患者，可加做一个临时的简托，供患者上班和吃饭时使用（图 9-1-16）。

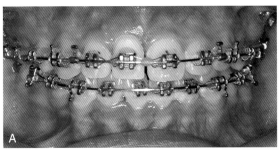
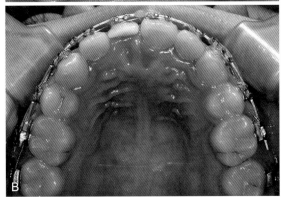

图 9-1-15　成年患者，11 拔除后正畸治疗，保留间隙后期修复 11。A. 矫治过程中，11 的拔牙间隙使用 11 牙片恢复，改善外观及发音；B. 𬌗面观示 11 牙片上粘接托槽，然后固定在弓丝上

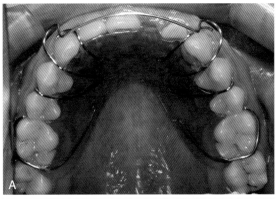
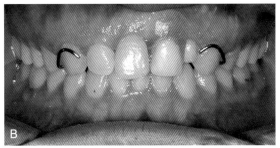

图 9-1-16　对保留间隙修复上颌中切牙的患者，保持阶段在保持器上用临时牙不仅可以保持间隙，而且美观。图中 11 已拔除，在保持器上用临时牙保持间隙。22 为残冠

## 病例介绍　　病例一

患者费 ××，女，18 岁。

**主诉**　"牙齿不齐"伴"嘴歪"求治。

**现病史**　否认。

**既往史**　无全身系统性疾病，无过敏史。

**不良习惯**　否认。

**家族史**　否认。

**口内检查**　恒牙列，右侧磨牙为中性关系，左侧磨牙为远中尖对尖关系，前牙对刃。21 缺失，牙弓内剩余间隙不足 1mm，上颌中线左偏近 2mm，下颌前牙拥挤，下前牙唇倾。口腔卫生欠佳，右下前牙牙龈红肿。

**面部检查**　凹面型，颜面部不对称，左侧面部丰满，鼻唇沟深。

**模型测量**　左上牙弓前段塌陷，牙弓不对称，上牙列Ⅰ度拥挤，下牙列Ⅱ度拥挤。

**X 线及照相检查**　骨性Ⅲ类，低角骨面型；21 倒置埋伏阻生；18、28、38、48 在位。

**诊断**　安氏Ⅲ类。

**矫治计划**　①拔除 21、41；②固定矫治器排齐上下牙列；③ 22 近中移动替代 21；④保持。

**矫治过程**　①拔除 21、41；②直丝弓矫治器排齐整平上下牙列；③上前牙扩弓 + 前牙邻面去釉，22 近中移动替代 21 建立咬合；④精细调整咬合；⑤保持。

矫治过程见图 9-1-17～图 9-1-20。

治疗前后头影测量结果对比见表 9-1-1。

病例一（续）

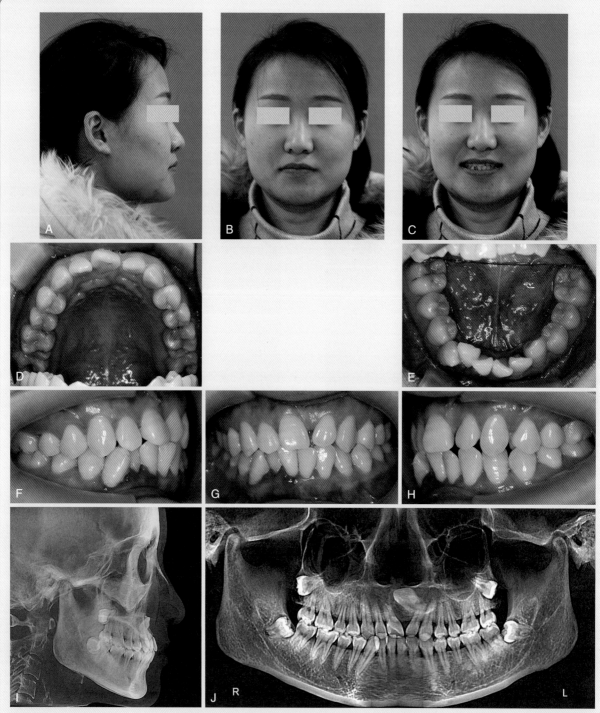

图 9-1-17 初始照和 X 线片。A. 侧位像；B. 正面像；C. 正面微笑像；D. 上颌𬌗像；E. 下颌𬌗像；F. 右侧咬合像；G. 正面咬合像；H. 左侧咬合像；I. 侧位片；J. 全景片

**病例一（续）**

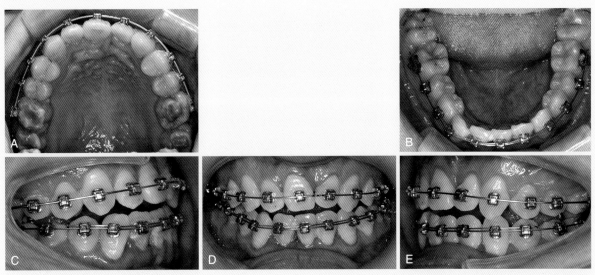

图 9-1-18　阶段照。拔除 21、41，上颌磨牙垫玻璃离子垫，解除前牙对刃关系，以利于上前牙唇倾、下前牙内收，建立前牙的覆𬌗、覆盖。A. 上颌𬌗像；B. 下颌𬌗像；C. 右侧咬合像；D. 正面咬合像；E. 左侧咬合像

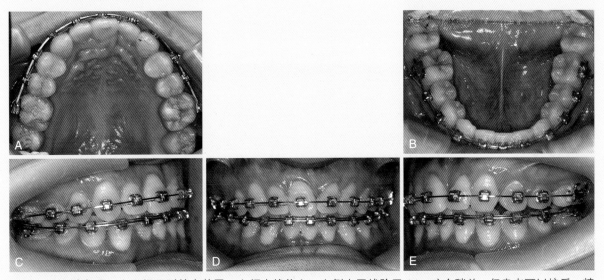

图 9-1-19　阶段照。上下颌牙列基本整平，上颌中线偏左，左侧由于拔除了 21，咬合稍差，但患者可以接受，精细调整咬合。A. 上颌𬌗像；B. 下颌𬌗像；C. 右侧咬合像；D. 正面咬合像；E. 左侧咬合像

**病例一（续）**

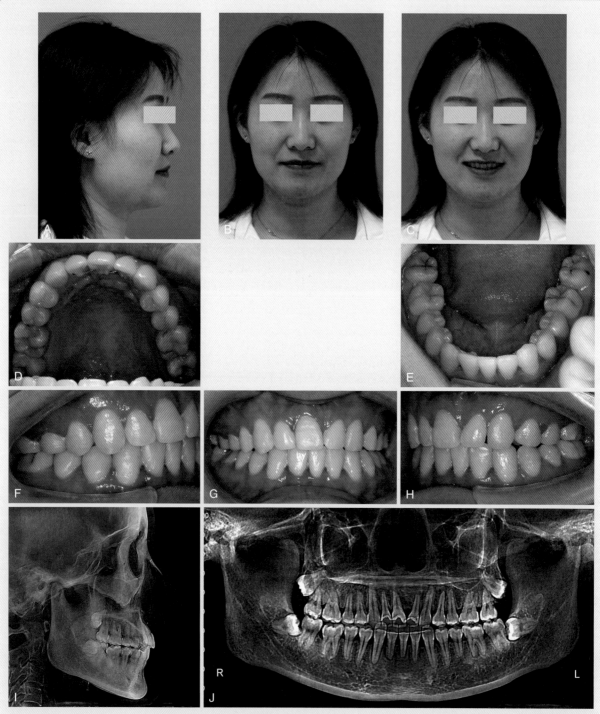

图 9-1-20　结束照和 X 线片。22 替代 21，前牙覆船、覆盖关系正常，右侧上下颌尖窝关系良好，左侧欠缺，全景片显示 22 近中倾斜。A. 侧位像；B. 正面像；C. 正面微笑像；D. 上颌船像；E. 下颌船像；F. 右侧咬合像；G. 正面咬合像；H. 左侧咬合像；I. 侧位片；J. 全景片

**病例一（续）**

表 9-1-1　头影测量结果对比

| 测量项目 | 正常值 | 治疗前 | 治疗后 |
|---|---|---|---|
| SNA（°） | 82.8±4.0 | 75.2 | 75.3 |
| SNB（°） | 80.1±3.9 | 75.5 | 75.3 |
| ANB（°） | 2.7±2.0 | −0.3 | 0 |
| NP-FH（°） | 85.4±3.7 | 91.5 | 89.0 |
| NA-PA（°） | 6.0±4.4 | −4 | −6 |
| U1-NA（mm） | 5.1±2.4 | 7.6 | 7.8 |
| U1-NA（°） | 22.8±5.7 | 32.5 | 30.0 |
| L1-NB（mm） | 6.7±2.1 | 4.8 | 4.0 |
| L1-NB（°） | 30.3±5.8 | 21.0 | 18.5 |
| U1-L1（°） | 125.4±7.9 | 127.0 | 133.5 |
| FMA（°） | 31.5±5.0 | 19.0 | 20.5 |
| FMIA（°） | 54.8±6.1 | 70.0 | 70.5 |
| IMPA（°） | 93.9±6.2 | 91.0 | 89.0 |

**经验分享**

患者为成年女性，凹面型，鼻唇沟深，低角骨面型，颏部前突。口内可见 21 倒置埋伏阻生，牙弓内剩余间隙不足 1mm。前牙对刃殆，上中线左偏近 2mm。上颌发育不足，下牙列中度拥挤。患者不介意上颌中线偏斜。采用掩饰性治疗纠正前牙的对刃殆关系，排齐牙齿。

▶ 制订矫治方案时，设计考量如下：

• 患者诉求：只要排齐牙齿。

• 患者 21 埋伏为突出问题，故矫治设计从上颌入手，没有首先从下颌的问题入手考虑拔牙设计。患者为成人，21 在鼻底部高位倒置阻生、发育不良，保留意义不大、矫治难度也大，拔除 21 可以简化治疗。上颌牙弓排列基本整齐，除调整上颌中线的需要外，上颌牙弓从长、宽、高等方面均没有在右侧考虑拔牙的必要。21 牙弓内剩余间隙甚微，上中线左偏近 2mm，对外观影响不大，患者也能接受，因此设计 22 替代 21，以简化治疗。

• 基于上颌只拔除 21 的设计，考虑到下颌的拥挤度、前牙对刃情况，设计拔除 1 颗下切牙，既能解除拥挤，又能协调上下前牙 Bolton 指数，同时下前牙的内收对前牙对刃的纠正、掩饰性

治疗有利。考虑到右下前牙拥挤较左侧严重，拔除 41 可简化治疗，所以选择拔除 41。

• 该病例上颌发育不足，适度的上前牙唇倾有利于前牙对刃的纠正，也能增加上唇的饱满度，对外观有利。前牙对刃导致上前牙磨损，适当磨改上前牙外形，也会大大改善外观。适度地进行邻面去釉，既能增加间隙供矫治使用，又能减小"黑三角"。下前牙长期排列不齐，牙周附着丧失，拔牙矫治有利于平行牙根，从而获得合理的牙槽间隔，有利于牙齿健康。

• 患者低角伴凹面型，咀嚼肌力强，颌骨骨密度高，支抗磨牙不易前移、升高，拔牙间隙的关闭主要依靠前牙后移，因此不宜过多拔牙，故未设计拔除前磨牙的矫治。

▶ 治疗注意事项：

• 注意上前牙的倾斜度和转矩控制，防止过度唇倾。

• 上后牙用玻璃离子垫高，解除对刃殆，排齐并直立下前牙、改善其唇倾度，增加其稳定性。

• 尽量让上下牙列中线恢复视觉上的一致。

• 考虑到患者为低角骨面型、颏部前突，顺时针旋转下颌利于咬合的建立及外观改善。

（此病例由赵春洋医生提供）

## 病例介绍　病例二

患者吕××，女，21岁。

**主诉**　外院正畸，上前牙无法内收转来我院诊治。

**现病史**　否认。

**既往史**　在外院的治疗没有按正畸常规收集治疗前初始的殆像、面像及X线片检查，故无法获知患者原始情况。无全身系统性疾病，无过敏史。

**不良习惯**　否认。

**家族史**　否认。

**口内检查**　恒牙列，口内粘接直丝弓矫治器，14、24、41缺失。上牙弓纵殆曲线反向，散在间隙，上前牙唇倾，上中线左偏。下牙列轻度拥挤。

**面部检查**　上颌前突，下颌后缩，颏部发育不足，均角骨面型。

**模型测量**　两侧磨牙为远中关系。

**X线及照相检查**　骨性Ⅱ类1分类。11根骨粘连，18、28、38、48在位。

**诊断**　安氏Ⅱ类1分类（骨性Ⅱ类）。患者为骨性Ⅱ类错殆畸形，已在外院拔除了14、24和41，并矫治了一段时间。11外伤后根骨粘连。因此，拟定继续掩饰性正畸治疗，按原拔牙模式治疗，上前牙配合PAOO进行骨松解，增加唇侧骨附着，内收上颌前牙，改善前突。

**矫治过程**　①直丝弓矫治器排齐上下牙列，上颌前牙实施骨皮质切开手术，配合种植支抗内收上前牙，关闭拔牙间隙；②矫治半年，11仍然无法移动，征得患者同意后，拔除11后继续行正畸治疗；③11缺失处留置间隙，矫治结束后保持器安装临时义齿，后期义齿修复；④保持。

**矫治效果**　①牙列排齐，前牙内收，咬合良好；②11缺失处留置间隙，保持器加临时义齿修复，后期行种植牙修复。

矫治过程见图9-1-21～图9-1-24。

治疗前后头影测量结果对比见表9-1-2。

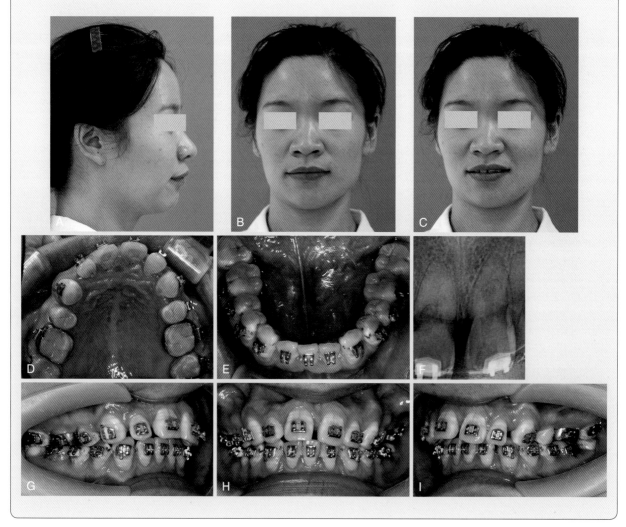

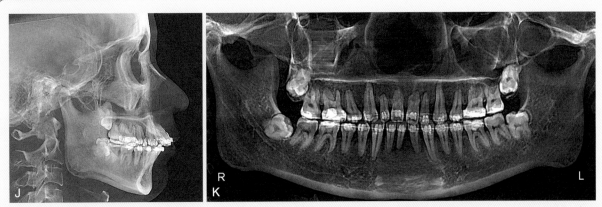

图 9-1-21　来院时的初始照和 X 线片，14、24、41 已拔除。11 外伤后根骨粘连，髓腔闭塞，21 髓腔闭塞，未见明显的根骨粘连。A. 侧位像；B. 正面像；C. 正面微笑像；D. 上颌𬌗像；E. 下颌𬌗像；F. 牙片；G. 右侧咬合像；H. 正面咬合像；I. 左侧咬合像；J. 侧位片；K. 全景片

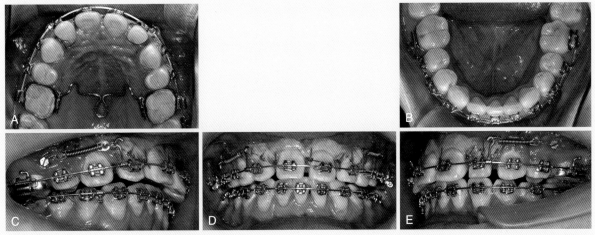

图 9-1-22　阶段照。上颌用横腭杆扩宽牙弓、加强后牙支抗。前牙区已实施骨皮质切开术，两侧第二前磨牙和第一磨牙之间植入微种植支抗内收上颌前牙。A. 上颌𬌗像；B. 下颌𬌗像；C. 右侧咬合像；D. 正面咬合像；E. 左侧咬合像

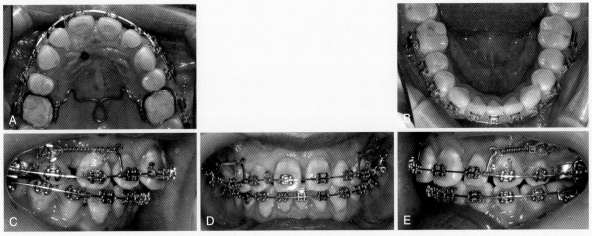

图 9-1-23　阶段照。11 与 21 相比明显在唇侧，11 无法内收，在上颌 11 腭侧植入种植钉，局部弹力牵引，辅助内收上前牙。A. 上颌𬌗像；B. 下颌𬌗像；C. 右侧咬合像；D. 正面咬合像；E. 左侧咬合像

病例二（续）

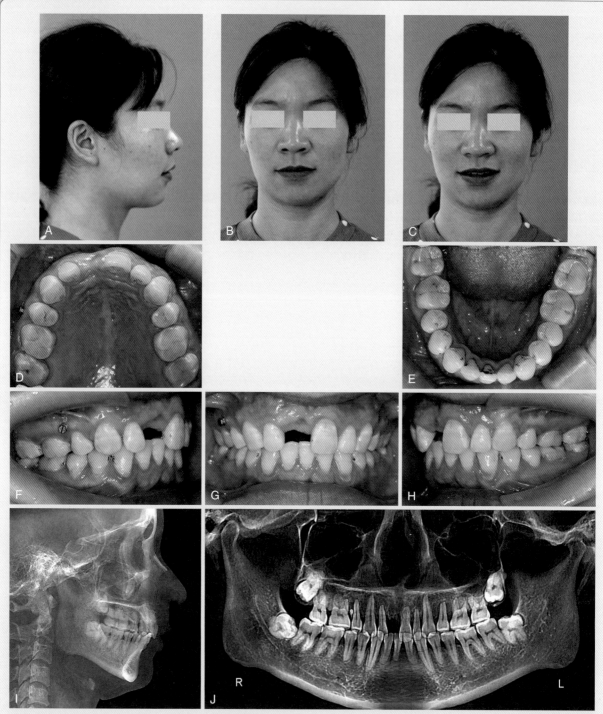

图 9-1-24 结束照和 X 线片。11 预留间隙修复治疗，唇侧牙槽骨有损伤，骨塌陷。A. 侧位像；B. 正面像；C. 正面微笑像；D. 上颌𬌗像；E. 下颌𬌗像；F. 右侧咬合像；G. 正面咬合像；H. 左侧咬合像；I. 侧位片；J. 全景片

**病例二（续）**

表 9-1-2 头影测量结果对比

| 测量项目 | 正常值 | 治疗前 | 治疗后 |
|---|---|---|---|
| SNA（°） | 82.8±4.0 | 86.9 | 85.6 |
| SNB（°） | 80.1±3.9 | 80.2 | 79.5 |
| ANB（°） | 2.7±2.0 | 6.7 | 6.1 |
| NP-FH（°） | 85.4±3.7 | 91 | 87.5 |
| NA-PA（°） | 6.0±4.4 | 15.1 | 16.6 |
| U1-NA（mm） | 5.1±2.4 | 10.9 | 4.4 |
| U1-NA（°） | 22.8±5.7 | 30 | 22.8 |
| L1-NB（mm） | 6.7±2.1 | 6.4 | 6.1 |
| L1-NB（°） | 30.3±5.8 | 30 | 23.5 |
| U1-L1（°） | 125.4±7.9 | 127 | 130.1 |
| FMA（°） | 31.5±5.0 | 22.2 | 23.5 |
| FMIA（°） | 54.8±6.1 | 60.3 | 61.9 |
| IMPA（°） | 93.9±6.2 | 97.5 | 94.6 |

**经验分享**

这是个"二手"矫治病例，患者为成年女性，面部与口内检查诊断为骨性Ⅱ类1分类错𬌗畸形，已在外院拔除了14、24和41，11外伤后根骨粘连。基于患者的骨性畸形和拔牙模式，只能选择继续掩饰性治疗，内收上颌前牙，改善突度，关闭拔牙间隙，尽量调整咬合关系。

▶ 制订矫治方案时，设计考量如下：

- 考虑到上颌中切牙的美观功能，首先试行保留11，矫治过程中如仍无法移动，则将11拔除。

▶ 治疗注意事项：

- 排齐整平后，上前牙实施PAOO手术，进行骨松解，并用人工骨粉、骨膜增加上颌前牙唇侧的骨附着。解除11根骨粘连的阻力，植入微种植支抗，内收上颌前牙。
- 矫治中11仍然无法移动，须调整矫治方案——拔除11，后期行义齿修复。征得患者同意后，拔除11后继续行正畸治疗。
- 11缺失处留置与对侧同名牙一样大小的间隙。
- 矫治结束后保持器上安装临时义齿，保持缺牙间隙，后期行义齿修复。

▶ 治疗后：

- IMPA减小，下前牙唇倾改善，直立于基骨，更为稳定。
- FMA和NA-PA增加，SNB减小，下颌顺时针旋转，面凸角增大，这是医生不希望看到的。
- U1-NA明显减小。由于是针对骨性Ⅱ类的掩饰性治疗，达到了较好的美观效果。

▶ 经验分享：

- 牙外伤后根骨粘连是外伤牙常见的预后，根骨粘连的牙齿，牙根与牙槽骨间失去了牙周膜支持，因此在矫治力作用下牙周组织不能产生正常的破骨和成骨的骨改建，牙齿无法移动，根骨粘连的牙齿在前牙内收时成为锚基，支撑于牙弓前部，阻挡了前牙的内收，因此该病例无法内收前牙。
- 上颌中切牙7岁左右替换萌出，此年龄段的小孩子特别调皮，自我保护能力也不够，易发生外伤，上颌中切牙在口腔最前部，往往首先受到伤害，患儿及家长若否认外伤史，且不存在明显的冠折，临床不易发现牙齿外伤史。正畸治疗常规拍摄侧位片和全景片，由于影像的重叠往往无法看清上颌中切牙根部病变情况。因此，临床接诊时除临床检查和问诊外，还需要辅助拍摄上颌中切牙牙片，治疗前明确诊断根

## 病例二（续）

骨粘连的发生。

- 利用微种植支抗内收上前牙，可以使有限的间隙用于上颌前牙的内收。在 11 舌侧植入种植支抗，局部弹性牵引，辅助 11 内收，但该病例未能奏效。

- 对根骨粘连的牙齿做 PAOO 手术，也不一定能

达到预期的效果。但上前牙内收时牙冠的唇舌向转矩控制欠佳，牙根部会有骨开窗的风险，而对成人患者，配合 PAOO、人工骨粉、骨膜，可以增加上颌前牙唇侧的骨附着，减少骨开窗风险。

（此病例由赵春洋医生提供）

## 病例介绍　病例三

患者吴 ××，男，16 岁。

**主诉**　上前牙松动求治。

**现病史**　否认。

**既往史**　无全身系统性疾病，无过敏史。

**不良习惯**　否认。

**家族史**　否认。

**口内检查**　恒牙列，13、23 未萌，12、22 为过小牙。上前牙舌倾，下牙列 Ⅱ 度拥挤。

**面部检查**　左侧面部丰满，直面型，上颌后缩。

**模型测量**　左侧磨牙为中性关系，右侧磨牙为远中尖对尖关系。

**X 线及照相检查**　13 易位，13 阻生于 12 近中；

23 水平近中阻生；11、21 牙根吸收。

**诊断**　安氏 Ⅱ 类，13、23 埋伏阻生，11、21 牙根吸收。

**矫治计划**　① 拔除 11、21 后，13、23 替代 11、21，拔除 34、45；② 直丝弓矫治器排齐下牙列，调整磨牙关系；③ 外科开窗，配合种植支抗牵引 13、23；④ 保持。

**矫治效果**　① 上下牙列排齐，磨牙调整为中性关系；② 13、23 牵引到位，替代 11、21，后期修复改形改善前牙美观。

矫治过程见图 9-1-25～图 9-1-32。

治疗前后头影测量结果对比见表 9-1-3。

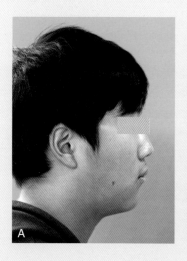 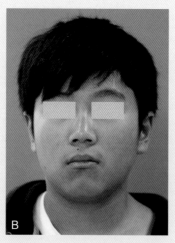 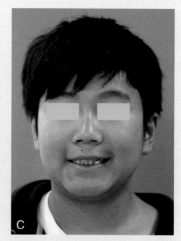

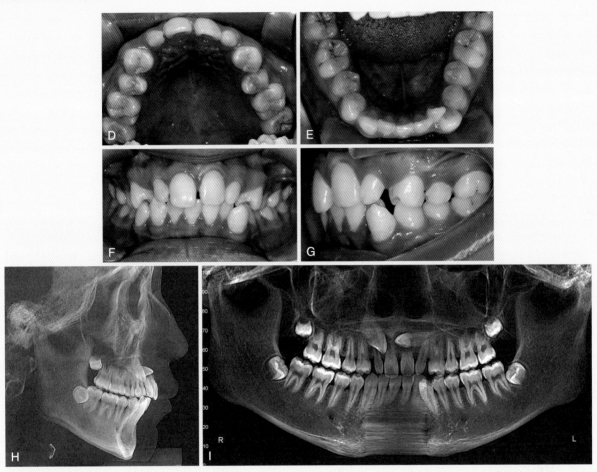

图 9-1-25　初始照和 X 线片。13、23 埋伏阻生，13、12 完全易位，13 压迫 11 根部，11 牙根吸收近 1/2，根的远中舌侧吸收较多；23 近中水平位，牙尖越过中线，位于 22 的舌侧，21 牙根吸收至颈部。A. 侧位像；B. 正面像；C. 正面微笑像；D. 上颌𬌗像；E. 下颌𬌗像；F. 正面咬合像；G. 左侧咬合像；H. 侧位片；I. 全景片

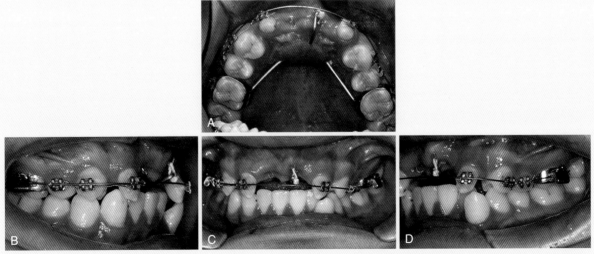

图 9-1-26　阶段照。拔除 11、21、13、23 开窗，牙面粘接舌扣、附牵引钩留置在牙龈外，上颌 Nance 托上设计牵引钩，将 23 牵引𬌗向移动、翻转 90°；13 助萌。A. 上颌𬌗像；B. 右侧咬合像；C. 正面咬合像；D. 左侧咬合像

病例三（续）

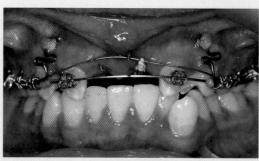

图 9-1-27　阶段照。上颌以 0.018 英寸 ×0.025 英寸不锈钢方丝做主弓丝，14、24 近中植入微种植体附支架增加垂直向支抗，0.014 英寸镍钛圆丝做辅弓牵引 23，加大 23 的翻转力量

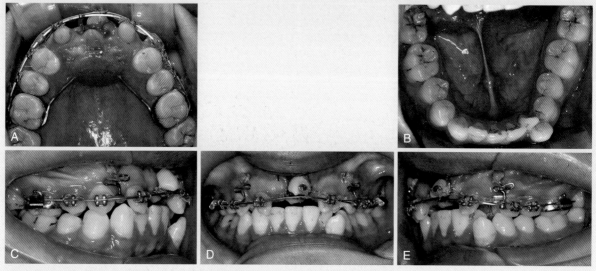

图 9-1-28　阶段照。23 露龈，为了减少牵引阻力，再次开窗，去除 23 牙冠殆方及周围的黏膜阻力。A. 上颌殆像；B. 下颌殆像；C. 右侧咬合像；D. 正面咬合像；E. 左侧咬合像

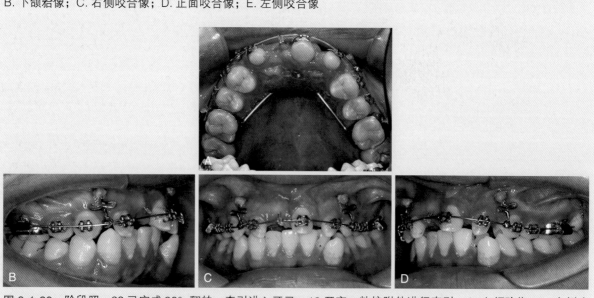

图 9-1-29　阶段照。23 已完成 90° 翻转，牵引进入牙弓，13 开窗，粘接附件进行牵引。A. 上颌殆像；B. 右侧咬合像；C. 正面咬合像；D. 左侧咬合像

病例三（续）

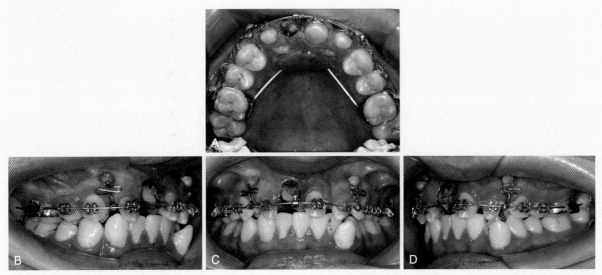

图 9-1-30　阶段照。为了减少牵引阻力，再次开窗，去除 13 牙冠殆方及周围的黏膜阻力。A. 上颌殆像；B. 右侧咬合像；C. 正面咬合像；D. 左侧咬合像

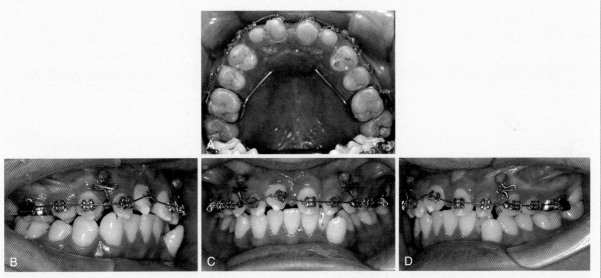

图 9-1-31　阶段照。13 已出龈，扭转，13 牙面上粘接托槽，用镍钛圆丝排齐，将其纳入牙弓。A. 上颌殆像；B. 右侧咬合像；C. 正面咬合像；D. 左侧咬合像

病例三（续）

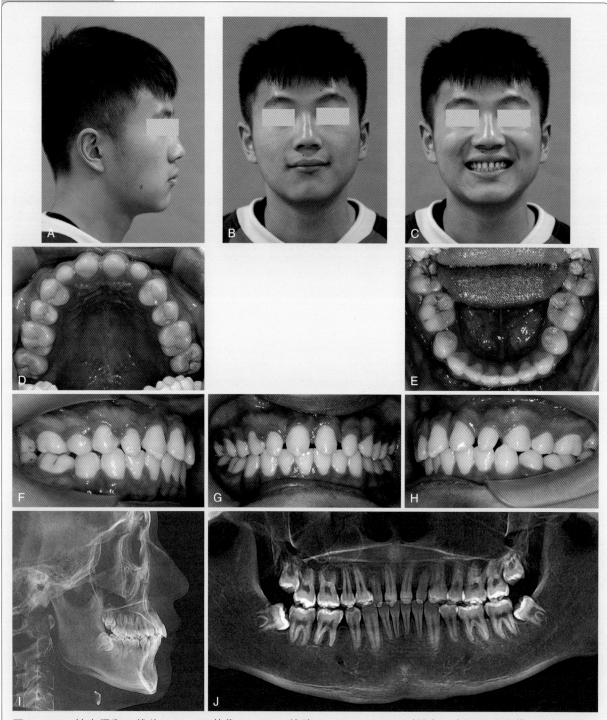

图 9-1-32　结束照和 X 线片。13、23 替代 11、21。拔除 34、45，上下牙列排齐，磨牙关系调整为中性关系。全景片示牙根平行。13、23 待成年后修复改形，改善外观。A. 侧位像；B. 正面像；C. 正面微笑像；D. 上颌𬌗像；E. 下颌𬌗像；F. 右侧咬合像；G. 正面咬合像；H. 左侧咬合像；I. 侧位片；J. 全景片

**病例三（续）**

表 9-1-3  头影测量结果对比

| 测量项目 | 正常值 | 治疗前 | 治疗后 |
| --- | --- | --- | --- |
| SNA（°） | 82.8±4.0 | 77.0 | 77.5 |
| SNB（°） | 80.1±3.9 | 72.5 | 75.0 |
| ANB（°） | 2.7±2.0 | 4.5 | 2.5 |
| NP-FH（°） | 85.4±3.7 | 84.5 | 85.5 |
| NA-PA（°） | 6.0±4.4 | 9.0 | 5.3 |
| U1-NA（mm） | 5.1±2.4 | 5.0 | 6.5 |
| U1-NA（°） | 22.8±5.7 | 17.0 | 22.0 |
| L1-NB（mm） | 6.7±2.1 | 7.5 | 5.0 |
| L1-NB（°） | 30.3±5.8 | 28.5 | 22.5 |
| U1-L1（°） | 125.4±7.9 | 131.0 | 132.5 |
| FMA（°） | 31.5±5.0 | 25.5 | 24.0 |
| FMIA（°） | 54.8±6.1 | 56.0 | 62.0 |
| IMPA（°） | 93.9±6.2 | 98.5 | 94.0 |

**经验分享**

本例为骨性 Ⅱ 类错𬌗畸形（下颌发育不足），上颌尖牙异位埋伏阻生，导致上颌中切牙牙根吸收。下牙列 Ⅱ 度拥挤。

▶ 制订矫治方案时，设计考量如下：

• 患者为青少年，骨性 Ⅱ 类错𬌗畸形，口内可见下牙列 Ⅱ 度拥挤、上颌尖牙埋伏阻生。该病例需要拔牙矫治。对下颌来说，拔除 2 颗前磨牙即可提供足够间隙矫治，下牙列拥挤主要集中在左侧，磨牙右侧为远中关系、左侧为中性关系，故设计拔除 34 和 45，解除拥挤调整磨牙关系。而上颌因为尖牙埋伏阻生，中切牙牙根吸收无法保留，需要特殊考量。

• 患者 16 岁，11、21 的牙根吸收不可逆，保留是不可能的。13、23 牙根发育良好，根尖孔未完全闭合，可以尝试外科开窗配合正畸牵引。13 与 12 完全易位，设计顺着萌出方向稍做近中移动，使其脱离与 12 的重叠，牵引到位替代11。23 水平阻生，位于 22 舌侧，牙冠已越过22 的近中，并越过中线，接近 11 的根部。23的牵引需要将牙齿向𬌗方翻转 90°，同时牵引进入牙弓，替代 21，难度较大，不仅需要翻转，移动复杂，而且会受 22 的干扰。

▶ 治疗注意事项：

• 初期：首先抓住时机进行上颌尖牙牵引治疗，将 11 和 21 拔除；13、23 开窗暴露牙冠，牙面上粘接舌侧扣、附牵引钩延伸至牙龈外，以便于后期牵引。从图 9-1-25 的全景片可以看出，13 只要顺着萌出方向适当近中移动，脱离与 12 的重叠即可，牵引较为简单。而 23 水平阻生，牙冠已越过中线，接近 11 的根部，23 的牵引需要𬌗方翻转 90°，难度较大。同时考虑到如果先行牵引 13，13 的近中移动会影响 23 的牵引，所以治疗伊始首先选择牵引 23。13 任其自行萌出。待 23 牵引到位后，再行牵引 13。

• 矫治中，埋伏尖牙牵引的垂直向支抗严重匮乏，作者设计了微种植支抗配合支架增强支抗。上颌使用 0.018 英寸 ×0.025 英寸的不锈钢丝作主弓丝稳定支抗牙，14、24 近中植入微种植体附支架增加垂直向支抗，用 0.014 英寸镍钛圆丝做辅弓牵引 23，加大 23 的翻转力量，防止出现支抗牙的压低下沉，甚至开𬌗。图 9-1-26 中设计了上颌 Nance 托，并前伸牵引钩牵引尖牙，实践证明这是不可取的，因为钢丝的弹性不仅不能增加垂直向支抗、辅助牵引，而且会变形压迫黏膜。

### 病例三（续）

▶ 矫治后：

- 上下牙列完全排齐整平，磨牙为中性关系，尖牙替代上颌中切牙，近远中留置少许间隙，待成年后冠修复改形。
- SNB 增大，ANB 减小，FMA 减小，提示下颌发生了逆时针旋转，改善了骨性Ⅱ类畸形程度。NA-PA 减小，面凸度减小，侧貌明显改善。U1-NA 增加，改善了原来上前牙的过度内倾，

说明矫治中有效地控制了尖牙的转矩。IMPA 减小，下前牙从原来过度唇倾变为直立于基骨，增加了稳定性。
- 对于上颌尖牙埋伏阻生导致中切牙严重吸收的患者，拔除病变的中切牙，因势利导牵引上颌尖牙替代中切牙建𬌗，不失为理性的选择。

（此病例由赵春洋医生提供）

### 病例介绍　病例四

患者孟××，女，10 岁。

**主诉**　上牙地包天求治。

**现病史**　否认。

**既往史**　无全身系统性疾病，无过敏史。

**不良习惯**　否认。

**家族史**　否认。

**口内检查**　替牙列，上前牙反𬌗，21 未萌，22 低位。上前牙舌倾，下牙列Ⅱ度拥挤。

**面部检查**　凹面型，上颌发育不足。

**模型测量**　两侧磨牙为近中关系。

**X 线及照相检查**　21 水平位埋伏阻生、牙根发育差，23 阻生于 22 根方。

**诊断**　安氏Ⅲ类。

**矫治计划**　①第一阶段为正畸阻断性治疗，解除前牙反𬌗，促进上颌骨生长；②拔除 21，2×4 技术牵引助萌 23；③第二阶段以直丝弓矫治器固定矫治，视牙列排齐和发育情况考虑是否需要择期拔牙；④保持。

**矫治效果**　①上下牙列排齐整平，22 替代 21 建𬌗，烤瓷冠修复改形；②反𬌗解除，磨牙为中性关系；③跟踪追访效果稳定。

矫治过程见图 9-1-33～图 9-1-41。

治疗前后头影测量结果对比见表 9-1-4。

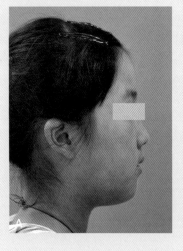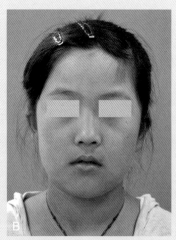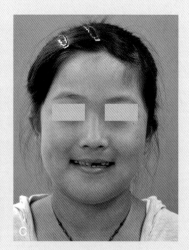

病例四（续）

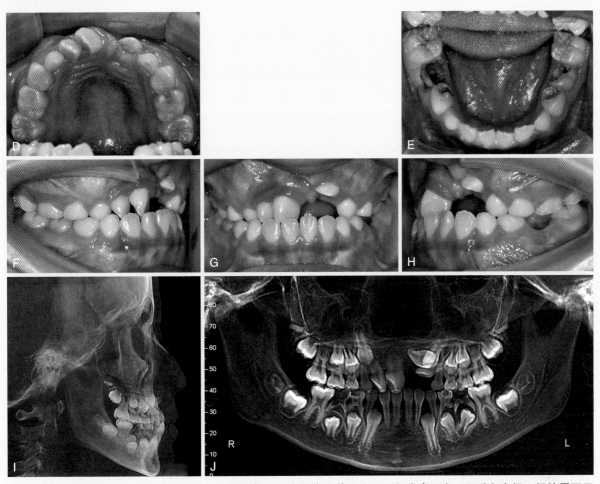

图 9-1-33　初始照和 X 线片。替牙列，前牙反𬌗，21 水平位埋伏阻生，牙根发育不良，冠舌向弯根，根的唇面无骨包裹。A. 侧位像；B. 正面像；C. 正面微笑像；D. 上颌𬌗像；E. 下颌𬌗像；F. 右侧咬合像；G. 正面咬合像；H. 左侧咬合像；I. 侧位片；J. 全景片

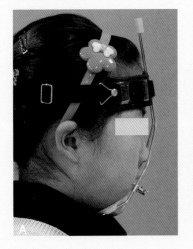
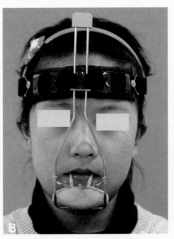
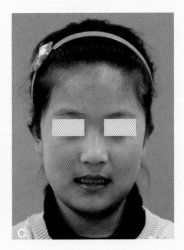

**病例四（续）**

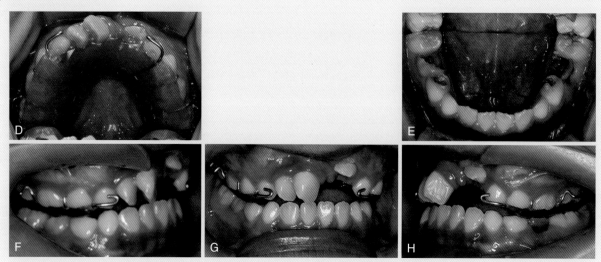

图 9-1-34　阶段照。考虑患者年龄，先行解决骨性畸形，上颌𬌗垫式矫治器前方牵引上颌。A. 侧位像；B. 正面像；C. 正面微笑像；D. 上颌𬌗像；E. 下颌𬌗像；F. 右侧咬合像；G. 正面咬合像；H. 左侧咬合像

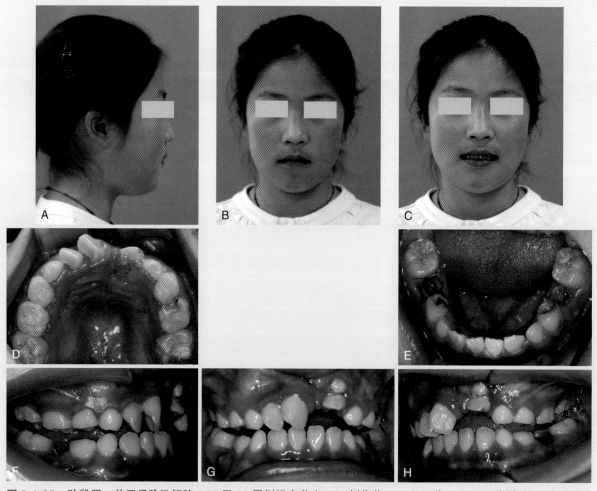

图 9-1-35　阶段照。前牙反𬌗已解除，23 于 22 唇侧根方萌出。A. 侧位像；B. 正面像；C. 正面微笑像；D. 上颌𬌗像；E. 下颌𬌗像；F. 右侧咬合像；G. 正面咬合像；H. 左侧咬合像

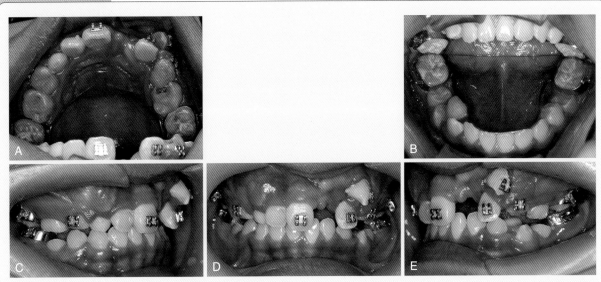

图 9-1-36　阶段照。埋伏牙治疗。拔除 21，上颌 2×4 矫治技术牵引 23 远中移动，22 近中移动，解除 22、23 的重叠。A. 上颌𬌗像；B. 下颌𬌗像；C. 右侧咬合像；D. 正面咬合像；E. 左侧咬合像

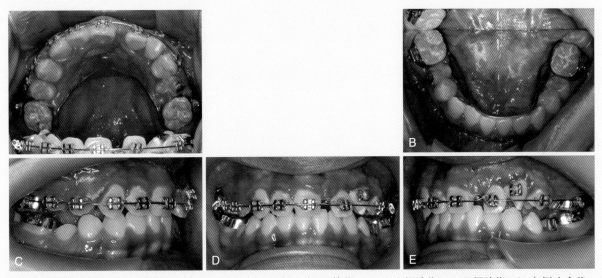

图 9-1-37　阶段照。23 牵引纳入上牙弓内，扭转，近中移动 22 替代 21。A. 上颌𬌗像；B. 下颌𬌗像；C. 右侧咬合像；D. 正面咬合像；E. 左侧咬合像

**病例四（续）**

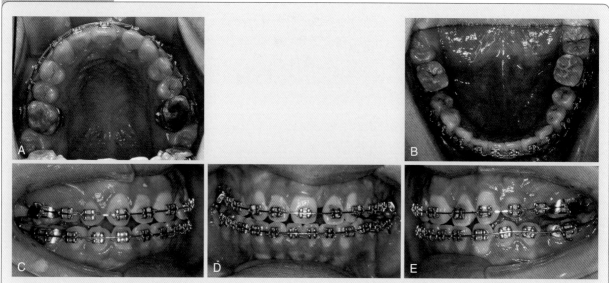

图 9-1-38　阶段照。Ⅱ期固定矫治阶段照片，上颌后牙垫玻璃离子殆垫解除前牙创伤。A. 上颌殆像；B. 下颌殆像；C. 右侧咬合像；D. 正面咬合像；E. 左侧咬合像

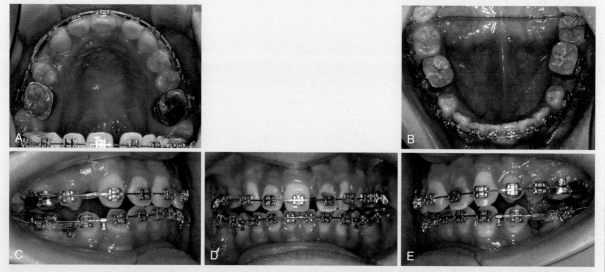

图 9-1-39　阶段照。前牙对刃殆，上中线左偏，择期拔牙矫治：拔除 14、35、45，调整上中线，内收下牙列，解除前牙对刃。A. 上颌殆像；B. 下颌殆像；C. 右侧咬合像；D. 正面咬合像；E. 左侧咬合像

病例四（续）

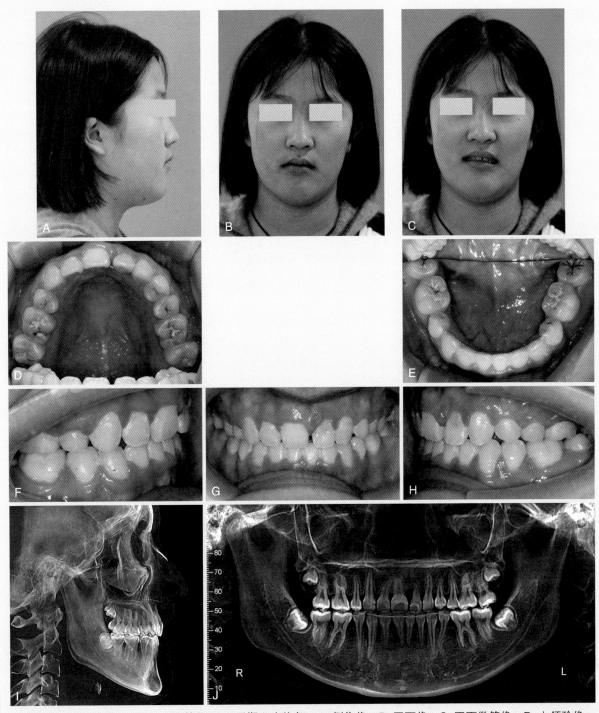

图 9-1-40　结束照和 X 线片。22 替代 21，后期义齿修复。A. 侧位像；B. 正面像；C. 正面微笑像；D. 上颌𬌗像；E. 下颌𬌗像；F. 右侧咬合像；G. 正面咬合像；H. 左侧咬合像；I. 侧位片；J. 全景片

病例四（续）

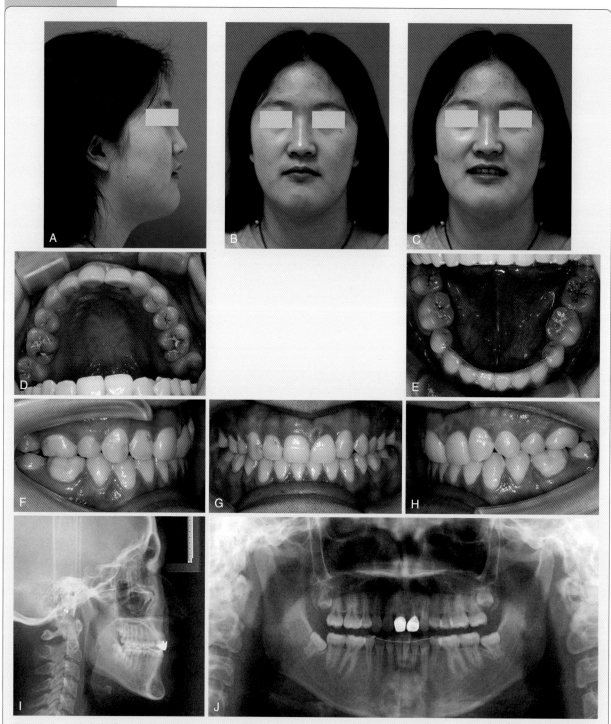

图 9-1-41　治疗完成 3 年后。22 已行烤瓷冠修复，替代 21。A. 侧位像；B. 正面像；C. 正面微笑像；D. 上颌𬌗像；E. 下颌𬌗像；F. 右侧咬合像；G. 正面咬合像；H. 左侧咬合像；I. 侧位片；J. 全景片

**病例四（续）**

表 9-1-4　头影测量结果对比

| 测量项目 | 正常值 | 治疗前 | 治疗后 |
|---|---|---|---|
| SNA（°） | $82.8 \pm 4.0$ | 81.4 | 82.7 |
| SNB（°） | $80.1 \pm 3.9$ | 81.6 | 80.9 |
| ANB（°） | $2.7 \pm 2.0$ | $-0.2$ | 1.8 |
| NP-FH（°） | $85.4 \pm 3.7$ | 92 | 93.3 |
| NA-PA（°） | $6.0 \pm 4.4$ | $-1.2$ | 0 |
| U1-NA（mm） | $5.1 \pm 2.4$ | 2.5 | 0.5 |
| U1-NA（°） | $22.8 \pm 5.7$ | 22.8 | 6.6 |
| L1-NB（mm） | $6.7 \pm 2.1$ | 5 | 0 |
| L1-NB（°） | $30.3 \pm 5.8$ | 20 | 10.5 |
| U1-L1（°） | $125.4 \pm 7.9$ | 135 | 163 |
| FMA（°） | $31.5 \pm 5.0$ | 28.5 | 29.3 |
| FMIA（°） | $54.8 \pm 6.1$ | 69.6 | 68.9 |
| IMPA（°） | $93.9 \pm 6.2$ | 81.9 | 82.8 |

**经验分享**

　　患者正处于替牙期，骨性Ⅲ类错𬌗畸形，凹面型，口内可见上前牙反𬌗，上颌发育不足。21 水平埋伏阻生，牙根发育不良，23 阻生于 22 根方。

▶ 制订矫治方案时，设计考量如下：

- 骨性畸形的矫治和埋伏牙的牵引治疗都必须在替牙期进行，第一阶段为阻断性治疗，先行生长改良治疗，上颌进行前方牵引，促其生长发育，同时抑制下颌的生长发育，协调骨骼关系，为Ⅱ期的治疗创造条件。
- 第二阶段矫治埋伏牙。21 水平埋伏阻生，牙根发育不良，为冠舌向弯根，根的唇面无骨包裹；23 阻生于 22 的唇侧根方，21、22、23 相互干扰。统筹考虑后，决定拔除发育不良的 21，保留 22 及 23，2×4 矫治技术牵引 22、23 复位。
- Ⅱ期治疗。直丝弓矫治器固定矫治，排齐牙列，以 22 替代 21，23 替代 22。

▶ 治疗注意事项：

- 基于 21、22、23 相互干扰，给正畸牵引治疗带来很大难度，结合 21 的发育不良，统筹考虑，决定拔除 21，保留 22 及 23，牵引 22、23 复位，为Ⅱ期治疗创造条件。

- Ⅱ期治疗拔除 14、35、45，调整上中线，内收下牙列，解除前牙对刃𬌗。22 近中移动替代 21 建𬌗，后期采用了烤瓷冠修复，改良外形。

▶ 治疗后：

- ANB、NA-PA 由负值变为正值，说明前方牵引有效促进了上颌前部牙槽骨的发育。
- FMA 增大，下颌顺时针旋转，有利于反𬌗的解除。
- U1-NA、L1-NB 均明显减小，拔除 14、35、45 后，前牙内收。但牙冠唇舌向转矩控根相对欠佳，为掩饰性治疗所致。

　　该病例耗时数年，从替牙列做到恒牙列，又跟踪追访到成年，22 冠修复为 21 的形态及大小，改善了外观。替牙期的阻断性矫治有效促进了上颌骨骼的发育，为后期的固定矫治奠定了基础。后期采用合理的支抗，将 23 成功牵引助萌。固定矫治阶段，根据实际的牙列和生长发育情况综合分析，调整方案为择期拔牙，使上下颌关系更为协调，获得了良好的覆𬌗、覆盖关系。

（此病例由赵春洋医生提供）

## 病例介绍  病例五

患者戴 ××，男，30 岁。

**主诉**  "门牙前突"求治。

**既往史**  上颌前牙有外伤史。

**现病史**  无全身系统性疾病，无过敏史。

**不良习惯**  否认。

**家族史**  否认。

**口内检查**  恒牙列，磨牙为中性偏近中关系，前牙Ⅲ度深覆𬌗、Ⅲ度深覆盖。21 唇侧位，牙冠变色，牙槽骨退缩，Ⅲ度松动。22 远中有 1 颗过小的同形多生牙，上颌中线右偏 2.0mm，下颌中线右偏 1.0mm。口腔卫生欠佳，全口牙周情况差。

**面部检查**  凸面型，颜面部不对称，右侧面部丰满，颏中线右偏。

**模型测量**  牙弓不对称，上牙列Ⅱ度拥挤，下牙列Ⅰ度拥挤。

**X 线及照相检查**  骨性Ⅱ类，低角骨面型；牙槽骨水平吸收。21 根周阴影，硬骨板消失，牙槽骨高度位于 1/2；18、28、38、48 在位。

**诊断**  安氏Ⅱ类。

**矫治计划**  ①拔除 21、41；②固定矫治器排齐上下牙列；③ 22 同形多生牙近中移动替代 21，预留间隙，矫治结束后 22 及同形多生牙修复为 21、22 的外形及大小；④保持。

**矫治过程**  ①拔除 21、41；②直丝弓矫治器排齐牙列；③下颌铸造舌弓内收下颌尖牙，上下前牙邻面去釉；22 同形多生牙近中移动替代 21 建立咬合，内收上前牙，22 及同形多生牙近远中预留间隙；④精细调整咬合；⑤保持，21、22 后期冠修复改善美观。

矫治过程见图 9-1-42～图 9-1-47。

治疗前后头影测量结果对比见表 9-1-5。

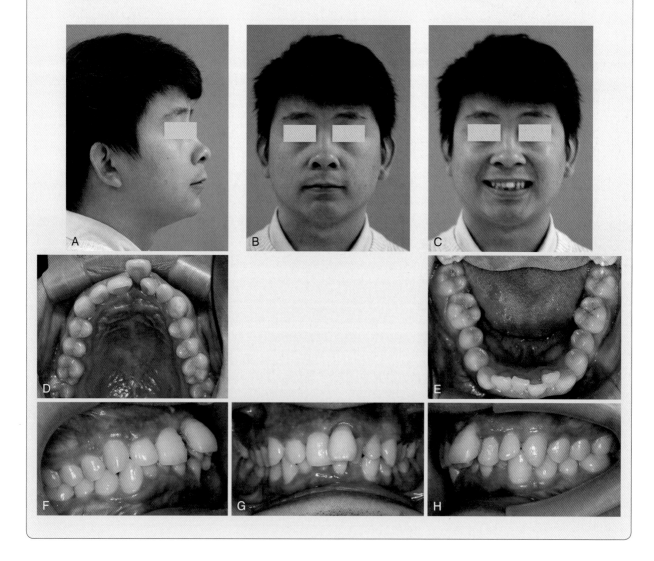

病例五（续）

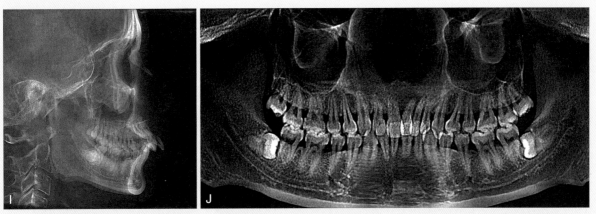

图 9-1-42　初始照和 X 线片。恒牙列，21 外伤唇倾；22 和 23 之间有 1 颗多生牙，形态与 22 类似，牙根长。A. 侧位像；B. 正面像；C. 正面微笑像；D. 上颌𬌗像；E. 下颌𬌗像；F. 右侧咬合像；G. 正面咬合像；H. 左侧咬合像；I. 侧位片；J. 全景片

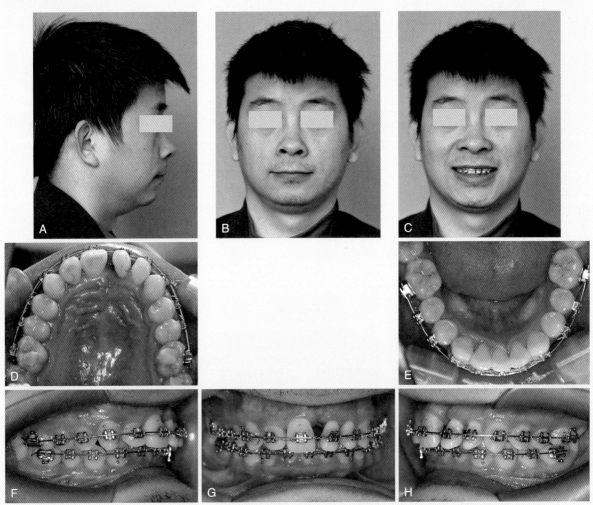

图 9-1-43　阶段照。拔除 21、41，上颌后牙做玻璃离子𬌗垫，上下牙列进行排齐整平。A. 侧位像；B. 正面像；C. 正面微笑像；D. 上颌𬌗像；E. 下颌𬌗像；F. 右侧咬合像；G. 正面咬合像；H. 左侧咬合像

**病例五（续）**

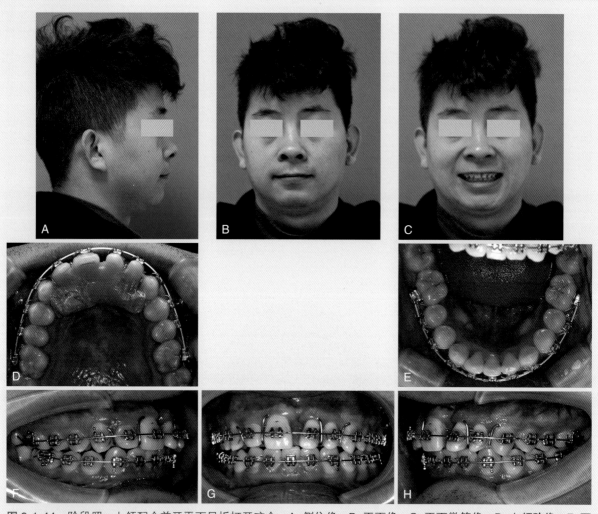

图 9-1-44 阶段照。上颌配合前牙平面导板打开咬合。A. 侧位像；B. 正面像；C. 正面微笑像；D. 上颌𬌗像；E. 下颌𬌗像；F. 右侧咬合像；G. 正面咬合像；H. 左侧咬合像

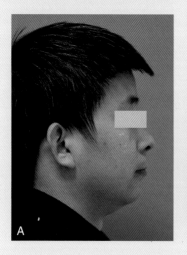

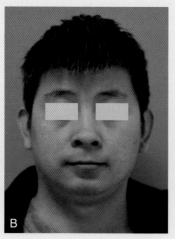

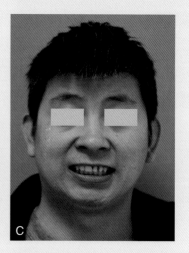

病例五（续）

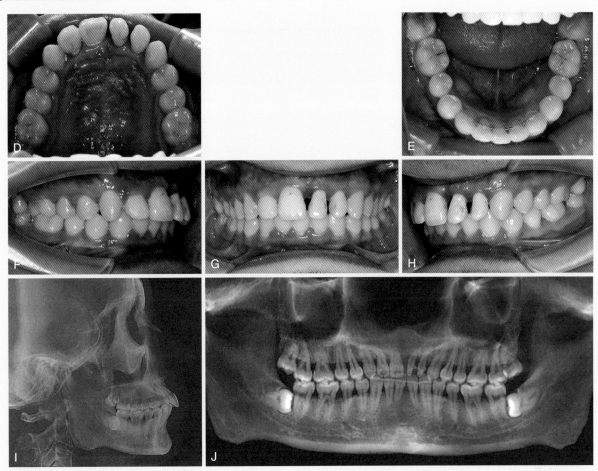

图 9-1-45　结束照和 X 线片。22 替代 21，22、23 间多生牙替代 22，前牙覆𬌗、覆盖关系正常，上下颌尖窝关系良好。A. 侧位像；B. 正面像；C. 正面微笑像；D. 上颌𬌗像；E. 下颌𬌗像；F. 右侧咬合像；G. 正面咬合像；H. 左侧咬合像；I. 侧位片；J. 全景片

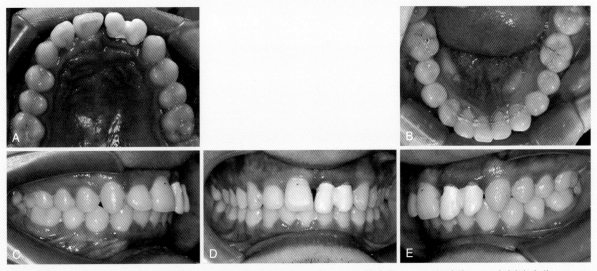

图 9-1-46　多生牙与 22 用临时树脂冠修复以维持位置和间隙。A. 上颌𬌗像；B. 下颌𬌗像；C. 右侧咬合像；D. 正面咬合像；E. 左侧咬合像

**病例五（续）**

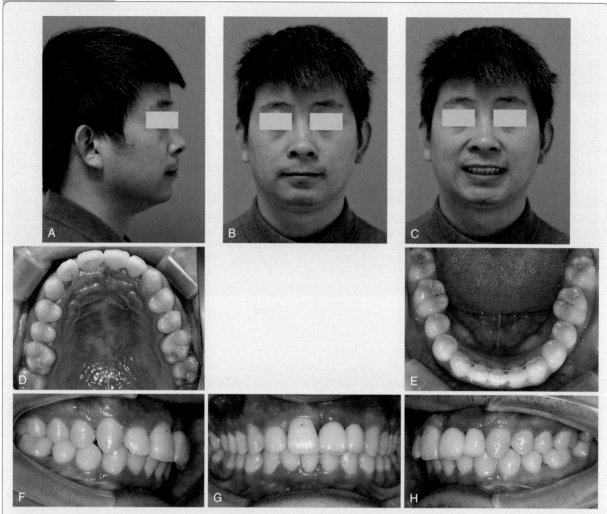

图 9-1-47　多生牙替代 21，与 22 一起行烤瓷牙永久修复，恢复 21 和 22 的外形及大小，上前牙恢复美观。A. 侧位像；B. 正面像；C. 正面微笑像；D. 上颌𬌗像；E. 下颌𬌗像；F. 右侧咬合像；G. 正面咬合像；H. 左侧咬合像

**病例五（续）**

表 9-1-5 头影测量结果对比

| 测量项目 | 正常值 | 治疗前 | 治疗后 |
|---|---|---|---|
| SNA（°） | 82.8±4.0 | 81.6 | 81.1 |
| SNB（°） | 80.1±3.9 | 76.0 | 75.8 |
| ANB（°） | 2.7±2.0 | 5.7 | 5.3 |
| NP-FH（°） | 85.4±3.7 | 92.0 | 91.0 |
| NA-PA（°） | 6.0±4.4 | 10.1 | 10.1 |
| U1-NA（mm） | 5.1±2.4 | 3.3 | 5.4 |
| U1-NA（°） | 22.8±5.7 | 20.4 | 23.4 |
| L1-NB（mm） | 6.7±2.1 | 5.8 | 6.5 |
| L1-NB（°） | 30.3±5.8 | 29.2 | 31.9 |
| U1-L1（°） | 125.4±7.9 | 125.8 | 125.5 |
| FMA（°） | 31.5±5.0 | 15.2 | 18.1 |
| FMIA（°） | 54.8±6.1 | 62.4 | 63.2 |
| IMPA（°） | 93.9±6.2 | 102.4 | 98.7 |

**经验分享**

患者为成人，骨性Ⅱ类错𬌗畸形，低角骨面型，下颌发育不足，前牙Ⅲ度深覆𬌗。21 唇侧位，牙冠变色，因外伤半脱位，松动明显；22 远中有 1 颗过小的同形多生牙。除 21 外，其他前牙舌倾。口腔卫生欠佳，全口牙周情况差，牙槽骨水平吸收。

▶ 制订矫治方案时，设计考量如下：

- 成年患者，为简化治疗，用多生牙替代上颌中切牙。
- 21 外伤无法保留，故设计拔除。22 的同形多生牙牙齿发育尚可，矫治中可近中移动替代 21，后期通过修复恢复 21、22 的形态。下牙列轻度拥挤，故设计拔除 41。同时，上颌前牙适当地进行邻面去釉，也可进一步协调上下颌牙齿的 Bolton 指数。

▶ 治疗注意事项：

- 基于患者为Ⅲ度深覆𬌗，故采用平面导板打开咬合。上颌牙列排齐的同时，22 和多生牙近中移动，并参考 11 和 12 的大小留置相应间隙，以利于后期冠改形修复以恢复前牙美观；近中移动的时候需要做好控根，即做到前牙区牙根平行，以利于牙齿的健康。本病例采用了竖直弹簧竖直多生牙。上前牙同时做了邻面去釉，改善"黑三角"，内收前牙提供间隙。

▶ 治疗后：

- U1-NA、L1-NB 变大，前牙舌倾得到了改善，更好地直立于基骨。矫治结束后，首先 22 和多生牙用树脂临时冠修复维持间隙。最终 22 和多生牙采用烤瓷冠修复，很好地恢复了 21、22 的美观和功能。

（此病例由赵春洋医生提供）

（秦燕军　赵春洋）

## 第二节　拔除上下颌第一磨牙的矫治

### 一.概述

第一磨牙俗称六龄牙，是全口恒牙中最先萌出的恒牙，具有最强的咀嚼功能，是殆关系稳定的基石，同时其位于牙弓的后端，受环境因素的影响小，第一磨牙阻生在临床较为罕见。在正畸矫治过程中，第一磨牙关系不仅是治疗后建立良好殆关系的标准之一，同时也是矫治过程中重要的支抗牙，因此正畸治疗一般不考虑拔除第一磨牙。但在实际临床中，患者的口腔情况及错殆畸形复杂多变，由于第一磨牙自身的原因无法保留，如严重龋坏致第一磨牙残冠、残根及早失，第一磨牙的纵折、阻生，邻牙埋伏阻生压迫致使根吸收等，正畸医生在矫治设计时不得不选择将其拔除，此时第一磨牙的拔除即为被动拔牙。拔除第一磨牙的矫治本身是有困难的，在治疗过程中磨牙关系的正确建立、拔牙间隙关闭难度大、矫治时间长、第二磨牙近中整体移动难度大、支抗控制难、第三磨牙能否正常建殆等都是正畸医生需要关注的问题。本节就拔除第一磨牙的矫治予以介绍。

### 二、适应证

考虑到第一磨牙在牙殆关系中的重要性，因此该牙不是正畸常规的拔除牙，只有由于自身原因无法保留时才选择拔除。

**1. 第一磨牙严重的牙体病变**　第一磨牙存在残冠、残根、龋损严重、大面积充填物、重度釉质发育不全，而同一象限内上下颌第三磨牙存在且形态大小基本正常，此时选择拔除病变的第一磨牙，保留健康的牙齿是治疗的最佳选择（图9-2-1）。

**2. 第一磨牙纵折**　可将无法保留的第一磨牙拔除，结合正畸矫治设计，综合考虑拔牙间隙的处理（图9-2-2）。

**3. 第一磨牙阻生较深或水平阻生伴牙根发育不良，根骨粘连，正畸无法牵引**　将阻生的第一磨牙拔除，拔牙间隙提供给前部牙齿矫治，剩余间隙用第二磨牙前移关闭，以第二磨牙替代第一磨牙，建立良好的咬合关系（图9-2-3）。

**4. 邻牙异位压迫第一磨牙导致根吸收**　这种情况虽然在临床上极为罕见，但一旦发生则导致第一磨牙无法保留，可将其拔除，一方面可以提供间隙矫治前部的错殆畸形，另一方面第二磨牙也可前移替代第一磨牙建立咬合关系（图9-2-4）。

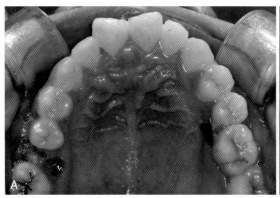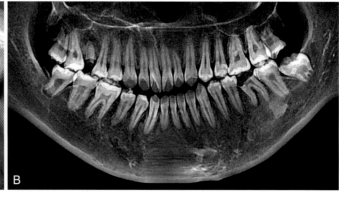

图 9-2-1　16 残根，无保留价值，拔除后提供间隙，排齐牙齿，内收前牙，关闭拔牙间隙。A. 上颌殆像示 16 残根，17 近中移动，剩余间隙约 6mm；B. 全景片示 16 残根，根尖阴影，无法保留，17 近中倾斜，18 垂直位

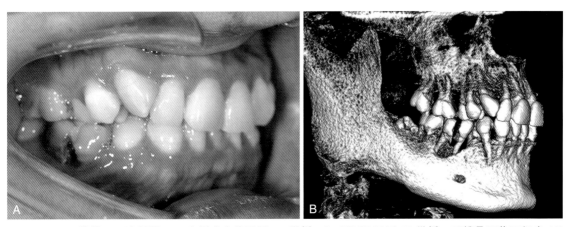

图 9-2-2　46 纵折，无法保留。A. 右侧咬合像显示 46 纵折；B. CBCT 显示 46 纵折，牙槽骨吸收至根尖 1/3

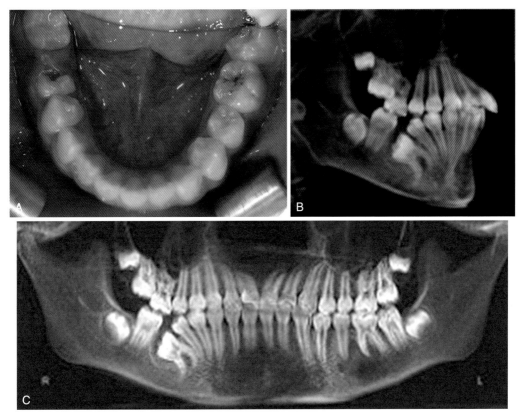

图 9-2-3　46 阻生，正畸无法牵引。A. 下颌𬌗像显示 46 未萌，剩余间隙 3.5mm；B、C. CBCT 及全景片显示 46 远中阻生，牙根弯曲，正畸无法牵引，无法保留

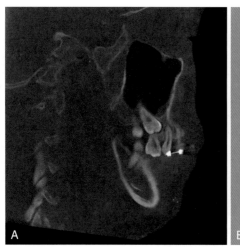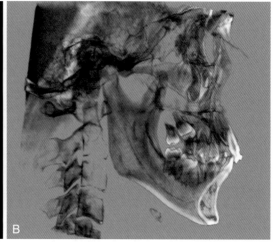

图 9-2-4 第二磨牙压迫第一磨牙导致第一磨牙牙根吸收。A、B. CBCT及矢状截图显示27埋伏阻生，牙冠压迫26牙根，26牙根吸收，26无保留价值

## 三、矫治过程中的特殊考量

**1. 第一磨牙拔除时机** 随着年龄增长，第一磨牙拔除后关闭的难度也会相应增加，所以掌握好拔除第一磨牙的时机有时可以简化矫治程序。青少年患者第一磨牙发生严重龋坏时，如果明确第一磨牙不能保留，且前牙区需要间隙量相对较少时，应在第二磨牙萌出之前及时拔除，以利于第二磨牙前移并占据第一磨牙的位置，或在第二磨牙部分萌出、牙根形成 1/2～2/3 时拔除第一磨牙，以利于间隙的自行关闭。若青少年患者前牙区需要间隙量较大，则应延缓拔除时间用其维持间隙，待第二磨牙萌至正常位置后，纳入矫治系统，以便将第一磨牙的间隙更多地用来解决前牙拥挤或前突。对于成年患者，在拔除第一磨牙后，第二磨牙容易近中倾斜，牙槽骨也容易吸收，故拔除后应尽快开始正畸矫治，避免不必要的副作用，增加矫治难度。在第二磨牙萌出之后拔除第一磨牙，应在拔牙后尽快佩戴固定矫治器，以免第二磨牙出现倾斜及旋转，同时也利于第二磨牙的整体移动。

因上颌骨骨质疏松，第二磨牙易近中漂移。但下颌骨骨质致密，下颌第二磨牙的移动常伴随着近中倾斜，较难到达第一磨牙的位置，间隙的关闭难度大，若延误矫治时间，下牙弓拔牙处牙槽骨的缩窄常会影响邻牙的正常移动（图 9-2-5），导致拔牙间隙无法完全关闭。

对于成人，拔除第一磨牙的矫治不是常规获得间隙的方法，也不能常规用第二磨牙近中移动替代第一磨牙，能保留的第一磨牙应尽量保留。对于牙周条件差且牙槽骨附着差的成年患者，如果上颌第二磨牙牙根位于上颌窦内，下颌第二磨牙根部骨岛，不宜拔除后以第二磨牙代替第一磨牙。

**2. 上颌窦** 上颌窦与上颌后牙关系密切，一些磨牙缺失时间较长的病例，常会伴随有上颌窦底向牙槽嵴方向的延伸，若与上颌磨牙牙根位置太近则会影响磨牙的移动。拔除上颌第一磨牙后，常需要对上颌窦问题进行正确的预判，上颌后牙的牙根进入上颌窦很有可能会影响正畸治疗的过程（图 9-2-6），导致正畸过程出现不可控的意外情况。已有学者证实了牙根嵌入上颌窦的牙齿是可以在上颌窦区域移动的，但是由于骨皮质的作用，进入上颌窦的牙齿大部分是进行倾斜移动的。但也有学者认为牙齿经过上颌窦时是整体移动还是倾斜移动取决于上颌窦的形态，如果所移动的牙齿之前更多的是上颌窦垂直向的延伸，则会更趋向于产生倾斜移动。同时也要注意经过上颌窦的牙齿所产生的牙根吸收，有学者已经提出在轻柔且持续的正畸力作用下，与上颌窦关系密切的牙齿可以移动，并且随着牙齿的移动，上颌窦的形状与大小会发生适应性改变，牙齿也不会发生明显的牙根吸收。

**3. 拔牙间隙合理分配** 在确定拔除第一磨牙的治疗方案后，需要综合考虑患者的面型、前牙的拥挤度、中线调整、切牙内收量、咬合关系的调整等来合理分配拔牙间隙。

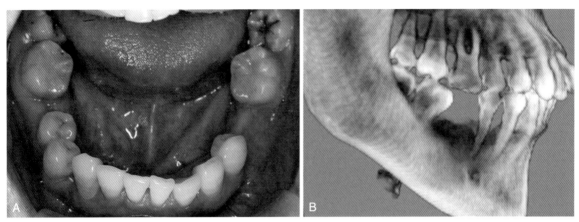

图 9-2-5　46 长时间缺失后，46 牙槽骨缩窄。A. 殆像显示 46 缺失，47 近中倾斜，间隙已部分丧失，剩余间隙约 6mm；B. CBCT 显示 46 处牙槽骨萎缩，牙槽骨高度降低，宽度变薄，47 近中倾斜

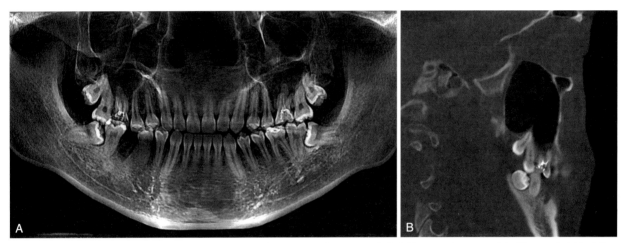

图 9-2-6　上颌窦底低，15、16、17、18 牙根均位于上颌窦内。A. 正畸治疗前，16 残冠，无法保留；B. 上颌窦底低，15、16、17、18 牙根均位于上颌窦内

**4. 支抗设计**　支抗保护的目的正是为了合理分配间隙。若为弱支抗，则第一磨牙拔牙间隙的关闭主要靠后牙前移来完成，由于拔牙位置靠后，需要第二磨牙前移，但如果完全不需要前牙的内收和远移，则需要考虑保护和加强前段牙弓支抗的手段，如微种植钉及颌间牵引或前牙连续结扎，前牙的失抗比后牙失抗还可怕，因为它会影响患者的美观。同时为防止磨牙远距离移动出现近中倾斜和扭转等问题，需要用粗丝、硬丝，也可以在不锈钢方丝上弯制 T 形曲、后倾弯及内收弯等，尽量做到整体移动。若为中等支抗，此时主要关注的是磨牙是否整体移动。对强支抗，即间隙主要分配给前牙段的患者，由于上颌骨质疏松，上颌第二磨牙有近中漂移的趋势，此时需要额外增强后牙支抗，可以选择微种植钉、铸造支架、横腭杆、Nance 托等口内装置等。

尽管下颌第二磨牙的支抗较上颌要强得多，但对于需要强支抗的病例，也仍需要额外增强后牙支抗。

**5. 拔牙间隙的关闭**　上颌骨骨质较下颌疏松，故上颌第二磨牙近中移动较快。关闭间隙时，弓丝以粗、硬为原则，加力时须使用轻力，避免不必要的副作用。当第二磨牙近中移动时，可以在不锈钢弓丝上弯制 T 形曲、欧米茄曲等，同时加后倾弯及内收弯，以防止第二磨牙近中倾斜，做到尽量整体移动。

下颌骨骨质致密，对于拔除下颌第一磨牙的病例，要正确利用拔牙间隙，拔牙间隙可以全部使用，用下颌第二磨牙代替下颌第一磨牙（图 9-2-7），也可以部分使用于前牙段的牙齿，此时一定要做到剩余间隙足够修复（图 9-2-8）。为了使第一磨牙拔牙间隙两侧的牙齿牙根平行移入间隙内，可以在粘第

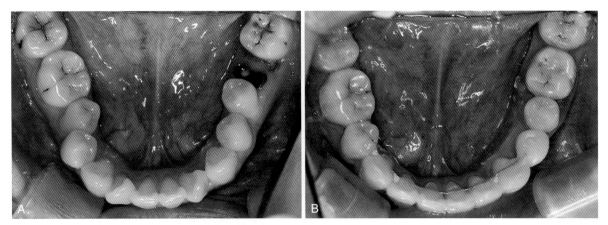

图 9-2-7　拔除 36，剩余间隙全部关闭，第二磨牙代替第一磨牙，第三磨牙代替第二磨牙。A. 正畸治疗前，36 残根，无法保留，间隙已部分丧失；B. 正畸治疗，拔除 36，37 替代 36，38 替代 37，关闭拔牙间隙

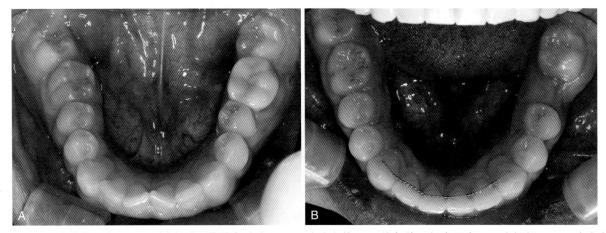

图 9-2-8　拔除第一磨牙后，剩余间隙后期修复治疗。A. 正畸治疗前，36 修复体，根尖周炎，无法保留；B. 正畸治疗时，拔除 36 后少部分间隙用于前部牙齿的矫治，剩余间隙约 10mm，用于后期修复治疗

二前磨牙和第二磨牙托槽时有意地向拔牙间隙倾斜 5°。在治疗临结束时拍摄全景片，观察牙根平行度，若第二磨牙有轻度近中倾斜，可以弯制后倾曲或者重新调整托槽等来达到使牙根平行。下颌开始关闭间隙之前，有时常使用粗弓丝被动结扎 1 个月以上，以使下颌第二磨牙直立。关闭间隙时宜用轻力。

**6. 第三磨牙的考虑**　在拔除第一磨牙前，要确保第三磨牙存在的同时充分考虑第三磨牙的牙冠大小和位置以及牙冠倾斜的角度，以评估其建𬌗的可能性。拔除第一磨牙后，第二磨牙近中移动代替第一磨牙，第三磨牙近中移动代替第二磨牙最为理想。对于年轻的恒牙列，矫治时第三磨牙尚未萌出，在第二磨牙近中移动后，第三磨牙一般会提前萌出。矫治过程中，如果第三磨牙有轻度的近中倾斜，可

以一并将其纳入矫治系统并将其竖直。矫治完成时，如果第三磨牙尚未萌出，应该告知患者在第三磨牙萌出后还需要局部矫治。对于成年患者，矫治时如果第三磨牙已经萌出者，应尽早纳入矫治系统，从而减轻关闭间隙时第二磨牙的近中倾斜和舌向倾斜（图 9-2-9）。对第三磨牙阻生但部分萌出者，先行第二磨牙近中移动，给严重阻生的第三磨牙提供间隙，减少第三磨牙萌出及竖直的阻力。

由于下颌第三磨牙大多牙冠向近中倾斜，牙根在远中，随着下颌第二磨牙的近中移动，第三磨牙的前移效果常不如上颌第三磨牙，此时需要尽快将其纳入治疗，进行扶正。第三磨牙为远中游离端，正畸矫治力很难发挥，需要借助铸造支架和种植支抗，否则容易造成前部牙齿失抗，影响咬合。

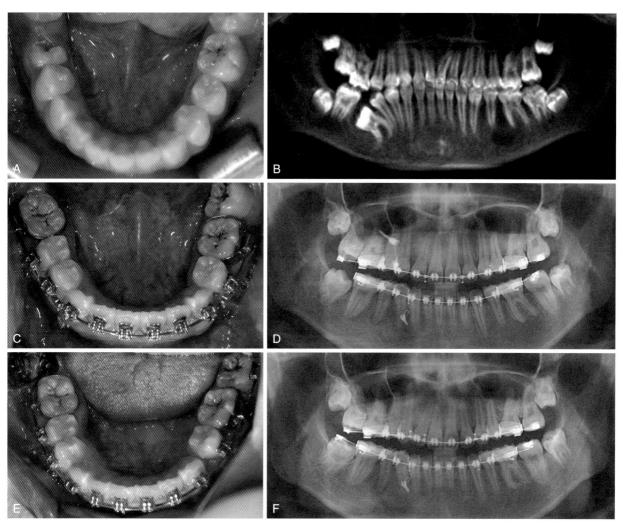

图 9-2-9　46 埋伏牙，牙根弯曲，根骨粘连，无法保留，48 未萌，牙根未发育。A、B. 初始𬌗像及全景片：46 远中向倾斜埋伏阻生，接近水平，牙根弯曲，根骨粘连，正畸无法牵引。C、D. 正畸治疗中𬌗像及全景片：46 已拔除，关闭 45、47 间的间隙，48 未萌，垂直位，牙根发育至根 1/2。E、F. 正畸治疗中𬌗像及全景片：48 开窗，粘接附件，牵引，尽快纳入矫治系统

## 病例介绍　病例一

患者杜××，女，16 岁。

**主诉**　牙列不齐。

**现病史**　否认。

**既往史**　无全身系统性疾病，无过敏史。

**不良习惯**　否认。

**家族史**　否认。

**口内检查**　恒牙列，磨牙为中性关系，前牙覆𬌗、覆盖正常，上下牙列Ⅲ度拥挤，上中线右偏1.5mm。13、23 唇侧位，26、36、46 大面积龋坏，74 滞留，口腔卫生较差。

**面部检查**　直面型，颜面部不对称，左侧丰满。

**模型测量**　磨牙为中性关系，前牙覆𬌗、覆盖正常，上下牙列Ⅲ度拥挤。

**X 线及照相检查**　①骨性Ⅰ类，高角骨面型；② 26、36、46 重度龋坏。

**诊断**　安氏Ⅰ类。

**矫治计划**　①拔除 15、26、36、46；②固定矫治器排齐上下牙列；③关闭拔牙间隙；④调整覆𬌗、覆盖，调整咬合关系；⑤保持。

**矫治效果**　①拥挤解除，牙列排齐；②拔牙间隙全部关闭。

矫治过程见图 9-2-10～图 9-2-13。

治疗前后头影测量结果对比见表 9-2-1。

病例一（续）

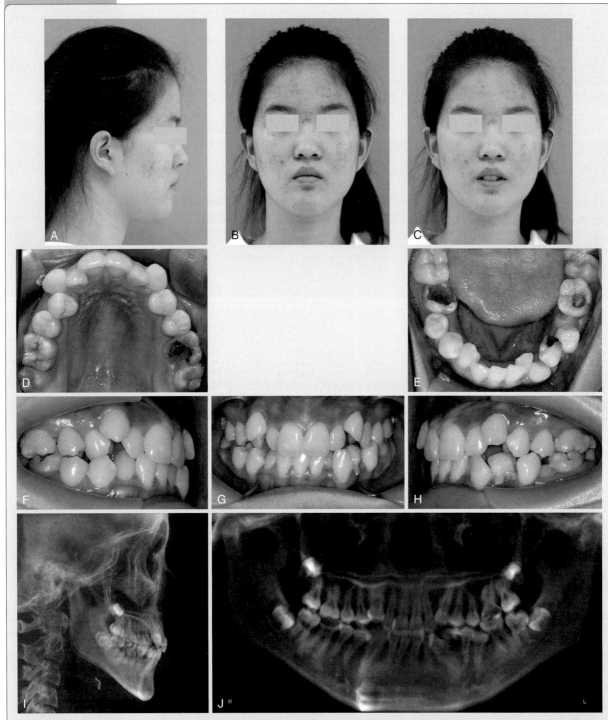

图9-2-10　初始照和X线片。上下牙列Ⅲ度拥挤，26、36、46重度龋坏。A.侧位像；B.正面像；C.正面微笑像；D.上颌𬌗像；E.下颌𬌗像；F.右侧咬合像；G.正面咬合像；H.左侧咬合像；I.侧位片；J.全景片

病例一（续）

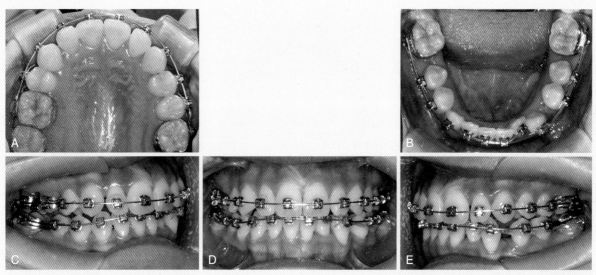

图 9-2-11　阶段照。上颌已基本排齐，上中线右偏，上颌拔除 15、26，上颌拔牙间隙大部分用于前牙的排齐和中线的调整，仅少部分用于后牙的前移，要注意后牙支抗的控制。下颌拔除 36、46，尽快更换粗丝，合理分配拔牙间隙，间隙大部分用于前牙拥挤的解除，少部分用于后牙的前移。A. 上颌𬌗像；B. 下颌𬌗像；C. 右侧咬合像；D. 正面咬合像；E. 左侧咬合像

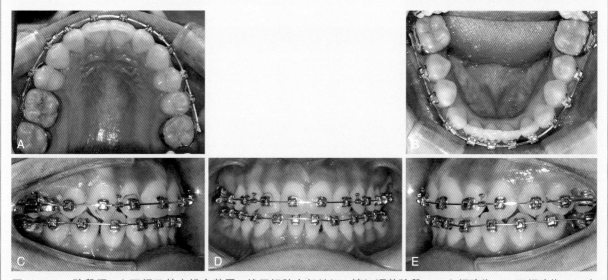

图 9-2-12　阶段照。上下颌已基本排齐整平，拔牙间隙全部关闭，精细调整阶段。A. 上颌𬌗像；B. 下颌𬌗像；C. 右侧咬合像；D. 正面咬合像；E. 左侧咬合像

**病例一（续）**

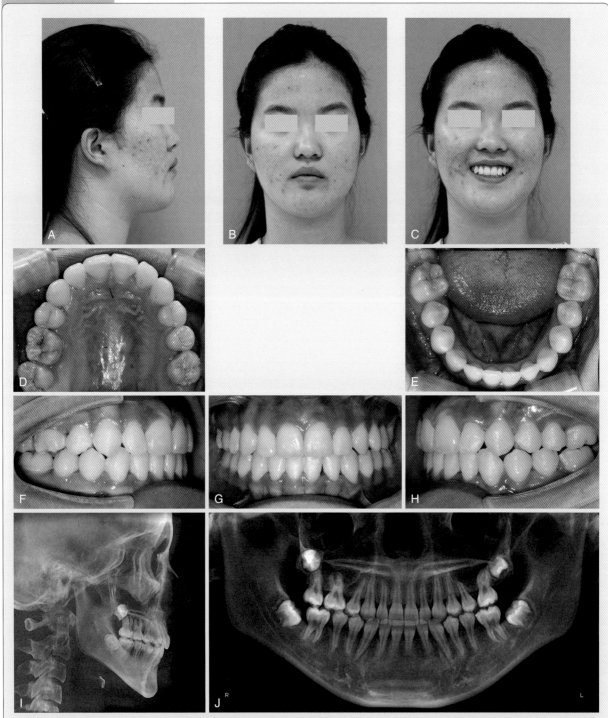

图 9-2-13　结束照和 X 线片。前牙覆𬌗、覆盖正常，右侧磨牙为完全远中关系，左侧磨牙为中性关系。全景片显示上颌后牙区牙根平行度略欠佳。A. 侧位像；B. 正面像；C. 正面微笑像；D. 上颌𬌗像；E. 下颌𬌗像；F. 右侧咬合像；G. 正面咬合像；H. 左侧咬合像；I. 侧位片；J. 全景片

**病例一（续）**

表 9-2-1　头影测量结果对比

| 测量项目 | 正常值 | 治疗前 | 治疗后 |
|---|---|---|---|
| SNA（°） | 82.8±4.0 | 83.6 | 83.1 |
| SNB（°） | 80.1±3.9 | 80.7 | 80.6 |
| ANB（°） | 2.7±2.0 | 2.9 | 2.5 |
| NP-FH（°） | 85.4±3.7 | 86.6 | 86.1 |
| NA-PA（°） | 6.0±4.4 | 2.4 | 2.1 |
| U1-NA（mm） | 5.1±2.4 | 4.1 | 5.4 |
| U1-NA（°） | 22.8±5.7 | 21.3 | 22.7 |
| L1-NB（mm） | 6.7±2.1 | 5.1 | 6.0 |
| L1-NB（°） | 30.3±5.8 | 29.2 | 31.2 |
| U1-L1（°） | 125.4±7.9 | 131.6 | 128.2 |
| FMA（°） | 31.5±5.0 | 37.4 | 36.1 |
| FMIA（°） | 54.8±6.1 | 51.8 | 51.8 |
| IMPA（°） | 93.9±6.2 | 90.8 | 92.1 |

**经验分享**

　　患者为青少年女性，直面型，高角骨面型。口内有 3 颗严重龋坏的第一磨牙，上下牙列Ⅲ度拥挤，上中线右偏 1.5mm，患者要求排齐牙列，并且不希望后期义齿修复。

▶ 制订矫治方案时，设计考量如下：

- 患者要求排齐牙齿，并且不希望后期修复治疗。
- 该患者是骨性Ⅰ类错𬌗畸形，上下牙列Ⅲ度拥挤，需要拔牙提供间隙，但是 26、36、46 严重龋坏，无法保留，此时若按照常规模式拔除健康的前磨牙排齐牙列，不但会增加治疗龋齿以及后期修复的问题，而且在治疗过程中会需要额外的后牙支抗设计，因此该患者最终确定拔除龋坏的 26、36、46。
- 根据相对对称性原则，该患者上颌右偏 1.5mm，为利于减少双侧支抗的差异性，上颌拔除 26 后，对侧拔除 15，用于上颌前牙的排齐和中线的调整。

▶ 治疗注意事项：

- 该病例对于支抗的控制需要加以关注，尤其是上颌后牙区。该患者上下牙列Ⅲ度拥挤，拥挤部位在前牙段，拔除 15、26、36、46 后，

拔牙间隙主要位于牙弓后段，故需要保护后牙段支抗，在前牙区预留充足的间隙以供解除拥挤。在排齐阶段将第二磨牙和第二前磨牙进行长扎，排齐牙列的同时适当远移第二前磨牙，减少关闭间隙阶段的支抗需求，在下颌大部分牙齿已基本排齐时尽早更换至粗丝，同时结合辅丝排齐个别位置异常的前牙，防止出现第二磨牙近中倾斜。

- 由于该患者面型尚可，不需要大量内收前牙，可拔除第一磨牙，间隙主要用于解除前牙拥挤，剩余间隙用于前移第二磨牙代替第一磨牙，治疗结束后基本维持其侧貌。
- 该患者第三磨牙未萌，在治疗前与患者及家长沟通，可能在治疗结束时第三磨牙仍未萌出，矫治结束后仍需观察，如有必要需要对第三磨牙进行二次矫治。
- 拔除上颌磨牙的病例由于上颌磨牙与上颌窦紧靠，因此，在间隙关闭过程中很难做到牙齿的整体移动，往往治疗后上颌后牙区牙根平行度欠佳。

（此病例由王珊医生提供）

## 病例介绍　病例二

患者姚××，女，14 岁。

**主诉**　上前牙前突。

**现病史**　否认。

**既往史**　无全身系统性疾病，无过敏史。

**不良习惯**　口呼吸、偏侧咀嚼习惯。

**家族史**　否认。

**口内检查**　恒牙列。上颌前突，前牙Ⅱ度深覆
𬌗、Ⅱ度深覆盖；上下前牙Ⅰ度拥挤，上前牙唇
倾。45 远中倾斜，46 未萌出，47 近中倾斜，剩余间隙
3.5mm。双侧第二磨牙正锁𬌗，口腔卫生中等。

**面部检查**　凸面型，开唇露齿，颜面部不对称，
左侧丰满，上颌前突，下颌后缩。上中线右偏 1.5mm。

**模型测量**　左侧磨牙为中性关系，上下颌牙列
Ⅰ度拥挤。

**X 线及照相检查**　①骨性Ⅱ类；② 46 远中阻生、
弯根。

**诊断**　骨性Ⅱ类。

**矫治计划**　①拔除 14、24、34、46；②直丝弓
矫治器排齐牙列，直立 45，种植支抗近中移动 47
替代 46；③精细调整；④保持。

**矫治效果**　①牙列排齐；②拔牙间隙关闭，47
替代 46，48 替代 47。

矫治过程见图 9-2-14～图 9-2-17。

治疗前后头影测量结果对比见表 9-2-2。

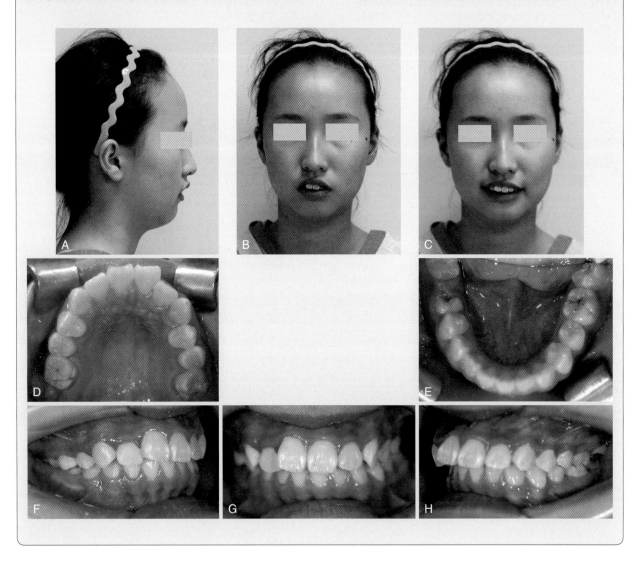

病例二（续）

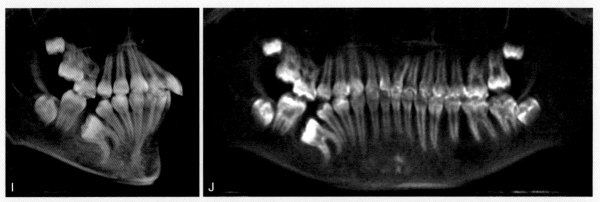

图 9-2-14　初始照和 X 线片。46 远中水平阻生，弯根。45、44 远中倾斜，46 区剩余间隙 3.5mm。A. 侧位像；B. 正面像；C. 正面微笑像；D. 上颌𬌗像；E. 下颌𬌗像；F. 右侧咬合像；G. 正面咬合像；H. 左侧咬合像；I. CBCT 截图；J. 全景片

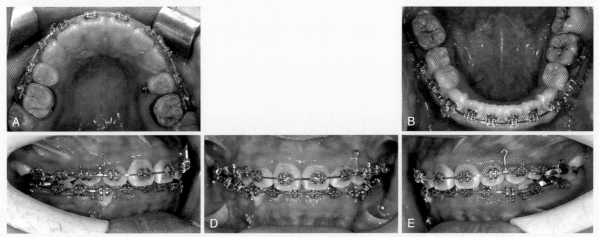

图 9-2-15　阶段照。拔除 14、24、34、46，配合微种植体近中移动 47，关闭剩余间隙，替代 46，择期牵引远中的 48 近中移动，替代 47。A. 上颌𬌗像；B. 下颌𬌗像；C. 右侧咬合像；D. 正面咬合像；E. 左侧咬合像

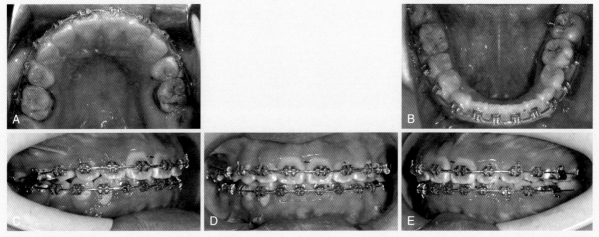

图 9-2-16　阶段照。48 开窗助萌后牵引，将其尽快纳入矫治系统。A. 上颌𬌗像；B. 下颌𬌗像；C. 右侧咬合像；D. 正面咬合像；E. 左侧咬合像

病例二（续）

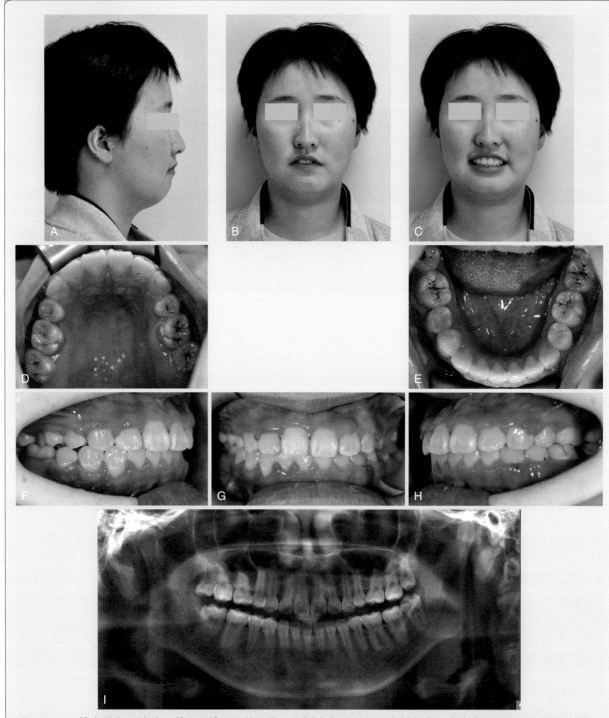

图 9-2-17　结束照和 X 线片。前牙覆𬌗、覆盖正常，左侧咬合关系可，右侧欠佳，该患者口腔卫生较差，部分牙齿脱矿、龋坏。45 根尖炎症。A. 侧位像；B. 正面像；C. 正面微笑像；D. 上颌𬌗像；E. 下颌𬌗像；F. 右侧咬合像；G. 正面咬合像；H. 左侧咬合像；I. 全景片

**病例二（续）**

表 9-2-2　头影测量结果对比

| 测量项目 | 正常值 | 治疗前 | 治疗后 |
| --- | --- | --- | --- |
| SNA（°） | 82.8±4.0 | 86.4 | 85.4 |
| SNB（°） | 80.1±3.9 | 78.7 | 79.7 |
| ANB（°） | 2.7±2.0 | 7.7 | 5.7 |
| NP-FH（°） | 85.4±3.7 | 80.4 | 81.9 |
| NA-PA（°） | 6.0±4.4 | 13.3 | 9.2 |
| U1-NA（mm） | 5.1±2.4 | 7.9 | 5.9 |
| U1-NA（°） | 22.8±5.7 | 28.5 | 22.1 |
| L1-NB（mm） | 6.7±2.1 | 6.8 | 6.0 |
| L1-NB（°） | 30.3±5.8 | 32.7 | 31.1 |
| U1-L1（°） | 125.4±7.9 | 115.6 | 123.1 |
| FMA（°） | 31.5±5.0 | 32.4 | 33.1 |
| FMIA（°） | 54.8±6.1 | 47.8 | 53.8 |
| IMPA（°） | 93.9±6.2 | 99.8 | 93.1 |

**经验分享**

　　患者为青少年女性，凸面型，开唇露齿，上颌前突，下颌后缩，上前牙唇倾。口内 45 远中倾斜，47 近中倾斜，46 区剩余间隙 3.5mm。X 线片示 46 远中阻生，弯根。

▶ 制订矫治方案时，设计考量如下：

- 46 远中水平阻生，弯根，45 远中倾斜，47 近中倾斜，剩余间隙 3.5mm，46 的阻生是该患者的突出问题，且 46 弯根，无法牵引，考虑到此患者需要进行拔牙矫治，并且 45～47 间的间隙剩余约 3.5mm，48 存在，因此拔除 14、24、34，同时拔除 46，关闭间隙后，47 替代 46，48 替代 47。

▶ 治疗注意事项：

- 因为 46 埋伏阻生，所以 46 处骨量不足，在拔除时可能会造成一部分牙槽骨丧失。尽管该患者为青少年，骨代谢旺盛，但在拔除 46 后，仍要注意观察 46 周围骨量的变化，如果 46 处骨量不能恢复，很有可能会影响拔牙间隙的关闭。

- 48 开始治疗时未萌出，牙根未发育，治疗过程中观察牙根发育状况，即时开窗助萌，牵引到位。

- 该患者初始治疗时即有牙齿的脱矿，治疗结束时加重，在治疗时一定要注意口腔卫生的保持，若发现脱矿现象的加重，要及时采取干预措施，如涂氟化物等。

　　由于电脑硬盘损坏，该病例治疗前后侧位片无法提供，头影测量数据来自纸质病历。

（此病例由沈岚医生提供）

## 病例介绍　病例三

患者缪××，女，22岁。

**主诉**　牙列不齐，上前牙突。

**现病史**　否认。

**既往史**　无全身系统性疾病，无过敏史。

**不良习惯**　幼时至今口呼吸习惯。

**家族史**　否认。

**口内检查**　恒牙列，上下牙弓牙槽突丰满，前牙浅覆𬌗、浅覆盖，上下牙列Ⅱ度拥挤。上前牙唇倾，上下牙弓缩窄，36残根，38垂直正位萌出，已建𬌗。

**面部检查**　凸面型，颜面部不对称，右侧丰满，均角骨面型，面中1/3较凸，上唇短缩，下唇翻卷。

**模型测量**　右侧磨牙为中性关系，左侧磨牙为远中尖对尖关系，前牙浅覆𬌗、浅覆盖，上下牙列Ⅱ度拥挤。

**X线及照相检查**　骨性Ⅰ类，36残根。

**诊断**　骨性Ⅰ类。

**矫治计划**　①拔除14、24、36、44；②直丝弓矫治技术排齐牙列；③配合种植支抗内收前牙，关闭间隙；④调整咬合关系；⑤保持。

**矫治效果**　①牙列排齐；②拔牙间隙全部关闭，37替代36，38替代37；③侧貌改善。

矫治过程见图9-2-18～图9-2-23。

治疗前后头影测量结果对比见表9-2-3。

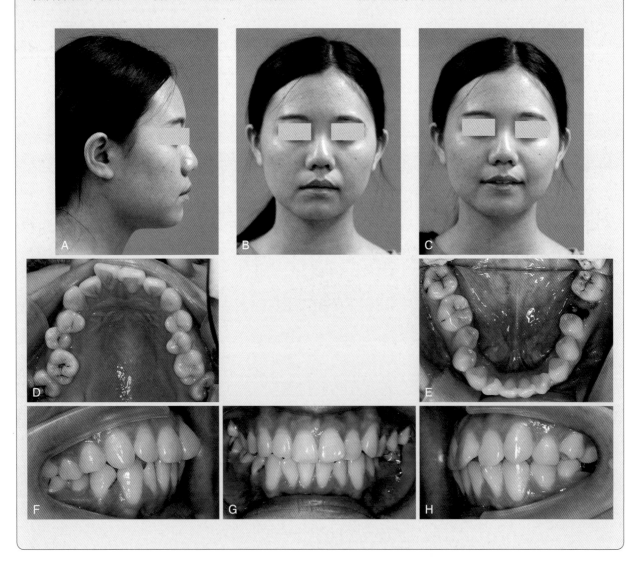

**病例三（续）**

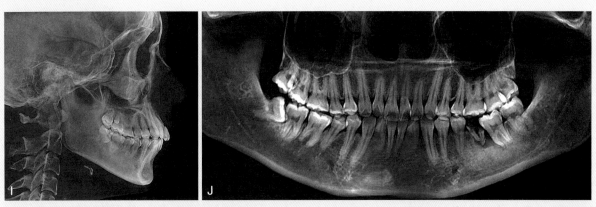

图 9-2-18　初始照和 X 线片。上下牙列 Ⅱ 度拥挤，36 残根。A. 侧位像；B. 正面像；C. 正面微笑像；D. 上颌𬌗像；E. 下颌𬌗像；F. 右侧咬合像；G. 正面咬合像；H. 左侧咬合像；I. 侧位片；J. 全景片

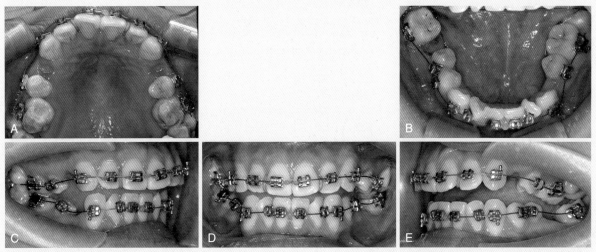

图 9-2-19　阶段照。拔除 14、24、36、44，上下颌细丝排齐中，上颌中切牙与侧切牙间置入分牙圈加速牙齿排齐。A. 上颌𬌗像；B. 下颌𬌗像；C. 右侧咬合像；D. 正面咬合像；E. 左侧咬合像

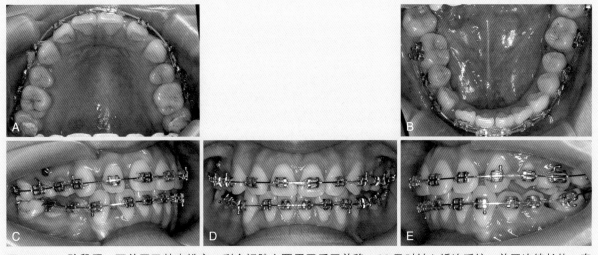

图 9-2-20　阶段照。下前牙已基本排齐，剩余间隙主要用于后牙前移，38 及时纳入矫治系统，前牙连续长扎，牵引后牙使其前移。A. 上颌𬌗像；B. 下颌𬌗像；C. 右侧咬合像；D. 正面咬合像；E. 左侧咬合像

**病例三（续）**

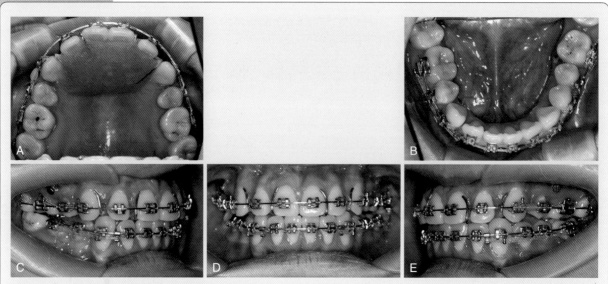

图 9-2-21　阶段照。下颌滑动内收前牙剩余间隙。A. 上颌𬌗像；B. 下颌𬌗像；C. 右侧咬合像；D. 正面咬合像；E. 左侧咬合像

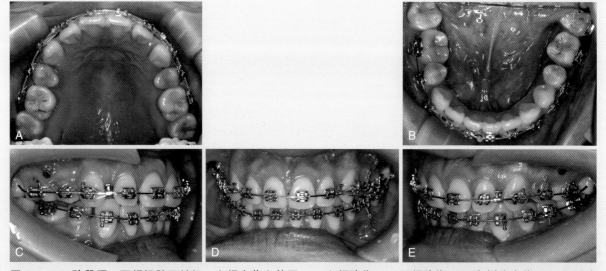

图 9-2-22　阶段照。下颌间隙已关闭，上颌内收上前牙。A. 上颌𬌗像；B. 下颌𬌗像；C. 右侧咬合像；D. 正面咬合像；E. 左侧咬合像

病例三（续）

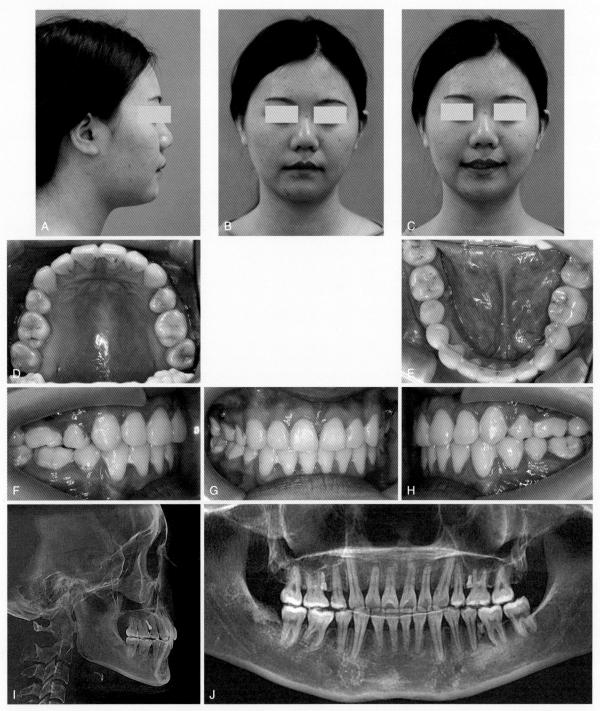

图 9-2-23　结束照和 X 线片。前牙覆𬌗、覆盖正常。右侧上下颌尖窝关系良好，左侧欠佳，但保持尖窝关系。A. 侧位像；B. 正面像；C. 正面微笑像；D. 上颌𬌗像；E. 下颌𬌗像；F. 右侧咬合像；G. 正面咬合像；H. 左侧咬合像；I. 侧位片；J. 全景片

## 病例三（续）

表 9-2-3　头影测量结果对比

| 测量项目 | 正常值 | 治疗前 | 治疗后 |
|---|---|---|---|
| SNA（°） | 82.8±4.0 | 81.0 | 80.7 |
| SNB（°） | 80.1±3.9 | 77.6 | 77.5 |
| ANB（°） | 2.7±2.0 | 3.4 | 3.2 |
| NP-FH（°） | 85.4±3.7 | 82.3 | 82.1 |
| NA-PA（°） | 6.0±4.4 | 7.9 | 7.4 |
| U1-NA（mm） | 5.1±2.4 | 6.6 | 4.9 |
| U1-NA（°） | 22.8±5.7 | 29.9 | 22.1 |
| L1-NB（mm） | 6.7±2.1 | 7.3 | 6.0 |
| L1-NB（°） | 30.3±5.8 | 34.9 | 28.1 |
| U1-L1（°） | 125.4±7.9 | 118.8 | 127.1 |
| FMA（°） | 31.5±5.0 | 24.3 | 23.6 |
| FMIA（°） | 54.8±6.1 | 60.2 | 63.9 |
| IMPA（°） | 93.9±6.2 | 95.5 | 92.5 |

### 经验分享

患者为成年女性，凸面型，上颌前突，低角骨面型。口内上下牙列Ⅱ度拥挤，上下前牙唇倾，36 严重龋坏，无保留价值，38 垂直位萌出，并已建𬌗。

▶ 制订矫治方案时，设计考量如下：

- 该患者上下牙列中度拥挤，侧貌凸，上下前牙唇倾，患者希望内收前牙，排齐牙齿，改善侧貌，因此考虑进行拔牙矫治。
- 根据该患者的治疗需要，常规设计应该拔除 4 颗前磨牙进行矫治，但是由于 36 残根，无法保留，37 近中倾斜，剩余间隙 6mm，若拔除左下健康前磨牙，需要竖直 37，拔除 38，修复 36，增加了患者整体治疗的复杂度及后期修复费用。考虑到 38 已经萌出，并建𬌗，可以设计拔除 3 颗前磨牙和龋坏的 36，用 37 替代 36，38 替代 37。

▶ 治疗注意事项：

- 该患者为凸面型，上下牙列Ⅱ度拥挤，上下前牙唇倾，拔除 14、24、36、44 后，上颌前磨牙拔牙间隙一部分用于前牙拥挤的解决及内收，一部分用于后牙前移，上颌为中等支抗。
- 36 拔除后，间隙一部分用于前牙，剩余大部分间隙用于 37 近中移动，37、38 已近中倾斜，在排齐阶段应尽早将 38 纳入矫治，尽快更换粗丝，以阻止出现 37 进一步近中倾斜。
- 由于第三磨牙冠根比、形态常欠佳，因此治疗时往往需要进行调磨。

（此病例由赵春洋医生提供）

**病例介绍**　**病例四**

患者郑 ××，男，31 岁。

**主诉**　牙列散在间隙，后牙咬合不良。

**现病史**　否认。

**既往史**　无全身系统性疾病，无过敏史。

**不良习惯**　幼时至今口呼吸习惯。

**家族史**　否认。

**口内检查**　恒牙列，上下牙弓牙槽突欠丰满，前牙Ⅰ度深覆𬌗、Ⅰ度深覆盖，上牙列散在间隙，下牙列Ⅰ度拥挤。36 修复体，27、37 正锁𬌗，27 颊侧倾斜，37 舌侧倾斜。

**面部检查**　凸面型，上颌前突，下颌后缩，颜面部不对称，左侧丰满。

**模型测量**　双侧磨牙为中性关系，前牙Ⅰ度深覆𬌗、Ⅰ度深覆盖，上牙列散在间隙，下牙列Ⅰ度拥挤，27、37 正锁𬌗。

**X 线及照相检查**　骨性Ⅱ类，36 根尖周炎。

**诊断**　安氏Ⅰ类。

**矫治计划**　①拔除 36；②直丝弓矫治技术配合上颌𬌗垫式矫治器及种植支抗竖直 27、37，纠正 27、37 的正锁𬌗；③排齐整平上下牙列，36 保留间隙修复；④调整覆𬌗、覆盖，调整咬合关系；⑤保持。

**矫治效果**　①牙列排齐，咬合良好；② 36 保留间隙修复；③ 27、37 竖直，正锁𬌗解除。

矫治过程见图 9-2-24～图 9-2-27。

治疗前后头影测量结果对比见表 9-2-4。

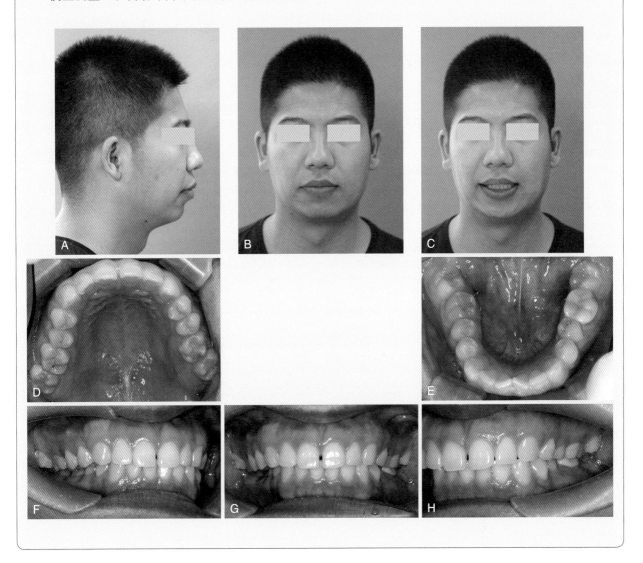

**病例四（续）**

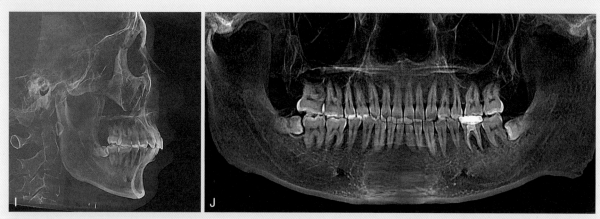

图 9-2-24 初始照和 X 线片。36 修复体，27、37 正锁𬌗。A. 侧位像；B. 正面像；C. 正面微笑像；D. 上颌𬌗像；E. 下颌𬌗像；F. 右侧咬合像；G. 正面咬合像；H. 左侧咬合像；I. 侧位片；J. 全景片显示 36 尖周阴影

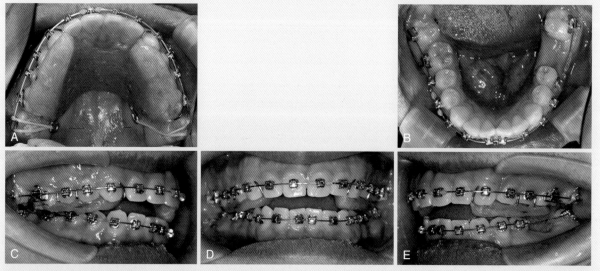

图 9-2-25 阶段照。拔除 36，上颌配合𬌗垫式矫治器，解除 27、37 的锁结关系，竖直 27、37。A. 上颌𬌗像；B. 下颌𬌗像；C. 右侧咬合像；D. 正面咬合像；E. 左侧咬合像

病例四（续）

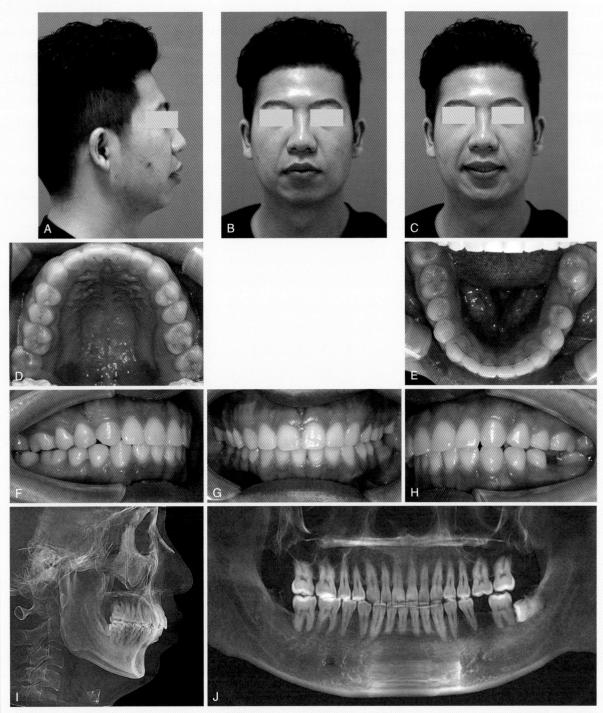

图 9-2-26　结束照和 X 线片。27、37 正锁𬌗解除，36 择期修复。A. 侧位像；B. 正面像；C. 正面微笑像；D. 上颌𬌗像；E. 下颌𬌗像；F. 右侧咬合像；G. 正面咬合像；H. 左侧咬合像；I. 侧位片；J. 全景片

病例四（续）

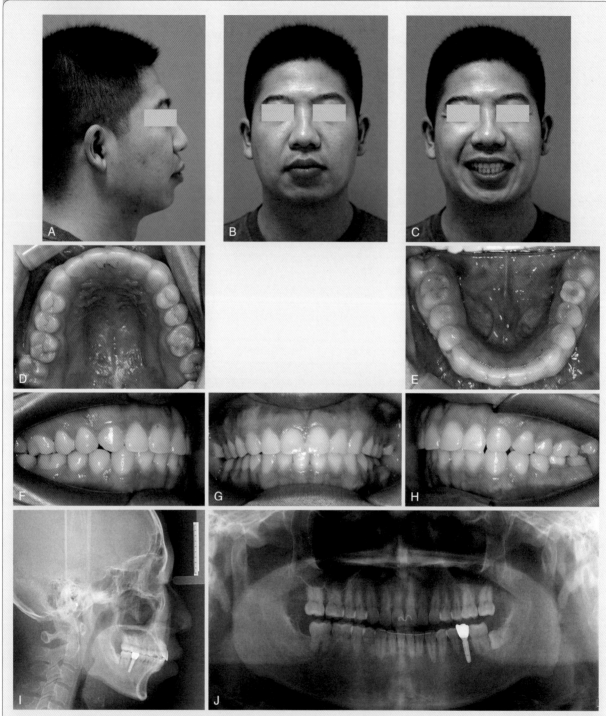

图 9-2-27　修复后照和 X 线片。36 已种植修复。A. 侧位像；B. 正面像；C. 正面微笑像；D. 上颌𬌗像；E. 下颌𬌗像；F. 右侧咬合像；G. 正面咬合像；H. 左侧咬合像；I. 侧位片；J. 全景片

## 病例四（续）

表 9-2-4　头影测量结果对比

| 测量项目 | 正常值 | 治疗前 | 治疗后 |
|---|---|---|---|
| SNA（°） | 82.8±4.0 | 85.4 | 84.8 |
| SNB（°） | 80.1±3.9 | 77.5 | 77.3 |
| ANB（°） | 2.7±2.0 | 7.9 | 7.5 |
| NP-FH（°） | 85.4±3.7 | 81.5 | 80.9 |
| NA-PA（°） | 6.0±4.4 | 17.1 | 16.3 |
| U1-NA（mm） | 5.1±2.4 | 3.9 | 3.2 |
| U1-NA（°） | 22.8±5.7 | 18.6 | 19.4 |
| L1-NB（mm） | 6.7±2.1 | 6.7 | 7.8 |
| L1-NB（°） | 30.3±5.8 | 28.9 | 32.6 |
| U1-L1（°） | 125.4±7.9 | 120.6 | 117.8 |
| FMA（°） | 31.5±5.0 | 23.5 | 25.5 |
| FMIA（°） | 54.8±6.1 | 60.7 | 58.9 |
| IMPA（°） | 93.9±6.2 | 95.8 | 95.6 |

### 经验分享

患者为成年男性，均角伴凸面型。X 线片示 36 已行根管治疗，根尖大面积阴影，且近远中骨吸收。左侧第二磨牙正锁𬌗，27 颊侧倾斜，37 舌侧倾斜。

▶ 制订矫治方案时，设计考量如下：

- 患者为成人，为简化治疗方案，拔除 36 有利于 37 的竖直，解除正锁𬌗。剩余间隙后期可用于修复治疗。

- 左侧第二磨牙锁𬌗，拔除 36 后的间隙为解除锁𬌗问题提供了便利，同时上颌𬌗垫式矫治器能有效解除后牙锁结关系，配合种植支抗竖直 37，纠正第二磨牙正锁𬌗。

▶ 治疗注意事项：

- 对于这种本不需要拔牙的成年患者，36 骨吸收严重，应综合考虑，拔除 36 后，间隙有利于左侧第二磨牙锁𬌗的纠正。

（此病例由赵春洋医生提供）

## 病例介绍　　病例五

患者陈××，女，22 岁。

**主诉**　牙列不齐求治。

**现病史**　否认。

**既往史**　无全身系统性疾病，无过敏史。

**不良习惯**　偏侧咀嚼、口呼吸。

**家族史**　否认。

**口内检查**　恒牙列，上下牙弓牙槽突丰满，前牙Ⅰ度深覆𬌗、Ⅱ度深覆盖，上下牙列Ⅲ度拥挤。上下前牙唇倾，双侧磨牙为远中关系，15、16 与 45 反𬌗，26 与 35 反𬌗，27 与 36、37 正锁𬌗，36、46 残冠。

**面部检查**　凸面型，颜面部不对称，上颌前突，下颌后缩，颏部发育不足。上唇短缩，下唇翻卷。

**模型测量**　双侧磨牙为远中关系，前牙Ⅰ度深覆𬌗、Ⅱ度深覆盖，上下牙列Ⅲ度拥挤。

**X 线及照相检查**　骨性Ⅱ类，36、46 残冠。

**诊断**　安氏Ⅱ类。

**病例五（续）**

**矫治计划**

方案一：① 拔除 15、17、24、27、34、36、44、46；②直丝弓矫治器排齐上下牙列，扩大牙弓，配合种植支抗推 16、26 向后，18 替代 17，28 替代 27，36、46 修复治疗；③固定保持。

方案二：①拔除 15、17、24、27、36、46；②直丝弓矫治器排齐上下牙列，上颌横腭杆、下颌舌弓扩弓。配合种植支抗推 16、26 向后，内收前牙。

18 替代 17，28 替代 27，尝试 37 替代 36，38 替代 37，47 替代 46，48 替代 47；③固定保持。

患者选择方案一。

**矫治效果**　①牙列排齐；②拔牙间隙全部关闭；③侧貌改善。

矫治过程见图 9-2-28～图 9-2-37。

治疗前后头影测量结果对比见表 9-2-5。

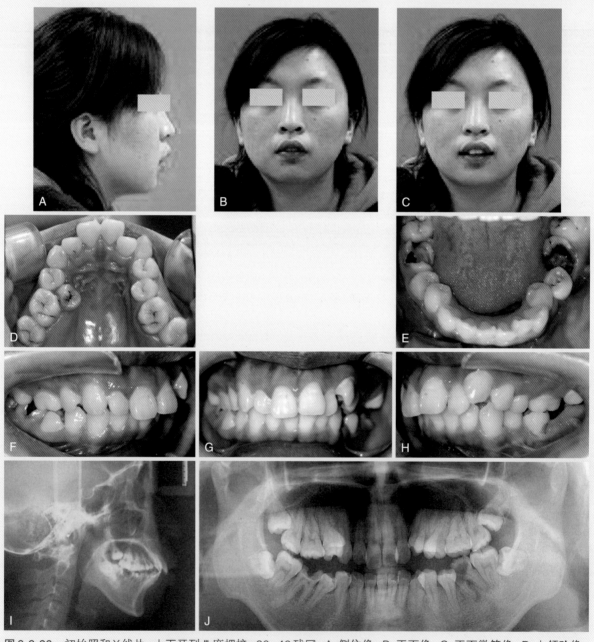

图 9-2-28　初始照和 X 线片。上下牙列Ⅲ度拥挤，36、46 残冠。A. 侧位像；B. 正面像；C. 正面微笑像；D. 上颌𬌗像；E. 下颌𬌗像；F. 右侧咬合像；G. 正面咬合像；H. 左侧咬合像；I. 侧位片；J. 全景片

病例五（续）

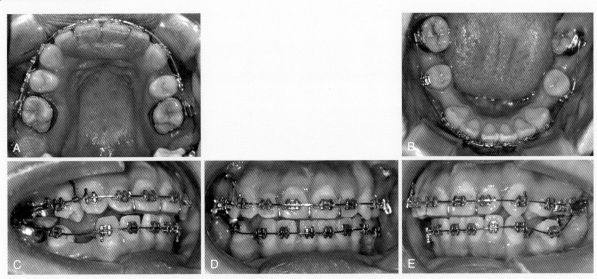

图 9-2-29　阶段照。15 远中置推簧，13、14 间置问号钩与 15、16 间微种植支抗链圈推右上磨牙向后。A. 上颌殆像；B. 下颌殆像；C. 右侧咬合像；D. 正面咬合像；E. 左侧咬合像

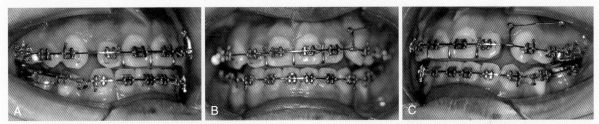

图 9-2-30　阶段照。26、28 间置推簧推 28 远移，竖直 28，22、23 间置问号钩与种植钉结扎。A. 右侧咬合像；B. 正面咬合像；C. 左侧咬合像

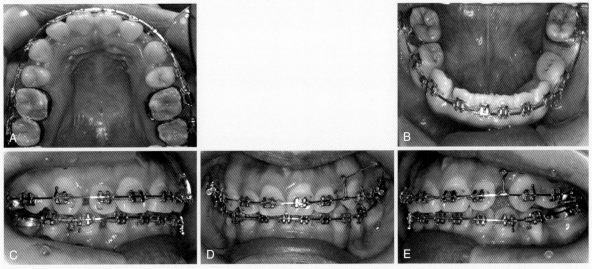

图 9-2-31　阶段照。45~47 处无间隙，35~37 处间隙剩余 3mm。A. 上颌殆像；B. 下颌殆像；C. 右侧咬合像；D. 正面咬合像；E. 左侧咬合像

病例五（续）

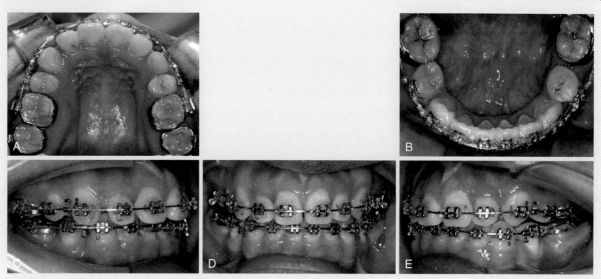

图 9-2-32　阶段照。45~47 间已无间隙，35~37 处间隙仅剩余 2.5mm，此时 38、48 水平位萌出，考虑试行 38、48 竖直，替代 37、47。A. 上颌𬌗像；B. 下颌𬌗像；C. 右侧咬合像；D. 正面咬合像；E. 左侧咬合像

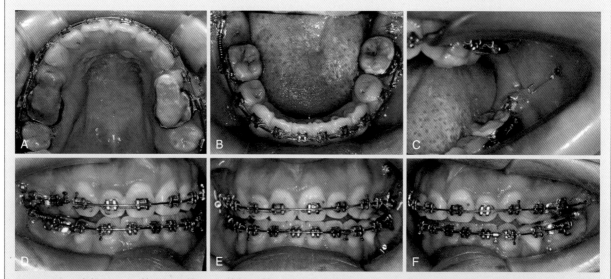

图 9-2-33　阶段照。38 粘 Begg 槽，48 粘颊面管，下颌骨左侧升支植入种植钉，与 Begg 槽链圈牵引竖直 38。A. 上颌𬌗像；B. 下颌𬌗像；C. 牵引竖直 38 口内像；D. 右侧咬合像；E. 正面咬合像；F. 左侧咬合像

病例五（续）

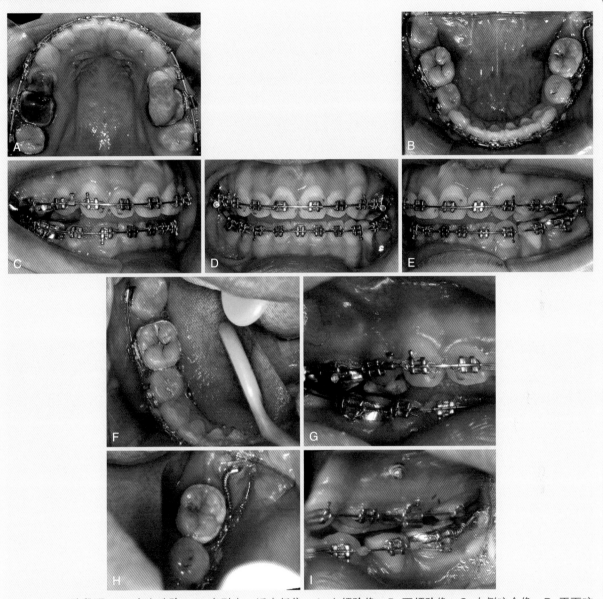

图 9-2-34 阶段照。48 牵出建𬌗；38 牵引中，近中低位。A. 上颌𬌗像；B. 下颌𬌗像；C. 右侧咬合像；D. 正面咬合像；E. 左侧咬合像；F. 下颌右侧𬌗像；G. 右侧咬合像；H. 下颌左侧𬌗像；I. 左侧咬合像

病例五（续）

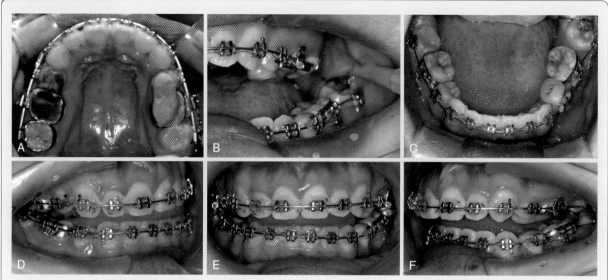

图 9-2-35 阶段照。38 牵引到位。A. 上颌𬌗像；B. 38 牵引竖直的口内像；C. 下颌𬌗像；D. 右侧咬合像；E. 正面咬合像；F. 左侧咬合像

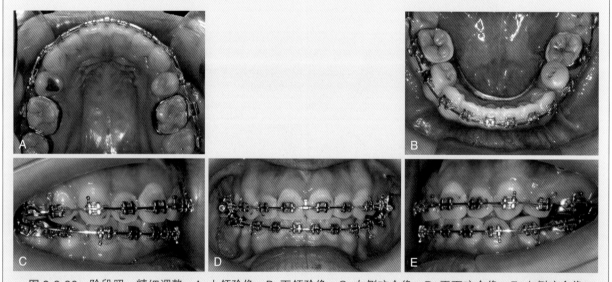

图 9-2-36 阶段照。精细调整。A. 上颌𬌗像；B. 下颌𬌗像；C. 右侧咬合像；D. 正面咬合像；E. 左侧咬合像

病例五（续）

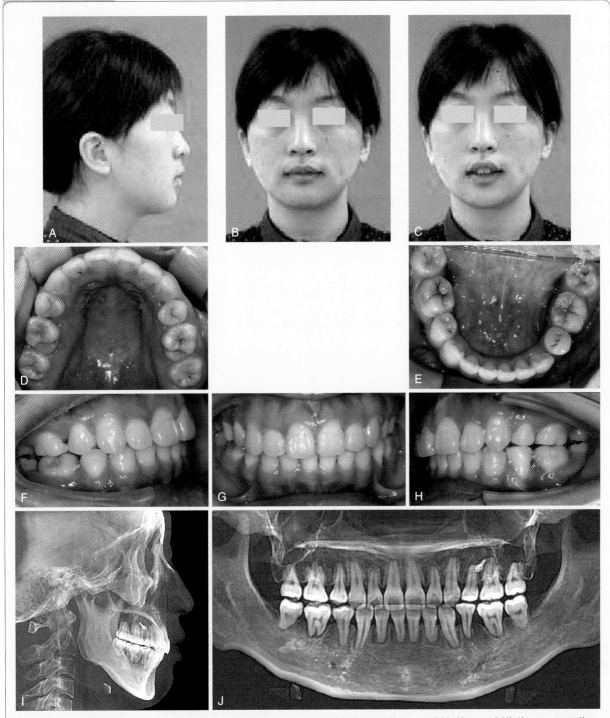

图 9-2-37　结束照和 X 线片。前牙覆𬌗、覆盖正常。右侧上下尖窝关系良好，左侧欠佳。A. 侧位像；B. 正面像；C. 正面微笑像；D. 上颌𬌗像；E. 下颌𬌗像；F. 右侧咬合像；G. 正面咬合像；H. 左侧咬合像；I. 侧位片；J. 全景片

**病例五（续）**

表 9-2-5　头影测量结果对比

| 测量项目 | 正常值 | 治疗前 | 治疗后 |
|---|---|---|---|
| SNA（°） | 82.8±4.0 | 86.0 | 84.7 |
| SNB（°） | 80.1±3.9 | 79.5 | 79.6 |
| ANB（°） | 2.7±2.0 | 6.5 | 5.1 |
| NP-FH（°） | 85.4±3.7 | 83.1 | 83.7 |
| NA-PA（°） | 6.0±4.4 | 8.2 | 7.6 |
| U1-NA（mm） | 5.1±2.4 | 8.4 | 5.3 |
| U1-NA（°） | 22.8±5.7 | 30.4 | 23.3 |
| L1-NB（mm） | 6.7±2.1 | 5.9 | 6.4 |
| L1-NB（°） | 30.3±5.8 | 28.4 | 30.1 |
| U1-L1（°） | 125.4±7.9 | 117.1 | 127.1 |
| FMA（°） | 31.5±5.0 | 35.0 | 35.4 |
| FMIA（°） | 54.8±6.1 | 58.5 | 55.2 |
| IMPA（°） | 93.9±6.2 | 86.5 | 89.4 |

**经验分享**

患者为成年女性，凸面型，上颌前突，颏部发育不足。上下牙列Ⅲ度拥挤，上下前牙唇倾，27 与 36、37 正锁𬌗，36、46 残冠，无法保留。

▶ 制订矫治方案时，设计考量如下：

- 该患者拔除上颌前磨牙，虽然可以解除上颌的Ⅲ度拥挤，但无间隙解决上前牙的唇倾，达到内收上前牙的目的。因此综合考虑上颌再行拔除 17、27，为反𬌗、锁𬌗的矫治提供便利，配合种植支抗推 16、26 向后，以获得更多间隙，内收前牙，18 替代 17，28 替代 27。
- 36、46 残冠，无法保留，设计方案为下颌拔除 34、44，解除拥挤，内收前牙。原先为考虑到治疗的便利性，考虑拔除 36、46 后，留间隙修复，但在治疗过程中随着拥挤的解除，36、46 拔牙间隙逐渐减少，37、47 近中移动，38、48 逐渐萌出，与患者沟通后，治疗过程中修改治

疗方案，改为 37 替代 36，38 替代 37，47 替代 46，48 替代 47。

▶ 治疗注意事项：

- 患者为凸面型，上下牙列Ⅲ度拥挤，上下前牙唇倾，拔除 15、24、34、44 后仍不足以解除拥挤及患者的前突问题，此时单纯拔除前磨牙后间隙仍严重不足，而拔除第二磨牙后间隙可以用于第一磨牙的后移，为前部的拥挤提供间隙，同时 17、27 的拔牙间隙可以为 18、28 的竖直提供便利，但此时需注意前部支抗的控制，配合种植支抗是很好的骨支抗。
- 38、48 水平阻生，在下颌升支处植入种植支抗，牵引下颌第三磨牙，是竖直阻生第三磨牙的有效方法。
- 由于第三磨牙冠根比、形态较为不佳，因此治疗时常需要进行调磨。

（此病例由赵春洋医生提供）

（王　亮　赵春洋）

## 第三节　拔除上下颌第三磨牙的矫治

### 一、概述

由于人类生活环境的变迁及食物的精细化，肌肉、颌骨、牙齿等咀嚼器官不平衡退化导致牙量、骨量不调等原因，使得现代人中第三磨牙常缺失或者萌出异常，成为阻生率最高的牙齿。口腔医学中常把第三磨牙视为"废用"牙，建议常规拔除。在正畸矫治过程中，第三磨牙由于位置特殊，形态和大小变化很大，大部分正畸学者认为拔除第三磨牙不属于正畸减数拔牙矫治，而将其作为预防矫治后复发，维持稳定的一种方式。但一个完整的正畸治疗应将第三磨牙考虑在内，应根据患者的年龄等具体情况，在保证达到正畸治疗目标的基础上决定第三磨牙的去留，本节对正畸治疗中拔除第三磨牙的矫治予以介绍。

### 二、适应证

临床错𬌗畸形矫治设计时，出现以下情况须主动拔除第三磨牙，以利于正畸治疗。

**1. 推磨牙向远中**　前牙Ⅰ度深覆盖或Ⅰ度拥挤，无论是固定矫治还是隐形矫治技术，拔除第三磨牙去除牙弓远中阻力均有利于远移第一、第二磨牙，而无托槽隐形矫治器推磨牙远中移动的效果较固定矫治器更好，对不愿意拔牙而具备适度推磨牙向后条件的患者有优势（图 9-3-1，图 9-3-2）。

**2. 纠正第二磨牙错𬌗**　第二磨牙的错𬌗伴有磨牙区的拥挤，表现为锁𬌗、反𬌗、颊舌向倾斜等情况。此时拔除第三磨牙有利于纠正第二磨牙（图 9-3-3，图 9-3-4）。

**3. 纠正第二磨牙阻生**　第二磨牙阻生时，若第三磨牙存在于阻生第二磨牙的远中，会阻碍第二磨牙的远中向竖直和牵引，拔除第三磨牙后有利于空间的释放，配合正畸牵引竖直第二磨牙（图 9-3-5）。

**4. 正颌手术前拔除第三磨牙**　正颌手术如下颌矢状劈开术的切口位置在第三磨牙附近，应在正颌术前或术中需拔除第三磨牙（图 9-3-6）。

**5. 前牙开𬌗**　有时第三磨牙会成为开𬌗的主要原因，为了降低后牙垂直高度，将第三磨牙拔除，同时有利于第一、第二磨牙的压低。根据 Bohannan 和 Abrams 的研究，第二磨牙的高度减少 1mm，则前牙的覆𬌗会增加 3~4mm，即所谓的"楔形效应"。根据这个原理，通过拔除位置靠后的牙（位置越靠后越好），可以起到降低后牙高度、减少开𬌗的作用（图 9-3-7）。

**6. 骨性Ⅲ类病例掩饰前牙反𬌗**　推下颌第一、第二磨牙远移，提供间隙，排齐后牙，内收下前牙，进行掩饰性治疗（图 9-3-8，图 9-3-9）。

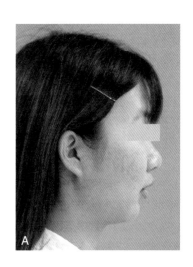
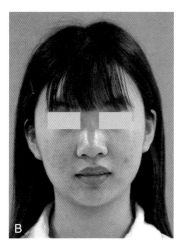
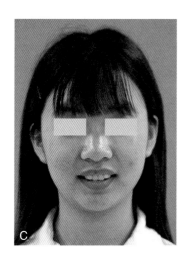

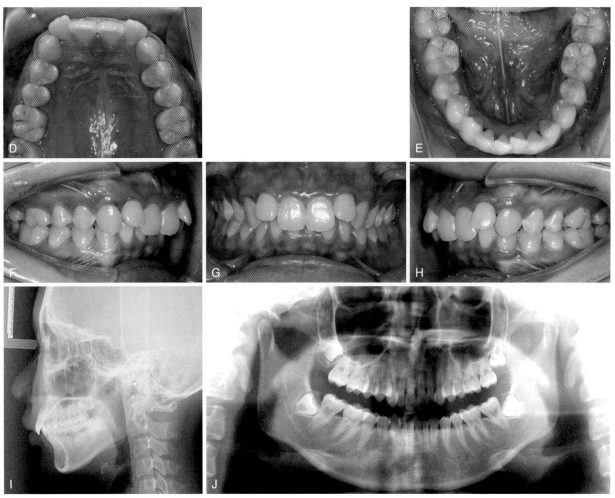

图 9-3-1　患者上颌前牙舌倾，轻度拥挤，前牙 I 度深覆盖，双侧磨牙为远中关系。A~H. 初始口内像示上前牙舌倾，上下牙列 I 度拥挤。I. 侧位片示上前牙舌倾；J. 初始全景片示双侧上下颌第三磨牙存在

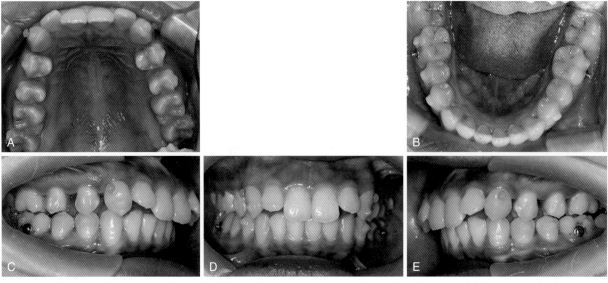

图 9-3-2　拔除第三磨牙后，无托槽隐形矫治器推磨牙向远中。A~E. 阶段照片，无托槽隐形矫治器，推上颌磨牙向远中

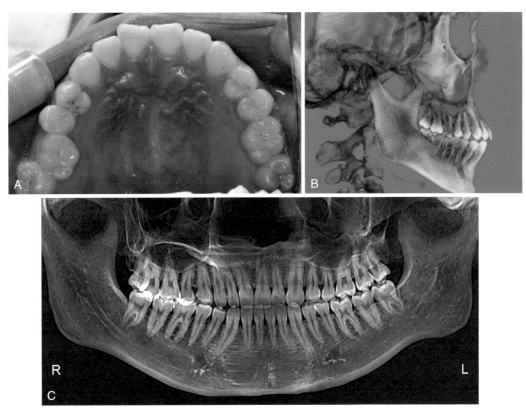

图 9-3-3　17 颊向位，右侧第二磨牙正锁𬌗，右侧后牙区拥挤。A. 上颌𬌗像示右侧后牙区拥挤，17 颊倾，16 舌倾。B. CBCT 示右侧第二磨牙正锁𬌗。C. 全景片示 18、28、38、48 存在

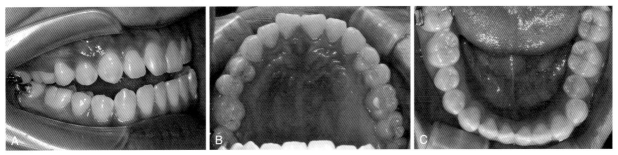

图 9-3-4　拔除 18、48 后，配合𬌗垫式矫治器及种植支抗竖直 17、47。A~C. 阶段照片，口内像示 17、47 正锁𬌗已部分解除

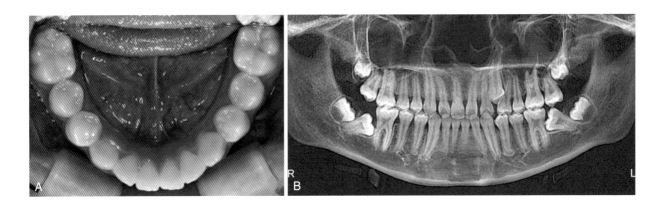

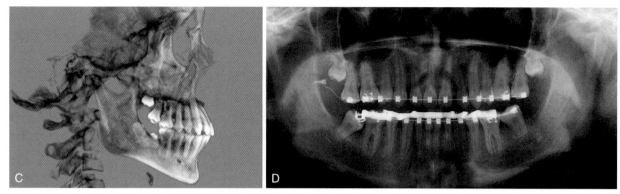

图 9-3-5　后牙区拥挤，第二磨牙、第三磨牙近中阻生，第三磨牙位于第二磨牙远中，拔除第三磨牙为种植钉竖直第二磨牙的矫治提供便利。A. 下颌𬌗像显示 47 近中倾斜；B. 全景片显示 46 远中牙槽骨部分丧失；C. CBCT 显示 47、48 近中阻生，47 牙冠压迫 46；D. 拔除 48，配合下颌升支种植钉牵引竖直 47

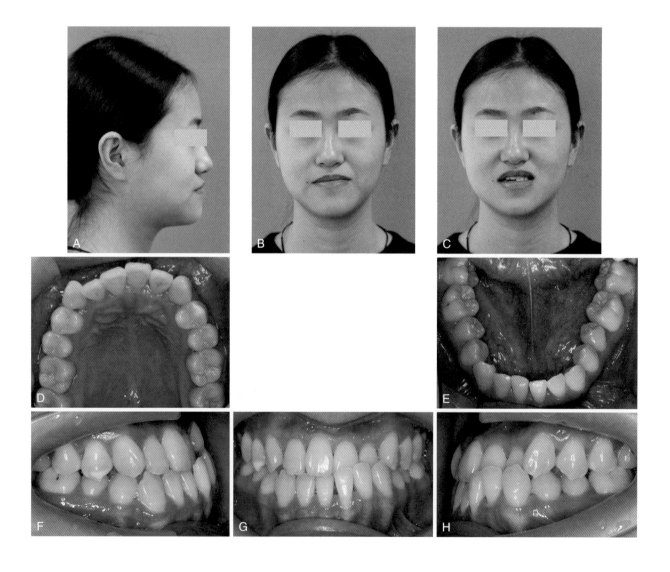

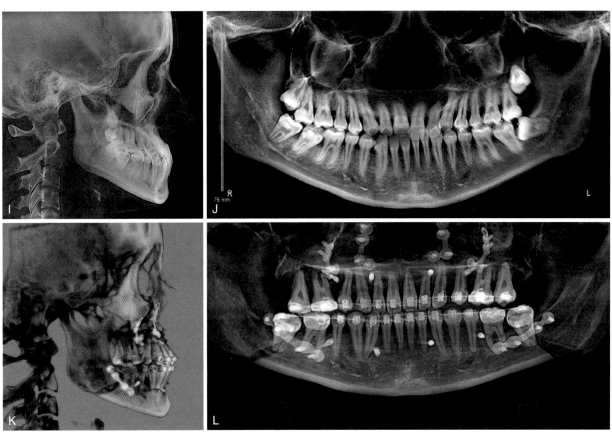

图 9-3-6 成年女性单侧后牙反𬌗，正畸 - 正颌联合治疗。A~C. 初始面像显示患者凹面型，骨性 Ⅲ 错𬌗畸形； D~H. 初始𬌗像示上下前牙严重代偿，上前牙唇倾，下前牙舌倾；I、J. X 线片示 18、28、38、48 存在；K、L. 正颌术后 CBCT 及全景片显示下颌矢状劈开术切口位置位于第三磨牙附近，术前拔除了第三磨牙

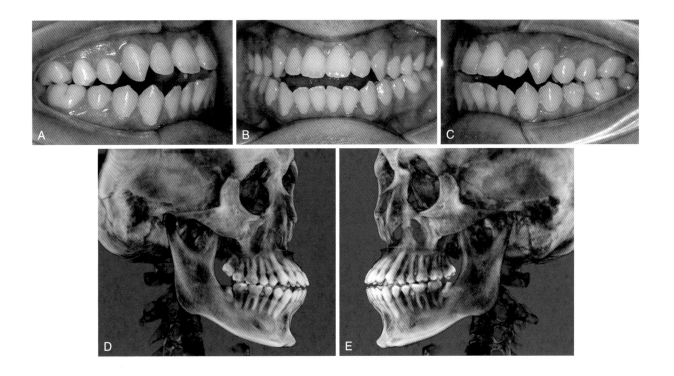

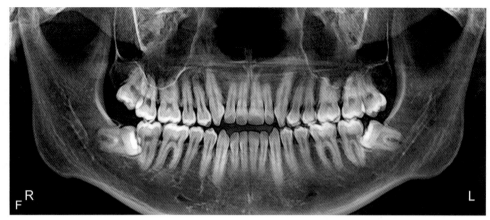

图 9-3-7　开𬌗患者，拔除第三磨牙有利于开𬌗的矫治。A~C. 初始𬌗像显示上下前牙唇倾，前牙开𬌗；D~F. 全景片及 CBCT 显示双颌前突，上下前牙唇倾，前牙开𬌗，18、28、38、48 存在

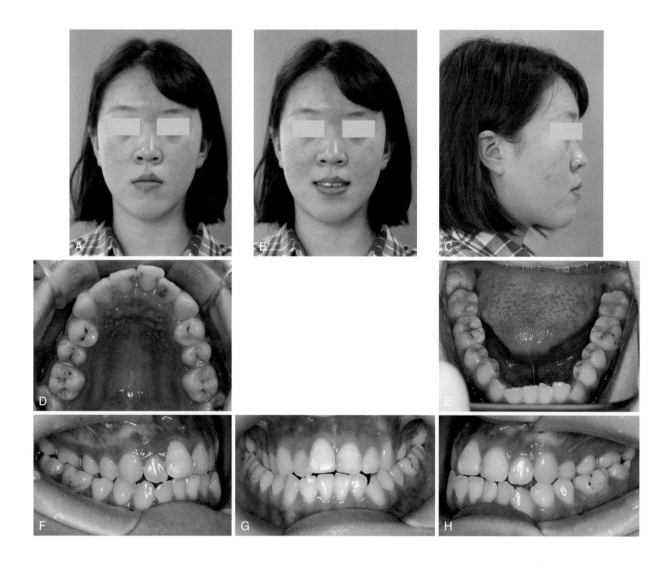

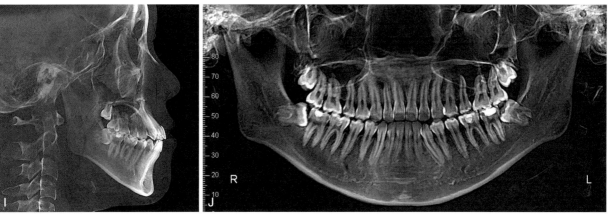

图 9-3-8　青少年女性，骨性 Ⅲ 类错𬌗畸形，拔除 48、37 后推下颌磨牙向后行掩饰性治疗。A~C. 初始面像显示患者为骨性 Ⅲ 类；D~H. 初始𬌗像示前牙对刃，后牙反𬌗，上下前牙轻度拥挤；I、J. 侧位片示骨性 Ⅲ 类，全景片示 18、28、38、48 存在

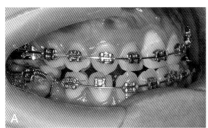
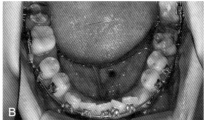
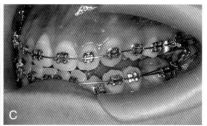

图 9-3-9　拔除 48 后，配合种植支抗，推 46、47 磨牙向远中。A~C. 阶段照片，口内像示 45-46 间已出现 2mm 间隙

## 三、矫治过程中的特殊考量

在考虑拔除第三磨牙推磨牙向远中的病例中，必须要掌握推磨牙和牙弓向后的方法以及支抗的设计。在正畸治疗过程中可以使用口外弓、可摘矫治器、摆式矫治器、微种植体等推磨牙向远中。此外，无论是固定矫治还是隐形矫治，在拔除第三磨牙后推磨牙向远中的过程中都要注意支抗的控制。微种植支抗可以提供强支抗和持续的牵引力以推磨牙或牙弓向远中（图 9-3-10），如果不能很好地控制支抗，不仅会影响磨牙的远移，甚至会导致前牙唇倾和前牙覆盖增加，最终导致治疗失败。隐形矫治器推磨牙向后时，要注意前牙区变化，尤其是成人下前牙区骨开窗、骨开裂（图 9-3-11）。牙齿移动过程中可能会出现"脱轨"，引起反复重启（图 9-3-12），同时推磨牙向后的过程中还要注意垂直向的控制，防止下颌过度的顺时针旋转导致面型恶化（图 9-3-13）。

对于下颌来说，拔除第三磨牙，整体后移前段牙弓相对容易实现，但是拔除上颌第三磨牙远移的患者，要注意上颌窦底对磨牙的远中移动是否会产生影响，同时在拔除上颌第三磨牙前，要关注上颌结节骨量是否充裕。

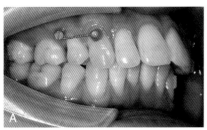
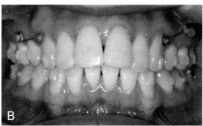
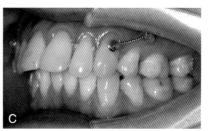

图 9-3-10　隐形矫治病例，推磨牙向后。A~C. 为防止在推磨牙向远中过程中对前牙的副作用，使用微种植支抗

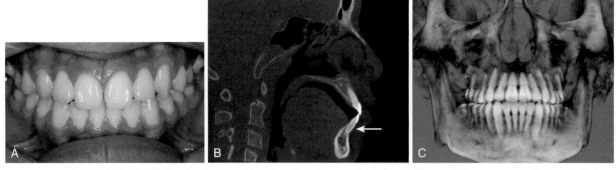

图 9-3-11 隐形矫治病例，推磨牙向后，局部骨开窗、骨开裂。A. 隐形矫治阶段：口内像；B、C. X 线片，在推磨牙向后的过程中，下前牙区出现骨开裂

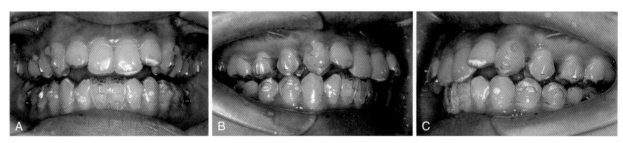

图 9-3-12 隐形矫治器脱轨

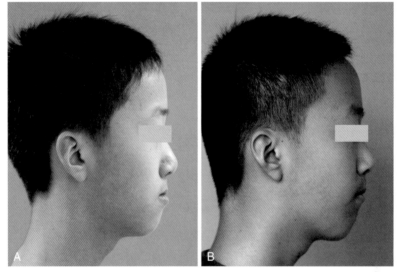

图 9-3-13 骨性Ⅲ类青少年男性，推磨牙向后的过程中未注意垂直向控制，导致面型恶化。A. 正畸治疗前，骨性Ⅲ类高角；B. 正畸治疗推磨牙向后过程中，下颌顺时针旋转

## 病例介绍　病例一

患者邱 ×，女，22 岁。

**主诉**　牙列不齐，下颌突出。

**现病史**　否认。

**既往史**　无全身系统性疾病，无过敏史。

**不良习惯**　幼时至今口呼吸习惯。

**家族史**　否认。

**口内检查**　恒牙列，上下牙弓牙槽突欠丰满，前牙对刃𬌗，上前牙略唇倾，下前牙略舌倾，上牙列Ⅰ度拥挤，下牙列Ⅱ度拥挤，36、37、47 可见𬌗面充填物。

**面部检查**　凹面型，上颌骨后缩，下颌骨前突，塌鼻，上中线左偏0.5mm，颜面部不对称，右侧丰满。

**模型测量**　磨牙为近中关系，前牙对刃𬌗，后牙反𬌗，上牙列Ⅰ度拥挤，下牙列Ⅱ度拥挤。

**X 线及照相检查**　骨性Ⅲ类，高角骨面型。

**诊断**　安氏Ⅲ类。

**矫治计划**　①拔除 37、48；②直丝弓矫治技术排齐整平上下牙列；③配合种植支抗推下颌磨牙向后；④调整覆𬌗、覆盖，调整咬合关系；⑤保持。

**矫治效果**　①牙列排齐，咬合良好；②掩饰性治疗，下前牙内收；③侧貌改善。

矫治过程见图 9-3-14～图 9-3-19。

治疗前后头影测量结果对比见表 9-3-1。

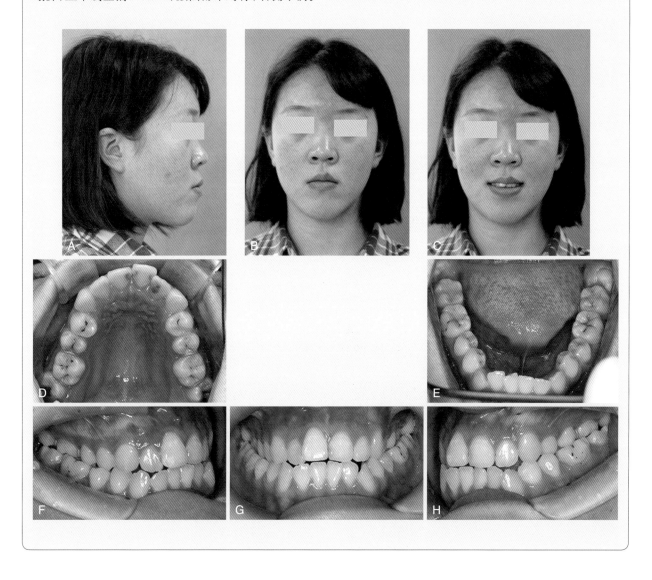

**病例一（续）**

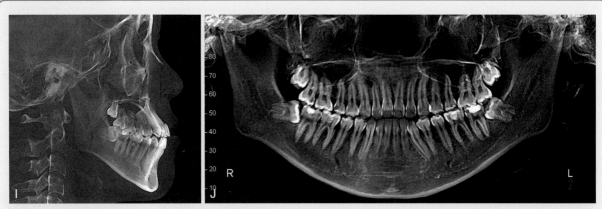

图 9-3-14 初始照和 X 线片。骨性Ⅲ类，上下切牙对刃。A. 侧位像；B. 正面像；C. 正面微笑像；D. 上颌𬌗像；E. 下颌𬌗像；F. 右侧咬合像；G. 正面咬合像；H. 左侧咬合像；I. 侧位片；J. 全景片

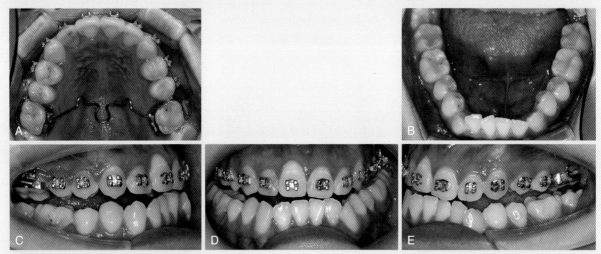

图 9-3-15 阶段照。上颌牙列排齐中，上颌横腭杆扩弓。A. 上颌𬌗像；B. 下颌𬌗像；C. 右侧咬合像；D. 正面咬合像；E. 左侧咬合像

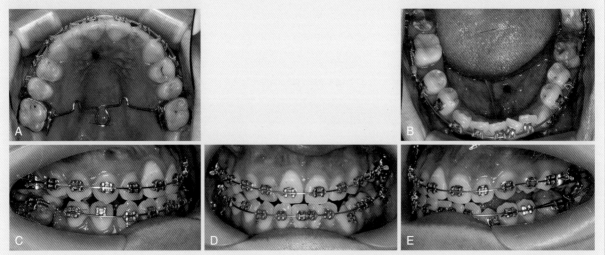

图 9-3-16 阶段照。已拔除 37、48，上颌横腭杆扩弓完成，下颌玻璃离子垫解除𬌗干扰，推 46、47 磨牙向远中，竖直 38。A. 上颌𬌗像；B. 下颌𬌗像；C. 右侧咬合像；D. 正面咬合像；E. 左侧咬合像

病例一（续）

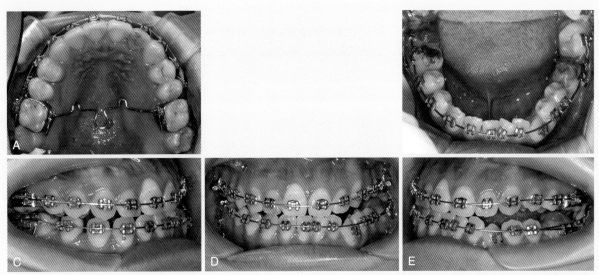

图 9-3-17　阶段照。下颌排齐中，46、47 已到位，推 45 向后，继续竖直 38。A. 上颌𬌗像；B. 下颌𬌗像；C. 右侧咬合像；D. 正面咬合像；E. 左侧咬合像

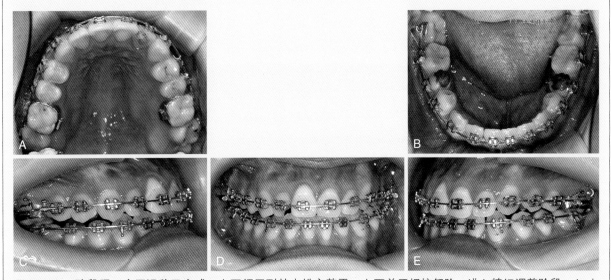

图 9-3-18　阶段照。磨牙远移已完成，上下颌牙列基本排齐整平，上下前牙拥挤解除，进入精细调整阶段。A. 上颌𬌗像；B. 下颌𬌗像；C. 右侧咬合像；D. 正面咬合像；E. 左侧咬合像

病例一（续）

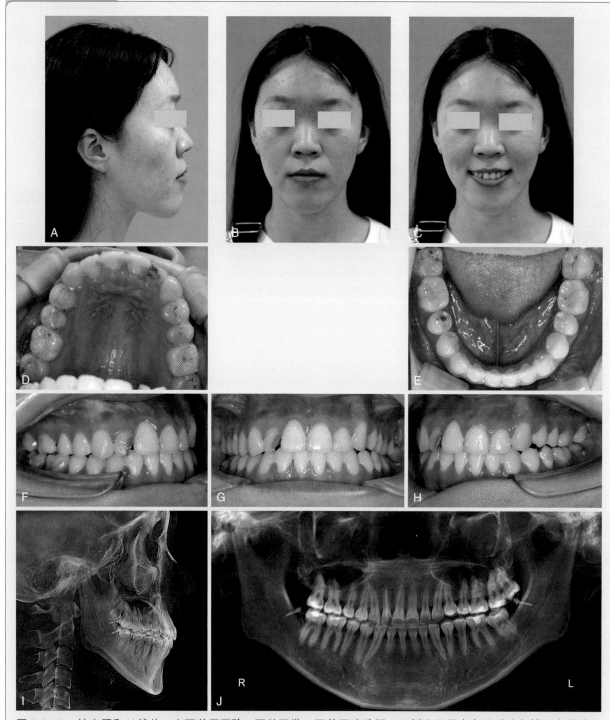

图 9-3-19 结束照和X线片。上下前牙覆𬌗、覆盖正常，下前牙略舌倾，双侧上下颌尖窝关系略欠缺，全景片示牙根未见明显吸收，平行度可。A.侧位像；B.正面像；C.正面微笑像；D.上颌𬌗像；E.下颌𬌗像；F.右侧咬合像；G.正面咬合像；H.左侧咬合像；I.侧位片；J.全景片

**病例一（续）**

表 9-3-1　头影测量结果对比

| 测量项目 | 正常值 | 治疗前 | 治疗后 |
|---|---|---|---|
| SNA（°） | 82.8±4.0 | 77.4 | 77.3 |
| SNB（°） | 80.1±3.9 | 78.0 | 76.4 |
| ANB（°） | 2.7±2.0 | −0.6 | 1.0 |
| NP-FH（°） | 85.4±3.7 | 92.3 | 89.7 |
| NA-PA（°） | 6.0±4.4 | −1.8 | 1.8 |
| U1-NA（mm） | 5.1±2.4 | 8.2 | 9.7 |
| U1-NA（°） | 22.8±5.7 | 29.1 | 31.0 |
| L1-NB（mm） | 6.7±2.1 | 4.9 | 3.2 |
| L1-NB（°） | 30.3±5.8 | 27.3 | 24.8 |
| U1-L1（°） | 125.4±7.9 | 119.2 | 123.2 |
| FMA（°） | 31.5±5.0 | 45.2 | 47.0 |
| FMIA（°） | 54.8±6.1 | 46.6 | 48.5 |
| IMPA（°） | 93.9±6.2 | 88.2 | 84.5 |

**经验分享**

患者为青少年女性，骨性Ⅲ类错𬌗畸形，高角伴凹面型，上下前牙代偿，下前牙Ⅰ度拥挤，磨牙为近中关系，18、28、38、48 在位。患者拒绝手术，强烈希望通过掩饰性治疗来排齐牙列，恢复咬合。

▶ 制订矫治方案时，设计考量如下：

- 考虑到该患者下牙列中度拥挤，上下颌骨不调，掩饰性治疗需要间隙排齐前牙、内收下前牙，调整磨牙关系。
- 该患者 38、48 都存在，38 近中倾斜，但倾斜角度不大，48 几乎水平阻生，磨牙为近中关系，同时 37 充填物已至髓腔，左侧下颌拥挤度大于右侧，下前牙代偿性舌倾，因此为减少磨牙远移量，设计拔除 37、48，尽量简化治疗。
- 该患者上牙列轻度拥挤，上颌牙弓缩窄，横向不调，利用上颌横腭杆等装置进行扩弓，一方面为排齐上牙列提供间隙，另一方面为恢复正常牙列弓形。

▶ 治疗注意事项

- 在推磨牙向远中的过程中，要注意垂直向的控制，防止面型恶化，压低后牙，使下颌逆时针旋转，加深覆𬌗，建立覆盖。上下前牙为了掩饰骨骼的畸形，建立正常咬合，可适当增加上下前牙的倾斜度。
- 推磨牙向后过程中，玻璃离子垫解除远移后牙时对颌牙的干扰。
- 对于没有生长发育潜力的成年患者，骨性Ⅲ类错𬌗畸形选择正畸掩饰性治疗或者正颌手术，此时不仅要考虑患者的意愿，还要综合考虑患者的牙颌面情况。对于严重错𬌗畸形的患者，应当通过外科手术来纠正骨性畸形，从而改善侧貌，协调软硬组织。对于边缘性病例，可通过正畸掩饰性治疗来改善牙齿的排列或者改变牙齿的倾斜度，从而掩饰轻中度的颌骨发育畸形，一定程度地掩饰牙性和骨性的不协调，从而尽量满足患者侧貌的改善，减少患者的痛苦和经济负担。
- 单纯正畸掩饰性治疗骨性Ⅲ类错𬌗畸形的效果是有一定界限的，尽管它能使牙齿建立正常的咬合关系，适度改善软组织侧貌，但对于想要显著改善骨骼关系，对外貌改善要求较高的患

**病例一（续）**

者，则更适合选择正颌手术治疗。因此，方案的选择要慎重。

▶ 治疗后

- SNB 变小，ANB 变大，说明下颌向后的掩饰性治疗达到预期效果。

- U1-NA 增加，L1-NB 减少，IMPA 减少，这是由于掩饰性治疗后上前牙唇倾、下前牙舌倾。
- FMA 增大，在推磨牙向后的过程中，下颌顺时针旋转，尽管这有利于反𬌗的解除，但是使得原本就高角的面型变得更加高角，这不是医生所希望的。

**病例介绍　病例二**

患者唐 ×，女，27 岁。

**主诉**　牙列不齐。

**现病史**　否认。

**既往史**　无全身系统性疾病，无过敏史。

**不良习惯**　幼时至今口呼吸习惯。

**家族史**　否认。

**口内检查**　恒牙列，上下牙弓牙槽突欠丰满，前牙Ⅱ度深覆𬌗，上前牙略舌倾，上牙列Ⅰ度拥挤，下牙列轻度拥挤，36、46 修复体，18、28、38、48 正位萌出，已建𬌗。

**面部检查**　凸面型，面中 1/3 较凸，颜面部不对称，右侧丰满，上中线正常。上唇短缩，下唇翻卷。

**模型测量**　双侧磨牙为远中关系，前牙深覆𬌗，上牙列Ⅱ度拥挤，下牙列Ⅰ度拥挤，18、28、38、48 正位萌出，已建𬌗。

**X 线及照相检查**　骨性Ⅰ类，36、46 根管治疗后。

**诊断**　安氏Ⅱ类。

**矫治计划**　①拔除 18、28、38、48；②隐形矫治技术；③推磨牙向后，排齐整平上下牙列，恢复上下前牙正常轴倾度；④调整覆𬌗、覆盖，调整咬合关系；⑤保持。

**矫治效果**　牙列排齐，咬合良好。

矫治过程见图 9-3-20～图 9-3-24。

治疗前后头影测量结果对比见表 9-3-2。

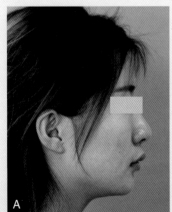
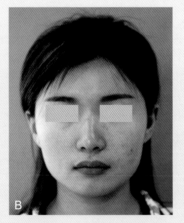
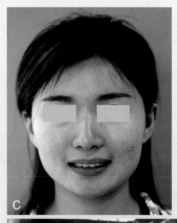
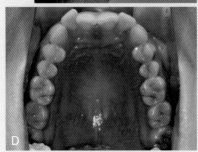
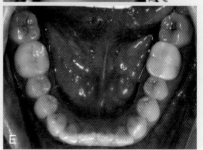

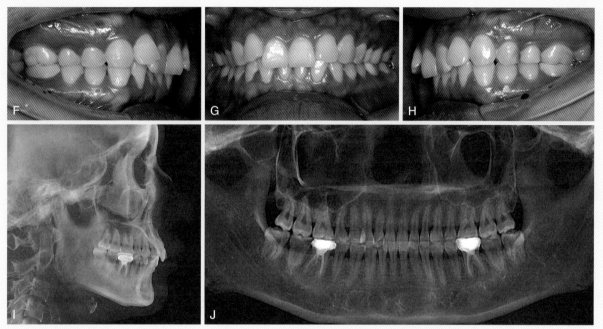

图 9-3-20　初始照和 X 线片。上前牙 Ⅱ 度拥挤，下前牙 Ⅰ 度拥挤。A. 侧位像；B. 正面像；C. 正面微笑像；D. 上颌𬌗像；E. 下颌𬌗像；F. 右侧咬合像；G. 正面咬合像；H. 左侧咬合像；I. 侧位片；J. 全景片

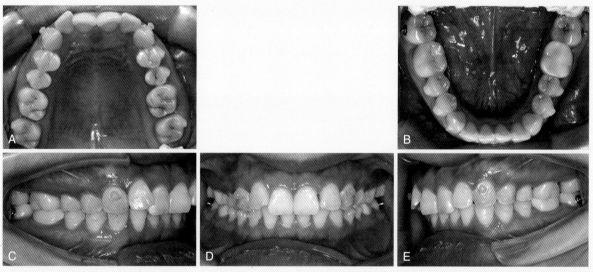

图 9-3-21　阶段照。拔除第三磨牙后，隐形矫治器推上颌磨牙向远中，16-17 及 26-27 间已出现间隙，配合 Ⅱ 类牵引增强前牙支抗，防止前牙唇倾。A. 上颌𬌗像；B. 下颌𬌗像；C. 右侧咬合像；D. 正面咬合像；E. 左侧咬合像

**病例二（续）**

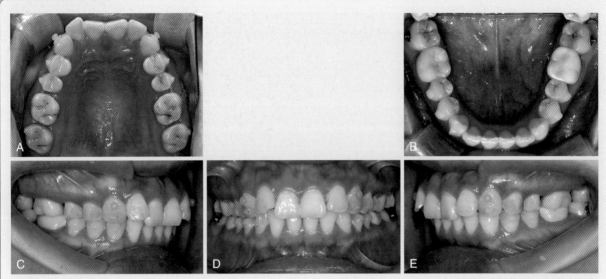

图 9-3-22    阶段照。隐形矫治器推上颌磨牙向远中，15-16、25-26 及 16-17、26-27 间已出现间隙，配合 II 类牵引防止前牙唇倾。A. 上颌𬌗像；B. 下颌𬌗像；C. 右侧咬合像；D. 正面咬合像；E. 左侧咬合像

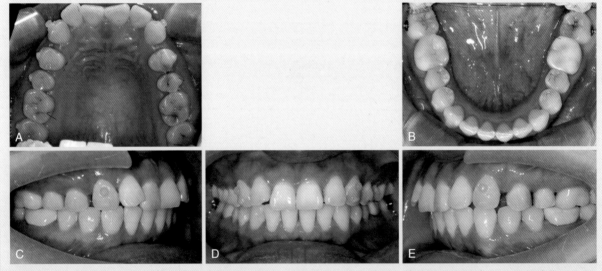

图 9-3-23    阶段照。隐形矫治器推上颌磨牙向远中，上颌后牙间隙已关闭，前牙区出现间隙。A. 上颌𬌗像；B. 下颌𬌗像；C. 右侧咬合像；D. 正面咬合像；E. 左侧咬合像

病例二（续）

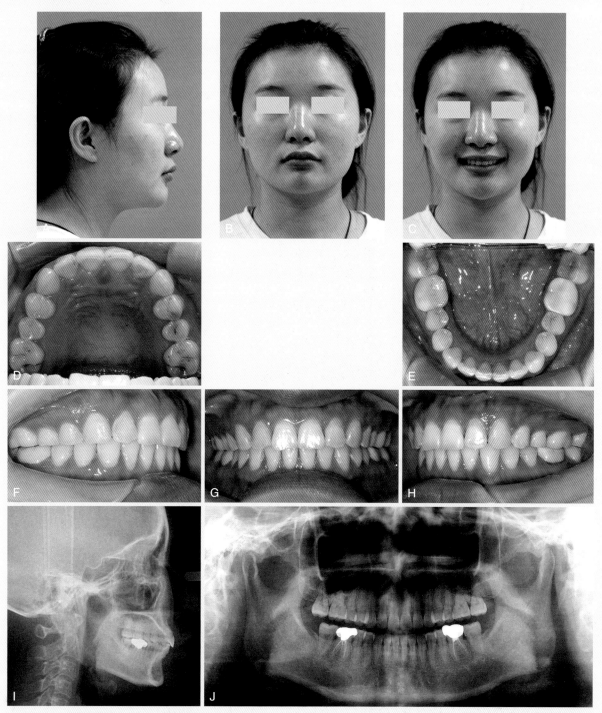

图 9-3-24 结束照和 X 线片。牙列排齐，适度内收，侧貌改善，前牙覆𬌗、覆盖正常，双侧上下颌尖窝关系良好，牙根平行度可。A. 侧位像；B. 正面像；C. 正面微笑像；D. 上颌𬌗像；E. 下颌𬌗像；F. 右侧咬合像；G. 正面咬合像；H. 左侧咬合像；I. 侧位片；J. 全景片

**病例二（续）**

表 9-3-2  头影测量结果对比

| 测量项目 | 正常值 | 治疗前 | 治疗后 |
|---|---|---|---|
| SNA（°） | 82.8±4.0 | 81.6 | 82.3 |
| SNB（°） | 80.1±3.9 | 77.6 | 79.0 |
| ANB（°） | 2.7±2.0 | 4.0 | 3.3 |
| NP-FH（°） | 85.4±3.7 | 81.1 | 84.9 |
| NA-PA（°） | 6.0±4.4 | 6.3 | 6.4 |
| U1-NA（mm） | 5.1±2.4 | 4.4 | 5.4 |
| U1-NA（°） | 22.8±5.7 | 16.6 | 20.2 |
| L1-NB（mm） | 6.7±2.1 | 5.8 | 6.6 |
| L1-NB（°） | 30.3±5.8 | 26.1 | 28.1 |
| U1-L1（°） | 125.4±7.9 | 133.3 | 129.7 |
| FMA（°） | 31.5±5.0 | 22.5 | 22.6 |
| FMIA（°） | 54.8±6.1 | 53.9 | 59.4 |
| IMPA（°） | 93.9±6.2 | 103.6 | 99.0 |

**经验分享**

患者为成年女性，凸面型。前牙Ⅱ度深覆𬌗，上前牙略舌倾，上牙列Ⅱ度拥挤，下牙列Ⅰ度拥挤，36、46 修复体，18、28、38、48 正位萌出，已建𬌗，双侧磨牙为远中关系。

▶ 制订矫治方案时，设计考量如下：

- 患者诉求是排齐牙齿，改善侧貌。该患者上颌中度拥挤，下颌轻度拥挤，固定矫治器及隐形矫治器对于此类病例都适用，而无托槽隐形矫治技术推磨牙向后具有可整体移动、效率高、患者舒适度和依从性高等优点，综合考虑患者的意愿，选择进行无托槽隐形矫治技术。

- 隐形矫治过程中，因患者是成人，因此设计拔除 18、28、38、48，为推磨牙向后提供间隙，排齐牙齿。

▶ 治疗注意事项：

- 尽管隐形矫治因为牙齿有材料覆盖，同时又是长期戴用，可以控制垂直向高度，但仍要注意防止推磨牙向后的过程中产生楔形效应，避免下颌过度顺时针旋转，该患者治疗即为低角，因此推磨牙向后过程中，下颌的顺时针旋转是可以接受的。

- 推磨牙向后的过程中需要设计Ⅱ类或者Ⅲ类牵引，对抗上下前牙唇倾的反作用力。牵引通常是挂在尖牙的精密切割拉钩和磨牙上粘接的舌侧扣上。磨牙上也可以设计精密切割拉钩，但是可能会导致矫治器脱位力加大，不利于矫治器与牙齿的良好包裹。

- 此患者治疗前上前牙直立，在治疗过程中，一定要注意控制好前牙的轴倾度，做好前牙的控根，不能让前牙过度唇倾，避免面型恶化。

（此病例由李琥医生提供）

## 病例介绍　病例三

患者李 ×，女，27 岁。

**主诉**　牙列不齐求治。

**现病史**　双侧颞下颌关节弹响。

**既往史**　无全身系统性疾病，无过敏史。

**不良习惯**　偏侧咀嚼习惯。

**家族史**　否认。

**口内检查**　恒牙列，前牙覆𬌗正常、Ⅱ度深覆盖，上牙列Ⅱ度拥挤，下牙列Ⅲ度拥挤。17、27 颊侧倾斜，26 腭侧倾斜，35、36、37 舌侧倾斜，22、33 反𬌗，15 已行根管治疗 + 冠修复，25 先天缺失。

**面部检查**　凸面型，颜面部不对称，右侧丰满，上中线正常。

**模型测量**　右侧磨牙为中性关系，左侧磨牙为远中关系，前牙Ⅱ度深覆盖，上牙列Ⅱ度拥挤，下牙列Ⅲ度拥挤。

**X 线及照相检查**　①骨性Ⅰ类；② 15 根管治疗术后，根尖可见低密度影；③ 25 缺失。

**诊断**　安氏Ⅱ类。

**矫治计划**　①拔除 18、28、38、48、15、34、45；②直丝弓矫治器排齐牙列；③配合种植支抗竖直 35、36、37，纠正 17、47 及 25～27、35～37 锁𬌗；④调整覆𬌗、覆盖，调整咬合关系；⑤保持。

**矫治效果**　①牙列排齐；②锁𬌗解除。

矫治过程见图 9-3-25～图 9-3-27。

治疗前后头影测量结果对比见表 9-3-3。

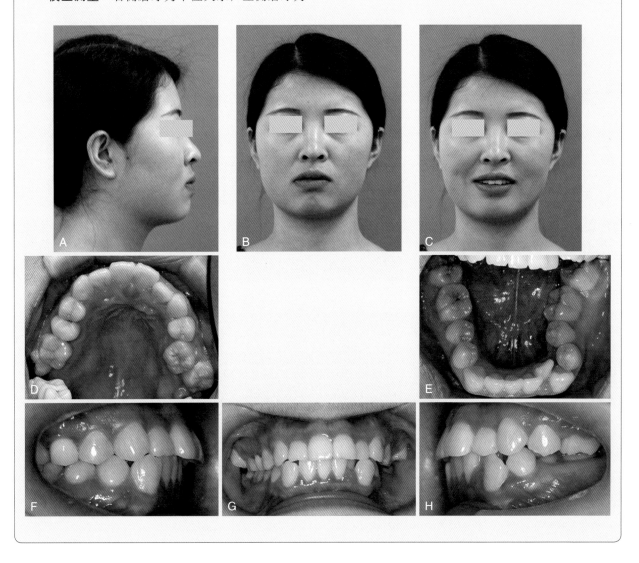

病例三（续）

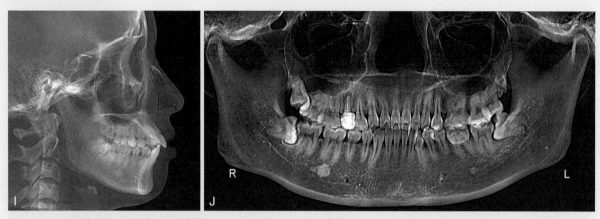

图9-3-25　初始照和X线片。A.侧位像；B.正面像；C.正面微笑像；D.上颌𬌗像；E.下颌𬌗像；F.右侧咬合像；G.正面咬合像；H.左侧咬合像；I.侧位片；J.全景片

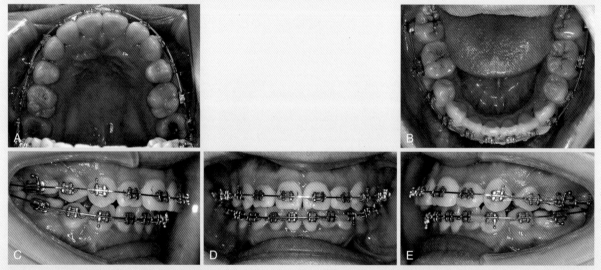

图9-3-26　阶段照。18、28、38、48、15、34、45已拔除，配合上颌𬌗垫及种植支抗已竖直36、37（由于阶段照片的部分丢失，此病例缺少采用种植支抗竖直36、37的过程）。A.上颌𬌗像；B.下颌𬌗像；C.右侧咬合像；D.正面咬合像；E.左侧咬合像

病例三（续）

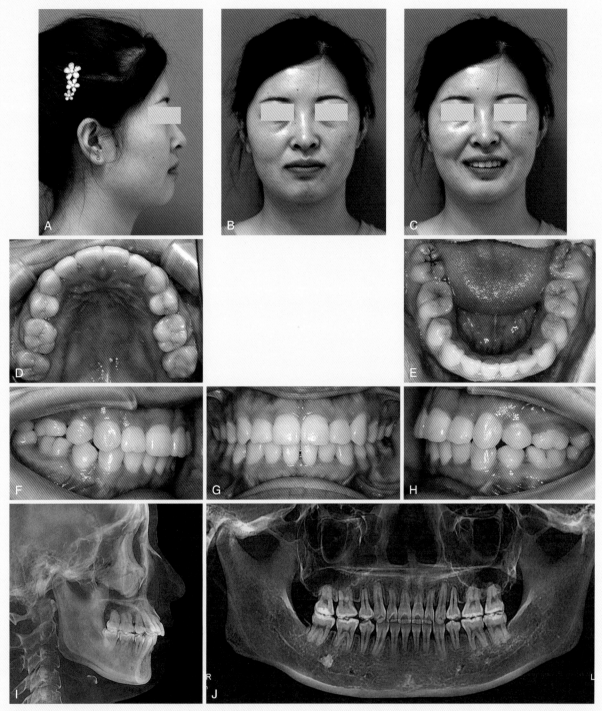

图 9-3-27　结束照和 X 线片。上下颌排齐整平，36、37 已竖直，双侧上下颌尖窝关系良好。全景片示未见牙根明显吸收，平行度可。A. 侧位像；B. 正面像；C. 正面微笑像；D. 上颌𬌗像；E. 下颌𬌗像；F. 右侧咬合像；G. 正面咬合像；H. 左侧咬合像；I. 侧位片；J. 全景片

**病例三（续）**

表 9-3-3　头影测量结果对比

| 测量项目 | 正常值 | 治疗前 | 治疗后 |
|---|---|---|---|
| SNA（°） | 82.8±4.0 | 84.3 | 84.2 |
| SNB（°） | 80.1±3.9 | 81.5 | 81.0 |
| ANB（°） | 2.7±2.0 | 2.8 | 3.2 |
| NP-FH（°） | 85.4±3.7 | 88.1 | 87.5 |
| NA-PA（°） | 6.0±4.4 | 6.9 | 6.5 |
| U1-NA（mm） | 5.1±2.4 | 8.2 | 5.3 |
| U1-NA（°） | 22.8±5.7 | 31.9 | 23.5 |
| L1-NB（mm） | 6.7±2.1 | 7.4 | 6.8 |
| L1-NB（°） | 30.3±5.8 | 31.2 | 29.1 |
| U1-L1（°） | 125.4±7.9 | 127.2 | 121.2 |
| FMA（°） | 31.5±5.0 | 30.7 | 31.2 |
| FMIA（°） | 54.8±6.1 | 53.2 | 53.4 |
| IMPA（°） | 93.9±6.2 | 96.1 | 95.4 |

**经验分享**

患者为成年女性，凸面型，骨性Ⅰ类。口内可见 17、27 颊侧倾斜，26 腭侧倾斜，35、36、37 舌侧倾斜，22、33 反𬌗。15 已行根管治疗和冠修复，X 线片可见根尖阴影。此患者牙列不齐，咬合关系差。患者诉求是排齐牙齿。

▶ 制订矫治方案时，设计考量如下：

- 该患者上牙列Ⅱ度拥挤，下牙列Ⅲ度拥挤，15 根管治疗术后，25 先天缺失，需要拔牙矫治。考虑到牙弓的对称性及 15 的自身情况，因此上颌拔除 15。右侧磨牙为中性关系，左侧磨牙远中关系，25~27、35~37 锁𬌗，在竖直过程中需要间隙及咬合关系调整的相对简易性，因此下颌拔除 34、45。

- 17、27 颊向倾斜，25~27，35~37 锁𬌗，第三磨牙存在于第二磨牙远中，考虑到竖直过程中间隙问题，拔除 18、28、38、48 后，可以为竖直 17、47、纠正 25~27 和 35~37 锁𬌗提供便利。临床设计时从美观、功能、健康出发，一般前牙区保留上下颌中切牙、侧切牙、尖牙，后牙区保留 1 颗前磨牙、2 颗磨牙即可。

- 该患者利用𬌗垫能够解除后牙干扰，同时配合种植支抗竖直后牙。

▶ 治疗注意事项：

- 锁𬌗大大降低了咀嚼效率，而且由于是一种锁结关系，限制了下颌骨的左右自由远中移动，可造成下颌骨左右发育不对称，甚至诱发颞下颌关节紊乱病。在临床中，微种植体以其体积小的优势，使其可以植入许多部位。该病例用微种植体作为强支抗用于竖直锁𬌗的磨牙，但由于电脑损坏，患者该阶段照片丢失，并未能提供种植支抗竖直磨牙过程的照片，在此病例中，分别在上颌第一、第二磨牙腭侧及下颌磨牙颊棚区植入种植钉，竖直后牙。

- 在竖直后牙的过程中，要注意解除锁结关系，因此𬌗垫式矫治器是一种良好的选择，利用𬌗垫能够解除后牙干扰，同时配合种植支抗竖直后牙。

- 该患者初始上颌中线基本居中，上颌仅拔除了 15，因此在治疗过程中要注意上颌中线问题，避免上中线的偏移。

- 在后牙竖直后，由于原先后牙缺乏正常磨耗，往往在咬合建立的过程中需要进行适当地调磨。

（此病例由赵春洋医生提供）

## 病例介绍　　病例四

患者贾 ×，男，25 岁。

**主诉**　种植前正畸。

**现病史**　否认。

**既往史**　无全身系统性疾病，无过敏史。

**不良习惯**　口呼吸、偏侧咀嚼习惯。

**家族史**　否认。

**口内检查**　恒牙列，双颌前突，前牙覆𬌗、覆盖正常，27、37 正锁𬌗，27 颊侧倾斜，37 近中舌侧倾斜、扭转，36 缺失，26 伸长。

**面部检查**　凸面型，颜面部不对称，长面型，上下颌前突。颜面部不对称，下颌右偏。上唇短缩，下唇翻卷。

**模型测量**　右侧磨牙为中性关系，前牙覆𬌗、覆盖正常，上下牙列 I 度拥挤，26 已伸长。

**诊断**　下颌牙列缺损。

**矫治计划**　修复前正畸。①拔除 28、38；②片段弓矫治；③配合种植支抗竖直 37；④压低 26、27、37；⑤扭转 37；⑥ 36 处留间隙以备后期修复治疗。

**矫治效果**　① 27、37 锁𬌗解除；② 26、27、37 压低；③ 37 扭转解除；④ 36 处剩余间隙修复。

矫治过程见图 9-3-28～图 9-3-31。

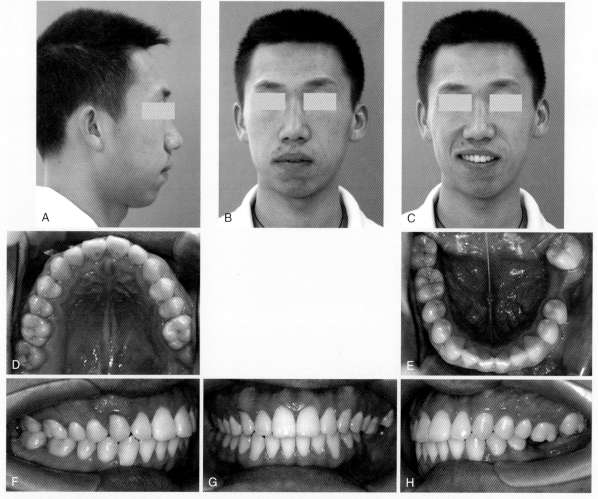

**图 9-3-28**　初始照。A. 侧位像；B. 正面像；C. 正面微笑像；D. 上颌𬌗像；E. 下颌𬌗像；F. 右侧咬合像；G. 正面咬合像；H. 左侧咬合像

**病例四（续）**

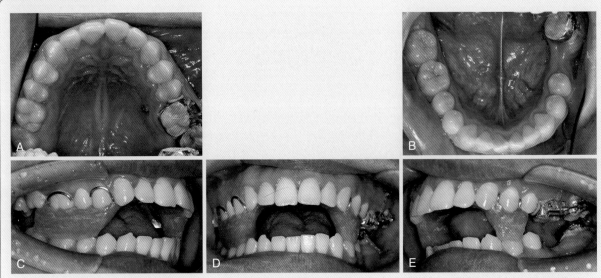

图 9-3-29　阶段照。上颌𬌗垫配合种植支抗压低 26，竖直 27、37。A. 上颌𬌗像；B. 下颌𬌗像；C. 右侧咬合像；D. 正面咬合像；E. 左侧咬合像

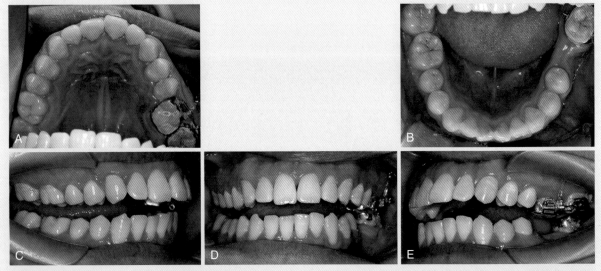

图 9-3-30　阶段照。上颌𬌗垫配合种植支抗继续压低 26，27、37 已基本竖直。A. 上颌𬌗像；B. 下颌𬌗像；C. 右侧咬合像；D. 正面咬合像；E. 左侧咬合像

**病例四（续）**

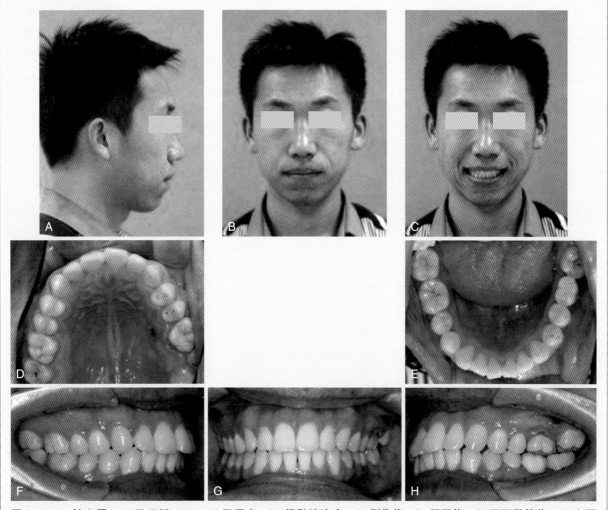

图 9-3-31　结束照。26 已压低，27、37 已竖直，36 行种植治疗。A. 侧位像；B. 正面像；C. 正面微笑像；D. 上颌
𬌗像；E. 下颌𬌗像；F. 右侧咬合像；G. 正面咬合像；H. 左侧咬合像

**经验分享**

　　患者为成年男性，凸面型。口内可见 27、37 正锁𬌗，27 颊侧倾斜，37 近中舌侧倾斜，38 近中阻生，36 缺失，26 伸长。患者诉求：种植前正畸治疗。考虑到患者的诉求及患者已成年，长期 36 的缺失导致牙槽骨缩窄，若贸然前移第二磨牙代替第一磨牙，第三磨牙代替第二磨牙，牙根的移动难以进行，因此考虑竖直 37 后存留足够间隙以备后期种植修复。

▶ 制订矫治方案时，设计考量如下：

- 此患者左侧第二磨牙正锁𬌗，27 颊侧倾斜，37 近中舌侧倾斜、扭转，26 伸长。拔除第三磨牙

能为竖直第二磨牙提供间隙，配合种植支抗及𬌗垫能有效控制支抗，最终第一磨牙处留间隙进行修复治疗。

▶ 治疗注意事项：

- 27、37 正锁𬌗，在竖直过程中会形成𬌗干扰，为 27、37 的直立带来一定难度，𬌗垫式矫治器能有效解除其中的锁结关系。
- 在竖直过程中，要防止间隙丧失，预留充足的间隙用于后期的修复治疗。

（此病例由赵春洋医生提供）

## 病例介绍 病例五

患者张 ×，女，16 岁。

**主诉** 牙列不齐求治。

**现病史** 否认。

**既往史** 无全身系统性疾病，无过敏史。

**不良习惯** 偏侧咀嚼习惯。

**家族史** 否认。

**口内检查** 恒牙列，前牙浅覆𬌗、浅覆盖，17、27 颊侧倾斜，37、47 未萌，13 唇侧异位，23 未萌出，后牙区局部反𬌗，小开𬌗，双侧磨牙为远中关系，上下牙弓缩窄。

**面部检查** 凹面型，颜面部不对称，右侧丰满，上中线右偏 1mm，下颌右偏，长面型。上唇短缩，下唇翻卷。

**模型测量** 双侧磨牙为远中关系，前牙浅覆𬌗、浅覆盖，上下牙列Ⅲ度拥挤，Bolton 指数大。

**X 线及照相检查** ①骨性Ⅲ类；② 23 近中阻生；③ 37、47 近中阻生。

**诊断** 安氏Ⅱ类。

**矫治计划** ①拔除 14、24、35、45、38、48；②直丝弓矫治技术排齐上下牙列，开辟 23 间隙，外科开窗，正畸牵引 23；③配合种植支抗纠正双侧下颌第二磨牙阻生；④唇舌肌训练；⑤保持。

**矫治效果** ①牙列排齐，覆𬌗、覆盖正常；② 23 牵引到位；③双侧下颌第二磨牙阻生解除。

矫治过程见图 9-3-32~图 9-3-37。

治疗前后头影测量结果对比见表 9-3-4。

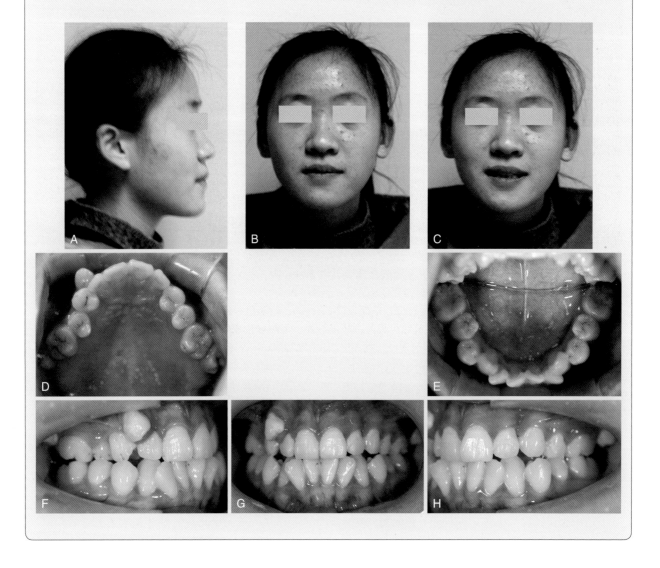

病例五（续）

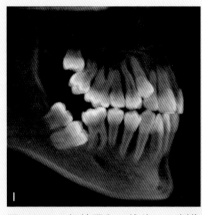
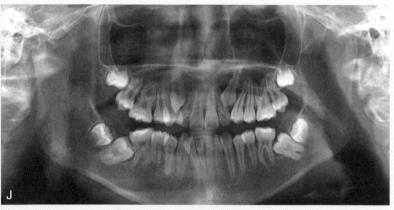

图 9-3-32　初始照和 X 线片。A. 侧位像；B. 正面像；C. 正面微笑像；D. 上颌𬌗像；E. 下颌𬌗像；F. 右侧咬合像；G. 正面咬合像；H. 左侧咬合像；I. CBCT 截图；J. 全景片

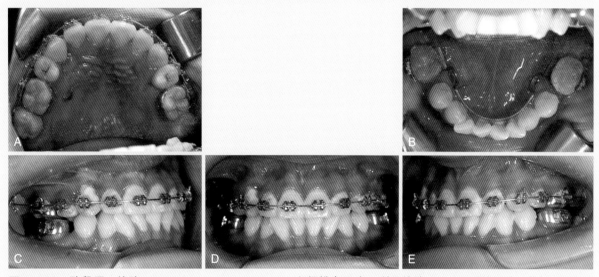

图 9-3-33　阶段照。拔除 14、24、35、45、38、48，上颌排齐牙齿，利用拔除 14、24 后的间隙，将 13 纳入牙弓，解除 23 对 22 的根压迫，牵引 23 到位，下颌拔除 35、45，间隙已有部分丧失，下颌戴用舌弓，防止 36、46 继续近中移位，同时下前牙有自行解除少部分拥挤的可能，下颌拔除 38、48，双侧下颌升支处植入种植钉，竖直 37、47，下颌舌弓维持牙弓长度。A. 上颌𬌗像；B. 下颌𬌗像；C. 右侧咬合像；D. 正面咬合像；E. 左侧咬合像

病例五（续）

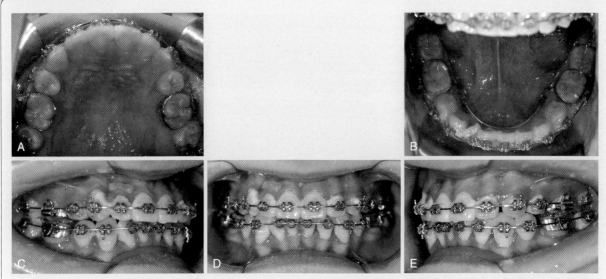

图 9-3-34　阶段照。上颌已排齐，下颌 37、47 已竖直，粘接下颌托槽，利用拔除的 35、45 间隙排齐下前牙。A. 上颌𬌗像；B. 下颌𬌗像；C. 右侧咬合像；D. 正面咬合像；E. 左侧咬合像

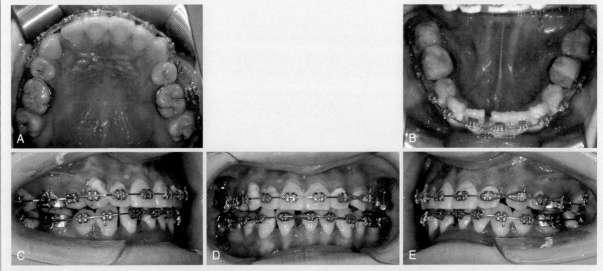

图 9-3-35　阶段照。由于下前牙区拥挤度较大，拔除 35、45 并不能完全解除拥挤，且考虑到 Bolton 指数等问题，拔除 41。A. 上颌𬌗像；B. 下颌𬌗像；C. 右侧咬合像；D. 正面咬合像；E. 左侧咬合像

病例五（续）

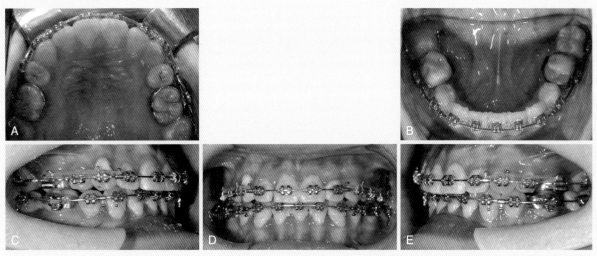

图 9-3-36 阶段照。精细调整阶段。A. 上颌𬌗像；B. 下颌𬌗像；C. 右侧咬合像；D. 正面咬合像；E. 左侧咬合像

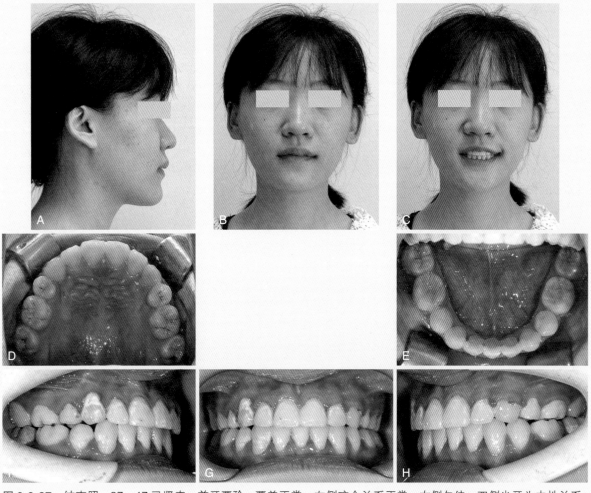

图 9-9-37 结束照。37、47 已竖直，前牙覆𬌗、覆盖正常，左侧咬合关系正常，右侧欠佳，双侧尖牙为中性关系，但是该患者口腔卫生较差，部分牙齿可见脱矿、龋坏。A. 侧位像；B. 正面像；C. 正面微笑像；D. 上颌𬌗像；E. 下颌𬌗像；F. 右侧咬合像；G. 正面咬合像；H. 左侧咬合像

**病例五（续）**

表 9-3-4　头影测量结果对比

| 测量项目 | 正常值 | 治疗前 | 治疗后 |
|---|---|---|---|
| SNA（°） | 82.8±4.0 | 84.0 | 84.2 |
| SNB（°） | 80.1±3.9 | 82.2 | 81.8 |
| ANB（°） | 2.7±2.0 | 1.8 | 2.4 |
| NP-FH（°） | 85.4±3.7 | 89.2 | 89.0 |
| NA-PA（°） | 6.0±4.4 | 5.6 | 5.9 |
| U1-NA（mm） | 5.1±2.4 | 8.4 | 5.5 |
| U1-NA（°） | 22.8±5.7 | 32.1 | 23.0 |
| L1-NB（mm） | 6.7±2.1 | 7.7 | 5.0 |
| L1-NB（°） | 30.3±5.8 | 31.9 | 26.1 |
| U1-L1（°） | 125.4±7.9 | 114.2 | 127.1 |
| FMA（°） | 31.5±5.0 | 30.7 | 31.9 |
| FMIA（°） | 54.8±6.1 | 50.0 | 53.7 |
| IMPA（°） | 93.9±6.2 | 99.3 | 94.4 |

**经验分享**

患者为青少年女性，骨性Ⅲ类错𬌗畸形，凹面型。口内可见上下牙列Ⅲ度拥挤，17、27颊侧倾斜，37、47未萌，13唇侧异位，23未萌，后牙区局部反𬌗，轻度开𬌗。患者诉求：牙列不齐求排齐，解决部分牙齿的未萌问题。

▶ 制订矫治方案时，设计考量如下：

- 该患者上下牙列Ⅲ度拥挤，23、37、47近中阻生且压迫邻牙。正畸的首要目的是解除阻生牙对邻牙的压迫，防止邻牙的牙根吸收，上颌拔除14、24，有利于23萌出。磨牙为远中关系。考虑到下前牙拥挤，牙弓后部长度不足，导致37、47萌出间隙不足，以及下颌第三磨牙对第二磨牙萌出的影响，下颌拔除35、45、38、48，竖直37、47。

- 矫治中，该患者在拔除35、45后，下颌后牙部分前移，磨牙的远中关系得以纠正，但是由于拥挤度及Bolton指数的原因，下颌牙列不能完全排齐整平，因此后期又拔除41。

▶ 治疗注意事项：

- 该患者35、45拔除后，先让下颌后牙前移一部分，从而解除第二磨牙对第一磨牙的压迫，为第二磨牙的竖直提供一定的间隙，并有利于磨牙关系的调整，然后使用下颌舌弓维持间隙，避免下颌第一磨牙继续前移。

由于电脑硬盘损坏，该病例治疗前后侧位片无法提供，头影测量数据来自纸质病历。

（此病例由沈岚医生提供）

（王　亮）

# 第三篇

# 拔牙矫治可能出现的问题及注意事项

# 第 10 章

# 拔牙矫治过程中口颌系统可能出现的问题

牙齿矫治是一个生物改建的过程，因此疗程较长，尤其是拔牙矫治的病例。在长时间的治疗过程中，口颌系统可能会出现一些问题，尤其是牙齿及牙槽突。若医生的预见性不足，没和患者沟通到位，患者会认为这是医生正畸治疗不当或不及时所致，导致医疗纠纷。常见的问题有牙齿脱矿、牙根吸收、颞下颌关节病、咬合紊乱、牙槽骨骨皮质开窗、骨开裂、牙龈退缩、黑三角、食物嵌塞等。本章就正畸治疗过程中患者常出现的问题做介绍，并分析原因及提出相应的防范措施。

## 第一节 正畸治疗中的牙齿脱矿

戴用固定矫治器后，由于托槽和钢丝的存在，易导致食物滞留，口腔自洁无法充分发挥作用。若患者口腔卫生习惯不好，常易出现牙龈炎、牙齿脱矿，甚至龋齿等，影响矫正进行及口腔健康。因此，医护人员应加强对患者的卫生宣教，如早晚及进食后、复诊前都必须把牙齿上的软垢及留存的食物残渣清理干净，并督促患者。

### 一、正畸治疗中釉质脱矿的临床表现

正畸治疗中或矫治结束拆除矫治器后，在牙齿的唇面可发现形态不规则的白垩色斑块，即为釉质脱矿，其本质上是釉质的早期龋，脱矿程度严重时，釉质表层剥离，表现为明显的龋损（图 10-1-1，图 10-1-2），甚至出现牙髓炎症状。当拆除固定矫治器

后，脱矿的病损会出现一定程度的再矿化，体现在原有的脱矿区域面积减小和矿物质含量增加，白垩色边缘变模糊，白垩色变浅。随着时间的推移，大多数牙齿因脱矿不严重的且再矿化的牙釉质表面经不断磨损，原有的脱矿会大大减轻甚至消失，对外观不会造成影响，但这一过程相当漫长，当然也有部分白垩色斑不会消退，可对患者的外观造成一定的影响，最终需要依靠修复治疗来弥补外观缺陷。

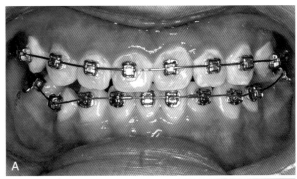
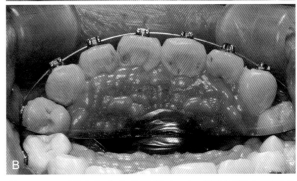

**图 10-1-1** 正畸治疗中釉质脱矿。A. 矫治过程中发现患者上颌前牙唇侧牙颈部出现白垩色脱矿区；B. 矫治过程中邻面清洁难度增加，上前牙常发生邻面脱矿甚至龋坏

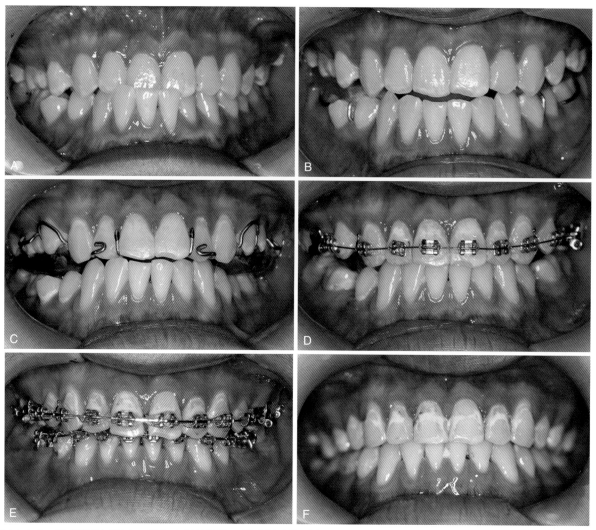

图 10-1-2　患者矫治过程中口腔卫生保持不佳，拆除矫治器时发现全口牙均有不同程度的脱矿。A. 初始正面像，前牙反𬌗，存在咬合干扰；B. 下颌平面𬌗垫去程序化；C. 上颌前方牵引促进上颌生长发育。此时可以看到上颌牙列牙颈部软垢较多，呈少许白垩色；D. 开始Ⅱ期治疗，此时上颌前牙颈部脱矿；E. 固定矫治 2 年后，上牙列脱矿更加严重；F. 拆除矫治器后，上颌牙列脱矿严重，影响美观

## 二、正畸治疗中釉质脱矿的患病情况

在没有任何预防措施的情况下，正畸患者的牙釉质脱矿患病率高达 50%~60%。

上前牙区最易发生牙釉质脱矿，上颌侧切牙的发生率最高，尤其是右上侧切牙，这是由于患者刷牙的方式所致，下颌尖牙和前磨牙也是易感牙位。带环松动的牙齿由于食物滞留也易发生牙釉质脱矿，但比较隐蔽。在出现牙釉质脱矿的牙齿上，托槽周边及托槽龈方的牙釉质是好发部位（图 10-1-3）。

## 三、病因

**1. 口腔卫生不佳**　安装矫治器后牙齿不易清洁，细菌和食物聚集在牙齿表面，产酸腐蚀牙面会发生牙齿釉质表面脱矿（图 10-1-4）。

**2. 酸蚀剂腐蚀牙面**　酸蚀剂如果不能及时清理也会引发牙齿釉质脱矿，也有可能因临床操作时酸蚀不当使牙釉质变粗糙，引起菌斑滞留。

**3. 内在病因**

（1）矫治器破坏了牙釉质脱矿与再矿化的动态平衡。

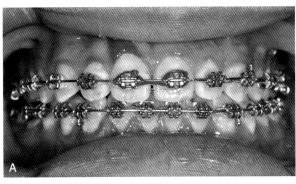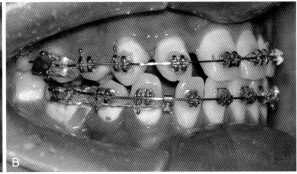

图 10-1-3　釉质脱矿好发部位。A. 上颌侧切牙及下颌尖牙和前磨牙；B. 托槽及带环龈方，46 带环龈方脱矿，并有龋坏，牙本质暴露

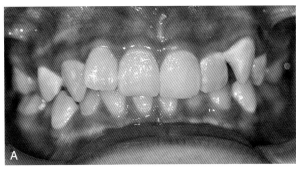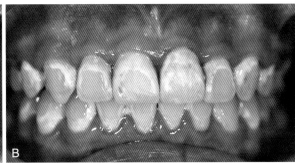

图 10-1-4　对于治疗前口腔卫生不佳的患者，佩戴矫治器后增加了牙齿的清洁难度，如果不重视将引起大面积的牙釉质脱矿。A. 青少年患者，治疗前可见患者口腔卫生不佳；B. 该患者矫治过程中口腔卫生不佳，拆除矫治器时全口牙齿脱矿加重

（2）矫治器使牙齿唇颊侧自洁作用减弱，改变了龈上菌群的生存环境，菌斑滞留，故托槽龈方的牙釉质和托槽周围的釉质更容易脱矿。

（3）患者唾液系统出现问题，唾液分泌量减小，黏稠度增加，势必会影响唾液对菌斑中酸性物质的缓冲作用，这种情况可见口腔内多数甚至全部牙齿脱矿，存在多个牙齿的活动性龋坏。这类患者是戴用矫治器后出现牙齿脱矿的高危人群，临床医生应引起高度重视，并提前履行告知义务，叮嘱患者加强平时的口腔清洁工作。

（4）可摘矫治器基托面积大，可能压迫腭侧黏膜，加上基托与组织面之间容易积存食物残渣，造成牙龈发炎，患者常因为疼痛而忽略清洁，造成恶性循环，增加腭侧牙齿脱矿的风险，此外在固位体所在牙位也常易引起脱矿（图 10-1-5）。

（5）固定矫治器由于进食后不能取下来刷牙、清洁，食物长期滞留于牙面，短期可出现牙釉质脱矿，长期则可能出现牙齿龋坏（图 10-1-6）。

## 四、防范措施

1. 做好卫生宣教，提醒患者及家长引起足够重视，养成良好的卫生习惯，饭后认真刷牙，每次刷牙对着镜子刷洗干净牙面。

2. 熟练使用牙缝刷，对牙间隙等不易刷到的部分，用牙缝刷清洁干净（图 10-1-7）。

3. 指导患者正确摘戴矫治器，每次进食后取下刷牙，并将矫治器刷洗干净。

4. 定期洁牙，尤其是成年患者。

5. 对青春期牙龈患者，可暂停正畸，转牙周科治疗，必要时做牙龈切除手术。

6. 对已出现脱矿的牙齿，应告知家长及患者，进行卫生宣教，敦促患者养成良好的口腔卫生习惯。出现龋坏的牙齿应转牙体牙髓科进行相应治疗。

（刘　敏　赵春洋）

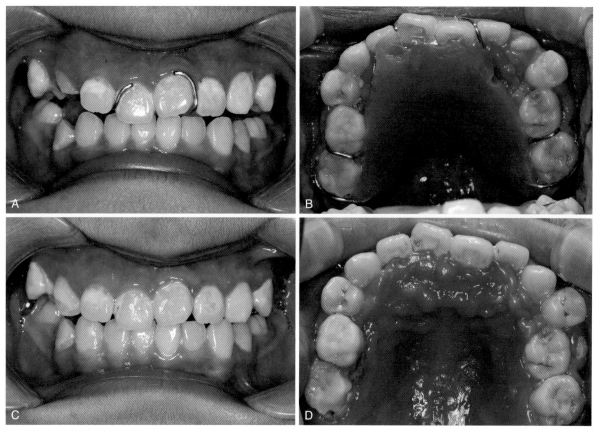

图 10-1-5　戴用可摘矫治器的患者，上颌牙唇侧及腭侧均存在脱矿。A. 11、21 上放置单臂卡环；B. 上颌配合平面导板；C. 11、21 单臂卡环处明显脱矿；D. 每次进食后没有摘下清洁，取下平面导板后发现上颌腭侧黏膜红肿，基托覆盖牙腭侧均有不同程度的脱矿

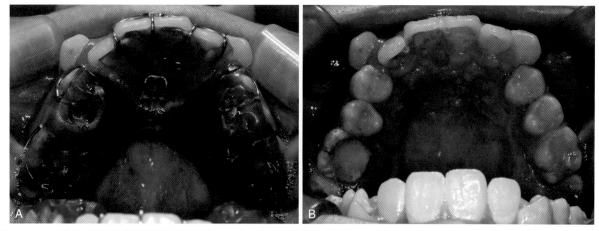

图 10-1-6　𬌗垫式矫治器进行前牙段扩弓的患者，因矫治器不能取摘，导致食物滞留，牙龈红肿，牙齿舌侧面龋坏。A. 𬌗垫式矫治器粘接固定于牙面上；B. 摘除矫治器后前牙舌侧脱矿严重

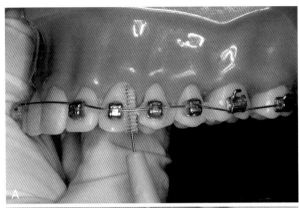

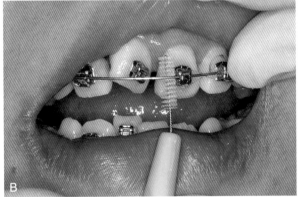

图 10-1-7　指导患者使用牙缝刷

# 第二节　正畸治疗过程中的牙周风险

正畸治疗过程中的改建主要是牙周组织的骨改建，正常情况下牙龈的反应变化相对较小，改建速率慢于骨组织。而当矫治器的存在影响了口腔的自洁功能，妨碍了刷牙，加之患者口腔卫生习惯不佳时，就会出现食物残渣滞留，菌斑产生，牙菌斑的长期刺激不但会导致牙齿脱矿、龋坏，还会导致牙周组织损害，出现牙周组织疾病，如临床上常见的牙龈炎，甚至发展成更严重的牙周炎。同时，牙齿的移动改变了原有的对颌牙的咬合关系，𬌗创伤或不恰当的矫治力都可能会造成牙周伤害，尤其拔牙矫治中牙移动幅度大，治疗时间长，牙周损伤的风险也会增加。

## 一、正畸治疗过程中的牙周组织炎症的种类及临床表现

正畸治疗过程中常出现的牙周组织炎症有牙龈炎和牙周附着丧失。

### 1. 牙龈炎、牙龈增生

（1）临床表现：牙龈炎的主要临床表现是牙龈红肿、出血、疼痛、口腔异味，也有些患者表现为牙龈增生（图 10-2-1）。

（2）可能原因：龈缘附近牙面上堆积的菌斑是其发生的始动因素。患者佩戴的正畸装置增加了局部菌斑控制的难度，对患者的自我口腔维护、口腔菌群的组成等均会产生影响。此外，患者如果长时间张口呼吸，冷空气可以直接刺激上颌唇侧牙龈。这也是发生牙龈炎的病因之一。磨牙带环对龈缘的机械刺激、治疗过程中的𬌗创伤、粘接剂过多、食物嵌塞等机械性刺激均是导致和加重牙龈炎的病因。而最为顽固的是激素导致的牙龈炎，青少年儿童由于青春期体内激素变化，常会伴随有青春期牙龈炎，更会加重牙龈的增生。

（3）解决办法：正畸治疗前积极开展椅旁口腔卫生宣教，在正畸治疗过程中注意口腔卫生，定期进行口腔卫生的维护。

### 2. 附着丧失、牙龈退缩

（1）临床表现：牙龈退缩是指牙龈边缘向釉牙骨质界的根方移动，严重时可导致牙根暴露，临床冠增长（图 10-2-2）。最可怕的是牙龈炎的牙龈肿胀常会掩盖牙周附着的丧失，当发现牙龈退缩和牙根暴露时，附着丧失往往已经到了一个较为严重的程度。

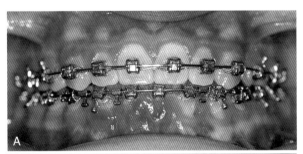

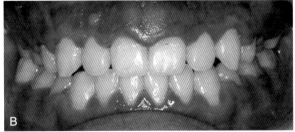

图 10-2-1　牙龈炎及牙龈增生。A. 下前牙区口腔卫生不佳，牙龈红肿，探诊易出血；B. 拆除矫治器时，可见全口牙龈增生

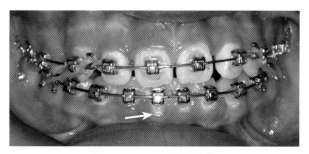

图 10-2-2　41 牙龈退缩

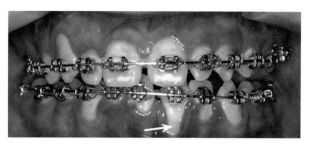

图 10-2-3　31 牙槽骨吸收，牙周附着丧失，牙根暴露

（2）可能原因：除解剖因素外，牙龈退缩的发生还与年龄、牙周疾病、刷牙不当及咬合创伤等有关。其中下颌中切牙最容易发生牙龈退缩，这与其唇侧骨板厚度较薄以及角化龈不足有关。目前普遍认为，与正畸移动相关的牙龈退缩主要是由于牙齿的移动突破了牙槽突的生理范围，如过度扩弓或过度唇、舌向倾斜移动等，正畸作用力导致牙根挤压本就菲薄的骨板，造成其快速吸收，继发牙龈退缩。牙齿移动超出牙槽窝的生理范围可能发生更多的牙龈退缩。

（3）解决办法：纠正不正确的刷牙方式，调整正畸力或咬合力，去除𬌗创伤，应避免施加力量于单颗牙齿的往复移动，防止退缩进一步加重。一旦出现超过 2mm 的牙龈退缩，应立即停止牙齿向加力侧移动，并考虑缩短正畸时间，必要时需在完善的牙周基础治疗后，采用牙周手术治疗进行干预。

**3. 牙槽骨吸收、牙齿松动**

（1）临床表现：牙龈呈现暗红色，多有牙结石与牙周袋，牙龈肿痛、出血、牙周附着丧失，牙槽骨吸收（图 10-2-3）。

（2）可能原因：一般来说，正常的正畸治疗不会导致牙周附着丧失，但会造成牙槽嵴发生少量的吸收，导致嵴顶降低 0.2～0.5mm。但如果口腔卫生长期控制不好，在牙菌斑和牙结石的长期刺激下，有些牙龈炎症就会逐步发展为牙周炎。当正畸力导致牙齿出现倾斜移位或压入移位时，可使龈上菌斑移至龈下，并于上皮结合处形成牙周袋上皮，逐渐导致牙槽骨吸收，甚至牙齿松动。而不恰当的矫治力也会导致牙周组织疾病，或者加重已有的牙周病变，严重程度与矫治力强度和时间密切相关，临床矫治时间越长，牙周组织的丧失越明显。治疗过程中，如果牙齿出现Ⅱ度以上的松动就应引起注意。

（3）解决办法：在控制感染的基础上注意轻力矫治。

## 二、正畸治疗过程中的牙周组织炎症的患病情况

目前报道青少年在正畸治疗过程中约 50% 的患者会出现牙龈炎，成人由于自我保健意识强，口腔卫生好，在正畸治疗过程中牙龈炎的发生率远远低于青少年。约 10% 的正畸患者会出现牙周组织的破坏，牙周附着丧失，临床冠增长，这种损害成人高于青少年。

## 三、牙周组织炎症的好发部位

后牙比前牙更易发生牙周组织炎症，且程度更为严重，上颌相比下颌更易发生。下颌前牙也是牙周炎症的好发部位。就单个牙齿来说，邻面较唇（颊）和舌面更易发生，程度也更为严重（图 10-2-4）。

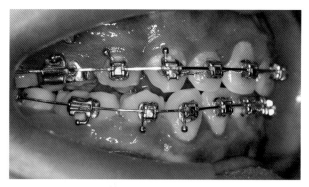

图 10-2-4　后牙比前牙更易发生牙周炎症，尤其是上颌后牙

## 四、正畸治疗中的口腔健康教育和卫生保健

在正畸治疗中，牙周附着的丧失往往是一种不可逆的损伤，因此，对于正畸中出现的牙周组织损害，要预防为主、防治结合，才能在最大程度上

缓解治疗中出现的不良现象。除常规洁牙外，制作口腔卫生宣教视频，能更加形象直观地向患者进行宣教。

提高正畸患者对于菌斑控制重要性的认识，明确口腔卫生不良的危害，对于未成年患者还应取得患者及家属的理解和配合。成年患者依从性好，但也会有少数成年男性患者忽视口腔卫生。

对于在正畸治疗前口腔卫生状况不佳的患者，更需要在矫治器戴入前进行反复不断的口腔卫生宣教和指导，直至其口腔卫生状况有了明显改善后再开始治疗。刷牙可采用专用的正畸牙刷，刷牙时横刷清洁矫治器，竖刷清洁牙齿，矫治器托槽与托槽之间和牙缝间应使用牙缝刷清洁。为防止牙釉质脱矿可以局部使用氟化物，粘接托槽后，使用含氟泡沫处理牙面 5 分钟，每隔半年牙齿洁治后重新处理一次。规范正畸操作，控制酸蚀面积、清除粘接剂"飞边"、选择合适的带环、减少附加装置等，以便于清洁，减少菌斑。

在适宜的矫治力作用下，牙槽骨组织改建过程是破骨和成骨。如果菌斑未能得到很好的控制、原有牙周附着差、不适当的矫治力或𬌗创伤，都对牙周造成损害，导致牙槽骨附着的高度下降，严重时出现牙周炎。菌斑的控制是预防正畸治疗中牙周组织损害的最有效方法，正畸治疗前必要的牙周健康维护，对牙周病患者，正畸治疗过程中须进行系统的牙周治疗，待稳定后恢复正畸治疗。对于成年患者，正畸医生须和牙周医生协作维护患者的牙周，如发现问题应及时请牙周医生诊治。

对于极少数仍不能合作的患者，正畸医生有权利终止其正畸治疗！

（刘　敏　赵春洋）

## 第三节　正畸治疗后牙根吸收

牙根部由牙骨质覆盖，在适宜矫治力作用下的常规正畸治疗中，牙骨质没有吸收或只有少量吸收，因为吸收范围小、程度轻，X 线片上难以发现。然而，正畸临床上还是有一些病例会发生明显的牙根吸收，且往往不是医生首先发现，而是患者本人发现牙齿松动严重后告诉医生，经检查后证实的（图 10-3-1）。正畸治疗过程中发生牙根吸收的病例尽管不多，但有时会给医生带来很大的麻烦。本节着重介绍正畸治疗过程中牙根吸收的原因及注意事项。

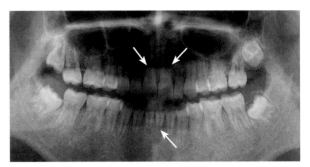

图 10-3-1　全景片显示正畸治疗后牙根发生吸收。上下颌中切牙均发生了牙根吸收，箭头所示为牙根吸收部位

## 一、牙根吸收的概念及流行病学调查

牙根吸收是正畸治疗的并发症之一，是一个牙根尖部牙骨质和牙本质丧失的病理过程。正常个体中牙根尖吸收的发生率仅为 1%～5%，而正畸患者的发生率则为 21%。虽然牙根吸收的总发病率比较高，但会对患者产生不良后果的中重度牙根吸收发生率相对较低，为牙根吸收患者的 12%～17%。研究中重度牙根吸收的致病因素以及防治对正畸具有重要的临床指导意义。

## 二、牙根吸收的类型

正畸牙根吸收的分级根据牙骨质和牙本质破坏、修复的程度不同，牙根吸收的表现分为以下 3 个等级：

第一等级（轻度）——牙根的表层吸收：只有表层牙骨质局限性吸收，吸收范围小，最终可以被邻近的组织完全修复，该过程类似于骨小梁的修复。正畸过程中基本上都存在表层吸收，表层吸收可以被完全修复，对正畸治疗基本无影响（图 10-3-2）。

第二等级（中度）——牙根部牙本质吸收：正畸治疗中牙根部牙骨质与内层牙本质发生吸收，由类牙骨质进行修复。发生吸收和修复的牙根最后形态可能与原形态不一致。这种吸收在正畸治疗中较多见，通过 X 线片不易发现，但对正畸治疗的效果可能会有一定影响（图 10-3-3A）。

第三等级（重度）——根尖周吸收：根尖硬组织发生进行性吸收，使牙根明显缩短（图 10-3-3B）。

很显然，中重度牙根吸收是临床医生们不愿看到并需要重点防范的。

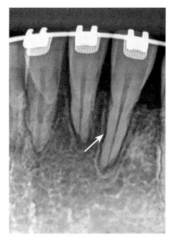

图 10-3-2　轻度的牙根吸收。箭头所示牙根表面轻微的凹陷即为轻度的牙根吸收

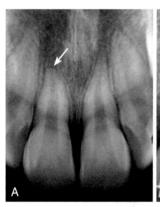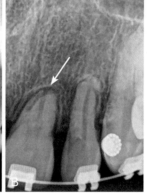

图 10-3-3　中度和重度的牙根吸收。A. 短箭头所示处牙根变短，根尖圆钝，为中度吸收；B. 长箭头所示处牙根吸收大半，余留牙根长度不足原来根长的 1/3，为重度吸收

根据吸收的原因及进程不同，牙根吸收又可以分为进行性吸收和特发性吸收。进行性吸收发生在单颗牙齿或多颗牙齿，多发于牙根尖，X 线片可见根尖圆钝，牙根变短，常因矫治力过大或持续时间过长导致。特发性吸收可见于单颗牙齿或多颗牙齿，原因不明，可能与骨代谢异常相关，常是正畸治疗前已经存在牙根吸收，X 线片可见根尖圆钝，牙根较短，施加矫治力后会加重其吸收，不仅牙骨质吸收，深层的牙本质也有吸收，即便矫治终止，牙根吸收仍然持续。

## 三、牙根吸收的病因

正畸治疗过程引起牙根吸收的因素很多，主要分为遗传因素和环境因素。

### （一）遗传因素

遗传因素是导致牙根吸收发生的一个重要因素。从临床实践中可知，乳牙或恒牙的牙根吸收都存在明显的个体差异。基因对牙根吸收的发生发展会产生很大影响，通过基因检测可以预测 70% 的牙根吸收。牙根吸收的遗传易感性为多基因性质，基因表达与牙根吸收的发生发展有相关性。

父母、亲属的正畸治疗史可为患者的牙根吸收预测提供参考。

### （二）环境因素

**1. 先天因素**　牙根的形态及结构。圆钝或圆桶形牙根对吸收的抵抗力较强，而狭窄、斜形牙根则容易发生牙根吸收。最严重的根吸收常见于上颌侧切牙，可能与上颌侧切牙牙根形态窄长有关。

异形根是牙根吸收的高度预警因素，治疗中应格外关注，并进行监测。

**2. 后天因素**　包括生物因素、治疗因素、功能因素、免疫因素。

（1）生物因素：包括年龄、牙龄、正畸治疗前已存在牙根吸收、牙位、错𬌗畸形的种类等。

1）年龄和牙龄：牙龄与牙根吸收的相关性更高。牙根尚未完全形成的牙齿不易发生吸收。成人组织改建的能力较差，通常会造成根尖吸收和牙槽骨破坏。

成人对正畸力的反应较慢，牙根吸收的可能性大，起始阶段的用力需要非常小心，观察牙根的反应情况逐渐调整正畸力的大小。

2）正畸治疗前已存在牙根吸收：通常这类牙根都存在狭窄、斜形的特点，因此更容易发生牙根吸收。

3）牙位：一般认为，最易发生牙根吸收的牙齿依次是切牙、上颌第一磨牙、上颌第一前磨牙、上颌第二前磨牙、上颌尖牙，而下颌尖牙、下颌第一前磨牙、下颌第二前磨牙和下颌第一磨牙则不易发生牙根吸收。

上颌牙齿比下颌牙齿更易发生牙根吸收。上颌切牙最易受累，其次是下颌切牙。后牙根吸收量及范围比前牙小。

上下颌切牙是正畸治疗中监测牙根吸收的重点牙位，可定期对其进行 X 线片检查，尽早发现可疑的牙根吸收。

4）错𬌗畸形的种类：不同种类的错𬌗畸形存在不同的矫治方案，拔牙与否、牙齿的不同移动方式都可能引起不同的牙根反应。垂直向压低牙齿更易导致牙根吸收，故在使用种植钉压低上下前牙时，应每隔 2~3 个月拍牙片检查，发现牙根吸收立即停止加力（图 10-3-4）。

（2）治疗因素：

1）矫治力量过大，容易引发牙根吸收。拔牙矫治过程中施加过大的前牙转矩力量、过大的压低前牙力量、关闭拔牙间隙时过大的牵引力量，都是容易导致牙根吸收的因素。Damon 矫治技术中的解咬合虽然简单便捷，方便了临床医生，但是对上下中切牙的咬合创伤太大（图 10-3-5），临床应谨慎使用，并注意观察，及时停止。

2）经过牙髓治疗后的牙齿抵抗牙根吸收的能力更强。牙髓治疗后的牙齿，其根尖的牙骨质、牙本质钙化增强，密度及硬度增高，不易发生牙根吸收。但因此也使得该牙移动减缓，应该使用轻力、间歇力移动此类牙齿及其邻牙。

3）持续力比间歇力更易引起牙根吸收，但持续轻力很少引起牙根吸收；间歇重力会引起牙根吸收，但由于存在间歇期，所以牙根吸收与修复的动态平衡仍然可以保证牙根吸收不会太严重；而持续的重力则会破坏动态平衡，导致严重的牙根吸收。

正畸治疗应追求持续轻力，保证间歇重力，避免持续重力。对埋伏牙的牵引治疗主张使用间歇力。

4）牙齿移动范围越大，牙根吸收越严重。治疗持续时间越长，出现牙根吸收的概率越高。严重的牙根吸收几乎都与治疗时间过长有关。

对于拔牙矫治病例，正畸治疗阶段可远期监测牙根吸收，尤其是成年患者和治疗时间较长的患者。

5）矫治技术与牙根吸收有关。使用标准方丝

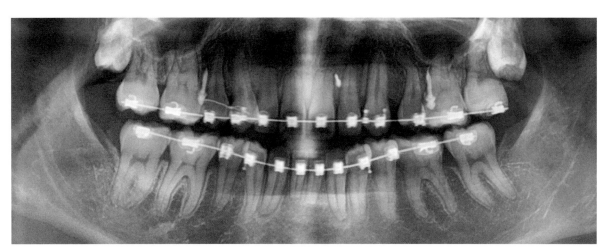

图 10-3-4　切牙压低导致牙根吸收。牙根变短是因为种植钉压低前牙时力量偏大，引起中切牙牙根吸收

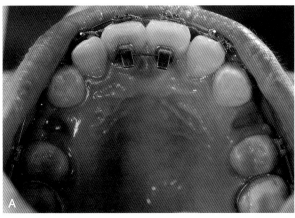
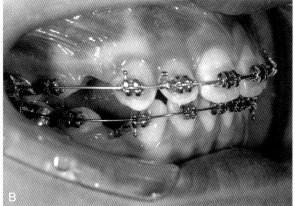

图 10-3-5　粘接式咬合导板的应用。咬合导板解咬合方便了临床医生，但是对上下中切牙的咬合创伤大。A. 咬合导板𬌗面像；B. 咬合导板侧面咬合像

弓矫治技术的患者，其中切牙的牙根吸收显著增加；使用热激活超弹性弓丝的技术，可以明显减少牙根吸收的发生。

6）牙齿移动的方式也与牙根吸收有关，牙齿的压入移动引起的牙根吸收更严重。容易引起牙根吸收的牙移动方式包括：前牙长期倾斜移动、磨牙远中倾斜移动、体积小的牙齿长时间连续的整体移动、转矩移动和压低移动。在其他各方面都很好控制的情况下，切牙压低再加根舌向转矩是影响根尖吸收的最主要因素（图10-3-4）。

在进行牙齿压低时，力量应柔和，避免根尖应力高度集中而导致牙根吸收。牙齿在骨松质中的移动是安全的，如果牙齿移动中牙根接触到骨皮质，则极容易发生牙根吸收。因此，控制牙齿在骨松质范围内移动可极大避免牙根吸收的发生。应注意牙齿移动中的转矩控制，选择使用TMA丝既可以弯制第三序列来控制转矩，又可产生更加柔和的矫治力；对于某些对整体移动要求较高的病例，关闭曲可提供更为柔和的转矩控制和无摩擦的矫治力。殆创伤会导致和加重牙根吸收的发生。

（3）功能因素：外伤后的牙齿更易发生牙根吸收。

（4）免疫因素：营养、内分泌与牙根吸收相关。变态反应、牙根形态异常和哮喘是正畸牙移动过程中出现牙根过度吸收的高危因素。甲状腺功能减退症（简称甲减）可能会增加牙根吸收的风险。食物中缺乏钙和维生素D也容易引发牙根吸收。过敏反应、内分泌代谢紊乱和牙根吸收密切相关。

患有糖尿病、甲减及哮喘等系统疾病的正畸患者需要提前告知其发生牙根吸收的高风险性，并且在治疗过程中密切关注牙根吸收。

## 四、牙根吸收的修复

牙根吸收是由正畸治疗中某些因素引起的，在一系列细胞因子调控下，牙周膜内的破牙骨质细胞活性增强导致牙周膜透明性变，牙根失去外层骨质的保护，加速破牙骨质细胞活动吸收牙根。当透明性变组织形成，牙根吸收将会停止。紧接着牙周膜再生，透明性变区域会被巨噬细胞清除，牙齿得以继续移动。正畸治疗中的矫治力可能会直接破坏牙根表面，透明性变组织下的牙根表面吸收发生仅仅几天后，其周围的修复过程就已经开始进行

了。直到清除所有的透明性变组织或者矫治力减轻，牙根吸收过程才会停止并修复。矫治力超过$20 \sim 26 \mathrm{gm/cm}^2$的理想范围，就会导致玻璃样变的发生，从而引发牙根吸收。但在大部分正畸牙齿移动的过程中，牙根的吸收和修复是不断循环发生的，是正畸治疗中不可避免的生理过程之一。如果控制得当，这种吸收和修复处于一种动态平衡的状态，就不会产生或者只会产生微量的牙根吸收，一旦修复的平衡被打破，就会产生临床上可观察到的牙根吸收，影响正畸治疗。

## 五、牙根吸收的诊断

就牙根吸收而言，早期诊断显得尤为重要，可以及早去除导致牙根吸收的病因，及时调动牙根吸收的修复机制，防止重度牙根吸收的发生发展。目前牙根吸收常用的诊断手段是影像学方法，随着生物免疫技术的不断发展，生化方法也开始应用于牙根吸收的诊断中。牙根吸收诊断的发展方向是：早期诊断、三维诊断、动态诊断。因此，对牙根吸收的高危人群需在治疗前履行告知义务，正畸治疗过程中密切观察，可以定期拍X线片，以及时发现牙根吸收，即使常规治疗无高危因素的患者，在治疗过程中适当拍片观察也是很有必要的。

### （一）牙根吸收的影像学诊断方法

由于牙根为骨组织和软组织所包绕，不能够直接观察和测量。长期以来，牙根吸收主要通过影像学方法进行诊断与评价。目前广泛使用的是曲面断层X线片和根尖片。在医疗条件完善的地区，CT已经成为诊断正畸牙根吸收的有力助手。

**1. 曲面断层X线片在正畸牙根吸收诊断中的应用**（图10-3-1） 曲面断层X线片又称为全景片，可对同一牙根治疗前后的形态及长度变化进行牙根吸收的诊断与评估。①直接测量牙根吸收的量：拍摄牙根吸收前后的全景片。分别测量同一牙齿牙根长度，两值相减得到牙根吸收的量。这种方法虽然直观，但其精确性与X线拍摄方法密切相关，不如根尖片精确。②计算牙根吸收量占总根长的比例：拍摄牙根吸收前后的全景片，分别测量牙根长度，用公式计算牙根吸收与牙齿总长的比例。计算牙根吸收的相对量以反映牙根吸收的严重程度，更加客观可靠。③按牙根吸收程度分级：拍摄牙根吸收前

后的全景片，由同一观察者分别目测同一牙齿长度、形态变化，对不同严重程度的牙根吸收进行分级：0 度 = 无牙根吸收；1 度 = 轻度吸收，根尖变圆钝；2 度 = 中度吸收，根尖从变圆钝到根尖吸收至 1/3 根长；3 度 = 重度吸收，根尖吸收超过 1/3 根长。此方法存在很大的主观性。

**2. 根尖片在正畸牙根吸收诊断中的应用（图 10-3-6）**　根尖片是测量牙根长度及评价牙槽骨吸收情况的基本方法，虽然也存在放大因素，但通常不足 5%，并且不会因为患者的位置不正而造成图像的模糊。投照技术分为两类：分角投照技术和平行长焦距投照技术。分角投照技术中由于 X 线与被检查牙齿的长轴倾斜一定的角度，会产生一定的失真和变形，对牙根吸收进行研究不是很准确。平行长焦距投照技术显示的影像近似真实，可以对牙根吸收进行较精确地诊断。数字化根尖片可对牙根吸收进行相对比例的诊断，进行数字减影处理等可以获得更为精确的诊断结果，并能够很便捷地归档存储。

**3. CT 在牙根吸收诊断中的应用（图 10-3-7）**

CT 技术对牙根内、外吸收的诊断精确度高，比全景片更能精确地显示发生在唇舌侧的牙根吸收。CBCT 能更为全面地分析牙根吸收的情况。牙根尖部发生的微小牙骨质吸收也能被 CT 检测出来。

### （二）牙根吸收的生化诊断方法

无创性生化诊断方法是近年来研究牙根吸收诊断方法的新方向。通过检测龈沟液中各种生物物质含量变化来间接诊断牙根吸收。当牙齿受力时，牙根受力部位附近的牙周膜细胞穿入未矿化的前牙本质中，引发一系列反应导致牙根吸收的发生。牙根组织被特定的细胞分解和吸收，被分解的生物物质被释放到龈沟液中，通过生化手段检测出这些生物物质的含量，可以诊断牙根吸收的严重程度，破解牙根吸收的深层机制，实现在正畸治疗中的有效干预。目前，相关的研究方法主要有蛋白免疫印迹法、酶联免疫分析法。

## 六、正畸治疗过程中牙根吸收的防范

### （一）正畸治疗前的牙根吸收预防措施

正畸治疗前无法了解患者牙根吸收反应的个体差异，应当考虑所有的致病因素。通过详尽的病史采集，分析出针对患者个体的高危致病因素，合理

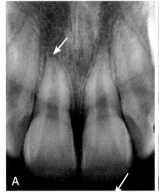
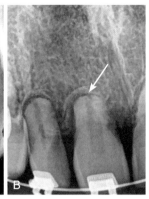

图 10-3-6　根尖片对比观察治疗前后牙根吸收变化。A. 箭头显示 11 治疗前已存在牙根吸收；B. 箭头显示 11 在正畸治疗过程中牙根吸收加重

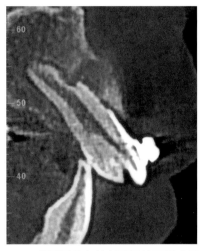

图 10-3-7　CT 截图展示矢状剖面图的牙根表面的吸收。箭头显示出牙根唇面微小的吸收

设计矫治计划，最终以知情同意的形式实现对患者牙根吸收的风险告知及预防。

**1. 病史采集**　开始正畸治疗前，完整全面地采集相关病史资料，了解遗传、系统病史以及牙齿的治疗史、外伤史，从中提取与牙根吸收相关的致病因素，评估这些因素可能引发牙根吸收的风险和概率。

**2. 高危因素分析**　分析患者的牙根吸收高危致病因素，家族性病例慎重接诊。成年患者较青少年患者牙根吸收的可能性高，外伤牙及埋伏阻生牙易导致邻牙牙根吸收。通过影像学资料了解患者是否存在牙根短、牙根形态异常等牙根吸收易患因素，有条件的患者建议拍摄 CBCT。

**3. 合理设计治疗方案**　通过个性化的矫治设计，降低牙根吸收发生的风险。对有牙根吸收风险的患者，设计矫治方案应当尽可能的简单，避免复

杂的牙齿移动设计，尽量避免拔牙矫治，缩短治疗时间，使用轻力，使治疗目标局限化。

**4.知情同意** 与患者签订知情同意书是不能忽略的步骤，其中有关患者可能的牙根吸收高危因素，以及牙根吸收发生的可能性、发生牙根吸收后可能采取的措施、牙根吸收导致的严重后果都需要向患者交代清楚。正畸医生应该在临床实践中尽可能帮助患者减少牙根吸收的发生，减轻牙根吸收的严重程度。

### （二）正畸治疗中的牙根吸收预防措施

正畸治疗过程中，影像学与生化相结合的诊断方法可以对牙根吸收的进展随时了解，合理地控制矫治力量、牙齿移动方式并尽可能缩短矫治时间，也是有效预防牙根吸收的临床手段；暂停主动治疗是防止牙根吸收进一步加重的干预措施，必要时也可辅助用药。

**1.影像学监控** 建议在患者治疗 6 个月时拍摄上下颌切牙根尖片。上下颌切牙已经被证实对牙根吸收最具易感性，因此掌握切牙的牙根长度变化规律，就基本了解了患者牙根吸收的个体特点。如果在治疗 6 个月时发现有明显的牙根吸收，则意味着随着治疗的进行，发生进行性牙根吸收的风险较大。建议使用平行投照方法拍摄根尖片提高牙根吸收诊断的精确性。针对个别不易诊断的患牙，例如重叠严重或埋伏牙可以拍摄患牙 CT 进一步明确诊断。

**2.牙根吸收的生化诊断方法** 可以实现对牙根吸收的无创、连续诊断。具体方法是：使用吸潮纸尖提取患者高度怀疑牙根吸收的牙齿龈沟液，通过生化设备检测其中牙根吸收特异性蛋白的含量来间接诊断牙根吸收。生化检测结果与影像学检测结果可以相互佐证，两种诊断方法的结合使用可以对牙根吸收进行连续监测，便于及时有效干预。

**3.适宜的正畸力控制** 过大的矫治力容易引发牙根吸收，因此在治疗过程中应尽量避免。细丝轻力的治疗原则应当贯穿正畸治疗的始终。

**4.合理的牙齿移动方式** 牙齿向唇侧的骨皮质侧移动时可能导致牙根吸收，在治疗前根据头颅侧位片或 CBCT 确定骨皮质的边缘十分重要。在上颌切牙内收过程中，如果牙槽嵴很窄，则牙根吸收容易发生。上颌切牙内收过程中需要牙根做腭向转矩移动，并应该在宽大的骨松质中进行。最好在治疗开始时先压入前牙，并让牙根在牙槽骨骨松质范围内移动。

**5.适当的疗程控制** 疗程越长，越容易发生牙根吸收。对于某些复杂病例或年龄较大的正畸患者，不必过于执着于咬合关系的完美，保证患者牙列的完整性也是治疗目标之一。

**6.已经发生牙根吸收的对策** 如果患者治疗 6 个月后，拍摄的根尖片中诊断出牙根吸收，应当停止施力，待牙齿启动吸收修复机制，自我修复之后方能重新加力。矫治力去除后，牙根吸收处会产生吸收陷窝的修复。当发现明显的牙根吸收后，应暂时中止现行治疗 2~3 个月。每 3 个月应当对患牙拍摄一次根尖片，进一步检测牙根吸收的进展以便随时采取干预措施。

**7.药物防止或减少正畸所致牙根吸收** 使用药物控制牙根吸收是很有潜力的策略。低剂量的四环素、甲状腺激素、类固醇、双膦酸盐可能在分子水平上预防和控制牙根吸收。

### （三）正畸治疗后的牙根吸收处理措施

牙根吸收具有修复能力，大多数牙根吸收在去除矫治力后不会继续加重。轻到中度牙根吸收的牙齿不会影响功能，但重度牙根吸收会导致牙齿松动甚至脱落。牙槽骨的生理性丧失、牙周附着的病理性丧失、咬合创伤等因素会加快牙根吸收。因此，正畸治疗后仍然需要关注牙根吸收，预防牙根吸收的牙齿过早脱落。

**1.治疗完成时的牙根检查** 治疗后，必须通过影像学方法或生化方法明确患者治疗后的牙根吸收情况。如果发生了牙根吸收，应该告知患者并转诊牙周科。如果只是轻到中度的牙根吸收，无须采取进一步的措施。如果牙根吸收的情况严重，并且残留牙根比牙冠长度还要短，则存在牙齿松动的危险。在这种情况下，进一步的随访和对患者进行健康指导是必要的。

**2.重度牙根吸收牙齿的长期预后** 即使牙齿出现了重度牙根吸收，在治疗后数年也能行使相当好的临床功能。牙根吸收未达原始根长的 1/3 不会降低牙齿的稳定性，但如果牙根长度过短，牙齿就容易松动脱落，因为这类牙根长度的丧失使牙齿的阻力中心逐步向冠方移动，同样大小的咀嚼力就会产生更大的松动风险。随着年龄的增长，牙槽骨的丧失会逐渐增加，也可能成为牙根吸收使患牙松动的协同因素。牙齿松动的协同因素还可能是由于菌斑引起的牙周组织破坏。正畸治疗后应对患者的牙根吸收情况进行随诊，并及时去除可能导致牙齿松动的协同因素，预防牙根吸收的患牙出现严重后果。

## 七、总结

1. 正畸牙根吸收是一种动态平衡。

2. 要高度警惕外伤牙、异形根牙、有系统性疾病及有遗传易感性的患者。

3. 治疗设计尽量简单，控制疗程，尽可能避免复杂的牙齿移动设计。

4. 告知患者牙根吸收的风险性是正畸治疗前的必需步骤。

5. 治疗前及治疗 6 个月后应对牙根吸收易感牙位拍摄根尖片或全景片。

6. 临床正畸力应尽量追求持续轻力，绝对避免持续重力。

7. 牙齿移动要在骨松质范围内，良好的转矩控制和整体移动非常重要。

8. 已发生牙根吸收的牙齿要及时停止治疗，观察 2~3 个月，待牙根修复后继续治疗。

9. 早期、三维、动态的诊断方法是牙根吸收诊断的发展方向。

10. 药物控制可能是牙根吸收治疗的未来趋势。

（李　琥　管兆兰）

## 第四节　正畸治疗中的牙槽骨骨开窗、骨开裂

正畸治疗是在矫治器的作用力下，牙齿在牙槽骨内移动，牙槽骨进行生理性重塑以及改建，但这个生理性骨改建的前提是适宜的矫治力。众所周知，包绕牙根的牙槽骨板厚度是有限的，因此各种影响牙槽骨板厚度、牙槽缘骨板高度的因素均会造成牙根部的牙槽骨骨开窗、牙槽缘骨吸收和骨开裂等。CBCT 诞生后，可以更加清楚地看到此类问题，所以也越来越引起正畸医生的关注，在临床治疗过程中，正畸医生应尽量避免牙槽骨出现骨开窗和骨开裂。

## 一、牙槽骨骨开窗、骨开裂的危害性

Andrews 等通过研究发现，正常𬌗个体的牙根大多位于牙槽窝中央，其中包含两层含义：①牙根整体位置位于牙槽窝中央；②牙齿的近远中向及唇（颊）舌向倾斜度趋于正常范围。

若对骨性畸形采用掩饰性正畸治疗超出一定范围，牙根位置将偏离牙槽窝中央，甚至抵触到骨皮质，可能导致牙槽骨壁和牙槽骨边缘骨开裂，并表现出不同程度的牙龈退缩，影响牙龈美观、牙周健康及牙位的稳定性（图 10-4-1）。

## 二、牙槽骨骨开窗、骨开裂的流行病学调查及好发牙位

Karine 等经 CBCT 研究发现，正畸治疗前即存在骨开窗和骨开裂的患者比例约 51%，其中较严重的骨开裂者约占 10%。最易发生骨开裂的部位依次是下前牙区（32.19%）、上颌尖牙（14.77%）、下颌尖牙（14.39%）、下颌第一前磨牙（8.33%）。所以，在正畸治疗前需要了解患者牙槽骨的状况，对这部分已经存在骨开窗和骨开裂的患者进行重点评估，

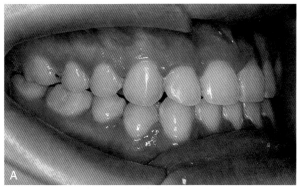
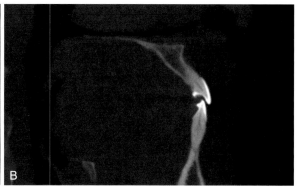

图 10-4-1　骨性 Ⅲ 类掩饰性治疗后，其下前牙由于过度舌倾而导致前牙牙槽骨骨开窗、骨开裂。A. 下前牙唇侧牙龈退缩；B. CT 截图显示下前牙唇侧牙槽骨薄弱，唇侧骨开裂

必要时进行骨增量治疗手术，对于牙槽骨板本就比较薄的患者在正畸过程中也要小心，避免牙齿移动量超出牙槽骨改建范围，不能超越牙槽骨界。

### 三、造成牙槽骨骨开窗、开裂的因素及机制

后牙区扩弓的患者，由于后牙向颊侧移动过程中伴随着后牙的牙槽骨改建及宽度的变化，故后牙开展的限度很大程度上取决于骨改建的程度。后牙水平向开展后，颊侧骨板厚度将会减少0.6~0.9mm，颊侧牙颈缘区域的牙槽骨吸收最明显，可能导致牙槽骨高度降低，牙龈退缩。

骨性前突的患者由于上下颌牙槽缘点靠前，通过拔牙内收需对切牙进行较长距离的整体移动或控根移动，临床上这一过程较单纯牙弓前突的患者困难得多，矫治时间也相应延长，因为单纯牙弓前突的患者内收切牙以倾斜移动为主。若施加力量不当易造成切牙过度直立甚至舌倾，可能导致牙根抵触到唇侧皮质骨而致牙根吸收，甚至可以造成牙根穿出唇侧牙槽骨壁，出现骨开窗（图10-4-2）。需要重视的是，适度的上前牙转矩控制可以有效避免转矩失控后切牙牙根穿破唇侧骨壁。对于须长距离前牙远中移动的患者，应保持轻力，避免可能引起的牙根吸收和根部骨开窗。

对于以下颌后缩为主的骨性Ⅱ类错𬌗畸形患者，往往须唇倾下前牙以建立正常的前牙覆盖。当下前牙唇侧骨壁较薄时，唇倾下前牙多会引起牙颈部牙槽骨的吸收和牙龈退缩，同时过度唇倾的下前牙不能正常传递𬌗力，易形成𬌗创伤，造成进一步的牙周损伤。下切牙过度唇倾还可能打破唇舌侧的肌肉动力平衡，导致唇倾的下切牙受到唇肌作用，产生内收的力，不利于长期维持稳定。因此，唇倾下切牙应当格外慎重（图10-4-3）。

骨性Ⅲ类错𬌗畸形患者除了颌骨形态和位置异常外，还表现为上前牙唇倾、下前牙舌倾以代偿颌骨关系不调，下颌闭合道呈圆滑曲线。对于骨性Ⅲ类错𬌗畸形的掩饰性正畸治疗，其关注的焦点在于掩饰性治疗的限度和稳定性。考虑到牙槽骨大小、咀嚼功能和牙位的长期稳定性，上下切牙的倾斜度应有一定的限度，下切牙长轴相对于下颌平面的成角以正常均值90.2°为基准上下浮动10°。严重的骨性Ⅲ类错𬌗患者，若上下前牙过度倾斜性代偿，牙根会过度偏离牙槽窝中央，直接与骨皮质接触，造成牙根吸收，甚至出现唇侧或舌侧牙槽骨开窗或牙槽骨边缘开裂，部分根尖可能穿破骨皮质致牙根暴露在外，形成骨开窗，不仅会使牙周状况及牙齿稳定性变差，患者的咀嚼功能也会下降（图10-4-4）。

### 四、牙槽骨骨开窗、骨开裂的防范与处置

**1.错𬌗畸形可通过三种手段得以矫治** 正畸牙齿移动、颌骨生长改良及正畸-正颌联合治疗。掩饰性正畸治疗，是指通过改变牙齿在牙槽骨中的位置或倾斜度以排齐牙列、建立正常咬合关系，并掩饰牙齿与牙槽骨、颌骨及面部软组织之间不调的方法，通常指对轻中度骨性Ⅱ类或Ⅲ类患者通过单纯正畸牙齿移动矫治错𬌗畸形并掩饰其骨骼畸形。但掩饰性正畸治疗也应遵循"平衡、稳定、美观"的正畸治疗目标。

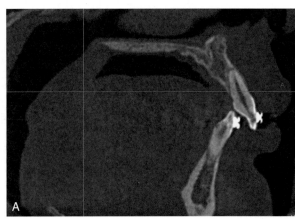
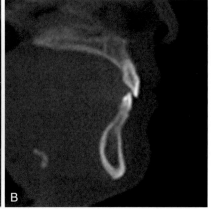

图10-4-2　骨性Ⅱ类患者在拔牙内收中需要注意限度及转矩控制。A.骨性Ⅱ类患者，拔除上颌2颗前磨牙内收，上颌前牙唇侧骨板薄弱，内收时转矩控制不佳会导致牙根部骨开窗；B.骨性Ⅱ类患者，内收后发现上颌前牙牙根吸收

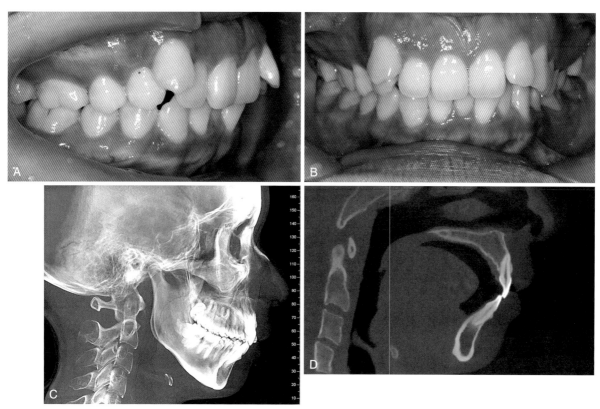

图 10-4-3　骨性 Ⅱ 类患者，上前牙舌倾，下前牙唇倾，唇侧牙槽骨尤其是上颌唇倾牙槽骨局部存在骨开窗，此时应该慎重进行进一步掩饰性治疗

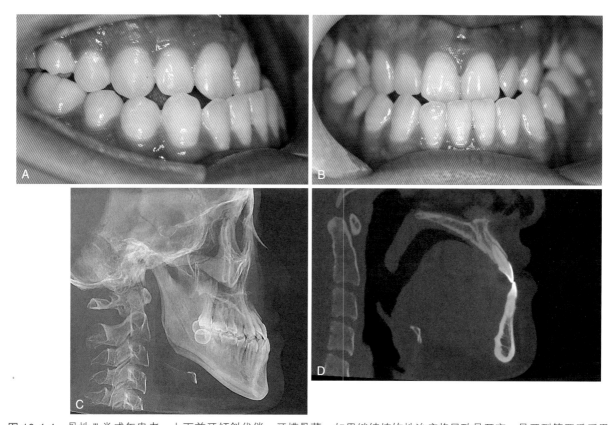

图 10-4-4　骨性 Ⅲ 类成年患者，上下前牙倾斜代偿，牙槽骨薄，如果继续掩饰性矫治将导致骨开窗、骨开裂等严重后果

**2. 诊断阶段的牙周评估**    在正畸治疗之前均应进行牙周评估，尤其是针对需大范围移动的上下前牙区的牙槽骨的厚度，对于扩弓病例则主要关注后牙区牙槽骨的厚度。若在治疗前的评估中发现骨板比较薄弱，则应在治疗设计中尽量减少牙齿大范围的移动，否则在治疗结束后将出现骨开窗、骨开裂的风险大。

**3. 治疗过程中的防范措施**    对于安氏Ⅱ类2分类的病例而言，在前牙压低矫治覆𬌗前，应将上前牙先做冠的唇倾，由于此类病例的上前牙唇侧骨板很薄，在治疗过程中应避免过度的Ⅱ类牵引。对于唇倾需内收的上前牙应控制好前牙区的转矩，否则容易出现唇侧骨开窗、骨开裂。对于下前牙，在设计压入前也应保证下前牙牙根直立于牙槽骨中，由于下切牙生理性的唇倾，可以在压入的同时进行Ⅲ类牵引，同步进行牙齿转矩的控制。但牙齿的移动必须得通过牙周组织的改建，为促进致密骨皮质的生理改建，应注意使用弱而持续的矫治力。在出现问题后首先应停止加力，必要时进行牙周手术，骨皮质切开，用人工骨粉增加骨附着（图 10-4-5）。

（管兆兰　赵春洋）

## 第五节　破坏面部外观

　　寻求正畸治疗的患者绝大多数都是为了美观而来。正畸治疗是通过牙齿矫治，把牙齿排列整齐，同时通过将牙齿移动到一个既可代偿颌骨发育异常、使口周软组织获得硬组织支撑，又能够相对稳定的位置，来掩饰骨组织结构不调造成的上下牙列咬合不调，改善颜面部的美观。正畸牙齿移动以前后向为主，这也许是众多正畸学者都将牙齿的矢状向移动以及改善侧貌美作为关注焦点的原因。随着社会对美的要求不断提高，越来越多的患者不仅关注颜面部静态的美，同时对动态美的要求也越来越高，从侧貌美观转向对正面微笑的追求，而美丽的牙齿则是迷人微笑的核心焦点。唇、齿、颊的美，其特征主要表现在人类特有的表情——微笑上，如果正畸医生处理不当，非但不能获得理想的美观效果，反而造成患者"变丑"，就可能导致医患纠纷。这里主要阐述的是拔牙矫治处理不当造成对颜面部外观的不良影响。

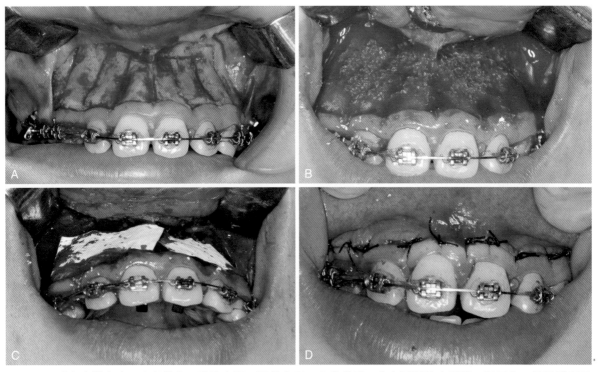

图 10-4-5　成年女性患者，上颌前突，拔除上颌 2 颗前磨牙，内收前牙，患者唇侧骨皮质薄，骨开窗、骨开裂明显，内收时进行骨皮质切开手术，利用人工骨粉增加骨附着。A. 术中见患者唇侧骨皮质薄弱，配合骨皮质切开，内收前牙；B. 增加人工骨粉；C. 生物膜覆盖；D. 缝合

## 一、容貌美学的基本要素

在人际交往、沟通时，人们集中关注的焦点往往是眼睛、鼻、唇、牙齿及唇的动度，给对方以愉悦的感觉，这就是美观。这里有必要先简单介绍一下正畸学角度中口颌系统对容貌美学有影响的要素，有助于正畸医生提高美学素养，并在治疗中努力做到。

**1. 牙齿及牙弓**　前牙的形态、颜色正常，牙齿排列整齐，中线居中，牙弓对称，殆平面左右水平，上下颌牙齿咬合关系良好，上前牙有正确的前后位置，前牙和后牙有正确的转矩（图 10-5-1）。这部分是正畸医生主要的工作任务。

**2. 上唇曲线形态**　微笑时上唇下缘中份略向下凸、两侧略向上抬的弧线最为美观（图 10-5-2）。但这方面正畸医生对它的改变能力很小，除非从儿童时期开始进行肌功能训练。

**3. 上唇曲线垂直向位置**　上唇下缘位于上切牙龈缘处，充分显露前牙牙冠高度，刚显露牙龈或显露牙龈不超过 2mm 最为美观（图 10-5-3）。露龈笑属于垂直向唇齿关系不调，这与上唇的长度及外形、上颌的突度、上前牙及牙槽骨垂直向的高度都有关系。微笑时上前牙暴露过少则会显得苍老。一般认为显露 75% 的牙冠到 2mm 的牙龈这一范围是美观的。而随着上颌前牙前后位置的改变，上唇的垂直

位置也会有一定程度的变化，这点提示正畸治疗中应该高度重视前牙前后向位置的调整幅度。

**4. 微笑弧度**　微笑线是指上前牙切缘相连所形成的弧线。理想的上前牙切缘连线是建立在与下唇上缘弧线相协调的基础上，即下唇上缘弧度与上牙弓弧度一致（图 10-5-4）。微笑线过于平坦会影响美观甚至显得苍老。

**5. 前牙及后牙直立度**　控制好上颌中切牙的前后向位置与倾斜度，可增进微笑美观（图 10-5-5）。上颌中切牙的唇舌向倾斜度是侧貌微笑审美的主要因素，若上颌切牙过度舌倾，则其微笑不美观、面容显"老"（图 10-5-6）。白丁等人研究了中国汉族女性的侧貌微笑像，认为上颌中切牙牙冠唇舌向倾斜度保持直立是良好侧貌微笑的最重要因素，只要上中切牙轻微舌倾美观效果就会降低，上颌中切牙的唇倾度是侧貌微笑审美中很大的一个影响因素。适当的前牙转矩对美观影响很大，唇倾过大显得"龅牙"（图 10-5-7），这在骨性Ⅲ类患者掩饰性治疗时常出现；过度舌倾，微笑时前牙暴露量小，显得"瘪嘴"、苍老，这在骨性Ⅱ类患者掩饰性治疗时时常出现（图 10-5-8）。

尖牙、前磨牙、磨牙宜直立，但也应有适当的唇（颊）舌向的倾斜度，后牙区颊舌向倾斜度对微笑美学的影响要比颊间隙大小的影响更大。对于基骨较宽者，上颌尖牙、前磨牙可有轻度的舌向倾斜转矩，而对上颌基骨宽度不足者，则后牙宜直立。

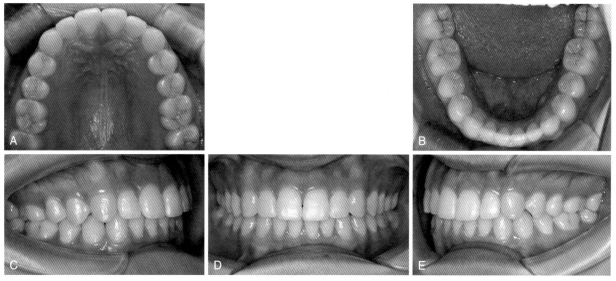

图 10-5-1　正畸医生追求的牙及牙弓美学：上下牙齿排列整齐，牙弓对称，中线居中，殆平面水平，咬合关系良好及合适的转矩

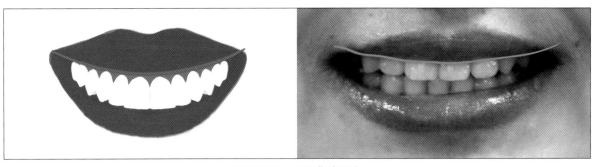

图 10-5-2　上唇曲线形态

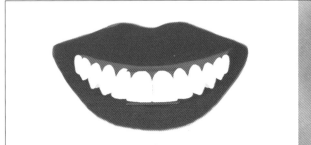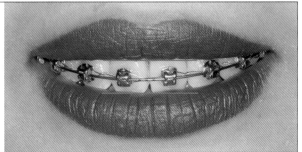

图 10-5-3　上唇曲线垂直向位置

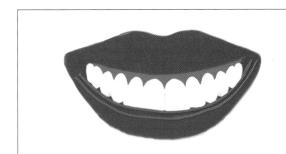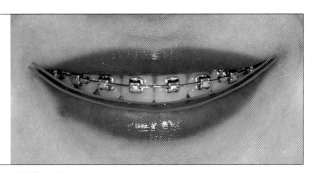

图 10-5-4　微笑弧度

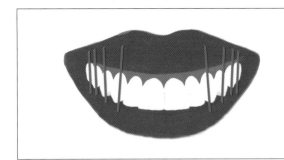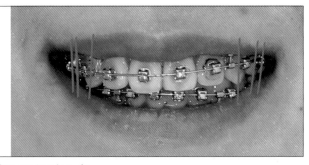

图 10-5-5　前牙及后牙直立度

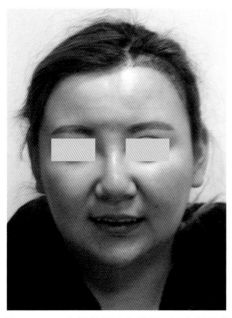

图 10-5-6　上颌前牙过度舌倾，面容显苍老

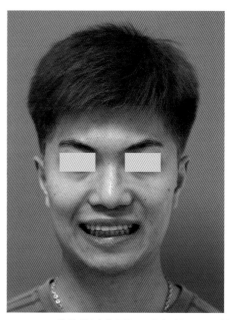

图 10-5-7　Ⅲ类掩饰过度唇倾，上颌前牙显"龅牙"

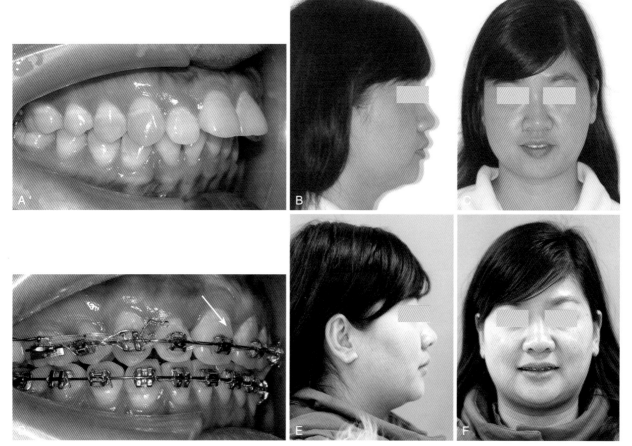

图 10-5-8　骨性Ⅱ类患者拔除前磨牙行掩饰性治疗时，上颌前牙过度舌倾显得"瘪嘴""苍老"。A.安氏Ⅱ类患者，前牙深覆𬌗、深覆盖；B.侧貌稍前突；C.正面像轻微开唇露齿；D.拔牙后上颌前牙过度内收、舌倾；E.侧貌正常；F.正面像微笑显"瘪嘴"

6. **颊间隙**　也称为负性间隙或颊廓。颊间隙的大小和形态与上颌牙弓的宽度、面部肌肉的张力和口唇、下颌的运动度有关。微笑饱满度与颊间隙大小有关，微笑时较小的颊间隙比较宽的颊间隙更美观一些（图10-5-9）。当然对短面型患者，稍大的颊间隙比较容易接受；相反，长面型患者的颊间隙要小些，且比较美观。但颊间隙缺失则会呈现一种"义齿笑容"，影响美观。

7. **侧貌美学**　目前比较常用的评价侧貌的指标如下：① Ricketts 审美平面，即鼻尖与颏前点的连线（图10-5-10），西方人上唇唇红在此线后，距离此线4mm左右，下唇唇红距离此线2mm；而东方人鼻尖没有西方人高，下唇唇红、颏前点基本都在一条线上，上唇稍靠后或在此连线上。若上下唇红均在此线前方，则表示侧貌过凸；反之，在此线后方过多，则侧貌凹陷。② Gonzales-Ulloa 零子午线，即鼻根点、前鼻嵴点、颏前点的连线，若三点在一条线上，则侧貌看上去即为直面型（图10-5-11）。

## 二、影响正畸治疗后美学效果的制约因素

1. **种族因素**　不同的种族有不同的相貌特征，中国人属于蒙古人种，蒙古人种脸形特征是面部既高又宽、面部显得很大且扁平、唇部突出、口裂较小、颏部不够突出等。如何克服蒙古人种的脸形的不足，并在这样的脸形上通过正畸治疗达到颜面部协调、和谐的美观效果，这是我国乃至东亚正畸医生面临的问题。

2. **上下颌骨因素**　上下颌骨的骨性畸形严重程度会影响正畸治疗后的面部美观，哪怕是正颌手术快速发展的今天，这种影响也依然存在。而医学是一门修补技术，不是全新艺术，制约因素很多，首先得遵循生物学规律。医生在检查时既受到矢状骨面型的影响，又受到垂直骨面型的制约。更何况骨骼畸形不是正畸医生所能解决的，正畸医生主要面对的是牙齿，正畸治疗是牙齿的移动。

3. **上下切牙因素**　上颌中切牙前后向位置对美

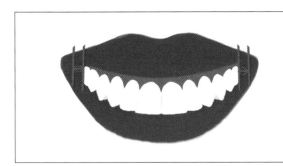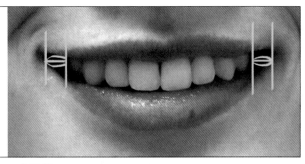

图 10-5-9　颊间隙

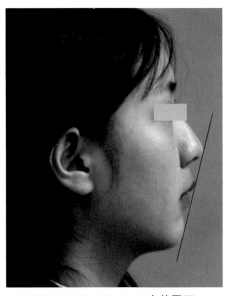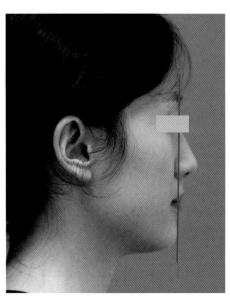

图 10-5-10　Ricketts 审美平面　　　　图 10-5-11　Gonzales-Ulloa 零子午线

学影响很大。从牙槽骨的解剖结构、口颌肌群的张力范围来看，牙齿在矢状向的移动是最容易实现的，这也许是为什么最初的正畸学者们都将正畸治疗的目标确定在矢状向侧貌，特别是面下 1/3 的鼻、唇、颏相互协调方面的原因。下颌骨，特别是下颌牙槽骨，因其解剖结构的局限性，下颌的牙齿不可能有较大范围的移动，或者移动很困难，或者强制性移动后不能在移动后的位置维持稳定和保证牙周健康，因此，"以下切牙直立于基骨"的理论得到了大多数正畸学者的认可，以下颌牙弓拥挤度、下前牙位置作为制订正畸治疗方案与疗效评估的主要参考依据。

　　同样，上颌中切牙的唇舌向倾斜度对美学效果至关重要。因此，转矩移动，特别是上颌切牙的唇舌向倾斜度的转矩控制，成为正畸医生关注的焦点与难点，它是矫治成败的关键因素之一，也是固定矫治器中最难控制的一种移动方式。

　　**4. 垂直骨面型因素**　不同垂直骨面型对牙齿转矩的影响不同，不同垂直骨面型𬌗平面相对于颅底结构的倾斜度不同：高角病例𬌗平面比较陡，低角病例𬌗平面比较平坦。因此，正常𬌗高角病例上颌切牙代偿性竖直，转矩减小；低角病例上切牙代偿性唇倾，转矩增大。对于后牙来说，垂直生长型患者的上颌后牙比水平生长型的患者显著颊倾，转矩增大。

　　**5. 矢状骨面型因素**　不同矢状骨面型对牙齿转矩的影响不同。上下切牙唇舌向倾斜度对矢状骨面型存在补偿关系，矫治前的代偿是牙齿萌出建𬌗过程中的自动调整，而矫治后的代偿则是人为干预，比自然代偿更复杂。Ⅱ类骨面型患者 ANB 角较大，为了代偿这种骨骼不调，上颌中切牙需要稍直立，减小转矩，下中切牙需要稍唇倾，增大转矩。Ⅲ类骨面型患者为代偿骨骼不调，上颌中切牙需要稍唇倾，增大转矩；下颌中切牙需要稍舌倾，减小转矩。但是代偿必须在一定限度内，下颌切牙的过度舌倾是不利于长期稳定和健康的。

## 三、拔牙矫治后可能出现的破坏美观问题

　　**1. "瘪嘴"蝴蝶脸**　习惯上称为"瘪嘴"畸形，这种显得苍老的"老人脸"，是患者所不能接受的，尤其是中年女性，她们牙齿排齐了，前牙前突也改善了，但怎么就变"老"了，近年来逐渐成为正畸医患纠纷的焦点（图 10-5-12）。中国人属于蒙

古人种，面部既高又宽，显得很大且非常扁平（图 10-5-13）。对于一些拔牙的边缘性病例，拔除双侧牙后，由于前牙内收过度导致面部过于平直甚至凹陷，过犹不及，严重影响面部美观。如何把上颌中切牙调整到合适的前后位置，对正畸医生是个挑战。Tweed 强调下中切牙的正常倾斜度（直立于基骨）对颜面美学有十分重要的意义，认为 FMIA 65° 是建立良好颜面的条件，并将此作为矫治所追求的目标，而要达到此目标主要依靠下中切牙位置和倾

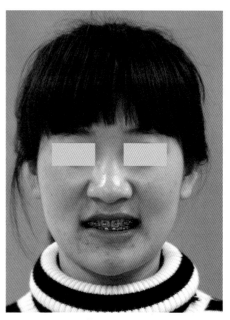

图 10-5-12　上前牙内收后上颌前牙舌倾，显得"瘪嘴"

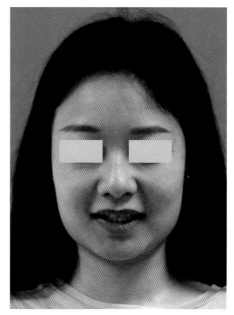

图 10-5-13　蒙古人种脸型

斜度的调整来实现。有研究认为，Tweed 分析法有其局限性，即未考虑上下颌骨的协调关系，在某些情况下，下切牙唇舌向倾斜度的校正会加重畸形程度。对下颌后缩的 II 类 2 分类病例或处于生长发育期的患者应用 Tweed 分析法时应谨慎。Steiner 分析法有 14 项测量项目，被公认为是第一个成熟的现代分析法，因为它不仅注重各测量项目的数值差异，更强调这些项目之间的关系，以及它们作为一个整体所展示的个体的生长型。大多数 I 类和 II 类错𬌗畸形均伴牙列拥挤、前牙唇倾，上下前牙后移复位量是制订治疗目标、确定后牙支抗的基础。

**2. 笑线不佳**　边缘性病例拔除正畸牙内收，如果转矩控制不当导致上前牙冠舌倾、根唇倾时，则可能会造成微笑时笑线不佳，临床主要发生在 II 类骨面型患者（图 10-5-14）。

**3. 颊间隙过大**　设计拔牙矫治后，如果后牙宽度控制不好导致宽度变小或后牙过度舌倾，则可能会出现微笑时颊间隙过大的现象（图 10-5-15）。

**4. 露龈笑**　根据微笑时暴露的上颌前牙临床牙冠以及牙龈的情况可将微笑分为 3 种（图 10-5-16）：①低位微笑，暴露 ≤ 75% 的上颌前牙临床牙冠；②中位微笑，暴露 75%～100% 的上颌前牙临床牙冠；③高位微笑，暴露全部的上颌前牙临床牙冠以及部分牙龈。露龈笑属于高位微笑的范畴，是指微笑时暴露过多的上颌前牙的牙龈，2mm 以内的露龈量是可以接受的，超过 2mm 称为露龈笑（图 10-5-17）。II 类患者在拔牙内收过程中由于"钟摆"效应，前牙可能会显得伸长，导致或加重在治疗结束时露龈笑的问题。所以，对于拔牙内收的患者，控制好前牙的垂直向高度也是需要重视的一个问题，尤其对于治疗前为中位微笑甚至已经是高位微笑的患者。但对于企图通过正畸治疗来改善露龈笑是不可能实现的。

**5. 牙套脸**　正畸专业中并没有"牙套脸"这个名词，是爱美的成年女性"发明"出来的，也是现在越来越受到患者关注的一个问题（图 10-5-18）。"牙套脸"的主要特征是一凸两凹：颧骨突出、脸颊及颞部（太阳穴）凹陷，使得面部轮廓欠丰满。可能原因之一是消瘦和体重下降。如果在正畸过程中患者因进食和咀嚼原因导致消瘦，或正好在减肥

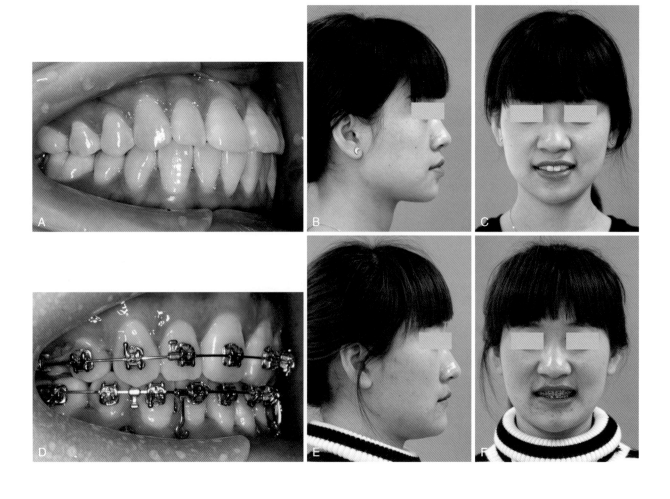

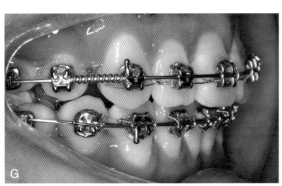
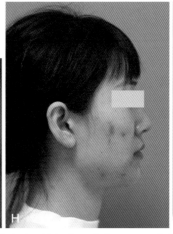
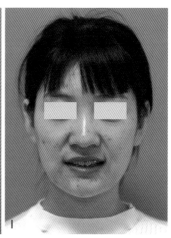

图 10-5-14　拔牙内收后上前牙舌倾，笑线不佳，调整治疗，控根有所改善。A~C.治疗前𬌗像、侧面像及正面微笑像；D~F.治疗中切牙过度内收，笑线不佳；G~I.调整上前牙的转矩，笑线得到改善

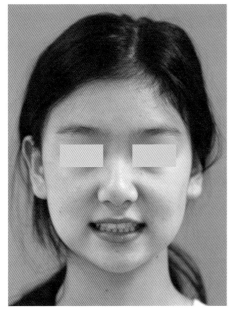

图 10-5-15　青少年女性患者，上下牙列拥挤，拔除 4 颗第一前磨牙，矫治结束后后牙牙弓过窄，微笑时颊间隙过大

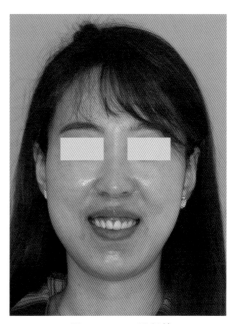

图 10-5-17　露龈笑

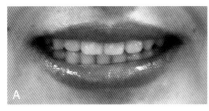
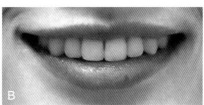
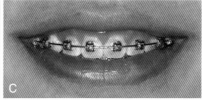

图 10-5-16　不同微笑。A.低位微笑；B.中位微笑；C.高位微笑

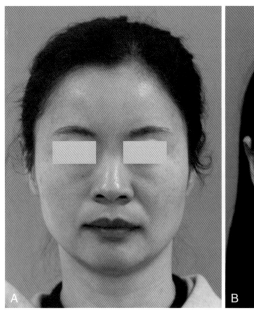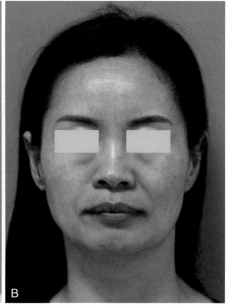

图 10-5-18    女性，32 岁，矫治一段时间后自觉最近出现了"牙套脸"。A. 治疗前；B. 治疗中

阶段，消瘦会出现所谓"牙套脸"的可能。可能原因之二是咀嚼肌萎缩，在正畸治疗过程中的患者不能进食坚硬、有韧性的食物，因此咬合力被降低，咀嚼食物的频率也降低，咀嚼系统便会发生相应退化，而咀嚼的减少会造成咬肌和颞肌萎缩。上提下颌骨的主要咀嚼肌是颞肌和咬肌，咬肌萎缩的直接后果是下颌角会变柔和、脸变小。脸颊和太阳穴都瘦下去了，相对就显得颧骨更加突出。可能原因之三是正常的衰老变化过程。在面部，有一个结构叫颊脂肪垫，它位于脸颊部位。随着年龄的增长，颊脂肪垫会慢慢下垂。颊脂肪垫下垂直接导致的面部变化是眼袋加深、颧骨突出、法令纹加深、脸颊凹陷。颊脂肪垫也会因为重力而下垂，颧骨自然就会显得突出。在自然状况下，多数女性 25 岁开始出现这个趋势，30~40 岁之间这种变化比较明显。正畸治疗一般都需要 2~3 年时间，随着年龄的增长，治疗后面部自然会有一些变化。即使不矫治牙齿，随着年龄增长，衰老也会到来。一般而言，脸型瘦长或是本身颧骨高的人更容易出现颧骨突出、脸颊凹陷的问题。所以，对于需要拔牙的高颧骨患者，在拔牙矫正后由于嘴唇内收，更容易显得颧骨高。

所以，严格来说，"牙套脸"与正畸不完全相关，但一旦患者在矫正过程中出现此类问题，这个"锅"正畸医生似乎就背定了。

因而对 20 岁以下的患者，不用担心"牙套脸"，因为此时患者脸上的"婴儿肥"足够对抗。而随着成人的年龄增大，即使没有矫治牙齿，减肥、消瘦也会发生类似"牙套脸"的面部变化。

面对"牙套脸"高风险的患者，医生应提前与其进行沟通，并积极从技术上做出相应的对策；同时，在出现"牙套脸"后，待咀嚼功能逐渐恢复后部分情况会慢慢自行缓解些。但无论正畸与否，脸部都可能出现一些增龄性变化，对面型要求高的患者，还可以建议通过一些微整形来改善。

（赵春洋    管兆兰    周明智）

## 第六节    咬合紊乱

咬合紊乱是咬合病的一种，会给患者带来很大的痛苦。咬合紊乱与颞下颌关节紊乱病同属于咬合病，但发病情况远低于颞下颌关节紊乱病。颞下颌关节紊乱病、磨牙症、咬合紊乱为咬合病的三种临床表现形式，现代医学研究表明咬合病与咬合有很大关系。正畸治疗是治疗咀嚼系统功能紊乱的方法之一，但不当的正畸治疗也可能会导致咀嚼系统出现功能紊乱。对于咬合紊乱的发生，应明确病因，分析机制，去除错𬌗畸形形成的病理性𬌗因素，终止病理性𬌗因素引起的咀嚼系统的病理性损害。拔牙矫治中由于牙齿移动范围较大，临床要严格监控牙齿移动，避免出现牙齿移动不当引起咬合紊乱。在正畸治疗中，应该建立美观和功能并重的观念，不能只重视美观，而忽略功能和健康。

## 一、咬合紊乱的致病机制

咬合紊乱的致病机制一般是因为存在阻碍下颌功能运动的病理性𬌗因素，主要有以下几种。

**1. 早接触（图 10-6-1A）** 下颌沿自然闭合道闭口时，由于个别牙或少数牙先接触，致闭口肌需要加大收缩力才能达到牙尖交错𬌗。长期大力的收缩将造成早接触牙松动和肌功能失调。咀嚼运动中的𬌗干扰可导致牙齿产生病理性移位，而咬合力的增加还与楔状缺损的严重程度有关。侧方𬌗早接触产生的长期咀嚼𬌗力会使牙颈部牙釉质、牙骨质交界处出现应力集中，导致颊侧牙颈部楔状缺损，并逐渐加重。

**2. 牙尖交错𬌗（图 10-6-1B）** 牙尖交错𬌗时上下颌牙齿处于最广泛、最紧密接触状态，达到正中止接触，此时颌位为最稳定的牙尖交错位（intercuspal position，ICP），上下牙列承受着最大咬合负荷，升颌肌收缩可达其最大强度，颞下颌关节（temporo-mandibular joint，TMJ）内各结构紧密接触。而当牙尖交错𬌗不稳定时，上下牙列间无良好的正中止接触，下颌因牙列不能稳定接触而产生前后向、内外向和垂直向滑动。长时间的牙尖交错𬌗不稳定会对咀嚼运动中咬合力的大小和方向产生影响，从而导致关节结构改变、咀嚼肌功能亢进和头面部疼痛症状。

**3. 下颌前伸及侧方运动中的𬌗干扰（图 10-6-2）** 自然牙列，在前伸𬌗切牙切对切时，后牙无接触，侧方𬌗，非工作侧后牙无接触。但病理状态时，前伸𬌗时后牙有接触为前伸𬌗干扰，侧方𬌗时非工作侧后牙有接触，为侧方𬌗干扰。𬌗干扰是导致咬合病主要的𬌗因素。前伸咬合时，如果后牙有𬌗接触，则会改变下颌的杠杆类型，重点在切牙，力点在提颌肌，支点则从颞下颌关节向前转移到后牙𬌗接触处，成为 I 类杠杆。侧方咬合时，如果非工作侧后牙接触，有两种情况：一种是非工作侧后牙𬌗干扰，需要非工作侧提颌肌收缩来克服，以便工作侧能够咬紧，力点转移到非工作侧，成为 II 类杠杆；另一种是非工作侧后牙𬌗干扰严重，力点和支点均转移到对侧，形成 I 类杠杆。改变后的杠杆类型，重臂短，重力大，可能超过受力牙齿及支持组织的承受能力而造成创伤，支点的转移也会影响关节稳定。此外，为了克服𬌗干扰，咀嚼肌需要过度收缩。

**4. 下颌后退接触位（retruded contact position，RCP）与 ICP 之间的𬌗干扰** 由于大多数人的下颌都能从 ICP 后退到 RCP，在 RCP 时双侧后牙接触，向前对称性滑到 ICP。如果在 RCP 时只有一侧牙有接触，则会使下颌向前的滑动发生偏斜，导致髁突与关节凹的正常关系以及肌运动的协调和对称性受破坏，最后可产生功能紊乱。

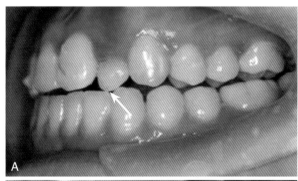
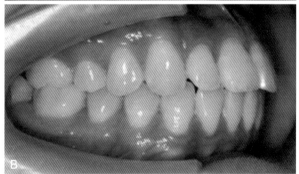

图 10-6-1　早接触和牙尖交错𬌗。A. 箭头所示 12 早接触；B. 全口牙紧密咬合的牙尖交错𬌗

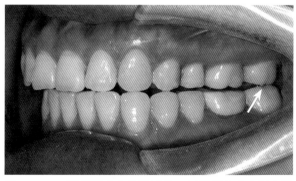

图 10-6-2　侧方运动中的𬌗干扰。下颌侧方（右侧）𬌗运动时，非工作侧后牙接触，箭头所示为 27、37 接触

## 二、不恰当的正畸治疗对咬合紊乱的影响

正畸治疗是𬌗重建的过程，尤其是拔牙病例，牙齿的大幅度移位，打破了原有𬌗关系，重建了新的𬌗关系。正确的正畸治疗是治疗咀嚼系统功能紊乱的主要方法之一，但不正确的治疗或治疗时只注重形态而忽视甚至干扰了正常的𬌗功能时，则可能引发医源性𬌗紊乱，影响咀嚼系统的健康（图10-6-3）。

**1. 矫治时机**　在上下颌骨存在骨性不调，希望进行功能或矫形治疗时，要检测患者的生长发育情况。如不存在功能性因素的下颌后缩者，且患者生长发育已经停止，即便导下颌向前暂时是成功的，但由于下颌不能在此新的位置上稳定，而出现复发性下颌后移，最终极易形成双重𬌗，可能造成严重的咬合紊乱，进而引发颞下颌关节紊乱病。所以，成年患者拔牙矫治出现咬合紊乱的风险要比青少年儿童高得多，临床必须谨慎。

**2. 施加力量**　使用Ⅲ类颌间牵引力过大，或是矫治骨性下颌骨前突时使用了较大力量的颏兜而使下颌后移致髁突后移位，过多后移可能出现颞下颌关节症状，主要表现为关节区疼痛。对局部牙齿施加的矫治力不当，导致支抗丧失，可能使得个别牙升高或倾斜甚至倾倒，造成𬌗创伤。

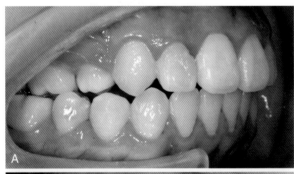

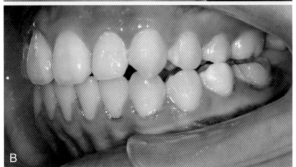

图10-6-3　正畸治疗后咬合紊乱。正畸治疗结束后，双侧后牙均为咬合紊乱，没有建立良好的尖窝关系

**3. 𬌗的改变**　正畸治疗是𬌗改建的过程，是矫正错位牙使之移位的过程，在其移动过程中可能出现早接触，影响正中𬌗位时广泛的尖窝接触关系，但这种现象是暂时的，随着错位牙的逐渐移动到位，这种早接触多会消失。所以，此种移位过程中的𬌗干扰极为短暂，不足以建立异常的颌位改变𬌗关系，但以下几种情况值得注意：①矫治过程中可能因患者配合不好，错位牙较长时间停留在支开咬合的位置，出现𬌗间隙，有时会诱发舌习惯；②长期使用过高的平面导板或𬌗垫，加大了升肌群张力，使髁突发生代偿性前移，久而久之引起颞下颌关节结构紊乱；③重度错位牙，其牙尖从未有过磨耗，存在严重的𬌗干扰；④所用矫治器的支抗不足或矫治力过大使支抗牙远中颊舌尖高出𬌗平面、磨牙向颊侧倾斜、转矩丢失、腭尖下垂等，形成后牙区早接触；⑤矫治后牙根平行度差，导致出现咬合干扰点，邻接关系不良，咬合时牙齿受力不均衡，出现咬合紊乱。

**4. 后牙咬合**　正畸治疗一味追求美观，甚至只注重前牙美观，不管后牙咬合，可能会出现后牙区𬌗创伤或𬌗干扰。由于正畸矫治的儿童大都处于生长发育期，这些𬌗障碍往往在当时由于较强的适应代偿能力而不出现任何症状，但随着年龄的增长可能出现 TMD 症状和咬合紊乱。

**5. 治疗目标**　正畸治疗后牙齿、𬌗关系及颌运动应相互协调，正畸治疗对矫治后的牙位不仅要求静止时，而且要求下颌进行各种功能性运动时工作侧牙尖有广泛均的𬌗接触，非工作侧牙尖无接触，以保证上下牙列在进行颌功能运动时不出现𬌗干扰，简而言之，杜绝前伸𬌗干扰和侧方𬌗干扰。这一点目前正畸临床有待提高认识，对治疗临近结束的患者需做前方和侧方运动检查，发现有前伸𬌗干扰和侧方𬌗干扰时应及时给予治疗。根据笔者的临床经验，解决前伸𬌗干扰和侧方𬌗干扰的方法是建立正常的𬌗曲线和横𬌗曲线，正畸治疗过程中避免后牙过度扩弓，以免降低横𬌗曲线；整平牙弓时注意不能做成前牙对刃𬌗、开𬌗，尽量具有正常覆𬌗。

**6. 调𬌗**　正畸治疗是𬌗重建的过程，牙齿移动过程中和移动到位后由于个别牙齿缺乏正常磨耗，不可避免地会出现早接触，治疗过程中检查有无早接触和及时调磨是必须的。但如果不按照调𬌗的方法及原则进行调𬌗，不但不能达到解除𬌗障碍的目的，还可能出现新的𬌗障碍。

（李　琥　赵春洋）

## 第七节　颞下颌关节病

颞下颌关节紊乱病（temporomandibular joint disorder syndrome，TMD）是口腔颌面部常见的疾病之一，现代口腔医学已经达成共识，颞下颌关节紊乱病并不是一种单一疾病，而是一类有着相同或相似临床症状的一组疾病的总称，并且其病因尚未完全清楚，目前认为是一种多因素诱发的疾病。TMD通常表现为颞下颌关节区及（或）咀嚼肌疼痛、下颌运动异常、功能障碍、关节弹响、破碎音及杂音等症状。颞下颌关节的结构正常与否与咬合功能关系密切，与正畸治疗也是密切相关，拔牙矫治通常对咬合改变更大，但引起 TMD 的可能性并不会加大。

## 一、TMD 与错𬌗畸形的关系

颞下颌关节结构异常在正畸人群中的整体患病情况：66.03% 的正畸就诊患者都伴有关节结构异常，但大多数患者没有临床症状，这是一种潜在的风险，作为正畸医生必须清楚认识到这一点，并在治疗前与患者进行充分沟通，使其正确认识颞下颌关节疾病，并取得患者的充分理解，以便更好地开展正畸治疗，发现关节有问题应引起重视并告知患者。常规的全景片即可发现左右两侧关节的形态异常（图 10-7-1），需要具体观察关节多方位的形态结构，如发现异常则应拍摄 CBCT，通过关节截图来判断（图 10-7-2）。

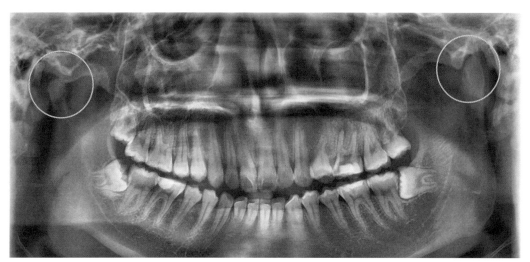

图 10-7-1　全景片对颞下颌关节的初步观察。如黄色圆圈所示，正畸治疗前观察到双侧颞下颌关节髁突的形态大小不一致

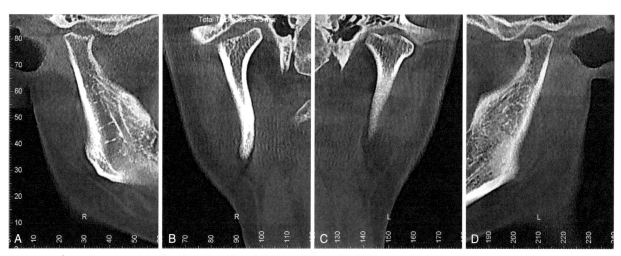

图 10-7-2　通过 CBCT 观察到髁突形态异常，有骨质吸收。A. 右侧矢状面；B. 右侧冠状面；C. 左侧冠状面；D. 左侧矢状面

在颞下颌关节结构异常的患者中，有将近 70% 是双侧异常。左右两侧关节结构异常发生率基本一致，但类型略有差异：左侧患病率最高的是关节盘内移位，其次是关节腔积液，最低的是关节盘外移位；右侧患病率最高的是关节腔积液，其次是关节盘内移位，最低的是可复性盘前移位。性别对关节结构也有显著性影响，女性的患病率为 69.63%，而男性的患病率为 58.16%，两者具有显著性差异，因此，临床上更要重视女性患者的关节问题。

矢状向骨性错𬌗畸形患者中，骨性 II 类患者发病率最高，因此临床上需要警惕骨性 II 类患者的关节问题。骨性 I 类患者中，以盘内移位较为常见，不可复性盘前移、盘外移相对较少；骨性 II 类患者中，盘内移、不可复性盘前移较为常见，可复性盘前移、盘外移和关节腔积液相对较少；骨性 III 类患者中，关节腔积液和盘内移位较为常见，不可复性盘前移、盘外移相对较少。关节盘移位需要通过核磁共振图像才能有效观察（图 10-7-3）。

对于水平向骨性错𬌗畸形，左侧偏斜患者关节结构异常比例为 78.18%，不偏患者关节结构异常比例为 60.87%；右侧偏斜患者关节结构异常比例为 85.19%，不偏患者显著低于偏斜患者，但左偏和右偏患者间无显著差异，这提示临床上需要警惕面部偏斜患者的关节结构问题。

对于垂直向骨性错𬌗畸形，高角患者关节结构异常比例为 77.12%，均角患者关节结构异常比例为 56.88%，低角患者关节结构异常比例为 70.59%，高角患者关节结构异常发生率显著高于均角患者，这提示临床上需要警惕高角患者的关节结构问题。

## 二、TMD 与𬌗因素关系

𬌗因素与 TMD 存在相关，𬌗的改变可能是一些正在发生的病变的结果（例如骨关节炎导致前牙开𬌗）。传统观点认为深覆𬌗与 TMD 存在显著的相关性，因为深覆𬌗会导致髁突后移位，造成关节弹响以及与关节痛和肌筋膜 TMD 疼痛有关的退行性变。现代观点认为深覆𬌗或开𬌗与 TMD 最重要的症状和体征即疼痛、开口受限和关节弹响／杂音之间没有关联，认为牙齿的咬合对 TMD 疼痛的发展和持续只有很微弱的影响，只有大概不到 25% 的 TMD 疼痛的改变可以用𬌗因素来解释。从正畸学角度来看，正畸治疗既不会导致也不能预防大多数类型的 TMD，考虑正畸指征时应该清楚地意识到这一点。

正畸医生不是颞下颌关节专科医生，不要试图用正畸手段或正畸－正颌联合的方法治疗 TMD，或允诺患者可以在治疗错𬌗畸形的同时治好 TMD。正畸治疗的出发点是基于错𬌗畸形需要正畸或颌面畸形需要正颌手术为主诉的患者，而不是以关节症状为主诉的患者。

## 三、TMD 与正畸治疗的关系

绝大多数研究表明正畸治疗与 TMD 的发生无关，既不会引起 TMD，也不会加重 TMD。然而确实有患者在正畸过程中出现关节不适等症状，但缺乏循证医学确切的验证，而且很多正畸患者选择就诊的年龄与颞下颌关节疾病高发的年龄重叠，

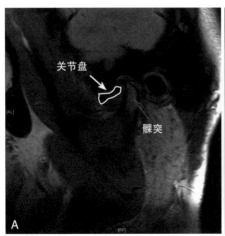
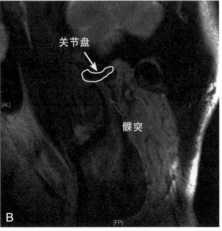

图 10-7-3　磁共振观察可复性关节盘前移位。A. 闭口位可见关节盘移位到髁突前方；B. 张口位可见关节盘复位到髁突上方

即 20～30 岁之间，这也为研究二者之间的相关性增加了很多不确定性。因此，正畸治疗前充分认识 TMD 的发病情况和疾病类型，对正畸医生至关重要，而且治疗过程中也要密切关注颞下颌关节的变化情况。

**1. 正畸治疗是否会引起 TMD**　正畸治疗既不会引起也不能预防 TMD，有过正畸治疗史的受试者并没有表现出新患或持续 TMD 的高危性。通过 MRI 可发现关节盘前移位的患者经功能矫治器治疗后（可摘或固定）盘突关系可以得到改善，同时部分 II 类伴有髁突位置靠后的患者正畸治疗后，盘突关系也得到了改善，但这并不代表正畸治疗能够治疗 TMD。

**2. 通过正畸治疗能否治愈 TMD**　目前认为，TMD 应该采用综合疗法。尚无充足的证据表明𬌗治疗可以作为 TMD 治疗的常规方法，尤其是正畸治疗作为一种侵入性的不可逆治疗手段，更不能作为治疗 TMD 的常规手段。

**3. TMD 患者能否接受正畸治疗**　TMD 宜采用综合治疗，治疗程序应循序渐进，由保守可逆的治疗开始，逐步过渡到不可逆治疗。正畸治疗是 TMD 综合治疗的一种手段，但正畸治疗属不可逆治疗，并且没有可靠的证据表明通过正畸治疗可以治愈 TMD，所以对 TMD 患者进行正畸治疗时应慎重，严格筛选适应证和禁忌证。

多数研究表明，拔牙和非拔牙矫治的患者，TMD 发生率没有区别，与拔牙治疗本身相比，生长方式更可能是造成治疗后 TMD 的主要原因。

## 四、颞下颌关节紊乱病的预防及处理

**1. 掌握适应证**　因为 TMD 病因机制复杂，错𬌗畸形可能是导致颞下颌关节问题的病因之一，但由于其致病机制错综复杂，错𬌗畸形并非唯一或主要的致病因素。因此，临床上经治疗后，有些颞下颌关节问题可能出现缓解或完全消除，而有些颞下颌关节问题，正畸治疗可能对其不起作用，甚至随着病程的进展会加重。TMD 患者用正畸方法只能去除导致错𬌗畸形的病因，有利于恢复咀嚼系统的正常功能。

**2. 明确针对病因及机制进行治疗**　对 TMD 患者的错𬌗进行矫治时，首先应考虑去除错𬌗形成的病因，恢复𬌗的正常功能。如果是内倾型深覆𬌗，应先解除内倾的上颌前牙对下颌的锁结。如果个别牙错位，应先解除个别牙错位所造成的早接触或𬌗干扰。如果肌功能紊乱症状较重，应该配合其他治疗方法（如理疗、封闭、按摩等手段）进行对症处理，待肌功能正常后再开始正畸治疗。

**3. 综合治疗的原则**　有条件者应请关节科、牙周科、口腔颌面外科等相关科室专家会诊。正畸治疗中贯彻"功能第一、美观第二"原则。当美观与功能冲突时，应以功能为主，不一定强求达到完美的咬合关系，而是采用局限性的治疗，但需要事先向患者说明并征得同意。

**4. 重视对颞下颌关节的定期检查**　在正畸治疗的前、中、后期都应该对颞下颌关节进行检查，特别是成人患者应将颞下颌关节的检查列为常规的检查项目之一。

**5. 矫治器的选择**　①对于个别牙错𬌗可选用可摘矫治器；②对于较复杂的错𬌗可以选用固定矫治器，注意使用较轻的力；③对于有骨骼关系异常的生长发育期患者可以选用功能矫治器，但要注意下颌一次移动距离不要过大，可分次移动下颌。成年患者骨性畸形可选择正畸 - 正颌联合治疗，避免过度的牙齿移动造成口颌系统的伤害。

**6. 注意选择适当的治疗措施**　咀嚼系统功能紊乱的受损组织主要是咀嚼肌和颞下颌关节，当其有病变存在又要承受矫治力时，可能会加重受损组织的病变。所以应注意：①避免使用以下颌为支抗的矫形力，不增加颞下颌关节的负荷；②颌间牵引力量不宜太大；③矫治中应遵循 Tweed-Merrifield 技术及多曲方丝弓技术的后牙控制原则，有利于保持咬合平面。

**7. 结合其他的辅助治疗方法**　①调𬌗：应分析早接触或𬌗干扰是否会随着牙齿的继续移动减轻或是加重，是否影响错𬌗的纠正，患者症状是否明显，必要时才做调𬌗处理。②咬合板：对咀嚼系统功能紊乱症状较重的患者，可在正畸治疗时配合咬合板治疗，但咬合板可能干扰牙齿的移动，应该一边调磨咬合板，一边移动牙齿，避免互相干扰。

**8. 关注患者年龄、心理特点**　颞下颌关节紊乱的青少年患者，有时会合并心理因素，与压力有很大关系，在正畸治疗的同时应注意对其进行适当的心理治疗。

（李　琥　赵春洋）

# 第11章

# 拔牙病例的注意事项

拔牙是一个不可逆的操作，一旦拔错牙齿，损失一般是不可挽回的，故正确的诊断尤为重要，而拔牙矫正相较于不拔牙而言，由于牙齿的移动范围更大，咬合调整更加复杂，也会对医生提出更高的要求，本章主要针对拔牙病例需要注意的一些问题进行讨论。

## 第一节　谨慎设计拔牙方案

### 一、详细的检查和正确的诊断

不必要的拔牙治疗不仅会增加患者的痛苦，严重时还会损害面型（图 11-1-1），所以在确定拔牙方案前需要依靠科学的诊断方法，必须在明确诊断的基础上才能判断拔牙与否，以及具体拔除哪颗牙。在进行诊断之前，需要搜集详细的资料，包括影像学资料、面像和口内像、模型资料等，经过科学的测量分析得到一个患者的诊断，从而根据患者的诊断进行对应的方案设计。在这个过程中，不仅需要对患者的临床问题做出评估，还需要考虑到患者的心理状态、社会角色以及经济能力等。在第 4 章中详细阐述了影响拔牙的因素，只有综合考虑这些因素，才能对拔牙做出正确诊断，取得最佳的矫治效果。

再者，正畸诊断是一个过程，需要对一个病例先有一个初始诊断，包括进行病因分析、确定畸形及其描述，同时对其预后做出判断，接下来就是对这个病例进行治疗，而在治疗过程中的每一次复诊其实都是对上一次就诊结果的评估，可能随时需要对过程中出现的问题进行方案的调整，一直到治疗结束，最后给出最终的诊断，同时评估这个病例的治疗结果和稳定性。就是否拔牙这个问题来说，也可能随着治疗的进行，一个病例会由一开始的不拔牙病例修正为拔牙病例。而当最开始设计为拔牙病例，在之后的复诊过程中发现其实该病例应该为不拔牙病例时，就会把医生自己置于两难的境地。所

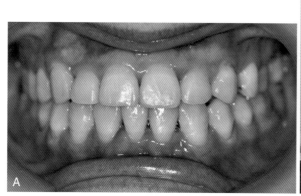
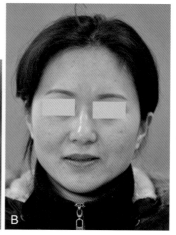

图 11-1-1　拔除单侧尖牙导致双侧口角丰满度不对称

以，在初始诊断中能够看到的问题越多，预见到的问题越多，对于后续的治疗必然也会越有利。

## 二、确定治疗目标

正畸治疗的目标是平衡、稳定和美观，而具体到每个患者来说，其最终的治疗目标并不相同，在进行方案设计时，医生还必须考虑到患者本身的特殊性以及患者自身对于矫治的要求。

对于青少年患者来说，除了关注患者本身的牙齿状况外，还需要对生长发育进行预测，那是因为错殆畸形本身就是在颅颌面部生长发育过程中，受各种内外因素的影响而形成的发育性畸形。而当错殆畸形发生后，反过来又可以影响颅颌面的正常生长发育，两者有密切的关系，可以彼此影响、互为因果或相互制约。如果对颅颌面部生长发育的动态变化过程缺乏了解，正畸医生就难以对生长发育期的患者做出全面的诊断和合理的矫治设计并获得良好的稳定疗效。因此，医生必须全面了解患者错殆畸形的性质及其可能的生长发育趋势。尤其是对于边缘病例，可以暂缓拔牙，利用生长发育潜力进行治疗，同时在治疗过程中不断关注治疗效果，根据生长发育的情况随时调整治疗方案。

对于成年患者，由于口内情况较青少年更为复杂，往往合并有龋齿、牙周炎、牙列缺损等问题，增加了正畸治疗的难度。同时，成人牙列由于多年的功能运动和磨合，即使有较严重的错殆畸形，由于其适应性代偿，多已建立了代偿性咬合平衡，牙位、肌力的调整也达到了较好的生理范围。因此，正畸治疗牙移动以及扩弓治疗等对成人的改变有可能产生医源性创伤，并影响矫治后的稳定性。故对

于成人，特别是已经因长期代偿及磨耗达到稳定的后牙段弓形，一般不应有较大范围的改动和重建，也不宜对颌骨位置进行大范围的调整和改变，以免造成肌肉、关节之间的不协调。应在尽可能的范围内，根据个体的特征，在保障其口腔健康和功能的条件下做小范围的牙移动，以达到矫治后形态稳定、功能健康并改善局部美观的目的，所以对于成人来说，常选用策略性拔牙方案而非追求理想正常殆。

## 三、依靠数字化模拟技术预测治疗效果

正畸治疗是一个复杂的过程，正畸医生需要考虑到牙弓拥挤度、Spee 曲线、切牙倾斜度、骨面型突度等因素。可视化治疗目标（visual treatment objective，VTO）是临床上最常用的辅助预测手段，是 Ricketts 于 1957 年提出的治疗目标描图预测法，基于 Ricketts 头影测量分析法。而计算机辅助的 VTO 可以对治疗前后的上下颌骨、上下切牙位置进行定位、模拟和预测。成年患者的 VTO 是静态 VTO，而为处于生长发育期的患者制定的则称为动态 VTO。有学者对 VTO 进行研究发现，其对硬组织变化的预测是可信的，但对咬合关系的预测或软组织预测的准确性较差。

目前，隐形矫治技术逐渐成熟，而其方案制定可依靠的即为数字化模拟牙移动。以隐适美公司的 iTero 口腔扫描仪为例，它可以在进行牙齿扫描的同时模拟出矫治结束时的效果，虽然和实际治疗结果并不完全一致，但是能在一定程度上让患者直观感受到矫治后的一个大概效果（图 11-1-2）；同时，医生也可以在软件上模拟不同的拔牙方案所能得到的治疗效果，能够更加准确地根据模拟效果制订治

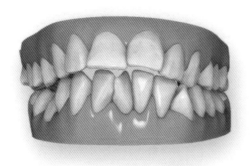
真实牙列

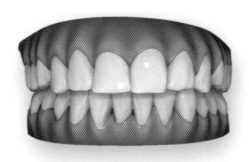
模拟牙列

图 11-1-2 iTero 效果模拟器

疗方案。但这些排牙仅限于牙冠，无法兼顾牙根和基骨的关系以及软组织的问题；同时，在排牙过程中医生或者技术人员常需要手动调整个别牙齿的三维空间位置来实现虚拟排牙，这种方式可能会引入较多的人为误差，但随着 CBCT 技术、口腔扫描技术和面部扫描技术的结合应用，相信在不久的将来，可以在更多的层面上进行治疗效果的模拟预测，从而让预测更为精准。

## 四、掌握拔牙时机

对于牙列拥挤和双颌前突的病例，应在恒牙𬌗建立以后再开始进行拔牙矫治。对于比较明确的拔牙病例，通常会在上矫治器之前 1 周左右进行拔牙，如果拔牙时间和上矫治器时间间隔过长，可能会导致拔牙窝两边的牙齿向拔牙间隙倾斜；对于边缘病例，即牙列拥挤 2.5~5.0mm 之间的病例，由于生长发育、面型维护等因素无法明确是否拔牙时，可以先行排齐整平后视治疗效果再确定是否进行拔牙。当遇到乳牙滞留或乳牙刚脱落，恒牙尚未萌出的情况，应该等到继承恒牙萌出或至少萌出 1/2~2/3 时再进行拔牙，以防止邻牙向拔牙间隙移动而导致间隙丧失。骨性病例的拔牙矫治，宜早期进行，疗效较好。

## 第二节　支抗维护

在拔牙矫治中，拔牙提供的间隙和所需的间隙在多数情况下是不完全吻合的，所以医生必须根据拔牙间隙的多少以及拔牙的位置来控制前后牙的移动比例，也就是正畸临床常说的支抗设计。在正畸治疗中，对于支抗的维护是需要贯穿始终的，支抗控制的好坏会直接影响一个病例的矫治结果。拔牙矫治一般分为三个阶段：排齐整平阶段、关闭间隙阶段和完成阶段。在不同的阶段，也会有一些相应的策略。有关拔牙矫治的具体步骤在第一篇中已进行了详细阐述，而本节将主要就这三个阶段中对于支抗维护的注意事项以及临床常用的增加支抗的方式再做一次总结。

## 一、排齐整平阶段

**1. 尖牙向后结扎**　在使用直丝弓技术排齐整平

阶段，通常会使用这种方法来防止排齐过程中的前牙唇倾和覆𬌗加深（图 11-2-1），而且可以使尖牙向远中轻微移动，但必须注意这个步骤不能使用弹力牵引！

**2. 片段弓拉尖牙向远中**　当尖牙近中倾斜较明显时，如果把弓丝完全入槽结扎，前牙会受到一个唇向移动的力量，所以这种情况下可以设计片段弓先让尖牙远移，以减轻后牙支抗的负担，同时前牙也不会发生唇倾（图 11-2-2）。

**3. 末端回弯**　在排齐整平的过程中，使用末端回弯不仅仅是为了防止弓丝左右滑动避免末端刺伤软组织，还有增加支抗的作用（图 11-2-3）。因为牙齿的移动跟它的牙周膜面积有关，而前牙的牙周

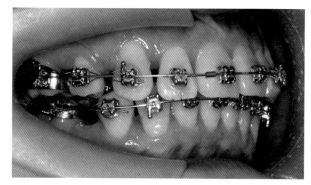

图 11-2-1　尖牙向后结扎

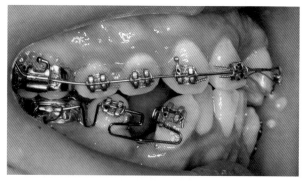

图 11-2-2　片段弓拉尖牙向远中

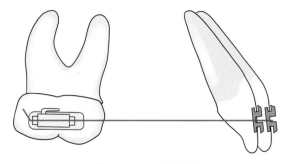

图 11-2-3　末端回弯

膜面积是最小的，所以是最容易移动的；同时，牙齿也会向阻力最小的位置移动，所以如果不做回弯，前牙很容易发生唇倾，而将弓丝进行回弯，就等于保持了现有的牙弓长度，从而可以在一定程度上防止在排齐阶段前牙的唇倾。反过来，如果需要前牙唇倾时，不要进行末端回弯，可以用其他的方法来避免弓丝的滑动。

**4. 摇椅弓打开咬合**　摇椅弓的应用实际上是对于垂直向支抗的控制，这是直丝弓矫治技术中打开咬合最常用的方法之一，它不仅可以用来打开咬合，也可以用来防止在关闭间隙过程中覆𬌗的加深。

**5. 下颌第二磨牙早期上带环**　对于深覆𬌗的患者，建议将下颌的第二磨牙尽早纳入矫正，这样才能将 Spee 曲线完全整平。但是上颌第二磨牙上带环需要慎重，尤其是在高角病例，因为一旦控制不好，会更容易造成后牙伸长，从而导致垂直向上的支抗丧失。这是因为在未经过矫治的自然牙列中，上颌第二磨牙大多是向远中倾斜并且远中尖低于𬌗平面的，而下颌第二磨牙则大多是近中倾斜且远中尖是高于𬌗平面的，所以将一根平直弓丝放入的时候，下颌第二磨牙是在直立整平，而上颌第二磨牙其实是在伸长，也就是垂直向上的支抗丧失的过程（图 11-2-4）。

## 二、关闭间隙阶段

此阶段是最容易失抗的，因为在这个阶段，牙齿需要在矢状向上进行大范围的移动，如何控制前后牙移动的比例就是需要考虑的问题。当设计了中支抗或者弱支抗的时候，对于后牙的控制可以稍微放松一些，但是同时需要关注垂直向和侧方的支抗。

对于希望前牙基本保持不动或轻度内收的病例，临床上可以采取以下几个方法：①前牙紧密连扎，连成一个整体，从而增加前牙支抗。②主弓丝前牙部分弯制根舌向 / 冠唇向转矩（图 11-2-5）。③利用颌间牵引。如果希望上前牙保持不动，可以使用Ⅲ类牵引将一部分力量转移至下颌，增加上前牙支抗；反之，如果希望下前牙保持不动，则可以使用Ⅱ类牵引来增加下前牙支抗（图 11-2-6）。

当设计为后牙强支抗的时候，往往需要对后牙进行额外的支抗控制。

可以选择使用关闭曲来内收前牙。这是一种无摩擦的内收前牙的技术，是依靠弓丝的回弹来实现前牙的内收。在这个过程中医生需要在磨牙的近中弯制外展弯和后倾曲，而关闭曲的近远中臂也需要弯制 15°～20° 的人字形曲，来对抗在内收过程中的"滚筒"效应，同时关闭曲每次打开不要超过1mm（图 11-2-7）。

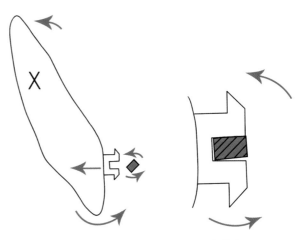

图 11-2-5　前牙根舌向 / 冠唇向转矩

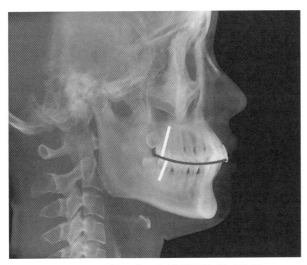

图 11-2-4　第二磨牙与𬌗平面的相对位置

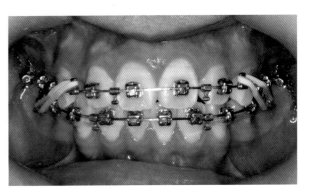

图 11-2-6　Ⅱ类牵引增加下前牙支抗

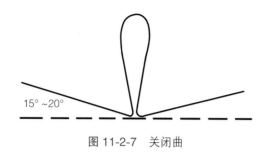

图 11-2-7　关闭曲

在使用滑动法关闭间隙的时候，会不可避免地需要对抗摩擦力，所以，关闭间隙需要在牙弓完全整平之后开始进行，同时，间隙关闭的速度也不宜过快，注意使用轻力。患者需要按时复诊，以防止磨牙出现各个方向上的支抗丧失。

在这个阶段，同样可以利用横腭杆、口外弓和种植钉来增加支抗。

## 三、完成阶段

这个阶段对于支抗的要求更多着眼于牙齿的精细调整过程。有研究发现，在拔牙病例中，大约 20% 的病例前牙段和后牙段的上下牙齿均很协调，不需要调整；60% 的患者上颌前牙与下颌前牙相比牙冠较小而无法占据足够的间隙；而剩下 20% 的病例上颌牙量大于下颌，表现为后牙 I 类关系时前牙覆盖较大（图 11-2-8）。所以，在完成阶段需要通过调整前牙和后牙的轴倾度、转矩或者通过邻面去釉来适当改善由于牙量不调而导致的上下牙量咬合关系的不协调（图 11-2-9）。而在这个调整过程中，也需要对支抗进行相应的维护。当对前牙进行增加转矩的调整时，需要关注后牙支抗；同样，当医生对后牙咬合关系进行调整时，也需要对前牙支抗进行额外的设计。

支抗的维护很重要，即使进行了细致的考虑和一些必要的操作，临床上的支抗丧失仍然不可避免，这与患者的合作程度、生长发育的倾向以及医生的矫治经验和技术都有关系。支抗丧失会有各种各样的表现，医生需要及时发现，及时处理。一般来说，临床上利用比较多的是磨牙支抗，所以支抗丧失更多见的也常会是在磨牙。

临床上较早出现的失抗的表现是支抗磨牙先向近中倾斜，继而发生近中移动以及支抗磨牙的旋转（近中颊尖的舌向扭转），原因大部分是因为矫治力过大，如果能够及时发现，是可以比较容易进行

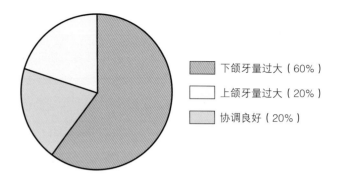

图 11-2-8　牙齿大小的协调

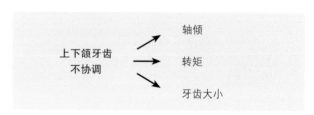

图 11-2-9　协调上下牙齿关系

纠正的；进一步发展，就会发生磨牙的颊舌侧倾斜和伸长，此时要进行补救就会比前两种更加困难；而当支抗进一步丧失，就会发生不可逆的支抗失控，导致咬合紊乱或者是拔牙间隙已经关闭但是前牙拥挤或深覆盖仍然存在的情况（图 11-2-10）。

在临床上当发现支抗早期丧失时，应立刻停止原有的加力方式，让移位的牙齿尽可能复发到加力前的初始位置，同时采取相应的增加支抗的措施，纠正因为支抗丧失导致的各种异常表现，只有将支抗牙纠正之后才能进行后续的治疗。一旦让支抗丧失累积为不可逆的改变时，正畸治疗就是失败的。

临床上增加支抗的主要有以下几个方法：

**1. 增加支抗牙齿的数目**　牙齿的支抗值和牙周膜面积相关，增加牙齿的数目也就意味着支抗牙总体的牙周膜面积的增加。比如，在临床上可以尽早将第二磨牙纳入矫治来增加后牙支抗。

**2. 将支抗牙连成一个整体**　一般在使用固定矫治器时，可通过带环或牙面上的托槽将几颗牙结扎固定而连成一整体。

**3. 控制牙齿的移动类型，设计支抗牙的整体移动**　整体移动的牙齿要比倾斜移动的牙齿支抗作用更强，所以对于支抗牙来说，可以尽可能地设计整体移动。比如在关闭拔牙间隙的过程中，磨牙有近中倾斜的趋势，可以使用后倾弯来限制其倾斜移动。医生通常会用摇椅弓来打开咬合，它也可以起到后倾弯的作用，来加强后牙支抗。同时，在临床上有

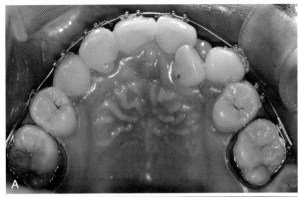

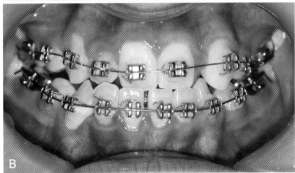

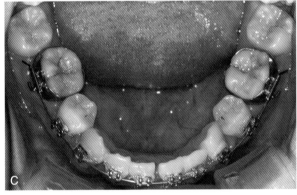

图 11-2-10　支抗丧失导致拔牙间隙关闭，而前牙区拥挤仍未解除

选择性地使用转矩，也是一种让牙齿整体移动，从而增加支抗的方法。比如当需要增加前牙支抗时，往往会在前牙设计冠唇向根舌向的转矩，使切牙做一个整体后移来增加前牙的支抗（图 11-2-5）。

**4. 使用适当的矫治力**　因为牙周膜面积大小的关系，使前牙移动的最适力要小于后牙，所以比较小的力值就可以让前牙移动，而作用力慢慢加大之后，前牙的移动速度反而会下降，后牙的移动速度会增加，这就是 Begg 细丝弓差动力的原理，也是为什么要倡导轻力矫正的原因之一。当然，牙齿移动的最适力与牙齿的移动类型也有关系，目前已有的研究表明，压低牙齿需要的力值是最小的，所以当需要压低前牙的时候，如果使用的力值过大，可

能会导致后牙支抗牙的伸长，而前牙反而不会被压低，过大的力量甚至还可能会导致前牙的牙根吸收（表 11-2-1）。

表 11-2-1　牙齿移动最适力

| 牙齿移动方式 | 适宜力值 |
| --- | --- |
| 倾斜移动 | 35~60g |
| 整体移动 | 70~120g |
| 牙根直立 | 50~100g |
| 扭转 | 35~60g |
| 升高 | 35~60g |
| 压低 | 10~20g |

**5. 减小摩擦力**　牙齿沿着弓丝滑动的过程中会产生托槽与弓丝表面之间的摩擦力，这种摩擦力会消耗医生的矫治力，为了克服这种摩擦力必须加大矫治力，而矫治力的增加必然就会对支抗牙提出更高的要求。所以，在治疗过程中必须尽可能地减少摩擦力。

除了改进托槽的设计，在治疗过程中也有一些需要注意的问题。比如，需要先排齐整平牙齿然后再关闭间隙，这是为了消除三维方向上可能出现的各种摩擦阻力。当患者的牙齿还是一个倾斜状态的时候，会造成托槽与弓丝成角，摩擦力也会增加，如果这个时候一味地靠增加矫治力来移动牙齿，就可能会出现支抗的丢失。正确的方法是先直立这些牙齿，让弓丝可以在槽沟中进行无变形的滑动，然后再加力进行水平向的移动（图 11-2-11）。

在关闭间隙的时候，也可以选择使用关闭曲，利用关闭曲的变形回弹来关闭间隙，而不是弓丝在托槽中的滑动来实现，这样也就避免了摩擦力的干扰。

**6. 横腭杆、Nance 托和舌弓的应用**　横腭杆是通过一根粗钢丝将双侧的磨牙带环连到一起，从而增加磨牙的支抗作用（图 11-2-12），可以和带环焊接，也可以在带环的舌侧焊接腭管做成可拆卸的横腭杆，可拆卸的横腭杆在增加支抗的同时还可以用来进行牙弓的横向调整。

与横腭杆相比，Nance 托多了一个腭部的塑料托，这样可以把上腭部的黏膜组织也作为一个支抗组织，从而更有利于磨牙支抗的保持（图 11-2-13）。而在下颌更多使用舌弓（图 11-2-14）。

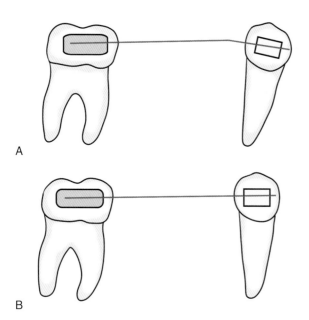

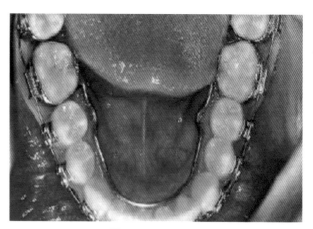

图 11-2-14　舌弓

一般来说，Nance 托和舌弓都只能用在排齐整平阶段，用来保持牙弓的长度，防止磨牙前移，而在关闭间隙阶段，随着前牙后移，这两个装置都可能会与软硬组织发生顶触，所以需要及时去除。

**7. 种植支抗的应用**　随着种植体材料的日益成熟和技术的普及，种植支抗在临床的使用越来越多，它可以植入口内的不同部位来起到相应的作用。

在辅助内收前牙的时候，通常会在第二前磨牙和第一磨牙之间植入种植钉，利用种植钉作为绝对支抗来最大限度地内收前牙，防止后牙前移。也可以在中切牙之间或者中切牙和侧切牙之间植入种植钉来压低前牙。

在后牙槽过高的开𬌗病例中，可以在双侧后牙的颊腭侧分别植入种植钉来压低后牙，也可以在颊侧使用种植钉配合横腭杆或者舌弓来压低后牙。在远移磨牙时，可以将种植支抗植入第二前磨牙和第一磨牙之间，然后通过将牵引钩和种植钉相连来作为支抗，用推簧推磨牙向后，在这种情况下，会尽量使种植钉的位置靠近第一磨牙，这样，在后牙远移到位后，还可以利用种植钉排齐内收前牙，尽量不妨碍第二前磨牙远移，当然如果远移距离较大，在远移第二前磨牙和关闭间隙时需要去除种植钉或更换位置重新植入。

对于低角和深覆𬌗病例，由于磨牙很难移动，可以在前牙区用种植钉作为绝对支抗来前移后牙。

**8. 口外力**　可以使用口外弓（图 11-2-15）来增加后牙的支抗，用 J 钩来辅助进行前牙的压低和内收（图 11-2-16）。但是口外力很大程度上依赖患者的配合，如果患者配合度不高，则会直接影响矫治效果。

图 11-2-11　A. 托槽与弓丝成角；B. 排齐后弓丝无变形滑动

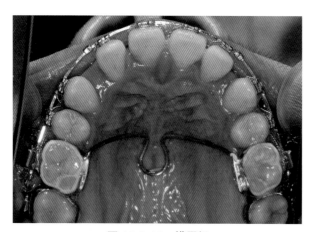

图 11-2-12　横腭杆

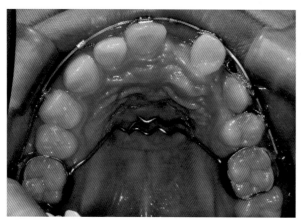

图 11-2-13　Nance 托

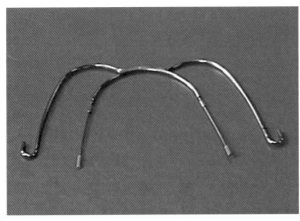

图 11-2-15　口外弓

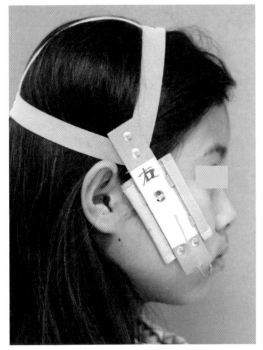

图 11-2-16　J 钩

## 第三节　Bolton 指数的考虑

协调的前牙和全牙 Bolton 指数对于患者的前牙覆𬌗、覆盖和后牙的良好咬合关系都至关重要，所以在正畸治疗过程中，无论是否拔牙，Bolton 指数都是需要考虑的一个重要因素。正常𬌗中国人的全牙比为 91.75%±1.62%，前牙比为 79.32%±2.27%。通过对两个比率的具体测算，可判断牙量不调的具体部位是上颌还是下颌，是前牙

段还是后牙段，进而对拔牙设计做出进一步考虑。

在临床上关于 Bolton 指数的问题主要有以下几个，有些可以通过拔牙的方式来改善，而有些则是因为拔牙导致的，如何正确处理这类问题也是矫治成功与否的关键。

**1. 前牙 Bolton 指数不调**　先天性个别前牙缺失、个别前牙过大或过小，都会造成前牙 Bolton 指数不调（图 11-3-1），这时候可以采用单颌拔牙模式或单侧拔牙模式，必要时结合邻面去釉或者修复治疗来进行调整。在常用的拔牙模式中，拔除 1 颗下切牙的方案通常就是为了协调过大的前牙 Bolton 指数。

**2. 后牙导致的全牙 Bolton 指数不调**　先天性后牙缺失、牙齿过大或过小，会造成全牙 Bolton 指数不调，这会增加后牙咬合关系调整的难度。这时候可以设计拔除和先天缺失牙对称的单颌牙或对颌牙，也可以设计拔除过大或过小的牙齿，来尽量解决因这些因素导致的咬合不良。

**3. 拔牙后 Bolton 指数不调**　在常用的拔牙模式中，医生很少拔除前牙，所以对于前牙 Bolton 指数的影响不大。但是，当拔除后牙之后，很多情况下都会出现全牙 Bolton 指数的不调，这时候医生需要对此进行评估，通常情况下，通过对牙轴的调整可以解决后牙咬合的问题，但如果后牙同时存在牙齿过大或过小的问题，则需要结合后牙区的邻面去釉或者设计非常规拔牙来解决这些问题。而当矫治涉及拔除前牙时，还需要考虑前牙 Bolton 指数的问题，通过邻牙替代并改型或者空出间隙后期修复治疗等方法来维持正常的前牙 Bolton 指数。

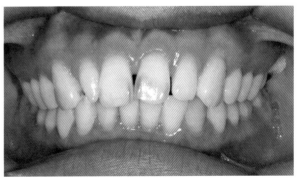

图 11-3-1　上颌侧切牙过小导致前牙 Bolton 指数不调

## 第四节　磨牙拔除的注意事项

在常用的拔牙模式中，一般不会涉及磨牙的拔除，但在实际临床中，还是会因为牙体、牙周疾病或者出于咬合调整等考虑而选择拔除磨牙。详细的介绍在第二篇中已有论述，本节对拔除磨牙后需要额外注意的问题做一下总结。

**1. 拔除磨牙的特殊情况**　当磨牙本身出现严重龋坏（图 11-4-1），或是因为牙周病导致牙槽骨吸收严重无法保留时，通常会优先考虑拔除这颗患牙，而当个别磨牙完全位于牙弓以外造成正锁𬌗或反锁𬌗且其他磨牙发育良好，而其他牙齿排列基本正常时，也会考虑拔除这颗位于牙弓以外的磨牙。

**2. 支抗设计**　磨牙是常用的支抗牙，当设计拔除磨牙的方案时，就需要对支抗进行额外的考虑。对于需要对前牙进行大幅度内收的病例，可能需要在拔除无法保留的磨牙之外，再拔除前磨牙进行内收，而拔除磨牙的空间就需要考虑是后期结合修复治疗还是在正畸过程中关闭拔牙间隙。如果前牙不需要大幅度内收，只需解除拥挤或稍微内收，则需要在方案设计中预估前牙内收量以及拥挤量，从而设计相应支抗。对于需要后牙强支抗的病例，由于拔除了磨牙，就必须增加额外支抗，比如种植钉、Nance 托、口外弓等，而对于中度支抗或弱支抗的病例，则需要远距离移动磨牙拔除间隙前后的牙齿，由于磨牙在移动过程中更容易发生倾斜移动（图 11-4-2），如何在关闭间隙时保证相邻磨牙平移也成为医生需要注意的一个问题。

对于拔除磨牙的病例，需要尽早更换粗丝、硬丝来对拔牙间隙相邻的磨牙进行控制，防止其发生不可纠正的近中倾斜。在关闭间隙的阶段，需要使用不锈钢方丝，同时还可以使用后倾弯、在弓丝上弯制各种曲（图 11-4-3）以及使用种植支抗等进行辅助，使磨牙尽可能地平移。

**3. 食物嵌塞**　这也是很多成人会出现的问题，原因多是两邻牙间失去了正常的接触关系，出现了微小间隙；或是来自对颌牙齿的异常咬合力将食物压向两牙之间；抑或是两牙之间的牙龈乳头退缩等原因造成邻接点下方出现间隙，也就是正畸治疗中常说到的"黑三角"（图 11-4-4）。

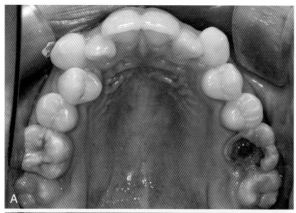

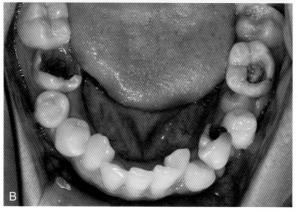

图 11-4-1　磨牙严重龋坏

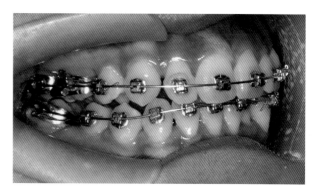

图 11-4-2　磨牙近中倾斜

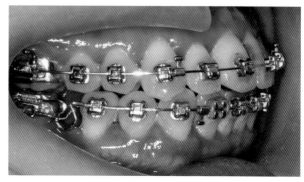

图 11-4-3　第二磨牙近中弯制樱桃曲近中平移

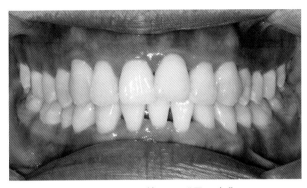

图 11-4-4　下前牙区"黑三角"

而拔除磨牙的患者由于牙齿邻接关系的变化较大，关闭间隙时磨牙发生了倾斜导致邻面接触不良，咬合关系调整不到位，牙齿移动距离过大导致牙龈退缩等原因更容易造成矫治完成后的食物嵌塞。所以，在设计拔除磨牙的患者的治疗过程中，要更加关注牙齿的平行移动，咬合关系的调整以及对牙周状况的监控和维护。当然，在治疗之初也需要预见到一些后期不可避免地会出现食物嵌塞的状况，并及时向患者说明。比如拔除第一磨牙后，第二前磨牙将与第二磨牙邻面接触，而第二磨牙的外形与第一磨牙并不完全相同，尤其当近中邻面变异较大时，将不可避免地出现食物嵌塞的问题。

## 第五节　保持时间及保持器特殊设计

拔牙矫治的患者由于牙齿的移动范围通常较不拔牙矫治的患者更大，同时存在后牙重新建立咬合关系等问题，一般会需要比不拔牙病例保持更长的时间，在保持器的设计上有时候也会做一些特殊处理。

拔牙病例在矫治结束初期，如果后牙咬合关系还未达到一个最好的状态，此时可考虑使用哈雷保持器而非压模保持器，目的是让后牙有一定程度的自我调整空间。

为了防止牙弓中间隙散开，也可以设计成环绕式比格保持器。这是哈雷式保持器的一种改良形式，其改变如下：前牙的双曲唇弓向后延续成长唇弓，但在第一、第二磨牙位置演变为连续卡环，长唇弓的游离端靠基托连接（图 11-5-1）。由于唇弓长，

稳定性差，为增加稳定性，在尖牙与前磨牙间会用 0.5mm 不锈钢丝，打小圈穿过长唇弓后越𬌗使其包埋于基托中，加强长唇弓的稳定性。

在拔除第一前磨牙的病例中，考虑到尖牙的影响，拔牙位置的间隙容易复发，可以在使用哈雷保持器时在尖牙近中多设计一个防止尖牙复发的固位刺（图 11-5-2）。

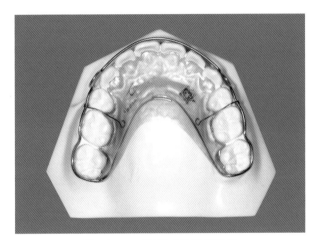

图 11-5-1　环绕式比格保持器

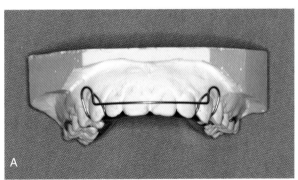

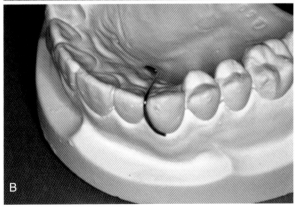

图 11-5-2　尖牙固位刺

## 第六节 第三磨牙的处理

在正畸治疗过程中，对于第三磨牙的处理一直是一个值得关注的话题，故在拔牙矫治过程中，自然也不能忽视这一因素对于前期治疗和后期稳定性的影响。

在治疗过程中，出于对支抗的考虑，可对第三磨牙进行不同的设计。对于需要强支抗的病例，通常情况下建议早期拔除第三磨牙，防止其萌出过程中造成后牙支抗的丧失；对于中度支抗的病例来说，很大程度需要根据第三磨牙的生长情况进行设计；如果第三磨牙本身存在阻生、发育不良等问题，也会考虑拔除；但如果其发育良好，生长位置也较正常，则可以保留。而对于弱支抗的病例，通常不会一开始就拔除第三磨牙，因为其天然存在的萌出力可以给后牙一个近中移动的助力。而在治疗结束之后，如果该第三磨牙存在阻生或发育不良等问题，可以设计拔除，以维持后期的稳定性。

值得一提的是，对于拔牙病例来说，维持后期稳定性常不是拔除第三磨牙最主要的理由，因为拔牙矫治之后，由于后牙前移，第三磨牙的萌出间隙会增加，很多位置良好的第三磨牙都能够自行萌出到位，这种情况下，保留第三磨牙并非没有可能。但如果该病例本身为强支抗病例，后牙没有设计太多的前移，或者第三磨牙本身存在阻生和发育不良等情况，还是建议在合适的时机拔除，防止出现复发和累及第二磨牙的问题。

（王　珊）

# 参考文献

[1] TULLOCH J F C. Treatment following loss of second-premolars[J]. British journal of orthodontics, 1978, 5(1): 29-34.

[2] BERNSTEIN L. Edward H. Angle versus Calvin S. Case: Extraction versus non-extraction. Part1. Historicalrevisionism[J]. American journal of orthodontics and dentofacial orthopedics, 1992, 102(5): 464-470.

[3] CASE C S. The question of extraction in orthodontia[J]. American journal of orthodontics, 1964, 50(9): 658-691.

[4] CONNORB O. Contemporary trends in orthodonticpractice: A national survey[J]. American journal of orthodontics and dentofacial orthopedics, 1993, 103(2): 163-170

[5] PROFFIT W R. Forty-year review of extraction-frequenciesat a university orthodontic clinic[J]. Angle orthodontist, 1994, 64(6): 407-414.

[6] RIEDEL R A. An analysis of dentofacial relationship[J]. American journal of orthodontics, 1957, 43(2): 103-119.

[7] BOWDEN D E. Theoretical consideration of headgeartherapy: a literature review. 1. Mechanical principles[J]. British journal of orthodontics, 1978, 5(4): 145-152.

[8] BOWDEN D E. Theoretical consideration of headgeartherapy: a literature review. 2. Clinical response andusage[J]. British journal of orthodontics, 1978, 5(4): 173-181.

[9] POULTON D R. Changes in Class II malocclusion with andwithout occipital headgear therapy[J]. Angle orthodontist, 1959, 29(4): 234-250.

[10] BELL R A. A review of maxillary expansion in relation torate of expansion and patient's age[J]. American journal of orthodontics, 1982, 81(1): 32-37.

[11] WERTZ R A. Skeletal and dental changes accompanying rapid midpalatal suture opening[J]. American journal of orthodontics and dentofacial orthopedics, 1970, 58(1): 41-66.

[12] BLAKE M, BIBBY K. Retention and stability: A review of the literature[J]. American journal of orthodontics and dentofacial orthopedics, 1998, 114(3): 299-306.

[13] LITTLE R M, WALLEN T R, RIEDEL R A. Stability and relapse of mandibular anterior alignment-first premolarextraction cases treated by traditional edgewise orthodontics[J]. American journal of orthodontics, 1981, 80(4): 349-365.

[14] LITTLE R M, RIEDEL R A, ARTUN J. An evaluation of changes in mandibular anterior alignment from 10-20 years postretention[J]. American journal of orthodontics, 1988, 93(5): 423-428.

[15] PAQUETTE D E, BEATTIE J R, JOHNSTON L E. A long termcomparison of non extraction and premolar extraction edgewise therapy in "borderline" class II patients[J]. American journal of orthodontics and dentofacial orthopedics, 1992, 102(1): 1-14.

[16] ACKERMAN J L, PROFFIT W R. Soft tissue limitations in orthodontics: Treatment planning guidelines[J]. Angle orthodontist, 1997, 67(5): 327-336.

[17] BISHARA S E, JAKOBSEN J R, HESSION T J, et al. Soft tissue profile changes from 5 to 45 years of age[J]. American journal of orthodontics and dentofacial orthopedics, 1998, 114(6): 698-706.

[18] CZARNECKI S T, NANDA R S, CURRIER G F. Perceptions of a balanced facial profile[J]. American journal of orthodontics and dento facial orthopedics, 1993, 104(2): 180-187.

[19] GIANELLY A A. Arch width after extraction and nonextraction[J]. American journal of orthodontics and dentofacial orthopedics, 2003, 123(1): 25-28.

[20] JOHNSON D K, SMITH R J. Smile Esthetics after orthodontic treatment with and without extraction off our first premolars[J]. American journal of orthodontics and dentofacial orthopedics, 1995, 108: 162-167.

[21] THIANDER B, RUBIO G, PENA L, et al. Preva-lence of temporomandibular dysfunction and its association with malocclusion in children and adolescents: an epidemiological study related to specified stages of dental development[J]. Angle orthodontist, 2002, 72: 146-154.

[22] Magnusson T E, Enbom L. Signs and symptoms of mandibular dysfunction after introduction of experimental balancing-side interferences[J]. Acta Odontologica Scandinavica, 1984, 42: 129-134.

[23] HUANG G L. Occlusal adjustment of treating and preventing temporomandibular disorders[J]. American journal of orthodontics and dentofacial orthopedics, 2004, 126: 138-139.

[24] Sadowsky C, BeGole E A. Long-term effects of ortho-dontic treatment on periodontal health[J]. American journal of orthodontics, 1980, 80: 156-172.

[25] ROTH R H. Temporomandibular pain-dysfunction and occlusal relationships[J]. Angle orthodontist, 1973, 43: 136-153.

[26] EGERMARK I, MAGNUSSON T, CARLSSON G E. A 20-year follow-up of signs and symptoms of temporo-mandibulardys function and malocclusions in subjects with and without orthodontic treatment in childhood[J]. Angle orthodontist, 2003, 73: 109-115.

[27] BOWBEER G R. Saving the face and the TMJ-part 4[J]. Functional orthodontist, 1987, 4: 4-20.

[28] JOHNSTON L E. Gnathologic assessment of centric slidesin postretention orthodontic patients[J]. Journal of prosthetic dentistry, 1988, 60: 712-715.

[29] SOLOW B. The dento-alveolar compensatory mechanism: background and clinical implications[J]. British journal of orthodontics, 1980, 7: 145-161.

[30] ANGLE E H. The latest and best in orthodonticme-chanism[J]. Dental Cosmos, 1928, 70: 1143-1158.

[31] ROGERS AP. Making facial muscles our allies

intreatment and retention[J]. Dental cosmos, 1918, 64: 711-730.

[32] ROGERS A. Myofunctional treatmentform a practicalstandpoint[J]. American journal of orthodontics, 1940, 26: 1131-1137.

[33] OPPENHEIM A. The crisis in orthodontia[J]. International Journal of Orthodontia & Dentistry for Children, 1934, 20: 1201-1213.

[34] MOSS M L, RANKOW R M. The role of the functional-matrix in mandibular growth[J]. Angle orthodontist, 1968, 38: 95-103.

[35] CLARK W J. The twin block traction technique[J]. The European journal of orthodontics, 1982, 4: 129-138.

[36] CHADWICK S M, BANKS P, WRIGHT J L. The use of myofunctional appliances in the UK: A survey of British orthodontists[J]. Dental Update, 1998, 25: 302-308.

[37] ILLING H M, MORRIS D O, LEE R T. A prospective evaluation of Bass, Bionator and Twin Block appliances. Part 1: the hard tissues[J]. The European journal of orthodontics, 1998, 20: 501-516.

[38] LUND D I, SANDLER P J. The effects of Twin Blocks: A prospective controlled study[J]. American journal of orthodontics and dentofacial orthopedics, 1998, 113: 104-110.

[39] SHARMA A A, LEE R. Prospective clinical trial comparing the effects of conventional Twin-block and mini-block appliances. Part 2: Soft tissue changes[J]. American journal of orthodontics and dentofacialorthopedics, 2005, 127: 473-482.

[40] BEEK H V. Combination headgear-activator[J]. Journal of clinical orthodontics, 1984, 18: 185-189.

[41] TEUSCHER U. A growth-related concept for skeletal classI treatment[J]. American journal of orthodontics, 1978, 74: 258-275.

[42] BASS N M. Dento-facial orthopedics in the correction of class II malocclusion[J]. British journal of orthodontics, 1982, 9: 3-31.

[43] PANCHERZ H. Treatment of Class II malocclusionsby jumping the bite with the Herbst appliance: Acephalometricinvestigation. [J]. American journal of orthodontics, 1979, 76: 423-442.

[44] PANCHERZ H. The Herbst appliance: Its biologic effects and clinical use[J]. American journal of orthodontics, 1985, 87: 1-20.

[45] ANDREWS L F. The straight-wire appliance origin, controversy, commentary[J]. Journal of clinicalorthodontics, 1976, 10: 99-114.

[46] ANDREWS L F. The six keys to normal occlusion[J]. American journal of orthodontics, 1972, 62: 296.

[47] FUJIATA K. Multilingual-bracket and mushroom archwire technique[J]. American journal of orthodontics, 1982, 82: 120-140.

[48] ACKERMAN J L, PROFFIT W R. Soft tissue limitations in orthodontics: Treatment planning guidelines[J]. Angle orthodontist, 1997, 67: 327-336.

[49] PERSSON M, PERSSON E C, SKAGIUS S. Long-termspontaneous changes following removal of all first premolars in class I cases with crowding[J]. The European journal of orthodontics, 1989, 11: 271-283.

[50] CROSSMAN G I, REED R T. Long term results of premolar extraction in orthodontic treatment[J]. British journal of orthodontics, 1978, 5: 61-66.

[51] Schach R T. Treatment of a Class II, Division 1, malocclusion with the extraction of maxillary canines and mandibular first premolars[J]. American journal of orthodontics and dentofacial orthopedics, 2000, 117: 459-464.

[52] Kumar C, Garg K, Vaidik P K, et al. The aberrantextraction of a maxillary canine and two lower incisors[J]. Natl J Maxillofac Surg 2018, 9: 86-89.

[53] JANSON G, MARANHÃO O B V. Compensatory Class III malocclusion treatment associated with mandibularcanine extractions[J]. Dental press journal of orthodontics. 2017, 22: 86-98.

[54] CZOCHROWSKA E M, SKAARE A B, STENVIK A, et al. Outcome of orthodontic space closure with a missing maxillary central incisor[J]. American journal of orthodontics and dentofacial orthopedics, 2003, 123: 579-603.

[55] THIRUVENKATACHARI B, JAVIDI H, GRIFFITHS S E, et al. Extraction of maxillary canines: Esthetic perceptions of patient smiles among dental professionals and laypeople[J]. American journal of orthodontics and dentofacial orthopedics, 2017, 152(4): 509-515.

[56] BISHARA S E. Clinical management of impacted maxillary canines[J]. Seminars in Orthodontics, 1998, 4: 87-98.

[57] BISHARA S E. Impacted maxillary canines: a review[J]. American journal of orthodontics and dentofacial orthopedics, 1992, 101(2): 159-171.

[58] GILL D S, LEE R T, TREDWIN C J, et al. Treatment planning for the loss of first permanent molars[J], Dent Update, 2001, 28;304-308.

[59] 任利玲, 马东洋. 阻生尖牙的诊断和治疗[J]. 北京口腔医学, 2003, 11(2): 110-112.

[60] 段银钟. 口腔正畸临床拔牙矫治指南[M]. 北京: 人民军医出版社, 2011.

[61] 傅民魁. 口腔正畸学[M]. 6版. 北京: 人民卫生出版社, 2014.

[62] 曾祥龙. 现代口腔正畸学诊疗手册[M]. 北京: 北京大学医学出版社, 2000.

[63] 白丁, 赵志河. 口腔正畸策略、控制与技巧[M]. 北京: 人民卫生出版社, 2015.

[64] 傅民魁. 口腔正畸专科教程[M]. 北京: 人民卫生出版社, 2007.

[65] 普罗菲特. 当代口腔正畸学: 第5版[M]. 王林, 译. 北京: 人民军医出版社, 2014.

[66] 林久祥, 许天民. 现代口腔正畸学: 科学与艺术的统一[M]. 4版. 北京: 北京大学医学出版社, 2011.

[67] 赵春洋. 口腔正畸矫治器临床制作与应用指南[M]. 南

京: 江苏凤凰科学技术出版社, 2018.

[68] 程磊, 赵春洋, 李明, 等. 骨皮质切开术辅助矫治骨性Ⅱ类错𬌗畸形的疗效研究[J]. 中华口腔医学杂志, 2017, 52(7): 404-409.

[69] 李娜君, 赵春洋, 吴可, 等. Twin-block矫治器矫治安氏Ⅱ类错𬌗畸形的机制研究[J]. 口腔医学, 2019, 39(12): 1082-1084, 1112.

[70] 周洪. 口腔正畸学[M]. 西安: 西安交通大学出版社, 2013.

[71] 罗颂椒. 当代实用口腔正畸技术与理论[M]. 北京: 科学技术文献出版社, 2010.

[72] 沈刚. 突面畸形的正畸治疗[M]. 北京: 世界图书出版公司, 2017.

[73] 沈国芳, 房兵. 正颌外科学[M]. 杭州: 浙江科学技术出版社, 2013.

[74] 林香君, 王林, 赵春洋. 上颌前方牵引矫治早期骨性Ⅲ类错𬌗的研究进展[J]. 口腔生物医学, 2015, 6(3): 164-167.

[75] 麦克劳夫林. 系统化正畸治疗技术[M]. 曾祥龙, 许天民译. 天津: 天津科技翻译出版公司, 2002.

[76] 程磊, 谷妍, 顾郁嘉, 等. 下颌固定舌弓调整牙弓对称性的临床初探[J]. 口腔医学, 2017, 37(2): 139-143.

[77] 王亮, 王林, 王珊, 等. 不同错𬌗畸形后牙横向关系的研究[J]. 中华口腔正畸学杂志, 2020, 27(2): 73-77.

[78] 秦燕军, 严斌, 王震东, 等. 微种植体矫治第二磨牙正锁𬌗疗效的三维评价[J]. 口腔医学, 2015, 35(9): 755-759.

[79] 赵志河, 徐梦婷. 正畸治疗中𬌗学问题[J]. 中国实用口腔科杂志, 2011, 4(4): 198-202.

[80] 易新竹. 𬌗学[M]. 2版. 北京: 人民卫生出版社, 2008

[81] 段银钟. 正畸临床拔牙矫治与非拔牙矫治[M]. 西安: 世界图书出版公司, 2002.

[82] 娄欣, 袁路景, 任亚敏, 等. 上颌磨牙压低量与上颌窦位置关系的CBCT研究[J]. 河南医学研究, 2019, 28(10): 1743-1746.

[83] 郭德胜. 拔除第一恒磨牙的正畸治疗体会[J]. 世界临床医学, 2017, 11(3): 175-176.

[84] 段银钟, 李齐宏, 曾照斌. 拔除病变第一磨牙后上下颌第三磨牙正畸近移疗效比较[J]. 北京口腔医学, 2012, 20(02): 87-89.

[85] 范红, 史卫泽. 正畸治疗中拔除第一磨牙的临床体会[J]. 中国药物与临床, 2011, 11(06): 712-713.

[86] 田玉楼, 秦科, 赵阳, 等. 拔除龋坏第一磨牙矫治错𬌗畸形20例临床分析[J]. 上海口腔医学, 2009, 18(04): 375-379.

[87] 王笑辰, 王林, 谷妍, 等. 上颌中切牙垂直埋伏阻生矫治疗效的锥形束CT分析[J]. 中华口腔医学杂志, 2019(11): 739-744.

[88] 许远, 赵春洋. 上颌中切牙间颌骨解剖形态的CBCT测量分析[J]. 口腔生物医学, 2015, 6(04): 215-218.

[89] 秦燕军, 顾月光, 刘可, 等. 控根辅弓对上颌切牙转矩疗效的临床研究[J]. 实用口腔医学杂志, 2014, 30(06): 787-791.

[90] 顾月光, 王珊, 谷妍, 等. 锥形束CT在上颌埋伏中切牙诊断中的应用[J]. 实用口腔医学杂志, 2012, 28(06): 717-720.

[91] 于剑南, 王林, 赵春洋. CBCT在埋伏阻生上颌尖牙诊断及治疗中的应用[J]. 口腔生物医学, 2013, 4(3): 154-157.

[92] 于剑南, 王林, 王震东, 等. 上颌腭侧埋伏阻生尖牙CBCT导引下的牵引治疗[J]. 实用口腔医学杂志, 2015, 31(1): 36-40.

[93] 于剑南, 顾月光, 赵春洋, 等. 上颌尖牙腭侧埋伏阻生的锥形束CT定位诊断[J]. 上海口腔医学, 2015, 24(1): 65-70.

[94] 格雷伯. 口腔正畸学: 现代原理与技术(第6版)[M]. 王林, 译. 南京: 江苏凤凰科学技术出版社, 2018.

[95] 顾郁嘉, 于剑南, 程磊, 等. 上颌尖牙-侧切牙唇侧易位的三维影像研究[J]. 口腔医学, 2017, 37(6): 504-507.

[96] 顾郁嘉, 张卫兵, 张玺, 等. 上颌尖牙-侧切牙唇侧易位的分步牵引治疗[J]. 口腔医学研究, 2017, 33(7): 754-757.

[97] 段银钟. 正畸临床拔牙矫治[M]. 西安: 世界图书出版公司, 2019.

[98] 张艳丽. 下颌阻生第三磨牙拔除的临床体会[J]. 中外医疗, 2012, 31(13): 77.

[99] 郜文清. 第三磨牙的拔除原因及临床意义探讨[J]. 基层医学论坛, 2008, 12(8): 211-212.

[100] 唐菲. 下颌第三磨牙拔除术研究进展[J]. 中国实用口腔科杂志, 2015, 8(9): 572-574.

[101] 彭兆伟, 刘进, 郭鑫, 等. 正畸治疗中磨牙的拔除和保留(三十三)——拔除第三磨牙的矫治设计[J]. 临床口腔医学杂志, 2008, 24(8): 508-510.

[102] 李爱红, 吕兰. 拔除第三磨牙与第一前磨牙在正畸治疗的作用比较[J]. 现代预防医学, 2012, 39(4): 1041-1042.

[103] 三谷英夫. 齿科矫正学[M]. 东京: 医齿药出版株式会社, 1984.

[104] 赵芳, 骆进, 袁治, 等. 尖牙严重近中唇向低位的临床矫治体会[J]. 云南医药, 2005, 26(2): 133-134.